肾内科疾病
临床诊治精要及新进展

◎主编 郭宝春等

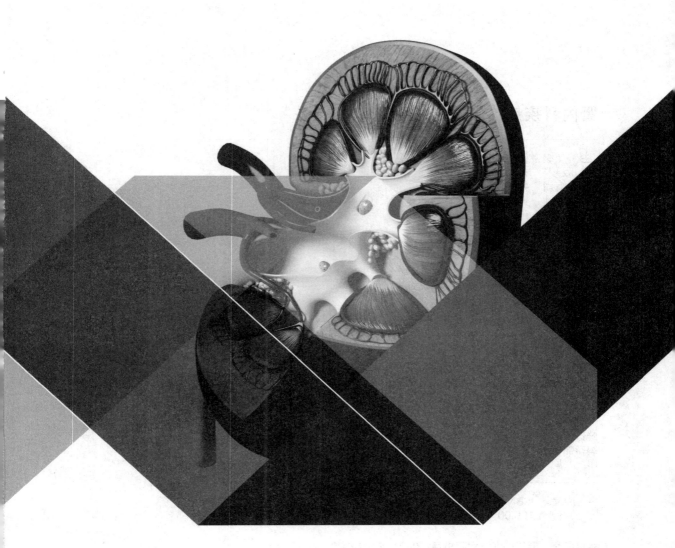

吉林科学技术出版社

图书在版编目（CIP）数据

肾内科疾病临床诊治精要及新进展 / 郭宝春等主编 . 一长春：
吉林科学技术出版社，2024.5. —ISBN 978-7-5744-1595-9

Ⅰ. R692

中国国家版本馆CIP数据核字第20246VH591号

肾内科疾病临床诊治精要及新进展

主　　编	郭宝春　等
出版人	宛　霞
责任编辑	井兴盼
封面设计	吴　迪
制　　版	北京传人
幅面尺寸	185mm×260mm
开　　本	16
字　　数	460 千字
印　　张	18.5
印　　数	1~1500 册
版　　次	2024年5月第1版
印　　次	2024年12月第1次印刷

出　　版	吉林科学技术出版社
发　　行	吉林科学技术出版社
地　　址	长春市福祉大路5788 号出版大厦A 座
邮　　编	130118
发行部电话/传真	0431-81629529 81629530 81629531
	81629532 81629533 81629534
储运部电话	0431-86059116
编辑部电话	0431-81629510
印　　刷	三河市嵩川印刷有限公司

书　　号	ISBN 978-7-5744-1595-9
定　　价	105.00元

《肾内科疾病临床诊治精要及新进展》编委会

主　编

郭宝春	深圳市人民医院
张新春	太和县人民医院（皖南医学院附属太和医院）
李翠梅	晋城市第二人民医院
李存枚	朔州市大医院
李晓璐	应急总医院（原煤炭总医院）
杨晓萍	石河子大学第一附属医院

副主编

何振坤	昆明医科大学第二附属医院
杨　霞	山西省人体器官获取与分配服务中心
杨跃红	山西省儿童医院（山西省妇幼保健院）
岐　锦	山西省儿童医院（山西省妇幼保健院）
缪　蕙	深圳市人民医院
魏佳莉	海南省人民医院
王兆星	应急总医院（原煤炭总医院）
柏　林	淮安市第二人民医院
芦文娟	大同市第三人民医院
余雪松	泰康同济（武汉）医院
魏　倩	镇江市第一人民医院（江苏大学附属人民医院）

前　言

　　近年来肾内科疾病及其所导致的终末期肾衰竭已经成为常见并严重危害人类健康和寿命的疾病,已成为全球关注的公共卫生问题。我国政府也将慢性肾脏疾病的防治作为提高国民健康水平的重要研究课题。近年来,随着相关研究的深入和科学技术的发展,疾病诊疗水平得到了长足的进步和发展,但是由于肾内科疾病防治的难度高,再加上不同地区间医疗水平的差异,使得我国在该领域的总体实力与世界发达国家相比,仍有较大的差距。为了进一步普及肾内科疾病诊治新理念、新技术,提高相关领域医务人员的专业技能,缩短与世界先进水平的差距,并让一些特色、优势技术能够尽快跻身国际前沿,编者通过查阅大量文献资料,从查阅的文献资料中掇菁撷华,结合临床诊疗,编写此书以供参考。

　　本书主要介绍肾内科疾病临床诊治精要及新进展,以临床为出发点和归宿,全面介绍了肾内科疾病临床诊断与治疗的新理论、新技术及新方法。首先详细介绍了原发性肾小球疾病、风湿病相关肾损害、肾间质疾病、泌尿系感染的诊断治疗及新进展。同时针对血液净化疗法也做了相关介绍。本书以国内外肾内科疾病临床研究新成果为素材,以最新临床指南为依据,重点突出并反映了国内外肾内科疾病诊治的发展趋势,力求体现了肾内科疾病临床工作的最新知识。

　　由于时间仓促,水平有限,虽经反复打磨,但错漏之处在所难免,恳请读者不吝赐教,以便再版时更新。

编　者

目 录

第一章 肾小球疾病概述

肾小球疾病是一组以血尿、蛋白尿、水肿、高血压和不同程度肾功能损害等为临床表现的肾小球疾病,是我国慢性肾衰竭的主要病因。根据病因可分为原发性、继发性和遗传性三大类。原发性肾小球疾病常原因不明;继发性肾小球疾病是指继发于全身性疾病的肾小球损害,如狼疮性肾炎、糖尿病肾病等;遗传性肾小球疾病是指遗传基因突变所致的肾小球疾病,如 Alport 综合征等。来自中国疾病预防控制中心数据显示,我国原发性肾小球疾病的发病率逐年下降,而继发于高血压、糖尿病的肾脏疾病发病率迅速上升。本章节主要介绍原发性肾小球疾病。

第一节 肾小球疾病的发病机制

原发性肾小球疾病的发病机制目前仍在研究之中。目前认为免疫反应介导的炎症损伤在其发病机制中发挥重要作用。同时,非免疫非炎症因素也参与肾小球疾病的慢性化进程。此外,遗传因素及免疫遗传因素在肾小球疾病中的作用也得到了人们的重视(图 1-1)。

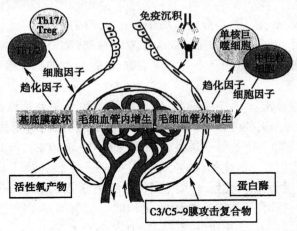

图 1-1 原发性肾小球疾病发病机制

一、肾脏疾病免疫学发病机制

原发性肾小球疾病的主要发病机制是免疫系统功能异常导致肾小球损伤,包括体液免疫和细胞免疫。体液免疫在肾小球肾炎发病机制中的作用已被公认,细胞免疫在某些类型肾炎中的作用也得到了证实和肯定。小球损伤的类型不仅取决于机体最初的免疫应答,也取决于免疫反应的持续状态及其对肾小球的作用;炎症反应的激活及其转归也影响了肾小球的损伤程度。

1.肾脏损伤的体液免疫机制

(1)循环免疫复合物沉积:外源性或内源性抗原刺激产生抗体,在血液中形成免疫复合物(CIC),主要沉积于肾小球基膜内皮下及系膜区,激活有关介质系统,引起肾小球损伤。

(2)原位免疫复合物形成:原位免疫复合物包括肾性抗原和非肾性抗原两类。肾性抗原是指抗原来自肾小球结构成分,如 GBM 内的Ⅳ型胶原纤维,或系膜细胞表面的 Thy-1,在病理状态下这些抗原诱导生成自身抗体后与之结合,形成原位免疫复合物并激活补体系统,导致免疫损伤,如 Goodpasture 综合征、Ⅰ型急进型肾炎和抗 Thy-1 抗体诱发的系膜增生性肾炎等。非肾性抗原指外源性的抗原包括植物血凝刀豆素 A、阳离子铁蛋白、牛血白蛋白和溶菌酶等,由于它们对肾组织具有某种特异的免疫性、生化性或电生理性的亲和力,可"植入"肾小球毛细血管壁形成"固定"抗原,与相应的抗体在抗原原位结合形成免疫复合物。如链球菌感染后肾炎,其致病抗原甲型溶血性链球菌胞质蛋白中的成分可先植入于肾小球基膜,形成上皮下免疫复合物沉积。

2.肾脏损害的细胞免疫机制　细胞免疫在肾炎发病中的主要机制包括:①T 淋巴细胞与固定于肾小球的抗原相互作用。②循环中 T 淋巴细胞与抗原相互作用导致大量炎症因子释放导致免疫炎症反应过度激活。③发挥细胞毒作用。近年来的研究显示,T 辅助细胞不同亚类,例如 Th1/Th2、Treg/T17 等比例失衡在肾小球疾病的发病中起重要作用。

二、炎症细胞和炎症介质的作用

免疫反应引起的肾脏损伤均需炎症反应的参与。在炎症反应中起主导作用的是炎症细胞和炎症介质,炎症细胞激活后可合成和释放大量的炎症介质如白细胞介素-1(IL-1)、肿瘤坏死因子-α(TNF-α),炎症介质又可进一步趋化和激活炎症细胞释放更多的炎症介质,炎症因子之间也相互调节,因而,炎症反应持续存在并不断放大。

1.炎症细胞　主要包括中性粒细胞、致敏 T 淋巴细胞、单核-巨噬细胞、嗜酸性粒细胞及血小板等。此外,肾脏固有细胞如肾小管上皮细胞、血管内皮细胞和系膜细胞也被认为具有炎症细胞的功能。

2.炎症介质　免疫反应激活炎症细胞,使之释放炎症介质和细胞因子而致肾损害。引起肾组织损伤所涉及的介质种类繁多,作用重叠。根据作用机制可分为以下几类:①影响肾小球血流动力学及肾小球毛细血管通透性。前列腺素类(如 PGE_2、PGI_2、血栓素 A_2、白细胞三烯等)、血小板活化因子、一氧化氮(NO)及 TNF-α 等。②影响循环炎症细胞的趋化、黏附及活化。前列腺素类、血小板活化因子、活性氧、白细胞介素-1,8(IL-1、IL-8)、骨调素、巨噬细胞趋化蛋白等。③影响肾脏固有细胞活化和增生。前列腺素类(PGI_2、PGE_2等)、血小板活化因子、NO、IL-1、IL-6、转化生长因子-β(TGF-β)、TNF-α 等。④参与肾小管损伤和间质纤维化。血小板衍生生长因子、TGF-β、成纤维细胞生长因子、IL-1、TNF-α 等。⑤影响凝血与纤溶系统。前列腺素类、凝血及纤溶系统因子等。⑥直接损伤肾脏细胞。活性氧、NO、TNF-α 等。

三、影响肾小球疾病进展的因素

1.高血压　多数原发性肾小球疾病在病程早期或病情发展阶段可出现不同程度的高血压,如血压控制不佳则可加速肾小球硬化和肾小动脉硬化,例如不少患者在一次高血压危象后发展为尿毒症。故控制高血压是保护肾功能的重要措施。

2.蛋白尿　临床与实验研究均证实,尿蛋白作为独立因素与肾功能损害及慢性肾病患者的预后密切相关。在蛋白质超负荷的肾病模型中,其主要表现是大量蛋白尿,随着尿蛋白的增加,肾组织中巨噬细胞趋化蛋白和骨调素等黏附分子表达增高,肾间质中炎症细胞浸润的数量和细胞外基质的积聚显著增加,提示尿蛋白在肾间质炎症细胞浸润,以及细胞外基质的降解和重塑过程中发挥重要作用,促进肾小管–间质纤维化过程。

3.重型肾病综合征　重型肾病综合征未能控制时,常易引起肾小球滤过功能减退,原因为:①严重水肿引起有效血容量不足。②严重低蛋白血症引起肾间质水肿。③长期大量蛋白尿可加重肾损害。④高脂血症,特别是高胆固醇血症可刺激肾小球系膜增生,基质增多和肾小球硬化。

4.药物肾毒性加重肾间质损害　各种药物的长期应用,如用于减少蛋白尿的吲哚美辛,作为免疫抑制剂的环孢素等,他们本身可导致肾小管间质或血管的病变;长期应用利尿药,可加重合并用药的肾毒性;长程甘露醇治疗可导致渗透性肾病。

5.高凝状态和肾静脉血栓形成　原发性肾小球疾病的免疫发病机制可激活凝血系统,促进血液凝固、肾内纤维素沉积及血小板凝集,导致肾小球滤过率下降。此外,肾功能不全时血清尿激酶浓度降低也影响纤溶酶原激活,致使已沉积在肾小球内和肾小血管内的纤维蛋白裂解减少,各种增生肾小球肾炎常伴有明显的纤维蛋白沉积。微小病变、膜性肾炎伴肾病综合征患者的肾静脉血栓形成发生率占20%～35%。

6.感染　肾病综合征患者的低蛋白血症、免疫抑制剂治疗患者的免疫力低下,容易并发呼吸道和泌尿道感染,严重感染常可诱发急性间质性肾炎,加重肾损害;治疗重症感染时无法避免肾毒性抗感染药物使用;此外,泌尿道感染也可加重肾功能损害。

7.过度疲劳　部分患者在隐匿病程中或已患有肾疾未引起重视,过劳后病情进展;此外,精神因素在疾病进展中也起重要作用。

原发性肾小球疾病患者出现肾功能减退,特别是首次发生血肌酐升高,应积极寻找原因,及时治疗,常可使肾小球滤过功能部分或完全逆转,并在相当时期内保持良好肾功能。

第二节　肾小球疾病的临床表现

原发性肾小球疾病常见的临床表现包括肾脏疾病本身的表现及肾功能减退后引起各系统并发症的表现,这些表现可以是症状、体征和实验室及影像学检查异常,包括尿色异常、尿泡沫增多、尿量异常、排尿异常、水肿、腰酸腰痛、乏力、贫血、高血压、精神神经异常等。肾小球病变常常以某种临床综合征的形式出现,各种临床综合征有其各自的特点,但相互之间可能有重叠。同一种临床综合征可能发生于不同病理类型的肾小球疾病,同一种病理类型的肾小球疾病也可表现为不同的临床综合征(表1–1)。

表1–1　原发性肾小球疾病的常见临床综合征

名称	临床特点
急性肾炎综合征	起病急骤,以血尿、蛋白尿为主要表现,常伴有水肿和高血压
急进性肾炎综合征	急性起病,肾功能进行性减退,常伴有少尿、血尿、高血压和水肿,可在几天、几周或几个月内发展为肾衰竭

(续表)

名称	临床特点
急性肾炎综合征	起病急骤,以血尿、蛋白尿为主要表现,常伴有水肿和高血压
慢性肾炎综合征	起病隐匿,病程冗长,有不同程度的蛋白尿和血尿,可有水肿、高血压和不同程度的肾小球滤过功能减退
隐匿性肾炎综合征	无症状性的轻度蛋白尿和(或)血尿或单纯肉眼或镜下血尿,肾功能正常
肾病综合征	大量蛋白尿,24 小时尿蛋白>3.5 g/d,低蛋白血症,血浆白蛋白<30 g/L;明显水肿和高脂血症

第三节　肾小球疾病的诊断与鉴别诊断

　　肾脏疾病的诊断一般包括定位(解剖)诊断、病因诊断、临床诊断、病理诊断、功能诊断等五个层次。原发性肾小球疾病的临床诊断主要按照临床综合征来进行诊断。原发性肾小球疾病的病理诊断主要包括病理类型和病理分级或分期;功能诊断主要涉及肾小球滤过率评价。如果肾小球滤过率下降,还需要明确是急性还是慢性及其病因。急性肾损伤和慢性肾脏病均需按肾功能减退程度进行分期。

　　在鉴别诊断方面需要注意的是:临床上对单纯血尿或少量蛋白尿诊断为隐匿性肾炎时要倍加谨慎,以免将外科或其他疾病引起的无症状尿检异常误诊为隐匿性肾炎;其次,原发性肾小球疾病的病理类型可以由多种继发性疾病所致。因此,临床上即使明确了病理诊断,仍需系统排除继发性病因;对于无病理资料的病例,血尿、蛋白尿、肾功能减退的诊断和病因鉴别是原发性肾小球疾病诊断与鉴别诊断中最常见的三个内容。血尿和蛋白尿的诊断与鉴别诊断方法见图 1-2 和图 1-3。肾功能减退是各种肾脏疾病发展至严重阶段的表现,临床诊断首先应鉴别是急性、慢性还是慢性肾脏病基础上的急性加重,仍然可以从病史、体检和实验室及影像学检查三个方面着手展开。

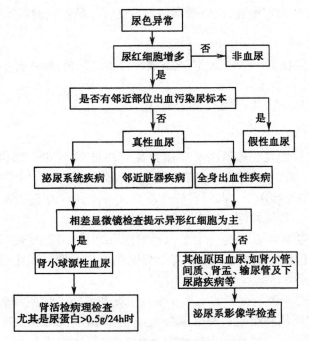

图 1-2　血尿诊断与鉴别诊断流程

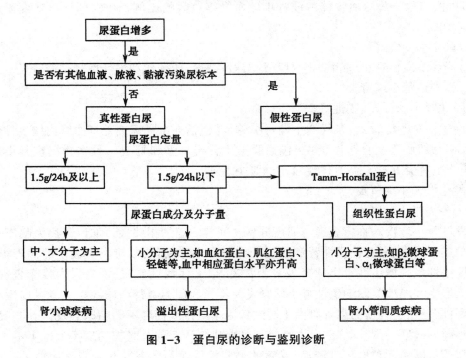

图 1-3　蛋白尿的诊断与鉴别诊断

第四节　肾小球疾病的分类和病理诊断

目前国际上常用的肾小球疾病分类方法多根据病理改变进行分型。鉴于我国部分地区尚未普遍开展肾活组织病理检查,故暂时保留原发性肾小球疾病的临床分型。

一、临床分型

1.肾炎综合征 急性肾小球肾炎、快速进展性肾小球肾炎、慢性肾小球肾炎。

2.肾病综合征。

3.无症状性血尿和(或)蛋白尿。

二、病理分类

肾脏疾病的病理诊断是临床诊断必要而有益的补充,有时也是确诊的唯一方法。对于肾小球疾病的诊断,一般情况下都必须有病理诊断和分型或分类,后者对评估病情、制订治疗方案、判断预后起到关键作用。某一种临床综合征可以表现为多种病理分类,某一种病理分类也有可能来自于多种原发性或继发性肾脏疾病。

1.肾小球疾病的基本病理改变 主要包括增生和硬化。其中增生指细胞增生,累及的细胞包括系膜细胞、毛细血管内皮细胞和肾小囊壁层上皮细胞。硬化指肾小球系膜的细胞外基质增加,使系膜区增宽。

2.肾小球疾病病理分类 分类的基本原则是依据基本病变性质和病变累及的范围。根据病变累及的肾小球比例将病变累及范围分为局灶和弥漫,局灶指病变肾小球数占总肾小球数比例<50%,弥漫指病变累及肾小球比例≥50%;根据病变累及的毛细血管袢比例分为节段和球性,节段指病变血管袢占该肾小球血管袢总数的比例<50%,球性指病变累及血管袢比例≥50%。

(1)微小病变性肾病。

(2)局灶节段性肾小球病变:包括局灶节段性肾小球硬化和局灶性肾小球肾炎。

(3)弥漫性肾小球肾炎

1)膜性肾小球肾炎(膜性肾病)。

2)增生性肾小球肾炎:系膜增生性肾小球肾(包括 IgA 肾病)、毛细血管内增生性肾小球肾炎、系膜毛细血管性肾小球肾炎(包括膜增生肾炎Ⅰ型和Ⅲ型)、致密物沉积肾小球肾炎(又称膜增生肾炎Ⅱ型)、新月体性肾小球肾炎。

3)硬化性肾小球肾炎。

4)未分类肾小球肾炎。

原发性肾小球疾病临床表现与病理分型之间有一定的相关性。如以肾病为临床表现的病理类型主要为微小病变、膜性肾病或局灶节段肾小球硬化;以肾炎为表现的病理类型,则以系膜增生性或膜增生性肾小球肾炎最为常见;以无症状性血尿、蛋白尿为临床表现者,多见于系膜增生和局灶节段增生性肾小球肾炎。不同病理类型肾小球疾病患者可出现相同的临床表现;同一病理改变的患者可由不同致病因素所致或伴随不同临床表现,而同一病因也可引起不同的病理类型。此外,原发性肾小球疾病临床表现有时与病理类型也可不一致,如临床表现较重而病理类型相对较轻,或病理类型较重而临床表现并无明显加重。故应综合患者临床表现、病理诊断结果及实验室和辅助检查结果对肾小球疾病做出正确诊断和客观的病情评估。

第五节 肾小球疾病的治疗原则

一、一般治疗

肾小球肾炎的活动指标包括明显血尿、蛋白尿、水肿、严重高血压,或肾功能短期内恶化,患者如伴有肾小球肾炎活动表现均应休息;在肾小球肾炎稳定期可一般活动,从事轻松工作,切忌劳累。有水肿和高血压者应严格控制钠盐摄入(每天 2~3 g);合并大量蛋白尿且肾功能正常者,宜补充生物效价高的动物蛋白质,如鸡蛋、牛奶、鱼类和瘦肉等。已有肾功能减退者(内生肌酐清除率<30 mL/min),蛋白质酌情适量限制在 0.6~0.8 g/kg,并辅以口服 α-酮酸治疗。

二、利尿剂的合理应用

肾性水肿常用的利尿剂为袢利尿药,包括呋塞米(速尿)、布美他尼(丁尿胺)和托拉塞米;疗效不明显时可加用潴钾利尿剂,以螺内酯为宜;渗透性利尿剂,如甘露醇只限于严重水肿、上述药物无效时,并应注意剂量与用药天数。对顽固性水肿者有时联合使用袢利尿剂、噻嗪类和潴钾利尿剂同时阻断髓袢升支厚段和远端小管对钠的重吸收,可产生明显的协同利尿效果。潴钾利尿剂长期使用有引起高钾血症之虞,尤其是肾功能减退患者应慎用。利尿剂的使用应采用短期或间歇用药为宜,以避免过度利尿造成血容量不足,长期用药的肾毒性作用,以及加重水、电解质紊乱和酸碱平衡失调。此外,各种利尿药尚有各自不同的不良反应,如听力减退、高尿酸血症、肾石症、肾功能减退和渗透性肾病等。用药期间,特别对老年患者,要注意观察病情变化,密切监测药物的不良反应。

三、糖皮质激素和免疫抑制剂的合理使用

急进性肾炎早期和部分慢性肾小球肾炎患者,特别是伴有肾间质明显炎症细胞浸润者,常需糖皮质激素及(或)其他免疫抑制剂的治疗。由于此类药物的不良反应和不良反应,选用时需严格掌握适应证、用法与用量,慎重权衡药效与治疗风险。

1.糖皮质激素(简称激素) 有抗感染和免疫抑制作用,能减轻急性炎性渗出,稳定溶酶体膜,降低毛细血管通透性而减少尿蛋白漏出,抑制 IL-2、IL-6 和 TNF-α 等细胞因子合成,抑制成纤维细胞活性,减轻组织修复所致的纤维化。此外,它尚可抑制核因子 κB 活性,阻断后者进入细胞从而抑制靶基因激活,使细胞因子及炎症介质的合成和分泌减少,起到免疫抑制效应。

目前临床上常用激素的制剂有中效的泼尼松(在体内转化为皮质醇产生活性)、泼尼松龙和甲泼尼龙等;长效如地塞米松等。后者因潴钠明显,目前已较少用。激素可经胃肠道迅速吸收,其口服吸收速度与激素脂溶度成正比,故片剂为最常用的剂型。甲泼尼龙血浆半衰期为 2.3~4.0 小时。皮质激素的用法和用量各树一帜。不同类型原发性肾小球疾病和不同病理改变对激素反应不一,笔者主张适时、适量、因人而异的个体化用药方案。适时是指及时、尽早用药,并择机减量,适量是指依据患者年龄、病情、病理改变严重程度、病程长短与既往用药的疗效,和患者全身状况评估做出用量决定,既要考虑有效剂量,又要避免用药过量。

一般成人常用量的初始剂量为:①泼尼松或泼尼松龙每天 0.5~1.0 mg/kg,晨起一次口

服为宜。②甲泼尼龙每天 0.4~0.8 mg/kg,用法同上。甲泼尼龙静脉滴注主要用于治疗重症肾小球肾炎、急进性肾小球肾炎早期,或由于高度水肿影响胃肠道吸收患者,每天 80~240 mg,3~7 天;甲泼尼龙的冲击治疗应严格掌握适应证,多用于治疗细胞型新月体肾炎,剂量为 480 mg/d,3~5 天。激素的用药原则为起始足量用药,减量宜慢,疗程相对延长,勿突然停药。减药方案和维持量视不同病理类型及治疗反应而定。对激素耐药的肾病患者,如膜性肾病,常需加用环磷酰胺(CTX)、硫唑嘌呤、环孢素或吗替麦考酚酯等其他免疫抑制剂。任何免疫抑制剂的选择一定要结合患者的全身情况和对治疗的耐受程度;选择免疫抑制剂需严格掌握适应证,如患者有潜伏感染或病毒携带,或合并消化道症状、血常规改变、肾功能损害或肝功能损害时,慎重衡量利弊。

2.环磷酰胺(CTX) 一种烷化剂,在体外无活性,在体内经肝脏 P450 药酶水解为醛磷酰胺后转运至组织中形成磷酰胺氮芥而发挥作用。CTX 可非选择性抑制 T 和 B 淋巴细胞,药物对 B 淋巴细胞的抑制作用强于 T 淋巴细胞,故对抗体的抑制作用较强。在原发性肾小球疾病治疗中,CTX 适用于:①对激素产生依赖或拮抗的原发性肾小球疾病。②膜性肾病激素治疗效果欠佳。③狼疮性肾炎。目前临床上多以静脉内注射或冲击治疗为主,一般成人常用量为 1.5~2.5 mg/kg,每天或隔天静脉注射一次,总量 8~10 g。静脉冲击治疗剂量为每次 8~15 mg/kg,每隔 3~4 周 1 次,总量同上。首次冲击剂量以 400~500 mg 为宜,密切随访血常规及不良反应。常见不良反应为增加感染易感性、骨髓抑制、出血性膀胱炎、脱发、性功能抑制。此外,孕妇忌用 CTX,因其有致突变或致畸形作用,可引起胎儿死亡或先天性畸形。多数学者认为静脉冲击治疗配合小剂量激素联合治疗可提高疗效和减少不良反应发生。

3.环孢素 高度选择性抑制 T 辅助细胞的免疫抑制剂,小剂量可封闭淋巴细胞上的白细胞介素 Ⅱ 的受体,而大剂量则可抑制白细胞介素 Ⅱ 的释放,从而对致敏的淋巴细胞增生、细胞毒性 T 细胞和 B 淋巴细胞的分化增生均有明显抑制作用。环孢素主要用于治疗对激素依赖或拮抗的原发性肾小球疾病(微小病变)或难治性膜性肾病;或对激素和其他免疫抑制剂有禁忌证的原发性肾病综合征。但对肾小球滤过功能轻度减退者慎用,血肌酐>2.5 mg/dL(超过 200 μmol/L)者禁用。起始剂量为 3.0~5.0 mg/kg,当出现显效时递减剂量,每次减25~50 mg,维持量为 50~75 mg/d,一般原则是减量要慢、维持时间要长,勿突然停药。环孢素的不良反应为:①肾毒性,发生率为 10%~40%。早期主要为肾小管损伤,继之萎缩、肾间质纤维化及小血管损伤。环孢素急性肾毒性尚与肾血流量下降有关,其肾毒性与剂量呈正相关性。早期停药后大部分患者肾功能可逐渐恢复;长期较大剂量用药者可出现不可逆的肾小管萎缩、间质纤维化和肾小动脉内膜损害、硬化等。②肝脏毒性,发生率为 5%~10%,也多呈剂量依赖性,对原有乙型肝炎患者慎用,肝病活动患者忌用。③高血压,可高达 30%,一般加用或调整降压药才能控制。④感染。⑤其他不良反应,包括胃肠道不良反应、震颤、多毛、牙龈增生和高尿酸血症等。此外用药期间如血肌酐浓度较用药前增加 30% 或以上者,应减少药物剂量,如血肌酐持续增高不降者先停药观察,进一步寻找肾功能减退原因。

4.吗替麦考酚酯 本药口服后迅速分解为有活性的酶酚酸(MPA),口服后 6~12 小时达到血药浓度高峰,进食可使 MPA 浓度降低 40%。MPA 可有效地抑制 B、T 淋巴细胞的合成和增生。它可减少细胞因子、生长因子的产生,从而抑制血管平滑肌细胞增生;对肾小球系膜细胞增生也有明显抑制作用。在原发性肾小球疾病治疗时,本药常作为二线药物,用于激素或环孢素治疗无效或疗效欠佳的病例。临床上也可与激素和(或)环孢素联合应用于治疗某些原发性肾小球疾病引起难治性肾病综合征病例,达到协同疗效和减轻药物不良反应的目的。一般成人起始常用量为 1.0~2.0 g,分 2 次空腹口服,出现疗效后可逐渐减量,维持量为 0.25~0.50 g/d。常见的不良反应为:①胃肠道症状,出现腹泻等,轻度者无须减药或停药。②感染,病毒与细菌感染为主。③少数可出现血白细胞减少或血小板减少,停药后可自行恢复。④其他,少数可出现一过性谷丙转氨酶升高,若不超过正常值 2 倍,且无血胆红素升高者,则在严密观察下继续用药或剂量减半,若不恢复则应停药。

5.来氟米特　活性代谢产物可抑制嘧啶从头合成途径、抑制酪氨酸激酶途径,从而发挥抗淋巴细胞增生作用。其负荷剂量为 50~100 mg/d,连续 3 天,维持剂量为 20~30 mg/d。常见不良反应为腹泻、恶心、脱发、皮疹、感染及肝酶上升。用药过程中需检测肝功能。

6.利妥昔单抗　用于 B 细胞清除治疗的最具代表性药物,利妥昔单抗是采用基因重组技术研制的一种人鼠嵌合型单克隆抗体,能特异性地与跨膜抗原 CD20 结合。后者位于前 B 和成熟 B 淋巴细胞的表面,利妥昔单抗与 B 细胞上的 CD20 抗原结合后,启动介导 B 细胞溶解的免疫反应。该药物最初应用于 B 淋巴细胞性恶性肿瘤,后逐渐应用于自身免疫性疾病,尽管利妥昔单抗不作为肾小球疾病的常用药物,但已有研究报道利妥昔单抗治疗可用于治疗成人膜性肾病和儿童硬化性肾炎。

四、抗高血压药物的应用

慢性肾小球肾炎、急进性肾炎和部分急性肾小球肾炎常伴有高血压,后者也是肾小球疾病病情进展的危险因素。肾性高血压较原发性高血压难以控制,对中度以上高血压往往需要两种以上的降压药联合用药。

五、控制感染病灶

甚为重要,抗感染药物的选择需慎重,对于主要经肾脏代谢的药物,使用时需根据患者肾小球滤过功能进行剂量调整。

六、抗凝治疗

原发性肾小球肾炎以肾病综合征为临床表现,或慢性肾小球肾炎伴肾小球滤过功能轻度减退时常伴高凝状态,微小病变和膜性肾病更易发生肾静脉血栓形成。早期给予抗凝治疗有助于预防血栓形成,减少蛋白尿并改善肾小球滤过功能。临床上常用的抗凝药物包括肝素、低分子量肝素、尿激酶、华法林等。

七、高脂血症的治疗

原发性肾小球疾病中以肾病为主要表现者(如膜性肾病、微小病变)常伴有明显高胆固醇血症和高三酰甘油血症,既往认为随着上述病变控制,血清白蛋白升高,高脂血症可自行缓解或恢复正常,但近十多年国内外学者包括我科的高胆固醇血症肾毒性动物实验均达成共识,高胆固醇血症可促使肾小球系膜细胞增生和肾小球硬化,因此长期严重高胆固醇血症和高三酰甘油应予及时治疗,以防止心血管并发症发生和肾损害。

原发性肾小球疾病发生发展过程中常伴有肾小球滤过功能减退,它是目前我国慢性肾衰竭的三大原因之一,早期诊断和及时干预是延缓慢性肾病进展、减少尿毒症的关键措施。

第二章　急性肾小球肾炎

急性肾小球肾炎(简称急性肾炎)是一组以急性肾炎综合征为主要临床表现,以血尿、蛋白尿、高血压和水肿为特征的肾脏疾病,可伴有一过性肾功能损害。多种病原微生物如细菌、病毒及寄生虫等均可致病,但大多数为链球菌感染后肾小球肾炎。临床上急性起病,主要表现为血尿、高血压和水肿,并常伴有少尿及肾小球滤过率降低,又称为急性肾炎综合征。

第一节　急性链球菌感染后肾小球肾炎

急性链球菌感染后肾小球肾炎(acute post-streptococcal glomerulonephritis,PSGN)简称急性肾小球肾炎,是由于链球菌感染后诱发的急性肾炎综合征(血尿、蛋白尿、水肿和高血压),可伴一过性肾功能损害。其他病原微生物如细菌、病毒及寄生虫等也可致病,但临床表现一般不如链球菌感染所致的急性肾小球肾炎典型。

一、病因

PSGN 多由感染诱发,以 A 族 β 溶血性链球菌最为常见,依据链球菌细胞壁 M 蛋白免疫性质的不同可将其分为若干型,其中 1 型、2 型、3 型、4 型、18 型、25 型、49 型、55 型、57 型和 60 型为致肾炎菌株。1 型、4 型是咽峡炎后 PSGN 的主要致病菌株,脓皮病后 PSGN 多见于 49 型,而 2 型、55 型和 57 型则与猩红热后 PSGN 有关。此外,β 溶血性链球菌 C 族和 G 族感染后偶可发生 PSGN。

关于致病链球菌抗原的研究众多,近年来的主要进展是两种主要的致病链球菌抗原成分的发现:肾炎相关链球菌纤溶酶受体和链球菌热原性外毒素 B。

肾炎相关链球菌纤溶酶受体(NAPIr)是一种具有甘油三磷酸脱氢酶(GAPDH)活性的纤溶酶结合蛋白,作为可能的肾炎致病抗原备受关注。PSGN 患者的早期组织活检中可以检测到 NAPIr 沉积。有报道显示,92% 的 PSGN 患者及 60% 无并发症链球菌感染患者的恢复期血清中检测到 NAPIr 抗体。Oda 报道肾小球 NAPIr 阳性的 PSGN 患者中有显著肾小球纤溶酶活性,而阴性患者中未发现。肾小球纤溶酶和 NAPIr 在肾组织内的一致性分布证实了 NAPIr 的肾炎致病性与其纤溶酶结合活性相关。目前认为 NAPIr 被链激酶激活,与肾小球结合,捕获纤维蛋白溶酶,从而造成肾小球基膜损害。也有学者认为 NAPIr 通过激活补体途径,产生肾小球基膜局部炎症,促进内皮下免疫复合物沉积。

最近备受关注的另一个致病抗原是链球菌热原性外毒素 B(streptococcal pyrogenic exotoxin B,SpeB)。SpeB 是由化脓性链球菌分泌的阳离子外纤溶酶结合受体。其酶原前体 SpeB 是由肾炎致病链球菌所分泌。多个独立的研究均提示,在大多数 PSGN 患者恢复期血清中发现高 SpeB 抗体滴度,并且肾小球内也检测到 SpeB。SpeB 沉积于肾小球基膜上皮侧,而且存在于急性链球菌感染后肾小球肾炎特征性的驼峰,与免疫球蛋白和 C3 呈共定位,形成原位免疫复合物,证明高 SpeB 是急性链球菌感染后肾小球肾炎的主要致病抗原。

二、发病机制

急性链球菌感染后在多种肾炎中被确定,但是机制尚未清楚,目前的发病机制有以下几种:肾小球沉积伴随补体活化、链球菌抗原循环免疫复合物、链球菌和肾组织产生自身免疫反应、抗原引起的自身免疫反应等具有一定的关系。

1.肾炎链球菌肾炎致病抗原　目前认为肾炎链球菌受体是一种具有甘油三磷酸脱氢酶相关的结合蛋白,可作为肾炎致病抗原,其可以与肾小球结合,链激酶活化导致纤维蛋白酶的溶解,从而影响肾小球基膜的损伤。研究认为链球菌相关受体可以激活补体途径,产生肾小球基膜局部炎症,从而造成内皮下免疫复合物沉积,早期的活检就可以检查出链球菌相关受体的存在。也有报道链球菌相关受体在急性链球菌感染后肾小球肾炎中高表达,当患者恢复之后,血清中仍有 60% 的患者可以检查出肾小球纤溶活性。同时研究还显示链球菌相关受体基因序列和体外表达还可以从患者的体内分离出菌株,鉴定出是那一族群的链球菌。近年来较为热门的致病抗原为链球菌热源性外毒素,其可以从链球菌分离出来,是肾炎链球菌肾炎的主要致病菌。多项研究显示,急性链球菌感染后肾小球肾炎患者血清中发现链球菌热源性外毒素,进一步的研究指出,链球菌热源性外毒素可以激活机体内部的白细胞,引起互作反应,形成炎症因子,从而诱发免疫复合物的形成。

2.肾小球免疫复合物的形成与补体的活化　免疫复合物的沉积和在局部的活化有助于诱导炎性细胞的聚集,是造成肾小球肾炎的发病关键。经典的补体活化途径可以被旁路途径激活,造成纤溶蛋白活化,补体调节蛋白被激活,从而将细菌蛋白酶去除之后激活旁路途径。有研究报道,补体凝集素可触发纤溶蛋白的形成,触发旁路途径,从而抗补体蛋白的聚集,从而激活补体系统,进而形成的肾小球免疫复合物促进急性链球菌感染后肾小球肾炎的发病。

3.急性链球菌感染后肾小球肾炎分子模拟致病机制　近年来随着生物学技术的不断进步,分子模拟机制被提出,研究发现,由于急性链球菌与肾小球肾炎的形成之间需要共同的抗原决定簇,且急性链球菌感染后肾小球肾炎患者的血清学检查中也发现其层粘连蛋白、基膜蛋白、基地胶原等具有较高的表达,同时肾小球酸乙酰肝素蛋白多糖的表达量也明显地增高。以上均为分子模拟提供了良好的基础和条件。通过重组的急性链球菌抗体突变可以诱发弥漫性的肾小球肾炎的发病,同时还可伴有肾小球的免疫抗原的沉积与活化。另外还表现为尿液中的尿蛋白肌酐比值升高。结合急性链球菌感染的单克隆抗体之后,可以与细胞内皮组织结合,出现补体沉积与蛋白尿的形成,同时肾小球抗体也增多。其均可识别内皮细胞分子进行结合,被抗体识别之后的急性链球菌病原体发挥致病作用,以上为分子模拟的机制学说,有望在今后的研究中被深入探讨。

三、病理表现

1.光镜检查　PSGN 特征性病理改变为弥散性毛细血管内增生性肾小球肾炎,病变几乎累及所有的肾小球。光镜下病变特点有系膜细胞和内皮细胞增生、毛细血管内多形核白细胞浸润、上皮下致密物呈驼峰样或锥形沉积。当细胞增生明显时,肾小球体积增大,毛细血管腔狭窄并有不同程度阻塞,严重时增生的系膜可将肾小球分隔成小叶状。部分病例可见肾小球上皮细胞节段性增生,胞质内充满许多透明小滴。大部分 PSGN 患者少见或无肾小管、间质及血管病变。在较严重病例,可形成上皮性新月体,但新月体累及肾小球>50%者较少见,后者可表现为急进性肾小球肾炎。

2.免疫荧光　可见肾小球毛细血管壁和系膜区有颗粒状 IgG 和 C3 沉着,有时也可见 IgA 和 IgM。然而即使是在病程早期行肾活检仍有约 30% 的 PSGN 仅有 C3 而无 IgG 的沉积。免疫荧光改变可分为三型:①星空型,病变早期(起病 2 周内),IgG 和 C3 呈弥散、颗粒状、不规则分布于肾小球毛细血管壁和系膜区。②系膜型,即病变恢复期,IgG 和 C3 主要沉积于系膜区。③花环型,部分病例 IgG 和 C3 沿肾小球毛细血管壁周边沉积,系膜区较少,这种"花环型"与更多且更大的上皮侧驼峰及更高程度的蛋白尿有关。

3.电镜检查　与光镜所见相似,病变早期上皮下可见细颗粒、均质的电子致密物沉积,其基底部靠近致密层,但不与之相连。起病 4~6 周或以后,驼峰状电子致密物逐渐被吸收而消退。驼峰也可见于其他感染性肾炎,如感染性心内膜炎、过敏性紫癜及膜增生性肾小球肾炎。

四、临床表现

典型的 PSGN 表现为急性肾炎综合征,即起病急、肉眼血尿、水肿和高血压。病程分为三个阶段:潜伏期、急性期及恢复期。一部分患者呈亚临床型,临床症状很轻,只有轻微的尿改变及血清补体 C3 水平下降,仅在流行病学调查时被发现。近年来,老年 PSGN 有所增多,临床表现不典型,症状重,病死率高,应引起重视。

1.潜伏期　一般为 3~33 天,平均 7~14 天,潜伏期相当于致病抗原初次免疫后诱导机体产生免疫复合物所需的时间,大部分患者的前驱感染为呼吸道(常为咽炎)或皮肤感染,呼吸道感染者的潜伏期较皮肤感染者短。然而,亚临床病例也存在,很多患者通过家庭成员或接触者的感染而确定。研究指出,20% 的 PSGN 患者无症状家庭成员也存在 PSGN。

2.急性期　临床症状的发生率常因地域及病例入选标准的不同而存在一定的差异。

(1)血尿:除一些少见的不典型病例外,几乎所有患者均出现血尿,其中 25%~60% 的患者出现茶色或洗肉水样的肉眼血尿。尿沉渣检查显示畸形红细胞及白细胞可确定急性肾炎的存在;可见红细胞管型。

(2)蛋白尿:蛋白尿也较常见,患者均有不同程度的蛋白尿,尿蛋白 0.5~3 g/d,少数呈肾病综合征范围蛋白尿,部分患者因尿蛋白极少,就诊时已转阴。但肾病综合征的发生率较低,文献报道其发生率一般仅为 2%~10%。低白蛋白血症较常见。

(3)水肿:由水钠潴留导致,常出现于颜面部等组织疏松处。严重者可出现双侧或单侧的肺水肿,而这些患者常以呼吸困难、呼吸道水肿、呼吸窘迫为首发症状而被误诊为肺炎、心力衰竭等,从而延误诊断及治疗,部分患者进展为呼吸衰竭。

(4)高血压:80%~90% 的患者均存在不同程度的高血压,考虑与水钠潴留、容量负荷过重有关。研究证实,舒张压与液体潴留程度(通过利尿前后体重的变化来评估)成正比关系。高血压的脑部并发症包括头痛、癫痫、精神状态改变及视力改变,发生于 30%~35% 的儿童患者。高血压常在 1~2 周恢复,罕见需要长期治疗的患者。最近有学者应用血管损伤标志物主动脉脉波速率(PWV)进行研究,发现所有 PSGN 儿童患者均出现高血压、臂踝脉搏波速率(baPWV)升高,但大部分患者可迅速恢复正常,而未恢复正常的患者推测其既往已存在肾脏疾病。

(5)肾功能异常:急性期常出现肾小球滤过率(GFR)下降。60%~65% 的患者出现血尿素氮(BUN)升高。内生肌酐清除率(Ccr)<90 mL/(min·1.73 m^2)的发生率为20%。与其他肾小球肾炎一致,类似于肾前性氮质血症,钠排泄分数均小于1%。肾素水平(血浆肾素活性)出现下降,与液体潴留有关。

(6)贫血:PSGN可出现贫血。个别病例可出现重度贫血。虽然传统认为Hb的下降是由于水容量的增多导致血液稀释,但也存在其他原因。病例报道PSGN早期可出现自身免疫性溶血性贫血。因此鉴别贫血的性质也应受到临床医师的重视。

(7)神经系统症状:PSGN还可累及中枢神经系统导致脑病,表现为恶心、呕吐、认知障碍、癫痫发作及视觉障碍等。可能与高血压、尿毒症毒素及脑血管炎有关。PSGN导致的可逆性后部白质脑病也有报道,后者是以头痛、癫痫发作、视觉障碍、意识和精神障碍为主要临床症状,以可逆性后部白质损害为主要神经影像学表现的临床综合征,其发生机制复杂,可能与高血压、液体潴留及免疫抑制药的细胞毒性有关。迅速控制高血压后神经症状可得到有效控制。目前仅有个案报道,且均见于儿童。

(8)眼色素膜炎:是外源性或内源性抗原导致的免疫性炎症。目前为止,已有20例链球菌感染后眼色素膜炎的报道,常发生于链球菌的系统性感染,但均无合并感染后肾炎。最近有学者报道了首例PSGN合并眼色素膜炎的儿童患者。因此也应引起临床医师的注意。

(9)其他:PSGN临床表现的典型病例还包括主要以亚临床表现为主的病例和那些表现为急性起病,伴高血压及水肿但尿检正常的患者。很多病例报道患者出现极端表现,常为高血压危象,但是无尿检异常。由于部分患者尿检可在短时间内恢复,因此连续的尿检可能有助于急性肾炎的诊断。另外一些患者可合并典型的过敏性紫癜皮疹,这些患者PSGN的诊断依赖于肾活检。

3.恢复期　常发生在出现利尿反应(不管是自发的利尿或经药物利尿)后,水肿消退、血压正常及蛋白尿和肉眼血尿消失时。大部分研究发现蛋白尿的消失要早于血尿的消失,而Travis等的研究结果是相反的。在恢复期,大部分患者C3水平恢复正常,但恢复期持续低补体血症并不能完全排除PSGN的可能性。PSGN可发生于之前已经诊断为IgA肾病(经活检)的患者。由于IgA肾病是最常见的肾小球肾炎,其与PSGN的关系更像是两种疾病同时发生于一个人。PSGN的复发较为罕见,仅见少数病例报道。早年的报道显示大部分患者是脓皮病相关的,然而2000年后报道的2例均是咽炎相关的PSGN。最近的研究报道的2例复发的PSGN,均未明确感染。

4.并发症

(1)心力衰竭:主要由于水钠潴留、血容量增加所致。轻者仅表现为呼吸、心率增快,肝大;重者可出现端坐呼吸、颈静脉怒张、咳泡沫样痰、两肺底满布湿啰音,甚至出现胸腔积液、腹腔积液。

(2)高血压脑病:多见于儿童,主要由于高血压时脑血管痉挛致脑缺血水肿或脑血管高度充血致脑水肿所致,表现为剧烈头痛、呕吐、嗜睡、神志不清、黑矇、严重时有惊厥、昏迷。

(3)急性肾衰竭:患者尿量减少,甚至少尿或无尿,血中肌酐和尿素氮明显增高,并可有高血钾、代谢性酸中毒等急性肾衰竭的表现。

五、辅助检查

1.尿液检查

(1)血尿:几乎所有患者都有镜下血尿或肉眼血尿。尿中红细胞多为畸形红细胞。肉眼血尿持续时间不长,大多数天后转为镜下血尿,此后可持续很久,但一般在 6 个月至 1 年完全恢复。

(2)蛋白尿:患者常有蛋白尿,半数患者蛋白尿少于 500 mg/d。约 20% 的患者可出现肾病综合征范围的蛋白尿,成人多见。一般于病后 2~3 周尿蛋白转为少量或微量,2~3 个月多消失,成人患者消失较慢。若蛋白尿持续异常提示患者为慢性增生性肾炎。

(3)尿沉渣:早期除有多量红细胞外,白细胞也常增加,小管上皮细胞及各种管型也很常见。管型中以透明管型及颗粒管型最多见,红细胞管型的出现提示病情的活动性。

(4)尿中纤维蛋白降解产物(FDP)和 C3 含量常增高,尤其在利尿期。

2.血常规、肾功能检查

(1)血常规检查:可有轻度贫血,常与水钠潴留、血液稀释有关。白细胞计数可正常或升高,血沉在急性期常加快。急性期,出凝血功能可出现异常,血小板减少。血纤维蛋白、血纤溶酶、Ⅲ因子降低,循环中见高分子的血纤维蛋白复合物,往往提示疾病活动且预后不良。

(2)肾功能、电解质检查:在 PSGN 的急性期,肾小球滤过率 GFR 下降,多见于老年患者。由于肾小球滤过率下降,血容量增加,部分患者出现低肾素、低血管紧张素血症,从而产生轻至中度的高钾血症。利尿治疗后高钾血症可纠正。肾小管重吸收功能、浓缩稀释功能一般不受影响,但尿中钠、钙排泄下降。

3.链球菌感染的细菌学及感染相关血清学检查

(1)咽拭子和细菌培养:急性 PSGN 自咽部或皮肤感染灶培养细菌,其结果可提示 A 组链球菌的感染。但试验的敏感性与特异性同试验方法有关,一般阳性率仅 20%~30%。相比血清学检查结果,受影响的因素较多。

(2)抗链球菌溶血素"O"抗体(ASO):在咽部感染的患者中,90% 患者 ASO 滴度可 >200 U。在诊断价值上,ASO 滴度的逐渐上升比单纯的滴度高水平更有意义。在上呼吸道感染的患者中 2/3 会有 ASO 滴度上升。ASO 滴度上升两倍以上,高度提示近期曾有过链球菌感染。皮肤天疱疮感染产生 PSGS 的患者,抗核糖核酸酶和抗脱氧核苷酸酶 B 检测有助于诊断。

4.免疫学检查　动态观察 C3 的变化对诊断 PSGN 非常重要。疾病早期,补体(C3 和 CH50)下降,8 周内逐渐恢复到正常水平,是 PSGN 的重要特征。血浆中可溶性补体终末产物 C5b-9 在急性期上升,随疾病恢复逐渐恢复正常。若患者有大于 3 个月以上的低补体血症常提示其他疾病的存在,如膜增生性肾小球肾炎、狼疮性肾炎、潜在感染或先天性低补体血症等。

六、诊断与鉴别诊断

1.诊断　PSGN 是由 A 组 β 溶血性链球菌引起的肾小球肾炎。因此疑诊 PSGN 的病例应该寻找近期链球菌感染的血清学证据以帮助诊断。研究发现,链球菌血清学检查阳性(94.6%)比近期感染病史(75.7%)及培养阳性(24.3%)的敏感性都要高。

PSGN 诊断依据包括:①起病前 1~3 周有链球菌前驱感染。②临床出现水肿、高血压、血尿。③尿检有红细胞、蛋白和管型。④血清 C3 降低,伴或不伴 ASO 升高。⑤尿中 FDP 含量增高等。APS-GN 的诊断一般不困难。但个别患者以急性充血性心力衰竭或高血压脑病起病,或只有轻微水肿及高血压,或无尿常规改变。临床诊断困难者,应及时做肾脏活检确诊。

一般来说,PSGN 并不是肾活检的指征,但在临床表现不典型或因肾脏受累严重而需要排除新月体肾小球肾炎时常行肾活检。这些不典型表现如补体正常、无 ASO 或链球菌酶滴度升高等可证明近期链球菌感染及肾功能不全,尤其是 GFR 持续<30 mL/min 超过 1 周。以往学者推荐一些疑诊 PSGN 但 C3 持续降低超过 8 周的患者进行肾活检以排除系膜增生性肾小球肾炎(MPGN)。小样本研究发现 20 例患者中 5 例患者尽管有典型的临床症状改善包括蛋白尿和肾功能的恢复,但 C3 在 8 周后仍未恢复。这 5 例患者中 3 例接受了肾活检,仍表现为典型的 PSGN。因此,持续性低补体血症伴有临床症状的改善并不能排除 PSGN 的诊断,因此针对这部分患者可推迟肾活检。

2. 鉴别诊断

(1)系膜增生性肾小球肾炎(IgA 肾病和非 IgA 系膜增生性肾小球肾炎):可呈急性肾炎综合征表现,潜伏期较短,多于前驱感染后同时或 5~6 天出现血尿等急性肾炎综合征症状。患者无血清 ASO 滴度进行性升高,无补体 C3 下降,病情反复迁延。IgA 肾病患者的血尿发作常与上呼吸道感染有关。

(2)其他病原微生物感染后所致的急性肾炎:其他细菌、病毒及寄生虫等感染所引起的肾小球肾炎常于感染的极期或感染后 3~5 天出现急性肾炎综合征表现。病毒感染所引起的肾炎临床症状较轻,血清补体多正常,水肿和高血压少见,肾功能正常,呈自限性发展过程。

(3)膜增生性肾小球肾炎(MPGN):又称系膜毛细血管性肾小球肾炎。临床表现类似急性肾炎综合征,但蛋白尿明显,血清补体水平持续低下,8 周内不恢复,病变持续发展,无自愈倾向。鉴别诊断困难者需作肾活检。

(4)C3 肾病:由于补体替代途径异常所致的肾小球肾炎。临床可表现为蛋白尿、血尿、高血压,约半数患者可出现肾功能减退。患者持续低补体 C3 血症。肾活检是确诊和鉴别诊断的依据。

(5)急进性肾小球肾炎:临床表现及发病过程与急性肾炎相似,但临床症状常较重,早期出现少尿或无尿,肾功能持续进行性下降。确诊有困难时,应尽快作肾活检明确诊断。

(6)全身性疾病肾脏损害:系统性红斑狼疮、系统性血管炎、原发性冷球蛋白血症等均可引起肾损害,也可合并低补体血症,临床表现类似急性肾炎综合征,可根据其他系统受累的典型临床表现和实验室检查来鉴别。

七、治疗

一般来说,PSGN 可未经特殊抗感染治疗而自愈,因此治疗上以支持治疗、对症处理、防治并发症为主。

1. 一般治疗

(1)休息:急性期应卧床休息 2~3 周,待肉眼血尿消失、血压恢复、水肿减退即可逐步增加室内活动量。对遗留的轻度蛋白尿及血尿应加强随访观察而无须延长卧床期,3 个月内宜避免剧烈体力活动。

(2)饮食和入量:为防止水钠进一步潴留,导致循环过度负荷致严重并发症,须减轻肾脏负担,急性期宜限制盐、水、蛋白质摄入。对有水肿、高血压者用无盐或低盐饮食(每天 3 g以下)。水肿重且尿少者限制水的摄入。对有氮质血症者限制蛋白质摄入。

2. 对症治疗

(1)减轻水肿:急性肾炎时主要病理生理变化为水钠潴留、细胞外流液量扩大,故利尿药的应用不仅具有利尿消肿作用,且有助于防治并发症。凡经控制水、盐后仍尿少、水肿、血压高者均应给予利尿药。常用噻嗪类利尿药,无效时可用强有力的髓襻利尿药,如呋塞米和布美他尼。

(2)控制血压:降压药积极而稳固地控制血压对于增加肾血流量,改善肾功能,预防心、脑并发症,具有积极的治疗作用。常用噻嗪类利尿药,通过利尿可达到控制血压的目的。凡经休息、限水盐、利尿而血压仍高者应给予降压药。常选用钙通道阻滞药。尽管有 ACEI 治疗成功的报道,但由于 ACEI 具有降低 GFR 和导致高血钾的潜在风险而一般不用于急性期的治疗。对于高血压危象的患者,连续注射抗高血压药物是首选的治疗方法。

(3)感染灶的治疗:活动性上呼吸道或皮肤感染者,应选用无肾毒性的抗生素治疗 10~14 天,如青霉素、头孢菌素等,青霉素过敏者可用大环内酯类抗生素。在链球菌感染流行区域或疑似链球菌感染咽炎或脓疱疮患者可预防性应用抗生素。而由于 PSGN 是免疫介导的疾病,抗生素的应用对于 PSGN 治疗作用不大。与尿异常相关反复发作的慢性扁桃体炎,可在病情稳定[尿蛋白少于(+),尿沉渣红细胞少于 10 个/HP]后行扁桃体摘除术,手术前、后使用抗生素 2 周。

3.并发症处理

(1)急性肾衰竭:少数发生急性肾衰竭而有透析指征时,应及时给予透析治疗以帮助患者度过急性期。由于本病具有自愈倾向,肾功能可逐渐恢复,一般不需要长期维持透析。

(2)心力衰竭:主要措施为利尿、降压,不主张使用洋地黄类药物,对内科治疗无效的严重少尿或无尿、难以纠正的急性心力衰竭,可以考虑短期血液净化治疗。

(3)高血压脑病:静脉应用乌拉地尔或者硝普钠降低血压,注意控制药物滴速,避免血压下降过快,同时配合利尿药的使用,减轻患者水钠潴留、容量负荷的状态。

八、预后

本病急性期预后良好,尤其是儿童。绝大多数患者于 2~4 周水肿消退、肉眼血尿消失、血压恢复正常。少数患者的少量镜下血尿和微量白蛋白尿可迁延 6~12 个月才消失。血清补体水平 4~8 周恢复正常。

PSGN 的长期预后,尤其是成年患者的预后报道不一。但多数患者的预后良好,仅有少部分患者遗留尿异常和(或)高血压。若蛋白尿持续,往往提示患者病情迁延至慢性增生性肾小球肾炎。影响预后的因素主要有:①年龄:成人较儿童差,尤其是老年人。②散发者较流行者差。③持续大量蛋白尿、肾病综合征、高血压和(或)肾功能损害者预后较差。④肾组织增生病变重,有广泛新月体形成者预后差。⑤低出生体重、有基础疾病或存在危险因素的患者。虽然 PSGN 总体预后良好,但仍有 17% 的 PSGN 患者经 5~18 年随访,持续存在少量尿蛋白或高血压,因此 PSGN 患者即使痊愈后也需要定期随访观察。

第二节　非链球菌感染后肾小球肾炎

非链球菌感染后肾小球肾炎的病因以细菌引起者较常见,包括菌血症状态,肺炎双球菌、金黄色及表皮葡萄球菌、肺炎杆菌、脑膜炎球菌、伤寒杆菌等均有报道。若感染时间短,或疾病有自愈倾向,则临床表现为急性肾炎;若长期不愈,则按患者免疫状态可转变为急进性肾炎或膜增生性肾炎。其他感染如梅毒、钩端螺旋体病、组织胞质菌病、弓形体病,以及恶性疟疾中也有发生;病毒感染如传染性单核细胞增多症、流感病毒、艾可病毒、麻疹病毒、乙型肝炎病毒、丙肝病毒、巨细胞病毒等感染后均可发生肾炎。主要的感染相关肾炎肾脏病理改变见表2-1。

表 2-1　主要的感染相关肾炎肾脏病理改变

类型	病程	临床表现	其他	举例
系膜增生性肾小球肾炎 IgM,C3 沉积为主 IgA 沉积为主	急性或慢性	亚临床,镜下血尿,非肾性蛋白尿	以 IgA 沉积为主的病例常伴有肝病	急性伤寒热,急性疟疾
弥漫增生性肾小球肾炎 IgM,IgG,C3 仅有 C3	急性	肾功能异常,高血压,蛋白尿,水肿	偶见新月体或者血栓	心内膜炎或者肺炎球菌性肺炎相关的肾小球肾炎,链球菌感染后肾小球肾炎
膜增生性肾小球肾炎 I 型 (±冷球蛋白血症)	慢性	肾性或者非肾性,GFR 下降	偶伴硬化	丙肝相关性肾小球肾炎,血吸虫性肾小球肾炎(Ⅲ型),疟疾(三日疟)性肾病
膜性(肾病)	慢性	肾病综合征	偶伴系膜区沉积	乙肝相关性肾小球肾炎,梅毒
局灶节段性肾小球硬化	急性或慢性	肾病综合征,GFR 下降		HIV 或者细小病毒 B19 感染

一、其他细菌感染后肾小球肾炎

骨髓炎、腹内、盆腔浆膜腔和肠道脓肿与肾小球肾炎相关。常在感染出现数月后才被确诊和治疗。肾脏病变从轻的尿检异常至快速进展性肾炎均可出现,最常见肾病综合征。补体通常正常,常见多克隆丙种球蛋白血,这可能与许多微生物具有超抗原相关。肾组织学病变包括膜增生性肾小球肾炎、弥漫增生性肾小球肾炎或系膜增生性肾炎,可以出现新月体。治疗是根治感染。只有早期治疗,肾功能才能完全恢复。

先天性和继发性(或早期潜伏)梅毒可能与肾小球肾炎相关。在先天梅毒,患儿出生4~12 周出现全身水肿。8%的患者出现肾病综合征,为最主要的临床表现。0.3%获得性梅毒患者累及肾。成人可表现为肾病综合征或偶见急性肾炎。膜性肾病是最常见的病理类型。也可见其他类型,如弥漫增生性肾小球肾炎伴或不伴新月体,MPGN 和系膜增生性肾小球肾炎。在免疫沉积部位分出密螺旋体抗原。治疗梅毒也可治疗梅毒相关的肾小球疾病,4~18 周后肾脏病变有可能完全缓解。

急性伤寒热(沙门菌感染)重症患者可出现弥散性血管内凝血或溶血尿毒综合征,休克或急性肾损伤。2%的患者为有临床症状的肾小球肾炎,25%的患者为无症状镜下血尿或轻的蛋白尿。尿道中沙门菌和血吸虫共同感染可产生特殊类型的肾小球肾炎。

麻风(分枝杆菌)感染可能与肾小球肾炎、间质性肾炎、淀粉样变相关。只有约2%的感染者具有肾小球肾炎的临床表现,但肾活检病理检查中13%~70%患者有肾小球肾炎。临床表现多为肾病综合征,少见的为急性肾炎综合征,快速进展性肾小球肾炎更为罕见。最常见的病理类型是 MPGN 和弥漫增生性肾小球肾炎。免疫荧光示 IgG、C3、IgM、IgA 和纤维素沉积。不同麻风相关肾小球疾病患者对麻风治疗反应不一。红斑结节麻风伴急性肾损伤可用短程泼尼松(40~50 mg/d)治疗。

急性葡萄球菌感染性肺炎可出现镜下血尿和蛋白尿,为免疫复合物介导的肾损伤,病理表现为系膜增生性或弥漫增生性肾炎,免疫荧光和电镜表现类似于链球菌感染后肾炎。已在免疫沉积中发现肺炎球菌抗原,细菌囊壁抗原可以激活补体替代途径。很罕见的,在肺炎球菌神经胺酶的作用下,肺炎球菌 Thomsen-Friedenreich 抗原暴露导致溶血尿毒综合征。

胃肠炎症可能与系膜增生或弥漫增生性肾炎相关。其他细菌如大肠埃希菌、脑膜炎球菌和支原体都有报道诱发肾炎。

二、病毒感染

肾小球肾炎可由一些病毒感染所致。最常见的乙型肝炎、丙型肝炎和 HIV 感染。少见的肾小球肾炎也可因黄热病、腮腺炎、疟疾、疱疹或水痘感染所致。发病机制包括外源性免疫复合物沉积于肾脏或在肾脏形成原位免疫复合物;病毒损伤后导致机体针对内源性抗原产生自身抗体;病毒诱导前炎症因子、化学趋化因子、黏附分子、生长因子释放及病毒蛋白产生的直接的细胞损伤作用。

1.甲型肝炎病毒相关性肾病　严重甲型肝炎病毒感染相关肾衰竭可能是由于诱发间质性肾炎或者急性肾小管坏死所致。极少数也可表现为免疫复合物相关的弥漫增生性肾炎伴免疫球蛋白和补体 C3 沉积,临床表现为肾炎或肾病综合征。肝炎病情改善时,肾炎通常也可以缓解。

2.乙型肝炎病毒相关性肾病　急性乙型肝炎病毒感染可能与短期的血清病样综合征相关:荨麻疹或斑丘疹、神经病变、关节痛或关节炎,镜下血尿和非肾病综合征范围蛋白尿。肾活检病理检查示系膜增生性肾炎。当肝炎缓解时,肾脏病临床表现可自行恢复。乙型肝炎病毒携带者最常见的乙肝相关性肾炎是膜性肾病、膜性增生性肾小球肾炎、结节性多动脉炎和 IgA 肾病。

3.丙型肝炎病毒相关肾炎　丙型肝炎相关肾脏疾病通常为膜增生性肾炎,表现为蛋白尿(轻度或大量),镜下血尿及轻度至中度肾功能不全。丙型肝炎病毒感染可能导致严重的肾小管间质损伤,偶见严重的血管炎,包括急进性肾炎,见于长期丙型肝炎病毒感染(>10年)的成年女性患者。丙型肝炎病毒感染还可导致膜性肾病、纤维丝状肾炎、局灶性肾小球硬化(尤其是非洲裔美国人)和血栓性微血管病与抗心磷脂抗体综合征(尤其是肾移植后)。

4.人免疫缺陷病毒相关性肾脏疾病　HIV 感染与一些肾脏综合征,包括 HIV 相关性肾病(HIVAN)、免疫复合物肾小球肾炎、血栓性微血管病、血管炎、急性肾损伤和电解质紊乱相关。此外,HIVAN 可以与其他感染所致肾病共存,如 HBV 或梅毒相关性膜性肾病,HCV(MPGN 伴冷球蛋白血症),也可合并糖尿病。此外,多种治疗 HIV 感染的药物也可导致肾功能减退。

5.其他病毒感染相关的肾小球疾病

(1)健康人重症巨细胞病毒(cytomegalovirus,CMV)感染罕见。CMV 感染与 IgA 肾病和移植肾肾病可能并无因果关系。极少报道成人和新生儿免疫复合物肾炎性弥漫增生性肾小球肾炎，颗粒状免疫沉积物中包含 CMV 抗原。CMV 感染可累及移植肾，其特点是肾小管细胞和间质巨噬细胞中有"枭眼样"包涵体，可能导致肾小管功能障碍，但无证据表明它可导致肾小球损伤。例外的是，巨细胞病毒合并 HIV 感染时，可出现塌陷性肾小球病及终末期肾脏病。

（2）细小病毒 B19 感染可导致镰状细胞病患者出现再生障碍危象，极少数危象患者 3 天至 7 周后发生肾病综合征。

（3）急性期肾组织病理改变为弥漫增生性肾小球肾炎或 MPGN，后期为塌陷性 FSGS，类似于海洛因肾病和 HIVAN。少数无镰状细胞病患者发生细小病毒 B19 感染相关肾小球肾炎。临床体征包括短暂出现皮疹、关节痛或关节炎和贫血。

（4）其他病毒，特别是导致上呼吸道感染的病毒可诱发短暂的蛋白尿，肾组织学改变为系膜增生。这表明，发热性疾病引起的轻度蛋白尿并不总是通过改变肾小球内跨膜压，即通过血流动力学改变引起肾小球滤过率改变所致，而可能是由轻的肾小球肾炎所致。例如超过 25% 的流行性腮腺炎患者可以出现短期的镜下血尿和非肾病蛋白尿，肾功能正常。肾活检提示系膜增生性肾小球肾炎，IgM、IgA、C3 沉积，在系膜区发现腮腺炎抗原。麻疹感染偶见与之相关的毛细血管内增生性肾炎。极少数水痘感染患者可出现相关的肾病综合征，肾组织病理改变类似于腮腺炎感染时病变，在肾小球毛细血管壁和系膜区可发现水痘病毒。腺病毒及甲型和乙型流感病毒感染也可致短暂的镜下血尿、蛋白尿，3% 的患者出现补体下降。肾组织病理为 MPGN 伴免疫沉积，主要是 C3 及少量的 IgM 和 IgG 沉积。上呼吸道柯萨奇病毒 B-5 和 A-4 株感染有时与镜下血尿、轻度蛋白尿和弥漫增生性肾炎相关。严重登革出血热患者，可出现急性肾损伤，在一些非重症患者，可出现急性毛细血管内增生性肾炎伴系膜增生，临床表现为镜下血尿和蛋白尿。

在系膜区和毛细血管袢有粗颗粒 IgG、IgM 和 C3 沉积，在毛细血管袢沉积强度较系膜区弱。10%～15% 急性 EB 病毒感染的患者可出现镜下血尿和蛋白尿。急性间质性肾炎最为常见，但也可为肾小球弥漫增生和 MPGN。EB 病毒不仅在浸润的巨噬细胞中复制，还可在近端小管细胞内复制。EB 病毒感染可能是导致慢性间质性肾炎的主要原因。

三、寄生虫感染

1.疟疾相关的肾脏疾病　疟疾是由感染疟原虫的按蚊叮咬所引起的急性肾损伤、肾衰竭的病死率为 15%～45%。恶性疟感染常见急性肾炎和肾病综合征，肾组织病理多表现为系膜增生，IgM 和 C3 细颗粒状沉积，电镜下系膜区电子致密物沉积。患者临床表现为镜下血尿，轻度蛋白尿和低补体血症（低 C3 和 C4 水平）伴循环免疫复合物。三日疟感染特点是慢性肾小球肾炎。临床除每 4 天发疟疾症状外无特殊。儿童（高峰年龄 6～8 岁）和年轻患者可有肾病综合征。血清补体正常，肾脏病理表现为 MPGN，IgG、IgM 和 C3 粗颗粒状沉积，电镜见内皮下电子致密物，膜内空泡（免疫复合物吸收所致）形成，罕见新月体形成。三日疟即使治疗成功，患者仍将在 3～5 年后进展至慢性肾功能不全。激素的免疫抑制剂治疗不能改变三日疟肾脏损伤的病程。

2.丝虫感染相关性肾脏疾病　盘尾丝虫、罗阿丝虫、班氏吴策线虫、马来丝虫黑热病、旋毛虫病等均可诱发肾脏病。

第三章　慢性肾小球肾炎

慢性肾小球肾炎(chronic glomerulonephritis,CGN)简称慢性肾炎,是指以水肿、高血压、蛋白尿、血尿及肾功能损害为基本临床表现,起病方式不同、病情迁延、病变缓慢进展、最终发展成慢性肾衰竭的一组肾小球疾病。

第一节　慢性肾小球肾炎的病因与发病机制

一、病因

本病病因不明。起病前多有上呼吸道感染或其他部位感染,少数慢性肾炎可能是由急性链球菌感染后肾炎演变而来,但大部分慢性肾炎并非由急性肾炎迁延而来,而是由其他原发性肾小球疾病直接迁延发展而成,起病即属慢性肾炎。

二、发病机制

由于慢性肾炎不是一种独立的疾病,其发病机制各不相同,大部分是免疫复合物疾病,可由循环内可溶性免疫复合物沉积于肾小球,或由抗原与抗体在肾小球原位形成免疫复合物,激活补体引起组织损伤。也可不通过免疫复合物,而由沉积于肾小球局部的细菌毒素、代谢产物等通过"旁路系统"激活补体,从而引起一系列的炎症反应而导致肾小球炎症。

此外,非免疫介导的肾脏损害在慢性肾炎的发生和发展中,也可能起很重要的作用,这种非免疫机制包括下列因素:①肾小球病变引起的肾内动脉硬化,肾内动脉硬化可进一步加重肾实质缺血性损害。②肾血流动力学代偿性改变引起肾小球损害。当部分肾小球受累,健存肾单位的肾小球滤过率代偿性增高,这种高灌注、高滤过状态可使健存肾小球硬化,终致肾衰竭。③高血压引起肾小动脉硬化。长期高血压状态引起缺血性改变,导致肾小动脉狭窄、闭塞,加速了肾小球硬化,高血压也可通过提高肾小球毛细血管静水压,引起肾小球高滤过,加速肾小球硬化。④肾小球系膜的超负荷状态。正常肾小球系膜细胞具有吞噬、清除免疫复合物功能,但当负荷过重,则可引起系膜基质及细胞增生,终至硬化。

三、病理表现

该病根据其病理表现不同,可分为如下几种类型:①系膜增生性肾小球肾炎,免疫荧光检查可分为 IgA 沉积为主的系膜增生性肾炎和非 IgA 系膜增生性肾炎。②膜性肾病。③局灶性节段性肾小球硬化。④系膜毛细血管性肾小球肾炎。⑤硬化性肾小球肾炎。

第二节　慢性肾小球肾炎的临床表现

慢性肾小球肾炎可发生于任何年龄,但以青、中年男性为主。起病方式和临床表现多样。

一、临床起病特点

1.隐匿起病　有的患者可无明显临床症状。偶有轻度水肿,血压可正常或轻度升高。多通过体检发现。

2.慢性起病　患者可有乏力、疲倦、腰痛、食欲缺乏;眼睑和(或)下肢水肿,伴有不同程度的血尿或蛋白尿,部分患者可表现为肾病性大量蛋白尿。也有患者以高血压为突出表现,伴有肾功能正常或不同程度受损(内生肌酐清除率下降或轻度氮质血症)。

3.急性起病　部分患者因劳累、感染、血压增高、水与电解质紊乱使病情呈急性发作,或用肾毒性药物后病情急剧恶化,经及时去除诱因和适当治疗后病情可一定程度缓解。

二、疾病表现

1.水肿　在整个疾病的过程中,大多数患者会出现不同程度的水肿。水肿程度可轻可重,轻者仅早晨起床后发现眼眶周围、面部肿胀或午后双侧踝部水肿。严重的患者,可出现全身水肿。然而也有极少数患者,在整个病程中始终不出现水肿,往往容易被忽视。

2.高血压　部分患者以高血压为首发症状,高血压的程度差异较大,轻者仅 $140 \sim 160/95 \sim 100$ mmHg,重者达到或超过 $200/110$ mmHg。持续高血压容易导致心功能受损、加速肾功能恶化,其程度与预后关系密切。高血压在临床上常表现为头胀、头痛、眩晕、眼花、耳鸣、失眠多梦、记忆力减退等症状。

3.尿液异常改变　是慢性肾炎的基本标志。部分水肿的患者会出现尿量减少,且水肿程度越重,尿量减少越明显,无水肿患者尿量多数正常。当患者肾脏受到严重损害,尿液的浓缩稀释功能发生障碍后,会出现夜尿量增多和尿比重下降等现象。几乎所有的患者都有蛋白尿,尿蛋白的含量不等,可以从微量到大量。在尿沉渣中可以见到程度不等红细胞、白细胞、颗粒管型、透明管型。当急性发作时,可有明显的血尿,甚至出现肉眼血尿。

4.肾功能不全　主要表现为肾小球滤过率(GFR)下降,肌酐清除率(Ccr)降低。轻中度肾功能受损患者可无任何临床症状,当 Ccr 低于 10 mL/min,临床上可见少尿或者无尿,恶心、呕吐、食欲缺乏、乏力、嗜睡、皮肤瘙痒等。

5.贫血　患者肾功能损害到一定程度,出现贫血的表现,患者可有头晕、乏力、心悸、面色苍白、唇甲色淡等临床表现。如果患者无明显营养不良,多属正细胞、正色素性贫血。

第三节　慢性肾小球肾炎的诊断与鉴别诊断

一、辅助检查

1.尿液检查　尿常规显示尿蛋白(±)到(++++),或者 $25 \sim 500$ mg/dL,常伴有镜下血尿,红细胞管型,尿红细胞形态学检查提示畸形红细胞为主,尿蛋白定量大于 150 mg/d;尿渗透压降低,尿液 NAG 酶、β_2 微球蛋白水平上升。

2.血液检查　血常规早期变化不明显,肾功不全者可见正色素、正细胞性贫血,血沉明显加快;血液生化检查可见血浆白蛋白降低,血胆固醇轻度增高,血清尿素氮和肌酐早期基本正常,随病情加重尿素氮、血肌酐逐步增高,血清补体 C3 正常。

3.B 超检查　早期双肾大小形态正常,随疾病进展,双肾缩小,肾脏回声增强,肾皮质变薄或肾内结构紊乱。

4.肾脏病理学检查　肾脏穿刺活检获得的肾组织进行病理学检查,根据其病理类型不同,可见相应的病理改变。

二、诊断要点

1.起病缓慢,病情迁延,临床表现可轻可重。

2.有水肿、高血压、蛋白尿、血尿及管型尿等表现中的一项或数项。

3.病程中可有肾炎急性发作,常因感染(如呼吸道感染)诱发,发作时可出现类似急性肾炎的表现。有些病例可自发缓解。

4.可有不同程度肾功能减退。

5.多次尿液检查尿常规显示尿蛋白微量到大量,伴或不伴有镜下血尿,尿蛋白定量>150 mg/d。

三、鉴别诊断

1.慢性肾盂肾炎　临床表现可类似于慢性肾炎,晚期可有较大量蛋白尿和高血压,与慢性肾炎很难鉴别,以下几点可供鉴别时参考:①该病多见于女性,有泌尿系感染病史,如尿频、尿急、尿痛、腰痛等症状。②尿液检查可见尿白细胞增多明显,甚至有白细胞管型,尿细菌培养阳性,有助于慢性肾盂肾炎的诊断。而慢性肾炎以尿中反复出现蛋白、红细胞为主。③静脉肾盂造影如发现肾盂有瘢痕变形,呈杵状扩张,或肾影两侧不对称,放射性核素肾图检查,双侧肾功能损害差别较大,均提示慢性肾盂肾炎。④当慢性肾炎合并尿路感染时,用抗生素治疗后尿检查异常程度和氮质血症可能会有好转,但慢性肾炎的症状仍然存在,而慢性肾盂肾炎症状一般会消失。

2.结缔组织疾病肾损害　系统性红斑狼疮、结节性多动脉炎等疾病中常伴有肾脏损害,其临床表现可与慢性肾炎相似,但此类疾病大都同时伴有全身或其他系统症状,如发热、皮疹、关节痛、肝脾大等,化验检查可以发现特征性指标异常(如狼疮性肾炎血液化验可见抗核抗体阳性,血液细胞学检查可以发现狼疮细胞等),血清补体水平明显下降。狼疮性肾炎肾脏组织学检查可见免疫复合物于肾小球各部位广泛沉着,复合物中 IgG 免疫荧光染色呈强阳性,即"满堂亮"表现。

3.高血压肾损害　原发性高血压性肾损害和肾性高血压临床上很难区别,应详细询问病史。患者多有高血压家族史,先有较长期高血压,其后再出现肾损害,远曲小管功能损伤(如尿浓缩功能减退、夜尿增多)多较肾小球功能损伤早,尿改变轻微(微量至轻度蛋白尿,可有镜下血尿及管型),常有高血压的其他靶器官(心、脑、视网膜)并发症。发病年龄在 40岁以后,尿蛋白的量常较少,罕见有持续性血尿和红细胞管型,有助于原发性高血压继发肾损害的诊断。反之,如果患者为青壮年,血尿、蛋白尿先发现而后出现的高血压则支持肾性高血压。对病史叙述不清的患者应做肾脏穿刺活检以明确诊断。

4.其他原发性肾小球疾病　①隐匿型肾小球肾炎:临床上轻型慢性肾炎应与隐匿型肾小球肾炎相鉴别,后者主要表现为无症状性血尿和(或)蛋白尿,无水肿、高血压和肾功能减退。②感染后急性肾炎:有前驱感染并以急性发作起病的慢性肾炎应与此病相鉴别。两者的潜伏期不同,血清补体 C3 的动态变化有助鉴别;此外,疾病的转归不同,慢性肾炎无自愈倾向,呈慢性进展。

5.其他系统性疾病肾损害 过敏性紫癜肾炎、糖尿病肾病、多发性骨髓瘤肾损害、淀粉样变累及肾脏等,以上疾病各有其特点,诊断慢性肾炎时应予以除外。

6.奥尔波特综合征 此综合征有阳性家族史(多为性连锁显性遗传),常见于青少年,起病多在10岁之前,患者除了肾脏病变的临床表现(血尿、轻、中度蛋白尿及进行性肾功能损害)异常。病变常累及眼(球形晶体等)、耳(神经性耳聋)。详细询问家族病史,必要时皮肤活检和肾活检可以作为鉴别诊断的依据。

第四节 慢性肾小球肾炎的治疗及预后

一、治疗

慢性肾小球肾炎早期应针对其病理类型给予相应的治疗,抑制免疫介导炎症、抑制细胞增生、减轻肾硬化。并应以防止或延缓肾功能进行性恶化、改善或缓解临床症状及防治并发症为主要目的。

1.积极控制高血压

(1)治疗原则:①力争达到目标值:如尿蛋白<1 g/d患者的血压应该控制在130/80 mmHg以下;如蛋白尿≥1 g/d,无心脑血管并发症者,血压应控制在125/75 mmHg以下。②降压不能过低过快,保持降压平稳。③一种药物小剂量开始调整,必要时联合用药,直至血压控制满意。④优选具有肾保护作用、能延缓肾功能恶化的降压药物。

(2)非药物治疗:限制饮食钠的摄入,伴高血压患者应限钠(<3 g/d),降压药物应该在限制钠饮食的基础上进行:调整饮食蛋白质与含钾食物的摄入;戒烟、限制饮酒;减肥;适当锻炼等。

(3)药物治疗:常用的降压药物有血管紧张素转化酶抑制药(ACEI)、血管紧张素Ⅱ受体拮抗药(ARB)、长效钙通道阻滞药(CCB)、利尿药、β受体阻滞药等。由于ACEI与ARB除具有降低血压作用外,还有减少尿蛋白和延缓肾功能恶化的肾保护作用,应优选。使用ACEI与ARB类药物应该定期检测血压、肾功能和血钾。部分患者首次应用ACEI与ARB后2周左右出现血肌酐升高,需要检查有无危险因素,如果未超过基础水平的30%,仍然可以继续应用。有双侧肾动脉狭窄者禁用。肾功能不全患者应用ACEI与ARB要慎重,尤其注意防止高血钾。少数患者应用ACEI有持续性干咳的不良反应,可以换用ARB类。

2.减少尿蛋白并延缓肾功能的减退 蛋白尿与肾脏功能减退密切相关,因此应该严格控制。

(1)ACEI与ARB:具有降低尿蛋白作用,其用药剂量常需要高于其降压所需剂量,但应预防低血压的发生。

(2)糖皮质激素和细胞毒性药物:由于慢性肾炎是包括多种疾病在内的临床综合征,其病因、病理类型及其程度、临床表现和肾功能等差异较大,故是否应用应根据病因及病理类型确定。

(3)限制食物中蛋白及磷的摄入:低蛋白与低磷饮食可以减轻肾小球高压、高灌注与高滤过状态,延缓肾小球硬化,根据肾功能的状况给予优质低蛋白饮食,保证进食优质蛋白质(动物蛋白为主)。在低蛋白饮食时,应适当增加糖类的摄入以满足机体生理代谢所需要的热量,防止负氮平衡。限制蛋白入量后同样可以达到低磷饮食的作用。

3.避免加重肾损害的因素　感染、低血容量、脱水、劳累、水电解质和酸碱平衡紊乱,妊娠及应用肾毒性药物(如氨基糖苷类抗生素、含有马兜铃酸中药、非甾体抗炎药、造影剂等),均可能损伤肾脏,应避免使用或者慎用。

4.其他　抗血小板聚集药、抗凝血药、他汀类降脂药、中医中药也可以使用。

二、预后

慢性肾炎最终将导致慢性肾衰竭,但其病变进展速度个体差异很大,主要与其病理损害类型及有无并发症(特别是高血压)相关,同时也与重视保护肾脏的程度及治疗是否适当有关。病理类型为系膜毛细血管性肾炎者,常可迅速发展为严重肾衰竭。合并高血压、感染、血容量不足,使用肾毒性药物等可加快发展成慢性肾衰竭。一般从首次发现尿异常到发展至慢性肾衰竭,可历时 10~20 年或更长时间。为了确定慢性肾炎的肾小球病变的性质,常规进行肾活检时评估预后有重要的意义。

第四章 IgA 肾病

IgA 肾病(IgAN)是一类肾小球系膜区以 IgA 弥漫性沉积为特征的系膜增生性肾小球肾炎。1968 年,在免疫荧光技术被应用于肾活检组织检查时,IgAN 最早由法国病理学家 Jean Berger 命名,因此也称为 Berger 病。在肾活检检查广泛普及的西方和亚洲国家,IgAN 是最为常见的肾小球疾病,发病率在中国高达 30%~40%。在全球范围内 IgAN 是导致终末期肾脏疾病的主要病因之一。虽然 IgAN 具有上述独特的免疫病理特征,但其肾活检组织学表现变化多样,临床表现、治疗反应和预后也存在高度异质性。因此,IgA 肾病实际是一种具有特征性免疫病理表现、但由多种临床和病理表型组成的一组临床-病理综合征。另一方面,许多已知病因的肾小球疾病可以导致 IgA 在肾小球系膜区的沉积,例如狼疮性肾炎、过敏性紫癜性肾炎、肝病相关的肾损害、类风湿关节炎及肾损害等。这些“继发性 IgA 性肾病”通常是以其原发疾病命名,而不再称为 IgA 肾病。因此,只有那些病因不明的 Berger 病才能归入 IgA 肾病。本章所讨论的 IgA 肾病主要就是“原发性 IgA 肾病”。

第一节 IgA 肾病的病因与发病机制

一、发病机制

目前尚不清楚其确切的发病机制。多种因素参与 IgA 肾病的发生和发展。虽然 30%~50%患者发病之前有前驱感染,通常有突发肉眼血尿,但没有证据发现有任何特异抗原物质。肉眼血尿和上呼吸道感染的临床关联表明黏膜是外源性抗原进入体内的部位。长期以来,认为感染因素与 IgAN 发病有关,也有一些病例报告发现 IgAN 与微生物感染有关,包括细菌(弯曲杆菌、耶尔森鼠疫杆菌、支原体和嗜血杆菌)和病毒(巨细胞病毒、腺病毒、柯萨奇病毒和 EB 病毒)。有报道发现新月体形成的重型 IgAN 与重度葡萄球菌感染有关。另外,有证据表明某些 IgAN 患者黏膜对一些食物抗原具有高反应性,因此提示系膜区 IgA 沉积为对这些外源性抗原的免疫应答反应。这种免疫反应的另一个常见特征为 IgA 分子糖基化异常,循环中异常糖基化 IgA 引起自身 IgA 和 IgG 免疫反应,肾小球组织对 IgA 的沉积有着不同的反应,沉积的 IgA 能否引起 IgA 肾病取决于 IgA 与肾组织之间的相互作用,最终决定是否诱发 IgA 肾病、IgA 肾病的严重程度、病情的进展及最终预后。

1.IgA 免疫体系　IgA 是人体内含量最丰富的免疫球蛋白,并且主要与黏膜免疫防御有关。IgA 有 IgA1 和 IgA2 两个亚型。与其他免疫球蛋白不同的是,IgA 在分子结构上存在独特的不均一性,表现为在不同的体液成分中其结构特征不同。循环中的 IgA 主要由骨髓产生,约 90%为 IgA1,IgA2 只占 10%。血液循环中的 IgA1 分子主要以单体形式存在,伴有少量大分子 IgA1,包括二聚体 IgA1(dIgA1)和多聚体 IgA1(pIgA1)。dIgA1 是由两个单体 IgA1 通过 J 链连接形成的,而 pIgA1 的确切组成尚不清楚。IgA1 的复合物可以是聚合的 IgA1、含有 IgA1 的免疫复合物或者是 IgA1 与其他蛋白形成的复合物。

与 IgA2 分子不同,IgA1 分子包含一个高度糖基化的铰链区。IgA1 的铰链区是一段由 19 个氨基酸残基组成的富含脯氨酸(Pro)、丝氨酸(Ser)和苏氨酸(Thr)的肽链。它具有高度糖基化,每个 IgA1 铰链区肽链都存在 6 个潜在的 O-糖基化位点。首先在尿嘧啶-N-乙酰半乳糖胺转移酶 2 的催化下将 N-乙酰半乳糖胺转移至丝氨酸或苏氨酸然后在 $\beta_1,3$-半乳糖转移酶催化下将半乳糖基由尿嘧啶二磷酸半乳糖胺转移至 N-乙酰半乳糖胺。在这一反应中,$\beta_1,3$-半乳糖转移酶的活性依赖于其分子伴侣的作用。最后通过 $\alpha2,6$-唾液酸转移酶将带负电荷的唾液酸转移至半乳糖和 N-乙酰半乳糖胺,由此形成 IgA1 分子的五种糖链。

IgAN 系膜区免疫沉积物主要为 pIgA1。临床与黏膜感染或金黄色葡萄球菌超抗原的联系表明黏膜免疫系统缺陷致 pIgA1 生成过多。然而,IgAN 患者的黏膜 pIgA1 产生下降,而骨髓 pIgA1 产生上调,系统免疫的 pIgA1 反应增强,而黏膜免疫的 pIgA1 反应减弱。受损的黏膜 IgA 应答使增强的抗原透入骨髓,这可能是 IgAN 的主要生理异常,但这一点目前尚未证明。另有一点尚未明确的是黏膜 IgA 产生浆细胞迁移至骨髓的假说,这一假说可以部分解释 IgAN 中血清 IgA 的特异性糖基化。IgAN 患者扁桃体 pIgA 产生也增强。有病例报道 IgAN 肾小球系膜区有 sIgA 沉积,这一点不能用目前的病因学观点解释。另外,肝细胞清除 IgA 下降,可能因为 IgAN 患者 1/3 的 IgAN 和 HSP 患者的血清 IgA 水平升高,mIgA 和 pIgA 均升高。但血清高 IgA 水平不足以导致 IgAN。多发性骨髓瘤、多克隆 IgA 病和艾滋病的循环高水平 IgA 很少引起肾小球系膜 IgA 沉积。

循环系统大分子 IgA 是 IgAN 特有的特征。虽然抗原很少被识别,但通常描述这种大分子 IgA 为 IgA 免疫复合物。30% 的 IgAN 患者和 55% 的 HSP 患者的循环系统存在 IgA 类风湿因子(抗 IgG 恒定区 IgA)。体外实验研究表明 IgAN 患者单核细胞产生 IgA 增加,并且这些细胞出现细胞因子产生异常。但是这些发现在体内试验尚没有证实。

2.IgA 糖基化 IgA1 铰链区有特异 O-接糖链;IgA2 没有铰链区,没有这种特异性糖。有证据表明 IgAN 和 HSP 患者的循环 IgA1 铰链区 O-连接糖类的糖基化出现异常,原因是 IgAN 患者的淋巴细胞产生异常的 IgA。一些数据提示 IgA1 的 O 糖基化转移酶缺陷可能存在基因变异。另一些研究发现主要异常可能是黏膜 IgA 异常类型,与血清 IgA1 糖基化类型不同的 IgA1 到达血液循环中。例如,通过黏膜淋巴组织迁移至骨髓,使循环 IgA1 糖基化类型异常。这种改变与体外试验一致,IgAN 患者的永久性淋巴细胞不断产生糖基化异常的二聚或多聚 IgA。此外,在 IgA 肾病患者黏膜免疫相关的淋巴器官-扁桃体中的 IgA1 分子,也存在着糖基化的缺失,提示患者血清中糖基化缺失的 IgA1 可能部分来自于黏膜的分泌型 IgA。

IgAN 患者肾小球内沉积的 IgA1 也存在相同的 O-连接糖基化异常。糖基化异常导致机体产生抗 IgA 的 IgG 自身抗体,还可导致 IgA1 免疫复合物更易形成,直接干扰 IgA1 与基质蛋白、系膜细胞或单核细胞 Fc 受体的相互作用,从而加速 IgA1 沉积。此外,还可通过抑制 IgA1 与肝细胞和循环骨髓细胞 IgA 受体的相互作用来减少 IgA1 的降解清除。

此外,研究还发现缺乏唾液酸及半乳糖的 IgA1 分子与细胞外基质成分纤维连接蛋白及 Ⅳ 型胶原的亲和性增加;IgA1 分子聚合过程的关键酶 $\beta_1,3$-半乳糖转移酶的功能异常可能是导致其结构异常的关键,此酶可以将尿嘧啶中的半乳糖转移至 O 聚糖链上。而且上述糖基化异常同样存在于过敏性紫癜患者,但仅限于伴有紫癜性肾炎的患者。因此提示异常糖基化的 IgA1 可能与肾脏损害有关。

3.IgA 清除 IgA 及 IgA1-免疫复合物的清除主要通过两个受体。一是仅位于肝细胞表面的去唾液酸糖蛋白受体，表达后可以识别铰链区 O 糖链而与 IgA 结合；其次是 IgA Fc 受体（FcαR、CD89），在中性粒细胞、单核细胞和嗜酸性粒细胞多处表达，能够与单体、二聚体 IgA1 和 IgA2 结合，介导 IgA 内吞及分解代谢。在 IgA 肾病时，无论是肝脏去唾液酸糖蛋白受体还是骨髓 CD89 表达均明显下调，从而大大影响 IgA 从循环中的清除，继而引起血清中 IgA 水平增加。因此，上述两种受体功能异常也在 IgA 肾病的发病环节上起一定作用。

4.IgA 在系膜区的沉积 IgA1 循环免疫复合物在肾小球系膜区沉积的机制目前并不十分清楚，部分认为是通过与系膜细胞的抗原结合、电荷依赖或者是通过植物凝集素样结合体与系膜细胞结合，但均未得到肯定的证实。虽然 IgA 骨髓瘤患者血清中 IgA1 水平升高，但只有存在 IgA1 糖基化异常的患者才会出现肾脏免疫复合物的沉积，提示 IgA1 大分子复合物易沉积于肾小球系膜区与其糖基化异常相关。糖基化缺陷的 IgA1 容易自身聚合或与血液中的 IgG、IgM、C3 等形成循环免疫复合物，而这个大分子复合物不易通过内皮间隙被肝细胞清除，但能通过肾小球内皮细胞间隙进而沉积在系膜区，沉积过多时则进一步沉积于毛细血管壁。

5.IgA 沉积导致肾小球损伤 不论 IgA1 通过何种机制介导与肾小球系膜细胞结合，这一过程对后续炎症过程都起到始动作用。已有证据表明，pIgA1 与系膜细胞 IgA 受体的交联可以使系膜细胞产生促炎症和促纤维化的反应，其表现与肾活检病理标本中所见的系膜细胞增生相一致。糖基化缺陷的 IgA1 聚合物与人体系膜细胞亲和力明显大于正常人，并能刺激核转录因子（NF-κB）表达，调节激酶（ERK）磷酸化、DNA 合成，分泌 IL-6、IL-8、IL-1β、TNF-α、MCP-1 及血小板活化因子（PAF）和巨噬细胞转移抑制因子（MIF）等，从而诱发系膜细胞增生和炎症反应，导致肾脏固有细胞的损伤。IgA1 还可通过调整系膜细胞整合素的表达改变系膜基质的相互作用，这在肾小球损伤后的系膜重塑中起着重要作用，新近研究显示 IgA 肾病患者 pIgA1 可通过激活肾素血管紧张素系统（RAS），刺激 TGF-β 分泌在肾小球硬化中发挥作用。此外肾脏局部补体的活化可以影响肾小球损伤的程度，通过旁路途径和甘露糖-凝集素（MBL）途径，活化系膜细胞产生炎症介质和基质蛋白。这些发现提示 IgA1 分子的糖基化异常在 IgA 系膜区的沉积和后续所致损伤中具有重要作用。

6.IgA 肾病动物模型 动物模型的 IgA 没有人类 IgA 的 IgA1 特性，一些动物模型的 IgA 清除机制也与人类不同。因此，即使动物模型存在系膜 IgA 沉积，提供了许多 IgA 沉积后发病机制的途径，也与人类系膜 pIgA 沉积机制不尽相同。目前尚没有理想的 IgA 肾病的动物模型。

7.IgA 肾病的遗传学研究 遗传因素参与 IgA 肾病发病多年来一直为人们所关注。IgA 肾病具有家族聚集性并在不同种族人群之间的发病率存在差异，表明遗传因素在 IgA 肾病发病机制中发挥了重要作用。近年来基于家族性 IgA 肾病的连锁分析和基于大样本散发性患者进行的全基因组关联研究（genome-wide association studies，GWAS）发现了多个 IgA 肾病的易感基因座位，为探讨 IgA 肾病发病机制提供了重要线索。目前研究发现的家族性 IgA 肾病关联的染色体区段，包括 6q22~23、4q26~31、17q12~22 和 2q36，但至今尚无法精确定位上述染色体区段上与 IgA 肾病关联的具体的致病基因，提示 IgA 肾病遗传背景的复杂性；而随着高通量基因分型技术的出现，在全基因组水平上进行关联分析的 GWAS 成为发现复杂性疾病易感基因的有效手段。截至目前，在 IgA 肾病开展的 5 个 GWAS 共发现了 18 个易感基因座位,极大地丰富了对 IgA 肾病发病机制的认识。目前诸多证据证明 IgA 肾病是一个多基因、多因素复杂性状疾病,遗传因素可能在 IgA 肾病的疾病易感性与病变进展过程的各个环节中都起重要的作用。

最近十余年来关于 IgA 肾病发病机制主要的研究进展包括如下几个方面:①研究证实系膜区 IgA 沉积物主要是 IgA1 亚型,而非 IgA2,并且是以多聚 IgA1(pIgA1)为主。②IgA 肾病患者外周血中 IgA1 水平明显升高,而且升高的 IgA1 分子存在显著的半乳糖缺失。③半乳糖缺陷 IgA1 分子(Gd-IgA1)可作为自身抗原诱发自身抗体(称为抗糖抗体)的产生,形成循环免疫复合物在肾脏沉积从而诱发 IgA 肾病发病和进展。④基于大样本 IgA 肾病患者进行的 GWAS 发现了多个易感基因座位和位点,丰富了对 IgA 肾病发病机制的认识。⑤补体活化在 IgA 肾病的发生发展中从遗传学到发病机制的研究逐步深入。基于上述研究进展,提出了 IgA 肾病发病机制的"四重打击学说":首先,IgA 肾病患者循环中存在高水平的半乳糖缺失的 IgA1(Gd-IgA1)(第一重打击);其次 Gd-IgA1 作为自身抗原诱发自身抗体的产生(抗糖抗体)(第二重打击);之后两者形成循环免疫复合物在肾脏沉积(第三重打击);最终通过激活补体、诱发炎症因子等途径致肾组织损伤(第四重打击),导致 IgA 肾病的发病和进展。目前认为 IgA1 分子的糖基化异常造成 IgA1 易自身聚集或被 IgG 或 IgA 识别形成"致病性"免疫复合物,可能是 IgA 肾病发病中的始动因素,而遗传因素可能参与或调节上述发病或进展的各个环节。

二、病理及免疫病理

IgA 肾病的特征是以 IgA 为主的免疫复合物在肾小球系膜区沉积,因此肾组织病理及免疫病理检查是 IgA 肾病确诊的必备手段。

1.免疫沉积物　可以通过免疫荧光或免疫组化检查。系膜区 IgA 弥漫性沉积是 IgAN 的特征性的特点。多达 90%患者为 C3 沉积,40%患者为 IgG 或 IgM 沉积。IgA 也可沿血管壁沉积,尤其是在紫癜性肾炎更为突出。膜攻击补体复合物(C5b~9)和备解素沉积而无 C4 提示补体旁路途径活化。成人或儿童患者经过长期临床缓解后,组织 IgA 沉积物有可能消失。约 1/3 患者出现系膜区 sIgA 沉积,这是疾病严重的特征。如果在肾穿刺标本中 IgA 伴有较强的 IgG 沉积时,C1q 的存在首先应除外狼疮性肾炎。近期有研究显示系膜区 C3 的活化可能是通过甘露醇结合植物凝集素途径发生的。

2.光镜下表现　可有多种变化,并与 IgA 沉积物分布无关。IgA 肾病主要累及肾小球,基本病变类型为系膜增生,但病变类型多种多样,可涉及增生性肾小球肾炎的所有病理表型,包括肾小球轻微病变、系膜增生性病变、局灶节段性病变、毛细血管内增生性病变、系膜毛细血管性病变、新月体性病变及硬化性病变,单纯膜性病变虽有少数报道,但尚未获得公认。典型病例为弥漫性肾小球系膜细胞和系膜基质增生,可出现毛细血管内细胞增多。局灶节段性或球性肾小球硬化提示疾病在一段时间内处在进展期。肾小球与肾小球之间病变程度不一,是 IgA 肾病的一个特点,肾小球周围常出现灶性炎症细胞浸润。系膜严重增生时可插入内皮下构成除肾小球改变外,即使在只有毛细血管袢节段性双轨,但很少出现肾小球分叶或弥漫双轨形成。一部分患者可出现毛细血管袢坏死,伴有新月体形成,新月体的形态多样化,但多数为小新月体或半月状。在肉眼血尿发生 1 个月内,发现新月体发生率明显增加。高血压的患者,球前血管常出现管壁透明变性和内膜下纤维化。与其他进行性肾小球疾病一样,长期 IgAN 患者肾小管间质炎症反应导致间质纤维化和小管萎缩,肾小管萎缩和间质纤维化一般与肾小球球性硬化相伴随,是疾病预后的不良因素,部分 IgA 肾病患者中还可见间质泡沫细胞。有时与微小病变性合并存在,但存在系膜区 IgA 沉积。

组织形态学表现对缓慢进展性患者的预后评估有价值。目前普遍公认的是 2017 年更新的 IgAN 牛津病理分型,该分型确定了 5 个能预测预后且光镜下容易评分的病理病变指标:系膜细胞增生(M0/M1)、毛细血管内皮细胞增生(E0/E1)、节段性硬化(S0/S1,以及是否伴有足细胞肥大/尖端损伤)、小管萎缩和间质纤维化(<25%,26%~50%,>50%;T0/1/2)、新月体比例(0,<25%,>25%;C0/1/2)构成了牛津病理分型 MEST-C 体系。IgA 肾病牛津病理分型工作组建议在 IgA 肾病的病理报告中需要对肾活检组织的光镜、免疫荧光和电镜发现的病变进行详细描述,并对上述能独立预测肾脏预后的 5 个病理指标进行评分,同时还需要报告肾活检组织的总肾小球数目和毛细血管内细胞增生、毛细血管外增生、球性硬化和节段硬化的肾小球数目。需要指出的是牛津病理分型(包括近期的更新)均为回顾性研究,虽然经过了来自不同国家的多个肾脏病中心进行的外部验证,但由于入选病例临床表现的不同、随访过程中治疗不同、种族的差异,该病理分型的临床意义和应用价值仍有待进一步大样本、多中心、前瞻性研究进行证实。

3.电镜表现 电镜下可见系膜区或毛细血管壁高电子致密物沉积,与 IgA 沉积分布一致,致密物沉积的量与免疫组化染色强度一致。少数患者可以出现系膜区半球形电子致密物,并导致系膜区的膨出。虽然上皮下和内皮下也可见沉积物,但典型电子致密沉积物局限于系膜区和系膜旁区。IgA 肾病患者内皮下致密物沉积一般呈节段性,有时伴肾小球基膜阶段双轨形成。足细胞足突节段性融合,部分临床表现大量蛋白尿或肾病综合征患者,可以见到足细胞足突融合弥漫。肾小球入球小动脉壁也被发现存在电子致密物沉积。此外,在毛细血管袢坏死等重症病例中,可见胶原纤维的局部沉积。多达 1/3 患者肾小球基膜(GBM)局灶变薄,偶尔可有广泛变薄,与薄基膜肾病相似。

第二节 IgA 肾病的临床表现

IgA 肾病临床表现随着发病年龄发生大范围变化,但以青壮年为主。该病没有特异性症状,不同病例临床进程及预后差别很大。在欧洲人群中,男性发病率较女性高,男女比例为3:1。在大多数亚洲国家,男女发病率接近 1:1。

西方人与国人 IgA 肾病的临床表现有明显差异。例如澳大利亚人高血压常见,而国人则尿检明显异常与腰痛更常见。在我国许多患者是在因各种条件(如体检)下偶然尿检异常,然后进行肾活检才明确诊断的。临床表现多种多样,可以出现肾小球疾病所有的临床综合征表现,如肾炎综合征、肾病综合征及急进性肾炎综合征等,最常见的临床表现为发作性肉眼血尿和无症状性血尿和(或)蛋白尿。

一、肉眼血尿

40%~50%IgAN 患者主要临床症状为发作性肉眼血尿,特别是青少年患者,我国出现反复肉眼血尿症状的比例为 14%,单次肉眼血尿发生率为 18.2%,一般为褐色血尿而不是红色,血块不常见。在肉眼血尿发作时,患者可伴有全身轻微症状,如低热、全身不适和肌肉酸痛,个别患者由于肾脏包膜肿胀可引起腰痛。血尿通常发生在黏膜感染后,一般为上呼吸道感染(咽炎与扁桃体炎等),也可在受凉、过度劳累、预防接种及肺炎等影响下出现,偶尔为胃肠道感染或尿路感染后。血尿通常在出现感染症状后的1~2天明显,可与感染后1~2周出现的感染后肾小球肾炎相鉴别。肉眼血尿可在几天后自发缓解,镜下血尿持续存在。许多患者没有明显血尿发作,而血尿发生较少或很快缓解,这种血尿的发生可能与急性肾损伤有关,可能是由于红细胞管型堵塞肾小管及肾小管坏死。表现为反复肉眼血尿的患者预后较好,与只有一次孤立性肉眼血尿发作的患者在本质上不同,后者可合并肾病综合征及高血压。

二、无症状血尿和蛋白尿

30%~40%的IgAN患者尿检异常者无明显症状,多为体检时发现。镜下血尿伴或不伴蛋白尿(一般<2 g/24 h)。这类患者的诊断率取决于当地尿筛查普及度和单纯性镜下血尿患者肾活检的应用。许多IgAN患者无明显症状而在尿检时被发现。尿蛋白少于1.0 g/24 h的IgA肾病患者约占总数的53.2%。单纯尿检异常在成人患者中多见,部分患者在病程中可出现肉眼血尿,也可能出现高血压和肾功能损害。

三、蛋白尿和肾病综合征

IgAN患者很少出现只有蛋白尿而没有镜下血尿,典型肾病综合征并不常见,但可能出现肾病范围内蛋白尿,西方国家只有5%IgAN的患者出现肾病综合征,而亚洲国家IgA肾病的肾病综合征发生率总的来说比西方国家稍高,为10%~16.7%。研究表明,尿蛋白超过1 g/24 h是IgA肾病预后不良的因素之一。肾病综合征多发生于肾小球病变严重的病例。患者出现较多局灶节段性肾小球硬化样病变,伴有足细胞损伤,较广泛的小管间质损害或新月体形成等。部分临床表现为肾病综合征的IgA肾病患者,肾病综合征一般出现在疾病早期,组织学表现为微小病变性和活动性系膜增生性肾小球肾炎,电镜下可以见到广泛的足突融合。这一类型目前认为是肾小球微小病变合并肾小球系膜区IgA沉积,治疗原则按照肾小球微小病变处理,对糖皮质激素治疗反应好,预后良好。

四、高血压

成年IgA肾病患者中高血压的发生率为20%,而在儿童IgA肾病患者中仅占5%。起病时即有高血压者不常见,随着病程的进展高血压的发生率增高,高血压出现在肾衰竭前平均6年。有高血压的IgA肾病患者肾活检多有弥漫性小动脉内膜病变,肾血管病变多继发于肾小球损害,常与广泛的肾小球病变平行,严重的肾血管损害加重肾小球缺血。但也有部分患者即使临床无高血压症状,病理肾小球病变轻微,小动脉管壁也可增厚。IgA肾病是恶性高血压中最常见的肾性继发因素,多见于青壮年男性,表现为头晕,头痛,视力模糊,恶心呕吐,舒张压≥130 mmHg,眼底血管病变在Ⅲ级以上,可伴有肾衰竭和(或)心力衰竭,急性肺水肿,若不及时处理可危及生命。

五、急性肾损伤

虽然在所有IgAN患者中只有不到5%的患者出现AKI,但有研究报道在大于65岁的老年患者中有多达27%的患者出现AKI。主要见于下面几种情况:①急性重症免疫炎症反应:有肾小球坏死和新月体形成,并有血管炎样病变,可能为IgAN的首要表现或在原有慢性疾病上出现。②急性肾炎综合征：表现为血尿，蛋白尿，可有水肿和高血压，患者起病急，常有前驱感染史，少数患者出现一过性的血肌酐上升，但血肌酐很少≥400 μmol/L，肾脏病理与急性链球菌感染后肾小球肾炎相似，以毛细血管内皮细胞增生为主要病变。③红细胞管型所致急性肾小管损伤：患者常表现为大量肉眼血尿，可因血红蛋白对肾小管的毒性和红细胞管型堵塞肾小管引起急性小管坏死，多为一过性，有时临床不易察觉。大量蛋白尿导致肾小管被红细胞阻塞，接受抗凝药物治疗的患者更易出现大量红细胞管型，病理表现为轻度肾小球损伤。④IgA 肾病合并恶性高血压：多见于青壮年男性，除了急性肾损伤表现外，符合恶性高血压的临床表现，部分患者同时还有血栓性微血管病的临床和病理表现。⑤IgA 肾病合并急性小管间质肾病：多数由药物导致，也可能合并自身免疫性肾小管间质肾病，尤其是在老年患者，很多在慢性肾脏病基础上出现急性肾损伤。

六、慢性肾脏病

一些患者初次诊断 IgAN 时已出现肾损伤和高血压，这些患者常常为年老患者，患者可能长期存在肾脏疾病而在发病前没有诊断，一般没有明显肉眼血尿症状，也没有行尿液检查。与其他慢性肾脏疾病一样，高血压症状常见，5%患者出现恶性高血压。欧美国家慢性肾功能不全发生率高于亚洲国家。这一差别可能与肾活检指征不同有关，早期活检、早期治疗的预后较好。肾活检时已有血清肌酐升高是预后不良的重要因素。

第三节　IgA 肾病的诊断与鉴别诊断

一、实验室检查

IgA 肾病至今尚缺乏特异性的血清学或实验室诊断性检查。

1.尿常规检查　IgA 肾病患者典型的尿检异常为持续性镜下血尿和（或）蛋白尿。尿相差显微镜异形红细胞增多>50%，提示为肾小球源性血尿，部分患者表现为混合型血尿，偶可见红细胞管型。大多数患者为轻度的蛋白尿，但也有患者表现为大量蛋白尿甚至肾病综合征。

2.血生化检查　IgA 肾病患者可有不同程度的肾功能减退，主要表现为肌酐清除率降低，血尿素氮和肌酐逐渐升高，血尿酸常升高；同时可伴有不同程度的肾小管功能的减退。患者血尿酸常增高，也可以合并脂代谢紊乱的相关指标。

3.免疫学检查　IgA 肾病患者血清中 IgA 水平增高的比例各国报道不同，占 10%～70%不等，我国占 10%～30%。血清中 IgA 水平的增高在 IgA 肾病患者中并非特异。

4.其他检查　近年的研究发现 IgA 肾病患者 IgA1 分子 O-糖修饰存在明显的半乳糖缺失，不同种族和地区的大样本人群研究证明 IgA 肾病患者外周血中半乳糖缺陷的 IgA1 分子（Gd-IgA1）明显高于正常对照人群，并且与 IgA 肾病临床、病理的严重程度和预后相关，提示 Gd-IgA1 对 IgA 肾病可能有潜在的无创性诊断价值。另一方面，也有研究报告 IgA 肾病患者存在高水平的抗 Gd-IgA 自身抗体，但目前的结果显示 IgA 肾病患者与正常对照的 Gd-IgA1 水平存在很大的重叠，而且 Gd-IgA1 水平在不同的人群中的差异很大，加之检测技术的方法学还存在诸多问题，因此无论是 Gd-IgA1 水平还是抗 Gd-IgA 自身抗体的检测尚未在临床广泛应用。

二、诊断

IgA 肾病临床表现多种多样,多见于青壮年,与感染同步的血尿(镜下或肉眼),伴或不伴蛋白尿,从临床上应考虑 IgA 肾病的可能性。但是 IgA 肾病的确诊依赖于肾活检,尤其需免疫病理或免疫组化明确 IgA 或以 IgA 为主的免疫复合物在肾小球系膜区弥漫沉积。因此无论临床表现上考虑 IgA 肾病的可能性多大,肾活检病理对确诊 IgA 肾病是必备的。要充分利用光镜、免疫病理和电镜检查提供的信息,保证诊断的准确性。IgA 肾病病理表现多样,缺乏特征性病变,因此,IgA 肾病的诊断是建立在充分排除了继发性肾脏病的基础上的。若在系膜病变的基础上发现较多的炎性细胞浸润,内皮细胞病变,广泛的新月体形成,毛细血管袢坏死和突出的小管间质病变,包括间质血管炎性病变要注意搜寻继发性病因。IgA 肾病肾小球病变可以很不均一,存在着局灶加重的现象,包括肾小球周围炎性细胞浸润也存在着类似的表现。国内目前对免疫荧光检查在 IgA 肾病诊断中的价值重视不够,要特别注意免疫荧光检查 IgA 在肾小球内分布上的特点,这对于鉴别诊断有一定的帮助。IgA 的沉积是沿着系膜区弥漫性分布。在免疫荧光下,必须确认这一形态特点,同时强调 IgA"弥漫性沉积"的意义。IgA 如果节段性沉积要注意非 IgA 肾病节段性硬化性病变所致循环中大分子物质在局部的滞留。IgA 肾病患者 IgA 沉积除系膜区外可伴血管袢沉积,但是广泛的血管袢沉积则要考虑继发性因素的可能。此外,还要注意免疫复合物沉积的种类。IgA 肾病患者肾小球系膜区除 IgA 沉积外,往往同时伴有 C3 的沉积,还可以有 IgG 和 IgM 的沉积,若出现 C4、C1a 沉积,一定要排除继发性病因。肾小球系膜区和系膜旁区电子致密物沉积是 IgA 肾病典型的电镜下表现。IgA 肾病患者电镜下未见电子致密物非常少见。部分患者可见内皮下电子致密物,但多为节段性,往往由系膜旁区延伸而来。若观察到较广泛的内皮下和上皮侧及基膜内电子致密物要警惕继发性因素的存在。病因诊断是有效治疗的基础,许多继发性 IgA 肾病的原发病是可治的。因此,提高对继发性 IgA 肾病的认识,是解决好 IgA 肾病临床治疗的关键。

三、鉴别诊断

系膜区 IgA 沉积也可见于其他疾病,但一般可以通过临床症状、血清学表现和组织学表现鉴别(表 4-1)。

表 4-1 IgA 肾病鉴别诊断:肾小球系膜区 IgA 沉积相关疾病

IgA 肾病
过敏性紫癜肾炎
狼疮性肾炎
乙醇性肝病
IgA 单克隆丙种球蛋白病
血吸虫肾病
IgA 为主的感染后肾小球肾炎(常由金黄色葡萄球菌引起)

除了与上述继发性 IgA 肾小球系膜区沉积的疾病鉴别以外,结合临床表现还需与以下疾病鉴别。

1.肾小球 IgA 沉积为主的急性感染后肾小球肾炎 一般在金黄色葡萄球菌感染后发生。

糖尿病是主要的发病危险因素。与 IgAN 相比,IgA 沉积为主的急性肾小球肾炎常见于老年患者,更易发生 AKI,有金黄色葡萄球菌感染史,有低补体血症,光镜下肾小球毛细血管内皮细胞弥漫增生和明显中性粒细胞浸润,免疫荧光染色 C3 强于 IgA,电镜下上皮下驼峰样物质形成。

2.过敏性紫癜肾炎　该病与 IgA 肾病病理、免疫组织学特征完全相同。临床上 IgA 肾病患者病情演变缓慢,而紫癜性肾炎起病多为急性,除肾脏表现外,还可有典型的皮肤紫癜、黑粪、腹痛、关节痛及全身血管炎改变等,目前两者的鉴别主要依靠临床表现。

3.以血尿为主要表现的单基因遗传性肾小球疾病　薄基膜肾病和 Alport 综合征。前者主要表现为持续性镜下血尿,肾脏是唯一受累器官,通常血压正常,肾功能长期维持在正常范围,病程为良性过程;后者是以血尿,进行性肾功能减退直至终末期肾脏病,感音神经性耳聋及眼部病变为临床特点的遗传性疾病综合征。除肾脏受累外,还有多个器官系统受累,而且两者的遗传方式不同,薄基膜肾病多为常染色体显性遗传,Alport 综合征 85%以上为性染色体 X 连锁显性遗传,15%左右为常染色体阴性遗传及极少部分为常染色体显性遗传。肾脏病理检查是明确和鉴别三种疾病的主要手段,电镜检查尤为重要。此外,肾组织及皮肤Ⅳ型胶原 α 链检测乃至家系的连锁分析对于鉴别家族性 IgA 肾病,薄基膜肾病和 Alport 综合征具有重要意义。另外,有研究显示 IgA 肾病患者中有约 6%经电镜检查证实合并薄基膜肾病。因此家族性 IgA 肾病诊断应强调同时电镜检查以除外薄基膜肾病和早期 Alport 综合征。Ⅳ型胶原基因检测对鉴别诊断也有重要意义。

第四节　IgA 肾病的治疗

IgA 肾病患者临床、病理表现和预后存在高度异质性,目前病因和发病机制尚未明确,因而没有统一的治疗方案。2012 年发表的改善全球肾脏病预后组织(KDIGO)肾小球肾炎临床实践指南是根据当时的系统文献复习提供的临床研究证据制定,为 IgA 肾病的治疗原则提供了循证医学证据。

一、治疗原则

1.轻微尿检异常、GFR 正常、血压正常的患者预后良好,但需要长期(>10 年)定期随诊。

2.明显蛋白尿(尿蛋白>0.5~1 g/d),高血压,GFR 下降的预后中等的患者需给予全面综合支持治疗(3~6 个月)。

(1)GFR>50 mL/min 时,若尿蛋白<1 g/d,GFR 正常,则只需行支持治疗;若尿蛋白>1 g/d,则需在支持治疗的基础上进行糖皮质激素治疗 6 个月。

(2)当 30 mL/min<GFR<50 mL/min 时,支持治疗,并可酌情使用免疫抑制剂。

(3)当 GFR<30 mL/min 时,支持治疗,但不推荐使用免疫抑制剂(急进性肾小球肾炎除外)。

3.GFR 急骤下降的患者,临床表现为 AKI,首先要除外大量血尿红细胞管型所致急性肾小管损伤导致的或其他病因,需行支持治疗对症治疗。若临床表现为肾病综合征或急进性肾小球肾炎时,需行支持治疗,以及激素和免疫抑制剂治疗。

二、进展缓慢的 IgA 肾病

很少有数据证明 IgAN 疾病进展与进行性肾小球损伤平行。综合支持治疗是进行性加重危险的 IgAN 患者的主要治疗措施。

1.控制高血压和降尿蛋白　药物控制血压在慢性进展性肾小球疾病治疗中的有效作用是毋庸置疑的。降低蛋白尿和控制血压是 IgA 肾病的治疗基础。近几年的 RCT 研究表明，RAS 阻断剂对于非糖尿病肾病患者也具有降低尿蛋白和保护肾功能的作用，而其中关于 RAS 阻断剂在肾小球肾炎的研究中 IgA 肾病的研究证据最多。目前 KDIGO 肾小球肾炎临床实践指南建议：当蛋白尿>1 g/d 时推荐使用长效 ACEI 或者 ARB 治疗 IgA 肾病(1B)；如果患者能够耐受，建议 ACEI 或 ARB 逐渐加量以控制蛋白尿<1 g/d(2C)；对于蛋白尿在 0.5~1.0 g/d 的患者，建议可以使用 ACEI 或者 ARB 治疗(2D)，但成年患者蛋白尿 0.5~1.0 g/d 与蛋白尿<0.5/d 在长期预后上是否存在差异目前并不清楚；在蛋白尿<1 g/d 患者，血压的控制目标应当是<130/80 mmHg；当蛋白尿>1 g/d 血压控制目标<125/75 mmHg。然而目前没有明确的证据表明 ACEI 或者 ARB 能够减少 ESRD 的风险，也没有数据提示 ACEI 和 ARB 在上述减少蛋白尿和改善肾功能方面的差异。另外 ACEI 和 ARB 联合治疗是否更有效也没有明确证据。

2.鱼油　饮食补充鱼油中的 ω-3 脂肪酸有许多有利作用，包括减少具有改变膜流动性的类花生酸和细胞因子的产生，降低血小板聚集功能。这些作用可能在改善慢性肾小球疾病中影响疾病进展的不利机制有一定的意义。IgA 肾病患者中应用鱼油添加剂的研究结论并不一致。目前少有数据表明鱼油治疗 IgAN 具有有效作用。2012 年 KDIGO 指南对鱼油的应用只是低度推荐。考虑到鱼油添加剂危险性很小和可能对心血管有益，因此可以认为鱼油是一种安全的治疗方案。鱼油治疗没有免疫抑制治疗的缺点。KDIGO 建议对于经过 3~6 个月支持治疗(包括 ACEI 或者 ARB 和血压控制)蛋白尿≥1 g/d 的患者使用鱼油治疗。对于鱼油治疗的有效性仍然需要进一步大样本研究证实。

3.免疫抑制治疗或抗感染治疗

(1)糖皮质激素：目前对于 IgA 肾病仍然缺乏特异性治疗，糖皮质激素治疗 IgA 肾病一直为关注和争论的焦点。在中国糖皮质激素是治疗 IgA 肾病的常用药，使用非常广泛。然而，基于目前关于激素治疗 IgA 肾病的临床随机对照临床试验的荟萃分析显示，糖皮质激素与对照组相比可以降低 68% 的血肌酐倍增或 ESKD 的风险，但同时也发现增加了 63% 的由激素治疗带来的不良事件的风险。而能够纳入荟萃分析的 9 个研究中，都是基于单中心试验并且样本量小(样本最多的一个研究为 96 例)，每个研究的终点事件数少，激素治疗的潜在不良反应没有被统一系统地收集，因此糖皮质激素在 IgA 肾病者中的疗效和安全性仍然缺乏确定性。

目前 KDIGO 指南中关于糖皮质激素在 IgA 肾病的应用，建议糖皮质激素仅应用于高危患者，即经最佳支持治疗 3~6 个月后尿蛋白仍大于 1 g/d，且 GFR 保持 50 mL/min 的患者，接受 6 个月的糖皮质激素治疗，且密切监测接受长期治疗患者可能发生有害事件的风险。目前无明显证据应用更强或更复杂的静脉内激素治疗比单纯口服治疗作用更好，单纯口服泼尼松治疗一般起始剂量为 0.8~1 mg/(kg·d)，持续 2 个月，然后以每个月 0.2 mg/(kg·d)减量，总疗程 6~8 个月。然而，没有证据建议 GFR<50 mL/min 的患者使用糖皮质激素。

此外,还有两种情况通常被认为是糖皮质激素治疗的适应证,一种是临床表现为肾病综合征和肾活检提示微小病变合并 IgA 肾病(这一类型目前认为是肾小球微小病变合并肾小球系膜区 IgA 沉积),治疗原则按照肾小球微小病变处理;另一种是新月性 IgA 肾病(血管炎性 IgA 新月体)治疗原则参照 ANCA 相关血管炎新月体治疗。

目前两项大规模的对于进展性 IgA 肾病在支持治疗的基础上糖皮质激素和免疫抑制剂治疗 IgA 肾病的 RCT 正在开展,一项已经完成的是德国的多中心随机对照研究–STOP–IgAN,研究结果显示与常规支持治疗相比,免疫抑制治疗(糖皮质激素或糖皮质激素与环磷酰胺/硫唑嘌呤联合)无论蛋白尿的减少还是肾功能的稳定均没有发现有益的疗效,而在明显增加了不良事件风险;另一项是北京大学肾脏疾病研究所和澳大利亚乔治国际健康研究所合作进行的 TESTING 研究,该研究为国际多中心、随机、双盲、安慰剂对照临床试验,评估在足量 RAS 阻断剂及常规治疗上,口服糖皮质激素与安慰剂相比对于 IgA 肾病患者的长期疗效和安全性。已经发表的中期研究结果发现糖皮质激素治疗组有高达 14.7% 的患者发生严重不良反应,较对照组高 4.63 倍(RR4.63,95%CI:1.63~13.2),但研究也同时发现使用糖皮质激素治疗可减少三分之二的肾脏终点事件的风险(HR0.37,95%CI:0.17~0.85),肾脏长期获益还在继续随访。此两项研究的完成,对于具有高危进展因素的 IgA 肾病患者糖皮质激素/免疫抑制治疗的收益及风险提供了有力证据,因此也提出目前 KDIGO 指南关于糖皮质激素治疗 IgA 肾病的建议,需要一个更为安全有效的方案,这也是目前正在进行的低剂量研究的真正意义和价值。

(2)环磷酰胺和硫唑嘌呤:关于环磷酰胺与华法林和双嘧达莫联用的两个 RCT 研究的结果不一致,两者均适度减少蛋白尿,但只有一个结果为肾功能保持稳定。有研究显示环磷酰胺和硫唑嘌呤依次与泼尼松联用于预后差的患者,虽然血压控制不佳,但可以维持肾功能稳定,但该研究的局限性为在缺少激素治疗组作为对照,而且随访期间血压控制高于目前指南推荐的标准。考虑到环磷酰胺的生殖毒性一般较少在年轻 IgAN 患者应用。近来研究将硫唑嘌呤与激素联用于有蛋白尿而 GFR>50 mL/min 的 IgAN 患者,结果提示没有更加有利的效果,反而增加了不良反应。2012 年 KDIGO 指南不推荐环磷酰胺和硫唑嘌呤应用于中度危险患者,只有存在新月体 IgA 肾病(也称为血管炎性 IgA 肾病)的病例才有用环磷酰胺的指征。

(3)霉酚酸酯(MMF):对 IgA 肾病患者的治疗作用目前也存在争议。两个应用于白种人的实验没有发现 MMF 有明显的获益,在中国 IgA 肾病患者中开展的两项 RCT 研究,一项研究显示在 RAS 阻断剂有效控制血压的情况下,MMF 能够有效地降低患者尿蛋白,这组患者在随后长达 6 年的队列随访显示仍有明显的肾功能保护作用;另一项研究在病理类型较重的 IgA 肾病患者中 MMF 的治疗较泼尼松能更有效地降低尿蛋白。然而,同期在白种人中进行的另外两项类似的 RCT 结果则显示接受 MMF 治疗的患者血肌酐、肌酐清除率、尿蛋白与对照组无差异。因此 MMF 是否存在种族差异或者药物代谢动力学的差异需进一步探讨。在一项 MMF 应用于中国 IgA 肾病的研究中,共有 32 名 IgAN 患者接受 MMF 和糖皮质激素联合治疗,其中 4 个死于肺孢子虫肺炎。因此,2012 年 KDIGO 指南不推荐 MMF 应用于中等危险的 IgAN 患者。

(4)环孢霉素:较早的环孢霉素 A 的 RCT 研究显示,尿蛋白>1.5 g/d,肾功能基本正常的 IgA 肾病患者环孢霉素 A 治疗 12 周,随访 1 年发现患者尿蛋白明显下降,而肾功能却出现了短暂的下降,停药后尿蛋白和肾功能均恢复。该研究尽管将血清环孢霉素 A 浓度控制在治疗范围之内,但仍表现出对肾功能明显损害的作用,因此不推荐使用。

三、快速进展的 IgA 肾病

肾功能恶化迅速的新月体性 IgAN 在 IgAN 患者中并不常见,临床表现为急进性肾小球肾炎(RPGN),肾活检病理表现为超过 50% 以上的肾小球有新月体形成,往往短期内迅速进展至终末期肾脏病(ESKD),是 IgA 肾病中进展最快、预后最差的类型,是 IgA 肾病中临床表现最严重的类型,是肾脏内科的危重急症。根据风险-效益比主张强化免疫抑制治疗,即大剂量口服或者静脉糖皮质激素联合口服或静脉环磷酰胺治疗,类似于其他新月体性肾小球肾炎,但疗效不尽满意,约一半以上患者在 12 个月内发展为 ESRD。血浆置换在新月体 IgA 肾病中的疗效目前仅有很少的病例报告。新近来自北京大学第一医院的回顾性队列研究,分析了 12 例重症新月体 IgA 肾病患者(平均血肌酐>600 μmol/L)血浆置换的疗效,采用倾向性评分的方法匹配血浆置换组与对照组患者的基线临床和病理资料(性别、年龄、基线血肌酐及新月体比例等)及接受激素和免疫抑制剂的治疗,平均随访 15.6 个月(范围 6~51 个月),经过血浆置换治疗后的 6/12 患者未透析,而仅接受常规免疫抑制治疗的对照组所有的患者(12/12)均进入终末期肾病,生存分析发现血浆置换治疗组患者的肾脏存活率明显高于对照组,血浆置换后肾功能缓解的患者随访期间血肌酐和蛋白尿也维持在稳定水平。这一结果提示血浆置换对于重型新月体 IgA 肾病具有改善肾脏预后的疗效,作为一种的新的治疗策略值得进一步进行大样本前瞻性研究予以证实。

四、IgA 肾病的其他治疗方法

1.IgA 肾病患者的扁桃体切除　当扁桃体炎为血尿发作的诱发感染时,切除扁桃体可以减少血尿发作的频率。日本的一个长期回顾性分析发现扁桃体切除可减少肾衰竭的发生风险,但德国、意大利或中国的研究不支持这一点。因为 IgAN 肉眼血尿的自然病程就是肉眼血尿随时间发作频率增加,需要更多随机对照研究来明确扁桃体切除的治疗效果。扁桃体炎诱发肉眼血尿继而引起 AKI 复发的患者,扁桃体切除术可能有效,但也不推荐所有患者均需要扁桃体切除术。近期来自日本的一项多中心 RCT 显示扁桃体切除联合激素冲击治疗与单纯激素冲击治疗相比,在改善血尿和提高临床缓解率(血尿和或蛋白尿消失)方面并无显著性差异。KDIGO 指南不建议对于 IgA 肾病患者进行扁桃体切除治疗。

2.抗凝和抗血小板治疗　有研究认为对于慢性肾功能不全的患者应给予抗凝,抗血小板聚集治疗。然而由于样本量小,观察时间短,而且研究中大多同时合并其他治疗,因此并不能得出抗血小板药物的单独疗效,影响证据的可靠性,仍需进一步扩大样本予以验证。目前 KDIGO 指南不建议使用抗血小板药物治疗 IgA 肾病。

五、移植肾复发的治疗

目前没有数据说明新型免疫抑制剂可以改善 IgA 再次沉积的发生或预防疾病复发。但有一些数据表明长期激素治疗可以改善移植肾结局,而许多临床医师对这类患者仅仅给予支持治疗。虽然伴有器官功能急剧恶化的新月体性 IgAN 再发时按初发新月体性 IgAN 治疗措施处理后成功案例稀疏,但仍推荐该治疗方法。

第五节　IgA 肾病的治疗研究进展

　　IgA 肾病(IgA nephropathy,IgAN)是一种全球最常见的原发性肾小球肾炎,以肾小球系膜区 IgA 免疫复合物异常沉积为特征,可伴有系膜细胞增多、基质增生等组织学改变。IgAN 从无症状的镜下血尿到快速进展的肾小球肾炎,同时可伴有不同程度的高血压、水肿和蛋白尿。IgAN 是导致患者罹患慢性肾脏病(chronic kidney disease,CKD)和终末期肾病(end stage renal disease,ESRD)的常见原因,据估计,约 36% 的中国成年 IgAN 患者在 20 年内进展为 ESRD。IgAN 发病率与地域有一定关系,总体上亚太地区高于欧美地区,在我国 IgAN 占原发性肾小球疾病的 30%~40%。IgAN 发病机制尚不明确,目前认为其发病主要与 IgA1 分子糖基化异常和肾小球系膜区沉积相关,"多重打击发病机制学说"逐渐被广泛接受。随着对 IgAN 的发病机制研究的不断深入,发现 IgAN 可能与基因遗传、免疫炎症刺激、细胞因子作用等方面有密切关系。目前,有关 IgAN 的最佳治疗策略尚无确切定论。IgAN 治疗的总体目标是减少蛋白尿、控制血压、减缓肾脏疾病进展、延缓 ESRD 发生,关键点是在肾实质不可逆瘢痕形成之前及早发现病变并给予干预。临床对于 IgAN 的基础治疗主要是通过控制血压和蛋白尿等支持疗法来维持肾功能,若患者病情无法通过支持疗法取得好转,需在明确使用条件及不良反应的前提下,考虑使用糖皮质激素、免疫抑制剂治疗。但是,目前治疗方法尚无法从根本上解决免疫复合物形成及系膜区免疫复合物沉积问题,而越来越多的有关新型靶向抑制剂临床证据的出现,为解决这一问题带来新的希望。本文主要对 IgAN 的支持治疗、糖皮质激素和免疫抑制剂治疗及新型靶向抑制剂研究情况进行综述,以期为临床 IgAN 的治疗方案选择提供依据。

一、支持治疗

　　1.肾素-血管紧张素系统(renin-angiotensin system,RAS)抑制剂应用　改善全球肾病预后组织(Kidney Disease:Improving Global Outcomes,KDIGO)肾小球肾炎临床实践指南建议对蛋白尿>0.5 g/d 的患者长期使用血管紧张素转化酶抑制剂(angiotensin-converting enzyme inhibitors,ACEI)或血管紧张素受体拮抗剂(angiotensin receptor blocker,ARB)治疗,并根据血压调整药物剂量以达到蛋白尿<1.0 g/d 的目标。该指南建议使用最大限度的支持治疗,包括减少蛋白尿、控制血压和保留肾功能,这也是应用免疫抑制剂前 IgAN 治疗的基础。

　　ZHAO 等荟萃分析发现,单独使用 ACEI[均数差(mean difference,MD)= -0.75,95%CI:0.006]、ARB(MD = -0.56,95%CI:-0.82 ~ -0.63,95%CI:-0.87 ~ 0.38,$P<0.001$)均可显 24 小时肌酐清除率和肾小球滤过率(glomerular filtration rate,GFR)均无显著影响,说明 ACEI 和 ARB 在减少 IgAN 患者蛋白尿方面有显著作用。关于 ACEI 和 ARB 单用或联合使用的选择,KDIGO 指南并未给出明确推荐。有研究认为,在抗蛋白尿和降血压方面,ACEI 与 ARB 联合较单用其中一种在降尿蛋白、降血压方面具有更好的疗效;且 2 种药物联合应用使估算肾小球滤过率(estimated glomerular filtration rate,eGFR)下降幅度更大,因此,在联合用药期间应密切监测血清肌酐、血钾和血压水平。目前,关于 RAS 阻滞剂治疗的标准和循证证据仍然不完善,需进一步开展大样本的针对性研究,以提高临床 IgAN 的诊疗水平。

　　2.改变生活方式　该支持疗法包括限制钠摄入、低蛋白饮食等。研究表明,IgAN 患者的血压对钠的敏感性增加,这是因为肾小球硬化和肾小管间质损伤,可使肾脏钠排泄减少,从而出现钠敏感性高血压。研究表明,钠摄入量与降低收缩压和舒张压之间存在近似线性关系,因此,低钠饮食可以改善患者高血压状态。即使 IgAN 患者血压、血清肌酐水平正常,限制钠摄入对于 IgAN 也有治疗作用。CKD 被定义为肾脏结构或功能异常持续 3 个月或更长时间,而 IgAN 是罹患 CKD 甚至 ESRD 的常见原因。研究表明,低蛋白饮食可降低肾小球液压,减缓肾功能丧失。通过低蛋白饮食,可降低 IgAN 患者 GFR 恶化速度并减轻晚期 CKD 的一些并发症,包括代谢性酸中毒、尿毒症等,从而延缓 ESRD 的发病。另外,有研究发现,吸烟可能是 IgAN 患者进行性肾功能下降风险因素之一,因此,戒烟对延缓肾功能下降有一定作用。

3.体质量指数(body mass index,BMI)管理 BMI 可能会影响 IgAN 的预后,有研究报道,高 BMI(BMI≥25.0 kg/m²)与血清肌酐[加权均数差(weighted mean difference,WMD)= 9.54,95%CI:0.63~18.45]、血尿酸(WMD = 19.85,95%CI:10.11~29.59)和尿蛋白(WMD = 0.37,95%CI:0.21~0.53)的基线水平升高相关;且高 BMI 患者 eGFR 受损和高血压发病率较高。因此,通过低热量饮食和减脂,降低超重或肥胖患者 BMI,可延缓 IgAN 患者恶化及改善预后。然而,BMI 过低(BMI<18.5 kg/m²)也可导致 IgAN 患者肾功能恶化。一项纳入 6 项随机对照研究的系统回顾和 Meta 分析证实,高 BMI 对原发性 IgAN 发病和进展的不良影响,而低 BMI 也与原发性 IgAN 患者的预后及恶化相关。因此,BMI 管理可能是一种提高原发性 IgAN 治疗效果的支持治疗方法。

4.口服鱼油治疗 鱼油富含 Omega-3 多不饱和脂肪酸(poly unsaturated fatty acid,PUFA)。研究表明,从鱼油中提纯的二十碳五烯酸、二十二碳六烯酸可通过抑制类花生酸、NOD 样受体热蛋白结构域相关蛋白 3 炎症小体的产生和活化发挥抗感染作用,降低血压、调整血脂及心率,从而减缓 IgAN 高危患者的进展。KDIGO 建议经过 3~6 个月优化支持治疗后尿蛋白仍>1 g/d 的患者,可考虑选用鱼油治疗。ALEXOPOULOS 等在常规治疗基础上对 14 例严重 IgAN 患者给予低剂量的多不饱和脂肪酸,包括二十碳五烯酸(0.85 g)和二十二碳六烯酸(0.58 g),对照组 14 例 IgAN 患者只接受常规治疗;结果显示,小剂量 PUFA 在延缓 IgAN 高危患者特别是改善晚期肾功能恶化患者预后方面具有良好效果。目前,尚缺乏循证医学证据推荐 PUFA 用于 IgAN 的支持性治疗,其确切作用机制、使用剂量与疗效的关系尚不明确。

5.扁桃体切除 KDIGO 指南未提出对 IgAN 患者进行扁桃体切除术的建议,其疗效和适应证尚不明确。扁桃体切除治疗 IgAN 在亚洲应用比欧洲更为普遍,目前认为其适应证可能与肾损害程度有关。一项回顾性队列研究结果表明,行扁桃体切除术的 IgAN 患者在临床缓解率和延缓肾功能恶化方面均优于未行扁桃体切除术的 IgAN 患者。NAKATA 等研究发现,腭扁桃体可能是半乳糖缺陷型 IgA1 产生的主要部位,扁桃体切除可通过减少免疫复合物的来源使半乳糖缺陷型 IgA1 水平下降59%,从而减轻 IgAN 患者肾小球损伤,起到显著治疗效果。有研究报道,IgAN 患者行扁桃体切除术与其临床缓解[比值比(odds ratio,OR)= 3.30,95%CI:2.47~4.40]和抑制 ESRD 发展(OR=0.33,95%CI:0.16~0.69)显著相关;扁桃体切除术加类固醇冲击治疗优于单独使用类固醇冲击治疗(OR = 3.15,95% CI:1.99 ~ 5.01,P<0.001)。以上研究说明,扁桃体切除术作为辅助或独立治疗方法,可促进 IgAN 患者的临床缓解并降低 ESRD 的发生率。

二、糖皮质激素治疗

KDIGO 指南建议对于经过 3~6 个月最佳支持治疗后,尿蛋白仍持续≥1 g/d,且 eGFR>50 mL/min 的患者,可考虑使用 6 个月的糖皮质激素治疗。尽管,数十年来有许多在 IgAN 治疗中使用糖皮质激素的报道,但其对 IgAN 治疗的益处与潜在风险仍存在较大的争议。有研究报道,单独使用糖皮质激素或者糖皮质激素联合免疫抑制剂治疗的轻度蛋白尿(尿蛋白 <1 g/d)患者在临床反应、肾脏复合终点方面与仅接受 ACEI/ARB 治疗的患者相比无明显差异,这与 KDIGO 指南建议对于轻度蛋白尿的 IgAN 患者可仅给予支持性治疗一致。RAUEN 等对优化支持性治疗 6 个月后蛋白尿仍持续超过 0.75 g/d 且 eGFR<60 mL/(min · 1.73 m²) 的 IgAN 患者进行糖皮质激素强化治疗,结果显示,在试验结束时及之后 10 年的随访中,均未观察到糖皮质激素对延缓 eGFR 下降有明显效果,表明高危 IgAN 患者应用激素或免疫抑制剂并不能改善肾脏终点事件,反而增加了感染等风险。LV 等进行的多中心、双盲、随机对照研究结果显示,虽然糖皮质激素可以减少 2/3 以上的肾衰竭事件,但是也明显增加患者的严重不良事件。而且,最近 LV 等研究表明,在进展风险较高的 IgAN 患者中,与安慰剂相比,口服糖皮质激素治疗 6~9 个月可显著降低肾功能下降、肾衰竭或因肾脏疾病导致死亡的风险;然而,糖皮质激素治疗在保护肾脏的同时也明显增加了患者严重不良反应的风险。因此,糖皮质激素对于 IgAN 的临床疗效和不良反应仍需进一步研究证实;另外,关于 IgAN 患者接受激素治疗的剂量及疗程尚无确切定论,仍需更多的临床试验研究来确定具体治疗方案,特别是对于肾功能不全患者。

三、免疫抑制剂治疗

IgAN 是一种自身免疫性疾病,基于"多重打击"学说,即免疫复合物最终可导致肾小球病变和间质纤维化,免疫抑制剂可能是有效治疗手段,但循证证据仍不足。KDIGO 指南仅推荐在 IgAN 伴新月体形成且肾功能快速下降的患者中使用环磷酰胺(cyclophosphamide,CTX)、硫唑嘌呤或环孢素等,否则不建议应用糖皮质激素联合免疫抑制剂治疗。另外,免疫抑制剂的选择要结合病理改变及病理指标变化。IgAN 牛津病理分型 MEST-C 中的系膜细胞增生积分、毛细血管内增生性病变及节段肾小球硬化或粘连等病理情况可提示患者是否需免疫抑制治疗。目前,应用于 IgAN 治疗的免疫抑制剂主要包括 CTX、吗替麦考酚酯(my-cophenolate mofetil,MMF)、他克莫司(tacrolimus,TAC)。

1.CTX 是一种强效细胞毒性药物,常用于自身免疫性疾病,主要通过抑制 T 淋巴细胞和 B 淋巴细胞发挥抗感染作用,减少免疫复合物在肾小球沉积、干扰细胞增生。KDIGO 指南建议,IgAN 合并急进性肾小球肾炎患者应接受激素和 CTX 治疗。研究表明,与未接受免疫抑制剂治疗的对照组相比,CTX 联合糖皮质激素治疗可显著减少患者蛋白尿,改善肾功能及减少血尿。TUMLIN 等用脉冲糖皮质激素和静脉注射 CTX 治疗 12 例新月体增生性 IgAN 患者,结果显示,糖皮质激素和 CTX 可减少增生性病变和蛋白尿并稳定肾功能。虽然,目前已证明激素联合 CTX 治疗 IgAN 的有效性,但是仍需关注治疗期间的不良事件及长期疗效。

2.MMF 是一种新型的免疫抑制剂,其可通过下调 T 淋巴细胞和 B 淋巴细胞的增生来抑制免疫反应,且可减少抗体沉积后炎症细胞向肾小球的迁移。一项荟萃分析结果显示,MMF 在亚洲 IgAN 人群的应用效果较高加索人更好,且与其他免疫抑制剂相比,不良反应较小。LIU 等研究表明,MMF 联合皮质类固醇激素是高风险 IgAN 的最佳选择,且治疗效果随着随访时间的增加而增加。然而,一项纳入 296 例 3 期、4 期 CKD 且 24 小时蛋白尿≥1.0 g 的 IgAN 患者的研究结果显示,皮质类固醇联合 CTX 治疗更为安全、有效。

3.TAC　主要通过抑制神经钙蛋白酶抑制 T 淋巴细胞免疫应答反应。ZHANG 等研究发现,14 例难治性 IgAN 患者接受 TAC(每天 0.05~0.10 mg/kg)和泼尼松(每天 0.5 mg/kg)治疗 6 个月后,9 例出现完全或部分缓解,7 例在 1 个月内达到缓解,提示 TAC 对降低难治性 IgAN 患者蛋白尿水平有重要意义。一项 Meta 分析也发现,TAC 联合糖皮质激素治疗能显著减少 IgAN 患者蛋白尿,但不能改善肾功能,且不良反应较多。另有研究对比 TAC 和糖皮质激素在诱导 6 个月蛋白尿缓解方面的有效性,结果发现,TAC 效果并不差于糖皮质激素;因此,对于不愿意全剂量使用激素的患者可考虑 TAC,但是要注意其对肾功能的影响。

新月体型 IgAN 是 IgAN 一种比较特殊的类型,病情较凶险,短时间可进展至 ESRD。有研究表明,血浆置换可通过清除致病性 IgA 而有助于新月体型 IgAN 患者肾功能的恢复,并显著降低肾衰竭的风险。然而,一项大样本多中心回顾性队列研究发现,在常规免疫抑制治疗的基础上行血浆置换治疗并不能改善新月体型 IgAN 的预后。因此,对于新月体型 IgAN 的治疗仍需要进一步的循证研究和探索。

四、新兴治疗药物

1.布地奈德靶向释放制剂(targeted-release formulation-budesonide,TRF-budesonide)是针对肠道黏膜免疫的靶向释放制剂。NEFIGAN ⅡB 期试验中,48 例 IgAN 患者接受 TRF-budesonide(16 mg/d)治疗 9 个月时,平均尿蛋白肌酐比值(urine protein creatinine ratio,UP-CR)下降了 27.3%;51 例 IgAN 患者接受 TRF-budesonide(8 mg/d)治疗 9 个月时的 UPCR 下降 21.5%;说明 TRF-budesonide 可减少 IgAN 患者的蛋白尿,进而降低进展为 ESRD 的风险。

2.利妥昔单抗(rituximab,RTX)　是一种针对 B 细胞表面 CD20 分子的嵌合单克隆抗体。有研究报道,2 例伴新月体形成 IgAN 患者经甲泼尼龙冲击治疗后,使用泼尼松和 RTX 维持,其肾功能均得到改善。然而,一项关于 RTX 治疗 IgAN 的随机对照研究结果显示,尽管 RTX 可有效抑制 B 细胞增生,但其未能改变血清半乳糖缺陷型 IgA1 和抗半乳糖缺陷型 IgA1 抗体水平,且该疗法在 1 年内未能显著改善肾功能和蛋白尿。鉴于以上研究结果中的矛盾,说明有关 RTX 在 IgAN 中的使用尚有许多问题,仍需开展更加深入的研究。

3.羟氯喹(hydroxychloroquine,HCQ)　属于 4-氨基喹啉类磷脂酶 A2 抑制剂,可减少循环中活化的免疫细胞,降低干扰素-α、白细胞介素-6 和肿瘤坏死因子-α 等细胞因子水平,对免疫激活产生显著影响,可有效改善蛋白尿水平。研究发现,与单用 RAS 阻滞剂治疗相比,RAS 阻滞剂联合 HCQ 可更加有效、安全地减少 IgAN 患者的蛋白尿;与糖皮质激素相比,HCQ 在降低蛋白尿方面效果稍差,但不良事件较少。一项荟萃分析显示,HCQ 可作为治疗 IgAN 低度蛋白尿患者或 RAS 阻滞剂治疗后未能达到蛋白尿控制目标水平患者的候选。另有研究发现,HCQ 起效时间长、作用时间久、口服吸收迅速,与螺内酯控制尿蛋白水平效果相当,但 HCQ 对 eGFR 的保护作用显著优于螺内酯。

4.其他　目前众多针对 T、B 细胞及补体等的靶向治疗药物逐渐兴起,但普遍缺乏有效证据。很多药物尚在临床试验阶段,如布利莫德(B 淋巴细胞活化因子选择性拮抗剂)和阿塞西普(一种具有抗 B 淋巴细胞活化因子和增生诱导配体活性的融合蛋白)、硼替佐米(蛋白酶体抑制剂)、依库珠单抗(C5 抑制剂)等,亟须大样本的临床研究数据来明确其确切疗效。基于现有支持疗法、激素及免疫抑制治疗的基础上,期待未来这些新疗法能够为 IgAN 患者提供一种合理的方案。

五、中医疗法

中医认为 IgAN 病位在肾,与肺脾密切相关,病机为本虚标实。一项纳入了 16 篇中医药治疗 IgAN 的临床随机对照试验研究的 Meta 分析结果显示,中药能有效提高临床疗效、减少血尿和蛋白尿,该研究认为中药在治疗 IgAN 中具有非常好的应用前景,但缺乏高质量循证医学证据。一项 Meta 分析结果显示,百令胶囊、火把花根片、正清风痛片和雷公藤多苷片等中成药能提高 IgAN 的临床有效率,降低 IgAN 患者的血肌酐、尿素氮、24 小时尿蛋白。雷公藤制剂是目前慢性肾脏疾病治疗中应用最广泛的中成药免疫抑制剂,常美莹等研究表明,应用雷公藤制剂联合 ACEI 或 ARB 治疗 IgAN 患者的 24 小时尿蛋白定量、血肌酐均较治疗前显著降低,肾小球滤过率较治疗前显著升高,对于 24 小时尿蛋白定量的改善明显优于单用 ACEI 或 ARB。

六、小结

总之,IgAN 是一类慢性、进展性肾脏疾病,其发病机制不明,缺乏特异性治疗方法,预后差异性大。总的来说,IgAN 的治疗以 RAS 阻滞剂等支持治疗为主,包括减少蛋白尿,控制血压,减缓 ESRD 进展;结合患者临床表现和肾脏病理改变,在权衡疗效和安全性的前提下,可个性化使用糖皮质激素或免疫抑制剂等。ACEI/ARB、糖皮质激素等传统药物及免疫抑制剂等治疗方案越来越多完善,靶向治疗及分子生物疗法逐渐成为研究热点,中药治疗也具有独特优势,但仍需更多研究进一步明确其确切作用及循证医学证据。

第五章 肾病综合征

第一节 肾病综合征的病因分类

肾病综合征根据病因分为原发性和继发性,原发性肾病综合征只有在排除掉继发性的原因后才能诊断。肾病综合征病因的明确对于其本身治疗及预后的判断非常重要,由于诊断技术的进步,很多原本诊断为原发性的肾病综合征都找到了继发性的原因,从而对患者产生了比较正面的影响。继发性的原因很多(表 5-1),临床常见的原因有感染、风湿免疫系统疾病、肿瘤、代谢性疾病及药物等。

表 5-1 继发性肾病综合征病因

原因	类别
药物	非类固醇类消炎药、α-干扰素、氨羟二磷酸二钠、帕米磷酸钠、钾中毒、青霉胺、卡托普利、金制剂、有机溶剂、海洛因、甲醛、碳氢化合物
感染	细菌感染:如链球菌、梅毒、结核、麻风
	病毒感染:如 BK 病毒、肝炎病毒(乙型、丙型、戊型)、巨细胞病毒、带状疱疹病毒、EB 病毒、HIV
	寄生虫感染:如弓形虫、疟原虫、血吸虫、包虫、丝虫
过敏	蜂毒、蛇毒、预防接种
肿瘤	实体瘤:如肺癌、肾细胞癌、肝癌、胃癌等
	非实体肿瘤:如淋巴瘤、白血病、多发性骨髓瘤等
系统性疾病	系统性红斑狼疮、干燥综合征、类风湿、皮肌炎、过敏性紫癜、血管炎、冷球蛋白、淀粉样变
遗传性疾病	Denys-Drash 综合征、Frasier 综合征、甲髌综合征、Alport 综合征、Galloway Mowat 综合征、MELAS 综合征、遗传性糖尿病
代谢性疾病	糖尿病、黏液水肿、Graves 病、肥胖

第二节 肾病综合征的临床表现及病理生理

一、大量蛋白尿

大量蛋白尿指每天从尿液中排泄蛋白质超过 3.5 g/24 h,儿童为 50 mg/kg。这是肾病综合征的主要诊断依据,这也是肾病综合征临床和病理生理表现的基础。首先,大量蛋白尿的产生主要是由于肾小球滤过膜通透性异常所致。正常肾小球滤过膜对血浆蛋白有选择性滤过作用,可以阻止绝大部分血浆蛋白从肾小球滤过,只有很少部分血浆蛋白进入肾小球滤液。肾小球病变引起选择性滤过屏障作用损伤,导致大分子和中分子蛋白等大量漏出。如膜性肾病时机械屏障损伤,导致大分子的蛋白(一般大于 150 kD)漏出。其次,肾小球疾病时,肾小球基膜结构功能异常,泌酸成分明显减少,导致肾小球阴离子电荷屏障损伤,使带阴离子电荷的白蛋白滤过增加,从而导致蛋白尿。如微小病变时,电荷屏障损伤,导致小分子量的白蛋白漏出。此外,肾小球血流动力学改变也能影响肾小球滤过膜的通透性。血液增高,蛋白尿增多;血压降低,蛋白尿减少。血管紧张素 II 主要作用于出球小动脉,导致球内压增加,从而导致蛋白漏出。使用血管紧张素转化酶抑制剂或血管紧张素 II 受体拮抗剂扩张出球小动脉,降低球内压可以减少尿蛋白的产生。

足细胞病变近年来被认为与肾病综合征的蛋白尿有很密切的联系,尤其与微小病变型与局灶节段性肾小球硬化型的蛋白尿形成密切相关,微小病变中足细胞具有黏附作用的dystroglycan 蛋白表达减少,其减少的程度与尿蛋白量密切相关;原发性局灶节段性肾小球硬化。患者中可见足细胞脱落、凋亡。早在 50 年前就发现肾病综合征存在广泛足突融合的现象。足细胞中 nephrin、podocin 的基因及蛋白表达在遗传性肾病综合征患者中缺失。在动物肾病综合征模型中,维生素 D 被发现通过减少足细胞的凋亡,增加 nephrin、podocin、$\alpha_3\beta_1$ 整合蛋白及 dystroglycan 蛋白表达,从而减少蛋白尿的产生。

大量蛋白尿可导致患者显著的负氮平衡,但肌肉耗损的程度被水肿掩盖,直到患者水肿消退才能完全体现出来。增加蛋白质摄入量并不能提高白蛋白的代谢,因为增加摄入量可通过影响血流动力学增加肾小球压力,并增加尿蛋白质丢失。低蛋白饮食反而会减少蛋白尿,但也减少了白蛋白合成率,从长远来看可能增加负氮平衡的风险。

二、血浆蛋白浓度的改变

1.低蛋白血症 肾病综合征的特征之一,即血浆白蛋白低于 30 g/L。低白蛋白血症主要由尿液丢失所致。除此之外,低蛋白血症还受以下因素的影响:①肝脏白蛋白合成代偿性增加,但这代偿机制似乎被肾病综合征削弱。在低蛋白血症时,白蛋白分解率的绝对值是正常的,甚至于下降,肝脏合成白蛋白增加,如果饮食中能补充足够的蛋白,每天肝脏合成的白蛋白可达到 20 g 以上。在部分肌肉发达,摄入蛋白较多的肾病综合征的患者中,可不出现低蛋白血症;但在部分仅中度蛋白尿的肾病综合征患者也可出现低蛋白血症,这部分患者往往肝脏合成功能较差,常伴有低胆固醇血症;也可能由于血管壁对白蛋白的通透性增加,使白蛋白向间质中漏出,而血浆中白蛋白减少。指甲盖上的白线(马克尔线)是低白蛋白血症的临床典型特点。②肾小管分解白蛋白的能力增加。肾病综合征时,肾小管摄取和分解白蛋白明显增加,肾内白蛋白代谢可以达到 16% ~ 30%,而正常人只有 10% 左右。③严重水肿导致胃肠道吸收能力下降。④胃肠道白蛋白的丢失增加,这可能与病情的严重程度相关。

肾病综合征患者常呈负氮平衡,年龄、病程等均可影响白蛋白水平。低蛋白血症时,与药物结合的白蛋白减少,导致药物游离浓度增加,此时,常规剂量药物也可产生不良反应。低蛋白血症和蛋白异常血症使红细胞沉降率(ESR)显著增加,因此 ESR 不再作为肾病患者急性期反应的标志。

2.其他蛋白浓度的改变 肾病综合征时,除了血浆白蛋白的改变外,还有其他蛋白浓度的改变,有些增加有些减少,主要取决于合成和分解的平衡。如血白蛋白电泳中 α_2 和 β 球蛋白升高,而 α_1 球蛋白正常或降低;IgG 下降,而 IgA 和 IgE 升高。蛋白浓度的改变导致了肾病综合征患者其他临床症状,如 B 因子的缺失,使肾病综合征患者容易感染;纤维蛋白原、凝血因子 V 、Ⅶ升高,抗凝血因子减少加重了血栓形成的可能。

三、水钠潴留

水肿是肾病综合征的一个主要临床表现,当组织间液增加超过 5 kg,即可出现临床可察觉的水肿。目前其发病机制仍不太明确。100 多年前对于肾病综合征水肿的发生提出了低充盈假说:尿中大量蛋白丢失,导致血浆白蛋白下降,使血浆胶体渗透压下降,根据 Starling 定律使水分从血管渗透到细胞外间隙的液体增加所致。随之而来的循环血容量减少(容量不足)产生继发性刺激肾素-血管紧张素系统(RAS),导致醛固酮诱导的远端小管钠潴留。这种对血容量减少的代偿加重了水肿,因为较低的胶体渗透压改变了静水压下的跨毛细血管壁压力的平衡,迫使更多的液体进入细胞间隙而不是储存在血管内。此即"低充盈学说"。根据该理论,治疗肾病综合征患者的水肿的方法很清晰:扩张有效循环血量,增加血管内的胶体渗透压,比如输注白蛋白。该学说在临床上存在很多证据:如部分肾病综合征患者的血浆量、血压和心排血量都减少,特别是儿童的 MCD 患者,并且可以通过输注白蛋白扩充血容量进行纠正。

但是"低充盈学说"并不能很好地解释所有的肾病综合征患者的临床表现。①根据"低充盈学说"。临床上肾病综合征患者会出现低血容量的表现如低血压、脉压小、脉搏细弱等症状。但是在临床上,低血容量患者只见于 7% ~ 38% 的患者、成人肾病综合征患者中血容量大多为正常甚至增加。这些肾病综合征患者,肾脏钠水排泄障碍可能才是其水肿的主要原因,低蛋白血症只是加重的原因。②单独使用白蛋白并不能增加患者的尿量。相反,单独使用利尿剂却可以使患者利尿。③螺内酯或者 ACEI 等药物能抑制肾素-醛固酮轴的活性,但是使用这些药物并不能增加钠的排泄。④很多肾病综合征患者病情缓解时最初的表现即尿量增加,此时血浆白蛋白并未增加。⑤很多血浆白蛋白减少的患者并未出现水肿。Ichikawa 等制作了微小病变的大鼠模型进行实验,实验结果提供了强有力的证据证明"低充盈学说"并不能完全解释肾病综合征水肿的原因。

因此,最近关于肾病综合征水肿的机制又提出了"高充盈学说"。Ichikawa 等证明肾脏集合管与肾病综合征的水钠潴留密切相关,并且发现集合管上皮细胞的钠离子通道(ENaC)是钠离子重吸收的关键通路。在很多肾病综合征的动物模型中发现 ENaC 表达明显增加,同时这些集合管节段的 Na^+-K^+-ATP 酶活性也明显增加,而一些蛋白酶(如纤溶酶)可以调节并激活这些钠离子通道。因此根据"高充盈学说"、肾病综合征患者的水肿是由于尿蛋白增加,同时尿液中各种蛋白酶增加,导致集合管系统的 ENaC 被激活,导致钠水重吸收增加,从而导致水钠潴留。最近,Svenningsen 等发现肾病综合征患者的尿液确实导致活化的 ENaC 增加,在使用纤溶酶抑制剂后可以抑制活性 ENaC 的表达。

但是对于"高充盈学说"仍然不能完全解释所有肾病综合征患者的临床表现,如部分肾病综合征患者尤其是小儿患者容易出现低血容量症状:低血压、心跳加速、四肢冰冷及血液浓缩。同时,如果所有的肾病综合征患者水肿都是可以用"高充盈学说"解释,那么,单用阿米洛利(ENaC 竞争性抑制剂)应该可以利尿及减轻水肿,但是临床上很少单独使用阿米洛利来治疗肾病综合征患者的水肿,而是经常和袢利尿剂合用来利尿。

综上所述,目前还没有哪种学说能完全解释肾病综合征患者水钠潴留的机制,包括最早提出"高充盈学说"的 Meltzer 在文章中也提到,临床上一些患者的水肿可以用"低充盈学说"解释,另一部分可以用"高充盈学说"解释。在临床上确认是什么原因导致的水钠潴留又非常重要,因为它与患者药物的使用及治疗效果密切相关。仅根据其中一种学说来治疗水肿,而不是根据患者的实际情况出发,对于患者来说都是一件很危险的事情。

四、高脂血症

高脂血症在大量蛋白尿的患者十分常见,因此它被认为是肾病综合征的一个主要特征。肾病综合征患者几乎所有脂蛋白成分均增高,血浆总胆固醇、低密度脂蛋白胆固醇明显增高;三酰甘油和极低密度脂蛋白胆固醇升高。高密度脂蛋白胆固醇可以升高、正常或降低,且高密度脂蛋白 3(HDL3)有成熟障碍。载脂蛋白也出现异常,如 ApoB 明显升高,而 ApoC 和 ApoE 轻度升高。尽管血清三酰甘油水平容易变化,但血清胆固醇浓度通常高于 500 mg/dL。现在普遍认为,肾病综合征患者因为高凝状态合并高脂血症,发生冠心病的风险增加,且冠心病死亡风险增加了 5 倍,但微小病变型肾病患者除外,这可能是因为微小病变型肾病不会存在长期的高脂血症。

肾病综合征的血脂异常可能的机制包括肝脏低密度脂蛋白(LDL)和极低密度脂蛋白(VLDL)的合成增加,缺陷的外周脂蛋白脂肪酶的激活导致 VLDL 增加及尿液中高密度脂蛋白(HDL)的丢失。

实验证据表明,通过降脂治疗可以延缓各种机制导致的肾脏疾病的进展。然而,支持他汀类药物延缓 CKD 进展的临床证据并不太明确,在这个问题上仍需要做充分的前瞻性临床研究。

第三节　肾病综合征的并发症

一、感染

肾病综合征常见的并发症。肾病患者容易发生细菌感染。在皮质类固醇被证明对儿童肾病综合征治疗有效之前,脓毒症是其最常见的死亡原因。在儿童肾病综合征患者,原发性腹膜炎尤其是由肺炎双球菌引起的腹膜炎也并不罕见。因此有研究者建议,对于激素抵抗或者激素依赖的小儿肾病综合征患者进行肺炎双球菌疫苗接种。但原发性腹膜炎发病率随着年龄增长越来越低。蜂窝织炎最常见的致病菌为 β-溶血链球菌,特别是严重水肿部分的蜂窝织炎。感染产生的原因有:①尿中丢失大量免疫球蛋白。②免疫抑制剂的大量长期使用导致机体免疫功能低下。③IgG 和补体因子 B(旁路激活路径)在尿液中的丢失,削弱了机体对细菌免疫调理作用(如清除肺炎双球菌等荚膜生物的能力)。④长期营养不良,机体非特异性免疫应答能力减弱。⑤大量转铁蛋白和锌从尿中丢失。转铁蛋白是维持正常淋巴细胞功能所必需,锌离子与胸腺素合成有关。⑥高度水肿导致局部体液因子稀释,防御能力减弱,导致感染。⑦大量积液的组织是易于细菌生长的场所,且水肿的皮肤很脆弱,给了细菌侵入的入口。感染发生的部位常见呼吸道、泌尿道、皮肤和腹腔等。一般不主张预防性使用抗生素,但一旦发生感染应积极抗感染治疗。

二、高凝状态和静脉血栓形成

肾病综合征患者常常处于高凝状态,容易血栓形成,如深静脉血栓形成、肾静脉血栓形成及肺栓塞等。不仅是静脉血栓形成较常见的,自发性动脉血栓栓塞也可发生。动脉血栓不仅发生于有动脉粥样硬化的成年人,也发生于儿童肾病。但成年肾病综合征患者血栓形成的风险是儿童的 7~8 倍。不同的肾脏病理类型发生血栓的风险不同,有研究表明膜性肾病患者的血栓形成发生率是 FSGS 患者的 2 倍,是 IgA 肾病患者的 19 倍。

血栓形成的机制目前仍然没能完全清楚,但是肾病综合征时,参与凝血级联的多个蛋白质水平发生变化,包括抗凝血酶Ⅲ从尿液中丢失过多及在肾病综合征患者中亚临床血栓形成状态下消耗过多;Ⅸ、Ⅺ因子下降;Ⅴ、Ⅷ、Ⅹ因子增加;纤维蛋白原增加;S 蛋白活性改变及纤溶酶丢失增加等。而且肾病综合征患者血小板常增多及血小板活性增加。这些导致肾病综合征患者高凝状态。同时患者长期的静止状态、手术、肥胖、深静脉置管及脑卒中等都是血栓形成的高危因素。而低白蛋白血症是血栓形成的另一个高危因素,特别是白蛋白低于 20 g/L 的患者是血栓形成重要的高危因素。

三、急性肾损伤

急性肾功能不全是除感染和血栓栓塞外的肾病综合征患者另一常见并发症。导致 AKI 的机制有很多,包括:①有效循环血量的不足,利尿剂及 ACEI/ARB 类药物的过量使用,可导致低血压及肾前性少尿,尿渗透压升高是其特点。②感染致急性肾小管坏死。③肾静脉血栓形成,双侧或一侧急性血栓形成对侧血管痉挛。④肾毒性药物如甘露醇、非甾体抗炎药等。⑤激素抵抗也被发现是急性肾功能不全发生的风险。此外,部分患者肾间质水肿压迫肾小管也可能导致急性肾功能不全。

四、慢性肾损伤

肾病综合征可能发展为慢性进行性肾功能损害。其中大量蛋白尿是导致肾功能进行性损害最主要的风险。肾功能进展风险的增加与蛋白尿的严重程度成正比,持续性蛋白尿小于 2 g/d 时肾脏进行性损害的风险降低,当蛋白排泄率超过 5 g/d 时肾脏损害存在明显的风险。这种风险是因为蛋白尿本身提示患者存在严重的肾小球损伤,同时蛋白尿本身也是有害的,特别是对肾小管间质,减少蛋白尿(如 ACEI 的使用)可防止肾小管间质损伤和肾功能损害的进展。

五、骨和钙代谢异常

维生素 D 结合蛋白在尿液中丢失,导致血清 25-羟维生素 D 水平低下,但血清游离维生素 D 通常是正常的,在肾病综合征没有肾损伤的情况下明显的骨软化或不受控制的甲状旁腺功能亢进是很少见的。

六、内分泌及代谢异常

肾病综合征患者甲状腺结合球蛋白在尿液中丢失,导致总结合甲状腺素减少,但游离的甲状腺素和促甲状腺激素却又是正常的,且没有临床甲状腺状态的改变。皮质激素结合蛋白的丢失,使血中 17-羟皮质醇减少,游离和结合皮质醇比值改变,组织对皮质醇药物的反应也相应改变。由于铜蓝蛋白、转铁蛋白和白蛋白在尿中丢失,导致出现铜、铁或锌的缺乏,继而发生由于缺铁引起的贫血、缺锌导致的感染和味觉改变等。

药物结合可能因血清白蛋白下降而改变。大多数药物剂量不需要改动,然而氯贝丁酯是一个重要的例外,它的常规剂量可使肾病患者产生严重的肌肉病变。降低蛋白质的结合也可以减少达到充分抗凝作用的华法林(香豆素)的剂量。

第四节　肾病综合征的治疗

一、治疗原则

肾病综合征的临床诊断并不困难,如需进行肾活检、获得病理学资料也相当方便,那么最考验肾脏科医师的就是治疗。在推崇循证医学的现代,出现了越来越多的临床指南,似乎明确诊断之后按图索骥即可,降低了当医师的难度。实际上并非如此,基于证据的临床指南可以提供参考,避免原则上的错误,但不能机械地遵守,在治疗过程中患者的情况千变万化,如何做出合理的调整更能体现一个医师的水平。肾病综合征病因繁多,并发症复杂,其治疗可谓是一个系统工程,方方面面都要考虑周全。继发性肾病综合征首要的是治疗原发疾病,原发性肾病综合征则应根据其病理类型制订相应的治疗方案。

1.一般治疗

(1)休息:一般推荐肾病综合征患者以卧床休息为主,有利于增加肾脏血流量、利尿及减少尿蛋白。严重水肿的患者本身也行动不便,不宜过多活动以防止意外。但仍应保持适当的床上及床旁活动,以减少发生感染及血栓的机会。蛋白尿缓解后再逐渐增加活动量,应监测尿蛋白变化作相应的调整,无论什么情况都不应剧烈运动。

(2)饮食:肾病综合征患者常常因为胃肠道黏膜水肿和腹腔积液而导致胃肠道症状,包括食欲下降、恶心、呕吐乃至厌食。因此饮食应以清淡、易消化为主要原则,同时保证足够的营养。

1)水、钠摄入:肾病综合征是继发性高醛固酮血症的重要原因,尿钠排泄会下降到极低的水平,这导致严重的水钠潴留。限水和限钠是一个最基本的饮食要求。但过于清淡的饮食会影响食欲,不利于患者摄入足够营养。而且临床上对患者水、钠平衡的评价也存在一定的不确定性,因此具体的限制有赖于个体状况。一般成人患者推荐每天摄入 2~3 g 的食盐(50~70 mmol 的钠),味精、酱油等含钠较多的调料也应尽量少用。限盐是治疗的基本措施:重度水肿的患者每天盐入量 1.7~2.3 g(75~100 mmol),轻、中度水肿患者每天 2.3~2.8 g(100~120 mmol)每天摄入液体一般不超过 1.5 L,少尿的患者可以根据前一日的尿量加上约 500 mL 不显性失水来粗略估计液体摄入量。需要注意这个液体摄入量不仅是指饮水,还包括其他食物中所含的水分。

2)蛋白摄入:在肾功能受损的患者,低蛋白饮食的治疗作用已经得到公认,被认为有助于保护肾功能。但肾病综合征患者应该摄入多少量的蛋白还存在争议。在肾病综合征患者存在蛋白丢失、高分解代谢等病理生理改变,尽管肝脏合成蛋白量是增加的,仍不能保证机体需要。患者整体上处于负氮平衡状态,理论上应该增加饮食蛋白的摄入才能弥补。但研究表明,摄入太多蛋白并不能改善低蛋白血症,甚至可能导致肾小球高滤过和蛋白尿进一步增加,加重肾脏损伤。相反,低蛋白饮食[<0.8 g/(kg·d)]可以减轻蛋白尿。但这可能加重肾病综合征患者的肌肉消耗和营养不良。看来蛋白摄入过多、过少都有不足之处。大多数情况下医师选择维持接近正常水平的蛋白摄入,以求在治疗需要、营养及患者口味间达成相对平衡。因此尽管目前没有足够的循证医学证据支持,还是推荐正常水平的蛋白摄入[0.8~

$1 g/(kg \cdot d)$]。摄入的蛋白应以优质蛋白为主。此外国内报道黄芪、当归等中药可以有效增加肝脏蛋白合成,改善肾病综合征患者蛋白代谢紊乱。

一般情况下不主张静脉输注白蛋白,在严重低白蛋白血症导致低血容量甚至肾功能不全的情况下,从静脉输入适量白蛋白是有益的。但这种疗法的效果非常短暂,输入的白蛋白大多数在 48 小时内经尿排泄,补充白蛋白不能有效改善低蛋白血症。而且静脉输入过多白蛋白还可能加重肾小球滤过负担及损伤肾小管,引起所谓的"蛋白超负荷肾病"。甚至导致急性肺水肿等并发症。所以除非存在严重的血流动力学问题(低血容量甚至肾功能不全)和(或)难治性水肿,否则不推荐静脉使用白蛋白,这从医疗和经济上考虑都是明智的。

3)脂肪摄入:肾病综合征患者往往合并高脂血症,因此需要控制脂肪摄入,尤其是饱和脂肪酸。适当摄入不饱和脂肪酸是有益的,一项动物试验研究表明,鱼油可以降低血脂、减少尿蛋白及减轻肾小球硬化。

4)其他营养成分:尿中丢失的铁、锌等微量元素可以通过正常的饮食得到补充。由于肾病综合征患者常应用糖皮质激素治疗,故建议常规补充钙和活性维生素 D_3,以减少骨质疏松发生的可能。

2.蛋白尿的治疗　肾小球滤过屏障受损导致蛋白尿是肾病综合征的基本病理生理改变,如何减少尿蛋白是治疗肾病综合征的关键。

(1)免疫抑制治疗:这是目前肾病综合征最主要的治疗手段,常用药物有三类,包括糖皮质激素(泼尼松、泼尼松龙)、细胞毒类药物(环磷酰胺、苯丁酸氮芥)及免疫抑制药(霉酚酸酯、环孢素 A、他克莫司及来氟米特等)。目前并没有一个统一的治疗方案,所用药物的组合、剂量及疗程等依具体病因及病理类型而异,儿童和成人也有很大差别。

(2)血管紧张素转换酶抑制药(ACEI)和血管紧张素 I 型受体拮抗药(ARB):肾素-血管紧张素系统(RAS)的激活是蛋白尿的核心发病机制之一。在动物和人类试验都已经证实抑制 RAS 可以有效减少蛋白尿。因此在蛋白尿疾病中 ACEI 和 ARB 被推荐作为降尿蛋白的一线药物使用,而不管患者是否存在高血压,肾病综合征也不例外。一般认为这两类药物通过扩张出球小动脉降低肾小球内压力,减少蛋白尿。也有研究证实它们有直接保护肾小球滤过屏障的作用。此外,大量临床研究证实了 ACEI 和 ARB 的肾保护作用,不管是在糖尿病还是非糖尿病肾病,这种保护和其降蛋白尿作用是相关的。但是在肾病综合征患者应用 ACEI 和 ARB 也需要谨慎。它们可能导致暂时的血肌酐上升,30% 以内的升高是可以接受的,超过这个程度要考虑暂时停药并且寻找可能的原因,例如肾动脉狭窄或低血容量。此外要警惕高钾血症,当血钾超过 5.5 mmol/L 时要考虑减量或停药。同时应用 β 受体阻滞药、保钾利尿药和环孢素 A 可能增加高血钾的风险。ACEI 和 ARB 的降蛋白尿效果和剂量关系密切,国外研究证实大剂量应用有更好的降蛋白尿作用,例如厄贝沙坦可以用到 900 mg/d,但国人很难耐受。在使用 ACEI 和 ARB 时应定期监测血压、血肌酐及血钾水平,在可以耐受的情况下逐步增加剂量以达到最佳疗效。合用 ACEI 和 ARB 理论上会有更好的效果,最近的一个荟萃分析也显示两者联用确实有额外的降蛋白尿效果,尽管有高钾血症的趋势。但是从"Ontargen"多中心研究来看,两者合用并没有体现出期望的优势,合用后尽管蛋白尿进一步减少,但是在生存和肾脏终点(肾衰竭或开始透析时间)上并没有显示益处,在有些患者甚至是有害的,低血压、高血钾及血肌酐上升的风险增加。

(3)其他药物:还有一些药物也用来治疗蛋白尿,但其效果和安全性有限或还没有足够的证据,这些药物一般不作为常规,但可试用于常规治疗无效的难治性肾病综合征。①非类固醇抗炎药(NSAIDs):据报道吲哚美辛有减少蛋白尿的作用,可能与抑制前列腺素生成,降低肾小球滤过率有关。但这类药物疗效难以持久,停药后易复发,且可能会影响肾脏血流及引起肾外不良反应,因此应用受限。②免疫球蛋白:有报道静脉使用免疫球蛋白可以治疗膜性肾病的大量蛋白尿,但未得到更多研究的证实。③免疫刺激药:有报道使用左旋咪唑治疗儿童肾病综合征及激素抵抗的肾病综合征有一定的疗效,与其刺激 T 细胞功能,调节免疫作用有关。④醛固酮受体拮抗药:螺内酯作为一种醛固酮受体拮抗药,除了利尿作用,也有潜在的抗蛋白尿作用。研究证实,螺内酯加上 ACEI 和(或)ARB 在减少糖尿病肾病蛋白尿上有叠加效果。但此项观察为时较短,没有监测肾功能,还需要进一步研究。应用时需严密监测血钾变化。⑤肾素抑制药:直接抑制肾素活性的药物 Aliskiren 已经上市,近来的研究显示在 2 型糖尿病肾病 Aliskiren 和氯沙坦合用可以更好地减少蛋白尿。它与 ACEI 及 ARB 两者合用是否有更好的疗效目前还没有相应数据,作为一个新药,其疗效还需要更多研究证实。⑥雷公藤:作为传统中药使用多年,其治疗蛋白尿的效果已经得到肯定,但在肾病综合征一般不作为首选,因其治疗剂量和中毒剂量较为接近,使用时应谨慎。⑦利妥昔单抗:是一种针对 CD20 的人/鼠嵌合单抗,多用于治疗 CD20 阳性的 B 细胞非霍奇金淋巴瘤、急慢性淋巴细胞白血病、多发性骨髓瘤等。目前已试用于一些难治性肾病综合征,取得了一些效果,但鉴于患者数量和随访时间不足,还有待进一步研究。

(4)肾脏切除:对于少数顽固性大量蛋白尿、常规治疗无效而可能引起不良后果的肾病综合征患者,有时候不得不接受肾脏切除手术以减轻蛋白尿对人体的危害。较常用于先天性肾病综合征,因为患儿大量蛋白从尿中丢失引起严重营养不良及发育障碍。也用于局灶节段性肾小球硬化的年轻患者及肾淀粉样变的老年患者,罕见用于 IgA 肾病、膜性肾病及膜增生性肾炎。单侧肾切除对部分患者有效,但有些患者因为未切除的肾出现代偿性高滤过而失败。现在也有"内科切除"的方法,包括使用高剂量的非甾体抗炎药等肾毒性药物及介入栓塞的方法。可以根据患者的具体情况选用。

二、症状及并发症的治疗

1.水肿 肾病综合征的水肿在有些患者只是轻微的不适,对另一些患者来说可能是极大的痛苦,因此水肿的正确治疗非常重要。肾病综合征患者发生水、钠潴留的机制仍然存在争议,患者的血容量状态也没有定论,因此临床上要根据患者的具体情况决定治疗方案。限制水、钠摄入和卧床休息是最基本的要求,轻度水肿患者采取这两项措施就可能明显缓解,中重度水肿的患者往往要服用利尿药,更严重者需要住院治疗,直至水肿缓解。

使用利尿药前首先要评估患者的血容量状态和电解质平衡,低血容量不宜快速利尿。在单纯肾病综合征而没有高血压和肾功能异常的儿童患者,使用钠通道阻滞药阿米洛利有较好的疗效。如果肾功能正常,可选用阿米洛利、噻嗪类利尿药、螺内酯及袢利尿药。噻嗪类利尿药和醛固酮拮抗药常联合使用,在难治性水肿可以考虑加用袢利尿药等其他药物。使用利尿药应从小剂量开始,逐步增加,以避免造成血容量不足和电解质紊乱。水肿的消除速度不能太快,每天体重减少以 $0.5\sim1.0$ kg 为宜。过度利尿的患者可能出现严重的血容量不足,出现四肢血管收缩、心动过速、直立性低血压、少尿甚至肾功能不全等症状,需要引起足够的重视。通过停止利尿、补液等手段一般可以解决。在血清白蛋白水平较低的患者单纯使用利尿药效果不佳,可以考虑在静脉输注白蛋白的同时使用利尿药。有一些因素可降低利尿药的作用。例如,肠黏膜水肿会减少药物吸收,肾小球滤过受损会减少水分的滤过,尿蛋白量过大也会降低利尿药效果。在利尿药效果不佳时要仔细分析原因,不能盲目加大剂量。在药物难以控制的水肿或出现急性肺水肿等紧急情况时,即使肾功能正常,也可以考虑进行临时透析治疗,清除水分。

2.预防和控制感染　严重感染一直被认为是肾病综合征最主要的、最致命的并发症之一。因为肾病综合征患者存在免疫球蛋白丢失、补体丢失、淋巴细胞功能异常等因素,其免疫力远不如正常人,使用激素等免疫抑制药物,尤其不合理滥用更可能进一步降低免疫力。在抗生素和激素广泛应用之前,败血症占肾病综合征患者死亡病因的 1/3,肺炎链球菌引起的败血症在儿童患者中占很大比例,腹膜炎、蜂窝织炎及尿路感染也是常见感染并发症;成人患者败血症相对少见,但细菌谱更广。在抗生素广泛使用的今天,感染仍然是肾病综合征患者的严重并发症,而且不限于普通细菌感染,各种罕见的耐药细菌、真菌及病毒感染都有可能引起感染。保持对肾病综合征患者感染的足够警惕是预防感染的重要前提。一般建议患者卧床休息,减少外出被感染的机会,必要时可采取戴口罩等防护措施。在正常人,接种疫苗是预防某种疾病的常规手段,但在肾病综合征患者这一存在免疫异常的特殊人群如何合理接种疫苗仍然不清楚,相关的研究非常缺乏。这对儿童患者尤其重要,因为儿童在成长过程中需要接种多种疫苗。一般认为肾病综合征儿童仍应根据年龄接种相应的疫苗,但应避免接种减毒活疫苗。在接受大剂量激素或其他免疫抑制药治疗的患者使用疫苗接种应格外谨慎。肺炎链球菌感染的发病率在降低,但在严重蛋白尿和低蛋白血症患者仍推荐注射肺炎链球菌疫苗进行预防。研究表明在儿童微小病变肾病患者使用肺炎链球菌疫苗后反应基本正常,尽管其抗体滴度低于正常水平并且快速下降,不到 50% 患者维持 1 年的有效免疫状态。英国指南推荐儿童肾病综合征患者每年注射流感疫苗,研究证实是有效的。此外,在儿童肾病综合征患者使用水痘疫苗也有一定的效果。许多肾脏科医师对肾病综合征患者预防性使用青霉素等抗生素,但迄今为止,没有任何循证医学证据支持这一做法。免疫球蛋白、胸腺肽及中药在预防感染上的作用也有报道,但缺乏更多的研究证实。

3.降脂治疗　肾病综合征时常伴有高脂血症,表面上它不如感染和血栓等并发症紧急,但不能因此而忽视。高脂血症是心血管疾病的高危因素,蛋白尿不能有效缓解的患者将长期面临这种风险。肾病综合征高脂血症的治疗非常困难,实际上,蛋白尿的缓解是最好的治疗方法。限制饮食作用有限,Gentile 等研究发现富含不饱和脂肪酸的大豆素可降低血脂 25%~30%,加上鱼油并不能进一步提高疗效。所有降脂药物都可用于肾病综合征患者,但最常用的仍然是他汀类药物及抑制胆汁酸的药物(降脂树脂)。降脂树脂单独使用最多可降低总胆固醇 30%,他汀类药物可使低密度脂蛋白胆固醇降低 10%~45%,同时降低三酰甘油。两者合用效果更好。纤维酸类降脂药主要降低三酰甘油,同时升高高密度脂蛋白水平,但发生肌病的风险增加。烟酸类药物也有降脂作用,但可能导致头痛及脸红,使用也受到限制。在普通人群长期使用小剂量阿司匹林有预防心血管疾病的作用,但在肾病患者的作用还不确定。

4.抗凝治疗肾病综合征　血栓-栓塞性疾病发生率报道很不一致,推测至少 35% 患者受到影响。静脉血栓-栓塞性疾病比冠状动脉疾病更常见,外周动脉也可能发生。常见的有深静脉血栓、肾静脉血栓和肺血栓-栓塞性疾病。膜性肾病患者特别容易出现血栓-栓塞性疾病的并发症,原因还不清楚,但这类患者大多年龄较大,可能血管本身存在一定的问题。通常认为肾病综合征患者的高凝状态是因为抗血栓因子从尿中丢失,而促凝血因子和纤维蛋白原水平常增加。在血清白蛋白浓度降到 25 g/L 以下时高凝倾向尤其严重。但是需要指出凝血异常与血栓-栓塞性疾病之间的联系是不确定的,临床上没有合适的指标来指导医师何时需要预防性抗凝治疗。一些时候患者出现了深静脉血栓甚至肺栓塞都没有任何临床症状。目前也没有可靠的循证医学证据支持预防性抗凝治疗。一般认为高危患者应进行预防性抗凝治疗,常见的高危因素包括血清白蛋白浓度<20 g/L、低血容量、长期卧床及膜性肾病等。抗凝治疗时间也没有明确规定,但蛋白尿缓解后即可考虑停止抗凝治疗。肾病综合征时易发生血栓栓塞性并发症的情况:①肾病综合征的严重程度(一般认为血浆白蛋白<20 g/L)。②基础的肾脏病(如狼疮肾炎伴抗磷脂抗体综合征)。③既往出现过血栓栓塞事件(如深静脉血栓)。④家族中存在血栓栓塞患者(血栓形成倾向),可能与遗传因素有关。⑤同时存在其他血栓形成的因素(如充血性心力衰竭、长期不能活动、病态的肥胖、骨科、腹部或妇科术后)。研究指出,膜性肾病患者使用抗凝治疗的益处要大过出血风险。住院期间皮下使用肝素或低分子量肝素是常用的方法,口服华法林也可以选择,但应监测凝血酶原时间,国际标准化比值(INR)应控制在 1.8～2.0。也可使用抗血小板药物,其使用方便且出血风险小,但预防血栓-栓塞性并发症的作用不确定。对于已经出现的深静脉血栓,可以应用标准的治疗方案进行溶栓及抗凝治疗,应密切监测患者是否有出血情况。

5.降压治疗　血压的控制对于减少蛋白尿和保护肾功能都是至关重要的,肾病综合征患者的血压应尽可能控制在 130/80 mmHg 以下。也要注意避免过度降压,尤其是在低血容量的患者,有时候需要 24 小时动态血压监测来调整药物剂量。在没有特别禁忌证时,所有类型降压药都可以用于肾病综合征,有时需要 2 种及 2 种以上的降压药才能控制血压。因为 ACEI 和 ARB 有独立于降压之外的肾保护作用,在没有高血钾、肾功能不全等禁忌的情况下无疑是首选。钙离子拮抗药因其降压效果好、有心血管保护作用,故常用。

6.保护肾功能　肾病综合征患者有相当一部分会出现肾功能受损,乃至进展到终末期肾病,这和患者本身的病因有很大关系,但是通过积极的预防和治疗可以减少这种进展的机会,因此在治疗蛋白尿的同时,不应忽视对肾功能的监测。一方面降蛋白尿、降脂及降压等治疗都有助于保护肾功能,应用其他治疗时也应考虑到对肾功能的影响;另一方面应根据患者肾功能水平调整治疗方案,如果患者出现肾功能受损则应仔细查找原因,有可逆因素的尽可能通过去除诱因及对症治疗等手段使其逆转,不可逆转的则按慢性肾脏病治疗指南的要求作相应调整。

三、治疗策略

1.综合治疗　肾病综合征影响的并不仅仅是肾脏,由于大量蛋白从尿中丢失可影响全身多个系统,继发性肾病综合征更要考虑原发疾病的影响。减少蛋白尿是首要的治疗目标,但不能因此而忽略其他方面,这可能带来不利的后果。例如有一种常见的情况,医师为了更好地控制蛋白尿而使用很强的免疫抑制治疗,有可能控制住了蛋白尿,但引起了致命的感染,这显然是不合适的。要根据患者的具体情况全面考虑,在减少蛋白尿的同时维护机体的整体平衡。

2.合理选择药物　用于治疗肾病综合征的药物种类繁多,可能的不良反应也有轻有重,应用前应详细了解这些药物的适应证、禁忌证、不良反应及注意事项等,再根据患者的身体情况来合理选择。主要的药物如激素、环磷酰胺及环孢素 A 等均要长期使用,有较强的不良反应,使用时更应慎重考虑。

3.规范化与个体化相结合　肾病综合征的病因及病理类型有很多,相应也有很多不同的治疗方案。以往肾病综合征的免疫抑制治疗多以经验性治疗为主,药物的剂量、疗程带有较大的随意性。但随着循证医学的发展,随机对照临床试验的增多,也出现了越来越多的指南与推荐。在临床实践中,应根据患者的临床及病理表现选择比较成熟的治疗方案,治疗过程中如需调整均应遵循一定的规范。切忌随意更改治疗方案,常犯的错误是一种药物疗程未满,马上换另一种药物,实际上前一种药物作用尚未完全显现出来。同时也应注意。每个患者的情况都是不一样的,不能机械地遵循前人的规范,必要时需作相应调整。

4.儿童和成人肾病综合征　儿童肾病综合征患者病理类型以微小病变肾病为主,因此临床上儿童诊断为肾病综合征时,可以先不进行肾穿刺活检即可使用足量糖皮质激素治疗,以争取时间。如果患者蛋白尿迅速缓解可继续治疗;如果出现对激素无反应或频繁复发等情况再考虑肾穿刺活检并调整治疗方案。成人肾病综合征病理类型较分散,虽可根据临床表现、年龄等作粗略估计,但并不准确,还是主张尽快进行肾穿刺活检,根据病理类型结合临床表现制订治疗方案。

5.肾病综合征的治疗前景　各种引起原发性肾病综合征的肾小球疾病的发病机制与免疫介导的炎症反应过程有关:如膜性肾病,与某些抗原性并不清楚的自身免疫发病机制有关;IgA 肾病、微小病变肾病,与 T 淋巴细胞的过度活化有关;局灶节段性肾小球硬化,与肾脏固有细胞的异常活化与转分化有关。因此,对于原发性肾病综合征治疗前景基本能实现针对免疫抑制与细胞增生的抑制。这方面的治疗措施在自身免疫性疾病(如类风湿关节炎药物)、移植免疫抑制剂及抗肿瘤药物方面有很大的进展,对于原发性肾病综合征的治疗可以借鉴这些方面的进展,包括:①一些新型的免疫抑制药物在本综合征中应用,如霉酚酸酯、来氟米特及他克莫司(FK506)等。②从细胞生物学的角度抑制 B 细胞;组织各种细胞因子(肿瘤坏死因子 α-inflixiam B、etanercept,白介素 1-anakina)针对补体成分的治疗(C3-TP-10、C5-eculizumab)、针对信号传导途径的治疗及具有免疫抑制作用的细胞因子的应用,如白介素 10 等。目前针对原发系膜性肾病应用 C5 抑制剂的前瞻、随机对照研究正在进行中。

第六章　狼疮性肾炎

系统性红斑狼疮是一种多因素参与的自身免疫性疾病,患者突出的表现为全身多系统受累。约50%以上的系统性红斑狼疮患者临床上有肾脏受累,称为"狼疮性肾炎"。狼疮性肾炎是系统性红斑狼疮常见且严重的并发症,对于患者的长期预后影响很大。狼疮性肾炎既可与系统性红斑狼疮的其他临床表现同时出现,也可以作为首发表现起病。深入了解狼疮性肾炎的发病机制、病理特点、临床表现、实验室检查及治疗方案对于改善系统性红斑狼疮患者的生存质量具有显著的临床意义。

第一节　狼疮性肾炎的发病机制

一、系统性红斑狼疮及狼疮性肾炎自身抗原的来源——凋亡细胞

尽管系统性红斑狼疮及狼疮性肾炎的发病机制尚未明确,但"凋亡细胞可能是系统性红斑狼疮患者体内自身抗原来源"的这一观点近年来被广泛关注。

作为程序性死亡的一种方式,体内每天有大量的细胞发生凋亡以完成新旧更替并维持机体内环境的稳定。在凋亡过程中,由于Caspases等酶的激活,细胞会发生一系列变化包括核质浓缩、DNA片段化、凋亡小体的形成等,同时细胞表面"自我"信号如唾液酸等表达下调,"非我"信号如磷脂酰丝氨酸等表达上调,继而被周围组织细胞或专职吞噬细胞快速识别并吞噬清除。凋亡细胞表面多个分子及吞噬细胞表面的多种受体参与吞噬过程,血清中的一些蛋白组分也起到了非常重要的调理作用,如补体成分C1q、C3、C4、C-反应蛋白(C-reactive protein,CRP)、血清淀粉样P成分及磷脂酶A_2等。

原发性坏死细胞释放的核酸、多种蛋白质、代谢中间产物、炎性细胞因子均可损伤周围组织诱发炎症反应,而凋亡细胞中的有害物质相对较少,原因可能是由于细胞在凋亡的过程中这些物质都已经被代谢处理掉:如ATP耗竭、细胞内蛋白酶解、RNA降解及DNA酶解等。目前较为肯定的凋亡细胞内的有害物质主要为含高迁移率族蛋白1、DNA或RNA的核小体2,Caspases或颗粒酶B酶解产生的新抗原及尿酸等。早期凋亡细胞膜完整避免胞内物质外漏,其被吞噬细胞的快速清除及吞噬后的抗感染特性是防止自身免疫炎症反应发生的重要机制。如果早期凋亡细胞未被及时清除,将会进一步发展为继发性坏死细胞,细胞膜破损,胞内有害物质释放至胞外。这些具有免疫原性的核小体或新生抗原暴露于机体的免疫系统,打破"免疫耐受",即会导致"自身免疫"的发生。此外如果凋亡细胞被吞噬后,正常的免疫耐受机制被破坏,具有免疫原性的核小体或新生抗原被提呈给特异性淋巴细胞也有可能是诱发自身抗体产生的重要机制。

在正常生理情况下,由于被快速清除,凋亡细胞主要见于淋巴结内一种专职清除凋亡细胞的巨噬细胞中(被称为"tingible body"),在其他组织中基本不可见。但部分系统性红斑狼疮患者骨髓组织中可出现凋亡细胞堆积,皮肤型狼疮患者经紫外线照射后皮肤组织内也出

现凋亡细胞聚集。这些研究均提示系统性红斑狼疮患者存在凋亡细胞的代谢异常,系统性红斑狼疮的发生与凋亡相关。但系统性红斑狼疮患者凋亡细胞的堆积是因为清除能力下降还是由于凋亡细胞生成过多所致目前仍无定论。部分系统性红斑狼疮患者淋巴结中含"tingible body"巨噬细胞的数量减少,细胞体积变小,且形态不典型,而在这些患者淋巴结组织生发中心的滤泡树突状细胞周围可见凋亡细胞碎片。同正常人比较,系统性红斑狼疮患者单核细胞在体外培养并被诱导分化为巨噬细胞的过程中,细胞形态变小,细胞外核酸碎片较为常见,黏附能力下降明显,且吞噬凋亡细胞的能力也下降。这些研究均提示部分系统性红斑狼疮患者巨噬细胞可能存在原发性吞噬能力缺陷;也有研究表明部分系统性红斑狼疮患者外周淋巴细胞在体外凋亡速率增快国。因此系统性红斑狼疮的发生可能是凋亡细胞生成和清除之间平衡打破的结果。

二、免疫复合物沉积

免疫复合物在肾脏沉积是狼疮性肾炎患者的特征性表现,也是肾脏损伤的启动因素。目前认为狼疮性肾炎患者肾脏沉积的免疫复合物主要有以下两个来源。

1.循环免疫复合物　如前所述,系统性红斑狼疮患者因凋亡细胞代谢及自身免疫耐受异常生成大量以抗核抗体为主的自身抗体,系统性红斑狼疮患者尤其是狼疮性肾炎患者血清免疫复合物水平也明显升高。

正常情况下循环中一旦有免疫复合物形成,C1q 即与免疫复合物中 Fc 段结合并激活补体经典途径,生成 C3b 共价结合于免疫复合物上。沉积的 C3b 可以阻止抗原抗体相互交联作用,阻止大分子不可溶的免疫复合物的生成。C3b 与免疫复合物结合的位点较为隐蔽,不利于 I 因子进一步裂解 C3b,因此补体旁路途径得以大量激活,补体旁路途径的激活生成更多的 C3b,可将经典途径激活形成的可溶性免疫复合物的进一步降解为更小分子。免疫复合物上无下游补体分子(C5~C9)沉积,可能系免疫复合物上没有这些分子的结合位点所致。

经过 C3b 调理的免疫复合物与红细胞表面补体受体 1(complement receptor 1,CR1)结合并随红细胞运送到肝脾单核巨噬系统是循环免疫复合物清除的主要手段。免疫复合物与红细胞表面 CR1 亲和力的大小主要与免疫复合物表面结合的 C3b 的数量有关。免疫复合物分子越大,结合的 C3b 越多,越容易黏附在红细胞上被清除。通常认为免疫复合物上经典途径的激活对免疫复合物与红细胞的结合是具有促进作用的,而旁路途径的激活可能使免疫复合物降解成较小分子,反而不易被红细胞黏附。另外抗原抗体的性质及二者之间的比例也是决定免疫复合物分子大小的重要因素。在系统性红斑狼疮患者中,dsDNA 与抗 dsDNA 抗体形成的免疫复合物相互交联形成大分子不溶性的免疫沉淀的能力很弱,在抗体过量的情况下,免疫复合物的大小主要与 dsDNA 片段大小有关,而其与红细胞的黏附能力也与 dsDNA 片段大小呈线性相关。小片段 dsDNA 形成的免疫复合物可能不易被红细胞携带清除而沉积于组织致病。

Mjelle JE 等人发现核小体中的染色质成分与肾小球基膜或系膜基质中的层粘连蛋白及 V 型胶原有很高的亲和力,系统性红斑狼疮患者循环中富含染色质的免疫复合物如果未被及时清除则很可能沉积在肾脏引发狼疮性肾炎。

2.原位免疫复合物　既往研究报道狼疮性肾炎患者自身抗体可直接识别肾小球内的固有抗原形成原位免疫复合物。Chan TM 等人发现狼疮性肾炎患者抗 dsDNA 抗体可直接结合肾小球系膜细胞,他们在实验中用聚乙烯乙二醇沉淀去除了血清中的免疫复合物,而且用Dnase处理抗dsDNA抗体或者系膜细胞后均不抑制二者的结合,因此他们认为抗dsDNA抗体与系膜细胞的结合不依赖dsDNA,系膜细胞膜表面可能存在抗dsDNA抗体的其他靶抗原。最近他们的研究进一步发现狼疮性肾炎患者抗dsDNA抗体识别系膜细胞表面的Annexin Ⅱ。北京大学第一医院的研究不但证明狼疮性肾炎患者血清抗dsDNA抗体可以与人系膜细胞的膜蛋白直接结合,还发现狼疮性肾炎患者非抗dsDNA的IgG也可以与肾小球系膜细胞膜蛋白直接结合;也有研究表明抗dsDNA抗体可交叉识别肾小球其他固有抗原(如α-肌动蛋白或层粘连蛋白),且抗dsDNA抗体是否具有致肾病作用与其是否交叉识别这些抗原有关。

但自身抗体交叉识别肾脏固有抗原的这一说法被近期的一些研究结果所质疑。多组学者运用免疫电镜的方法发现狼疮性肾炎患者中沉积于肾脏的电子致密物为TUNEL阳性的凋亡细胞来源的寡聚核小体,而IgG成分仅局限地分布在这些电子致密物沉积的部位,并不识别肾脏其他固有成分。

另外,肾脏本身对免疫复合物的清除能力很可能也是决定免疫复合物是否能在肾脏沉积的重要因素。如前所述凋亡细胞来源的染色质成分与肾小球基膜或系膜基质中的层粘连蛋白及Ⅳ型胶原结合是免疫复合物沉积于肾脏的重要机制。肾脏本身可以合成核酸酶降解这些染色质成分抑制其在肾脏沉积,其中Dnase1是肾脏主要的核酸酶成分,占总体核酸酶活性的80%。动物实验及系统性红斑狼疮患者中均证实肾脏Dnase1先天性或获得性缺乏均与狼疮性肾炎的发生相关。另外肾脏沉积的免疫复合物可通过结合Fcγ受体或补体受体被肾脏固有细胞及浸润的单核巨噬细胞吞噬清除。而部分系统性红斑狼疮患者存在补体受体或Fcγ受体原发性或继发性功能缺陷而可能致肾脏局部清除免疫复合物的能力也有所下降使沉积的免疫复合物不易被快速有效清除。以上研究提示部分系统性红斑狼疮患者可能存在肾脏对免疫复合物清除能力的缺陷导致免疫复合物易在肾脏沉积而诱发狼疮性肾炎。

三、补体激活与肾脏损伤

狼疮性肾炎患者肾脏存在大量补体成分的沉积,如C1q、C3等,故一直以来广大学者们认为,免疫复合物介导的补体过度激活生成的大量膜攻击复合物(membrane attack complex,MAC)及C3a、C5a等趋化因子在肾组织损伤及炎症反应中起重要作用。补体经典途径早期成分C1q、C2,C4的缺乏可致系统性红斑狼疮及狼疮性肾炎的发生,提示对于系统性红斑狼疮的患者补体早期成分的激活安全清除凋亡细胞和免疫复合物的重要性可能远远超过其激活带来的损伤作用,或者说补体经典途径的激活造成的组织损伤并不是狼疮性肾炎不可或缺的损伤机制。近年来,补体旁路途径的过度活化或调控异常在狼疮性肾炎组织损伤中的地位受到越来越多的重视。在狼疮鼠模型中,抑制补体旁路途径的激活可以明显减轻肾脏损伤程度,敲除旁路途径主要的抑制因子——H因子可以显著加重狼疮肾脏损伤的程度等。补体旁路途径的过度激活除了生成大量膜攻击复合物造成周围组织损伤外,还可以生成C3a、C5a等趋化因子介导炎症。狼疮鼠模型中敲除C3a及C5a受体均能明显减轻肾脏损伤的程度,进一步提示其在肾脏炎症反应中的重要性。

由于C1q具有结合免疫复合物的能力,20世纪70—80年代常用液相或固相的C1q来定量检测系统性红斑狼疮患者血清中的免疫复合物。1971年,Agnello V等人在系统性红斑狼疮患者血清中发现能与固相 C1q 结合且沉降系数与单体 IgG 相似的物质,推测此物质可能是 C1q 自身抗体。随后在多个研究中证实系统性红斑狼疮患者血清中存在抗 C1q 自身抗体,且发现抗 C1q 抗体与狼疮性肾炎的发生密切相关。早在 1991 年,Siegert C 等人即从 88 例系统性红斑狼疮患者分析中发现抗 C1q 抗体滴度与全身疾病活动度指标无明显相关,但与狼疮性肾炎的发生、低补体血症、循环免疫复合物水平等密切相关。在此后的研究中因检测方法、样本量等方面的差异抗 C1q 抗体在系统性红斑狼疮中的阳性率各家报道差别较大,为 20%~40%,但在狼疮性肾炎中的阳性率则为 50%~97.2%,均显著高于系统性红斑狼疮患者。北京大学第一医院检测了 150 例狼疮性肾炎患者及 30 例系统性红斑狼疮患者,发现系统性红斑狼疮患者抗 C1q 抗体阳性率为 20%,而狼疮性肾炎患者阳性率为 56%。Marto N 等人对 33 例抗 C1q 抗体阳性但无肾脏受累的系统性红斑狼疮患者进行了随访,发现在随访 10 个月时即有 9 例患者发展为狼疮性肾炎,1 例发生了低补体血症性荨麻疹性血管炎综合征。Sinico RA 等人也发现狼疮性肾炎病情缓解后,抗 C1q 抗体即转阴。更有意义的是,Coremans IE 等人研究表明 17 例抗 C1q 抗体阳性的狼疮性肾炎患者中 14 例在复发时抗 C1q 抗体滴度升高,而无肾脏受累抗 C1q 抗体阳性的系统性红斑狼疮患者在复发时仅有 50%抗 C1q 抗体滴度升高。Moroni G 等人评价了多个免疫学指标与肾脏复发的关系,在单因素分析中抗 C1q 抗体预测复发的价值最高多因素分析发现抗 C1q 抗体联合 C3、C4 的下降能更为准确地预测复发。

虽然既往大量研究表明抗 C1q 抗体与狼疮性肾炎的发生相关,其是否参与疾病的发病过程抑或仅仅是一个生物学标志物一直是研究的热点问题。

1.抗 C1q 抗体的免疫学特性提示抗 C1q 抗体可能具有潜在的致病性 既往报道抗 C1q 抗体主要识别 C1q 分子的胶原区,而 C1q 分子的胶原区是 C1q 分子与配体结合后的效应区域,具有 C1r、C1s 的结合位点,且是 C1q 受体的识别区域,因此抗 C1q 抗体可能影响 C1q 胶原区与其他分子的结合继而影响 C1q 的功能。近期的研究发现狼疮性肾炎患者血清中存在识别 C1q 头状区的抗 C1q 抗体,这些抗体与 C1q 头状区不同多肽链 ghA、ghB、ghC 的结合能力也有所不同。最近 Radanova M 等人从狼疮性肾炎患者中纯化出了抗 C1q 头状区的抗体,并发现抗头状区 C1qB 链的抗体可以抑制 C1q 与 IgG 及 CRP 的结合,为抗 C1q 抗体具有致病性的假设提供了有力证据。但北京大学第一医院的研究发现:83 例狼疮性肾炎患者血清抗 C1q GR 抗体的阳性率仅为 1.2%,且与正常对照组无显著性差别,而抗 C1q 胶原区抗体的阳性率达 50%以上,提示我国狼疮性肾炎患者中的抗 C1q 抗体主要以识别 C1q 胶原区为主。

抗 C1q 抗体几乎不识别游离的 C1q,提示抗 C1q 抗体识别的可能是 C1q 与配体结合后结构改变而暴露出的新的抗原表位。C1q 分子与 ELISA 板、免疫复合物或其他配体结合后均可暴露新的抗原表位,然而近期有项研究表明,系统性红斑狼疮患者抗 C1q 自身抗体识别表位的暴露是配体依赖性的,即抗 C1q 自身抗体并不识别结合在免疫球蛋白或免疫复合物上的 C1q,而特异性识别结合在早期凋亡细胞上的 C1q,他们认为这可能是由于早期凋亡细胞上 C1q 的配体引起 C1q 分子特殊的结构改变所致。

既往报道抗 C1q 抗体的 IgG 亚型主要为 IgG1 型和 IgG2 型,北京大学第一医院针对 142 例狼疮性肾炎患者的研究也证实以 IgG2 型为主。Wu J 等人认为这一现象可能与 IgG2 的受体 FegRⅡa-H131 基因突变导致 IgG2 型抗 C1q 抗体不能被有效清除有关。

2.动物实验证实抗 C1q 抗体的致病性　关于抗 C1q 抗体具有致病性的最有力的证据来自 Trouw LA 等人的一系列动物实验。首先他们向野生鼠注射兔抗鼠 C1q IgG 型多抗,发现 24 小时后小鼠肾小球基膜及系膜区即出现 C1q 及兔 IgG 的沉积,且肾小球内出现补体沉积、白细胞浸润,但无明显蛋白尿,肾小球内的沉积物可以持续存在 2 周。他们的实验结果说明 C1q 和抗 C1q 抗体组成的免疫复合物可以沉积在肾脏,并引起补体激活及白细胞浸润。此项试验中抗 C1q 抗体为异种来源的蛋白,不能排除异种蛋白导致免疫反应发生的可能,因此可能并不能完全模拟系统性红斑狼疮患者抗 C1q 抗体的作用。继而他们观察了自发性狼疮鼠-MRL/pr 鼠抗 C1q 抗体的水平及与肾脏损伤的关系。他们发现在出现明显的肾脏损伤之前,所有的 MRL/pr 小鼠体内即出现抗 C1q 抗体,且在肾组织沉积的免疫复合物中也存在抗 C1q 抗体,提示抗 C1q 抗体可能参与狼疮性肾炎的发生。他们给 C1q 基因敲除的小鼠注射同种小鼠的 C1q 分子,并分离出鼠抗鼠 C1q 胶原区的单抗。将此种单抗注射给野生型小鼠,观察到与第一个动物实验类似的结果,即肾小球出现 C1q/抗 C1q 抗体组成的免疫复合物的沉积,伴轻度的粒细胞浸润,但并未引起明显的肾脏损伤。把此 C1q 胶原区单抗与亚致病剂量的 C1q 固定的抗 GBM 抗体共同注射时即出现明显肾脏粒细胞浸润、炎症损伤及蛋白尿,且这种损伤是补体 C1q、C3、C4 或 Fcγ 受体依赖的。因此他们认为抗 C1q 抗体只有在与能够沉积到肾小球并被 C1q 识别的免疫复合物同时存在的情况下才能致病,同时也可以解释抗 C1q 抗体在富含免疫复合物的疾病-系统性红斑狼疮中的重要性。虽然此项试验中他们使用的是鼠抗鼠 C1q 胶原区的单抗,更为接近人类系统性红斑狼疮的发病情况,但他们所使用单抗的亚型或其他免疫学特性很有可能不同于人类抗 C1q 抗体,因此其激活补体的能力或其他生物学功能可能并不能完全等同于狼疮性肾炎患者中的抗 C1q 抗体。

3.动物实验的结果表明抗 C1q 抗体的致病作用　系统性红斑狼疮/狼疮性肾炎患者中抗 C1q 抗体的抗原表位及抗体亚型也提示其可能在一定程度上影响 C1q 分子的功能进而参与疾病的发生,但尚需人类抗 C1q 抗体特别是抗 C1q 胶原区抗体是否参与系统性红斑狼疮/狼疮性肾炎发生的直接证据。基于此,北京大学第一医院利用亲和层析和酶联免疫吸附的方法分别从活动性狼疮性肾炎患者的血清中提纯了抗 C1q 抗体,体外的功能试验证明:这些纯化的自身抗体可以识别结合在早期凋亡细胞上的 C1q 分子,与正常 IgG 相比,其可以显著减少巨噬细胞清除凋亡细胞的能力;而这些抗体还可以通过抑制红细胞结合免疫复合物的能力从而抑制免疫复合物介导被补体经典途径的清除,首次在体外证明了抗 C1q 抗体可能会通过影响部分 C1q 的生物学功能而参与了狼疮性肾炎的发病,为今后的相关研究打下了重要的基础。

四、系膜细胞及系膜基质

系膜基质及系膜细胞是狼疮性肾炎免疫复合物沉积的主要部位。Yung S 等人研究发现抗 dsDNA 抗体结合于肾小球系膜细胞上的 Annexin V 等膜蛋白后诱导其合成 IL-6 等促炎因子;Pawar RD 等人发现抗 DNA 抗体可以诱导系膜细胞合成中性粒细胞明胶酶相关载脂蛋白(NGAL),而 NGAL 可以激活 caspase-3 诱导肾内细胞凋亡及上调炎症基因的表达,NGAL 基因敲除的小鼠蛋白尿水平、肾脏病理损伤程度均减轻,提示系膜细胞分泌的 NGAL 可能是狼疮性肾炎中诱发肾脏炎症的重要介质。抗 DNA 抗体还能促肾小球系膜细胞分泌细胞基质透明质烷,可能是狼疮性肾炎系膜增生的重要机制之一。另外,肾小球系膜细胞表达 Fcγ

受体,可通过识别沉积于肾脏的自身抗体的 Fc 段而吞噬系膜区沉积的免疫复合物,并诱导炎症反应的发生。综上所述,免疫复合物沉积导致系膜细胞合成细胞因子、趋化因子等炎性介质及系膜基质可能是狼疮性肾炎肾脏受累的早期事件。

五、T 细胞

已有许多研究提示,无论是狼疮鼠动物模型还是狼疮性肾炎患者的 T 细胞都是介导肾脏损伤的重要介质。如:去除免疫球蛋白的 MRL/Lpr 狼疮鼠仍可出现肾炎表现;在 NZB/W F1 狼疮鼠中,用细胞毒 T 淋巴细胞相关抗原 4(CTLA-4)Ig 阻断 T 细胞活化并给予小剂量的环磷酰胺后,肾小球免疫复合物的沉积无明显减少,但肾脏炎症减轻,小鼠的生存时间明显延长;给予 NZB/W F1 狼疮鼠抗 T 细胞抗体治疗可以减轻肾小球炎症,减少尿蛋白量及降低早期病死率;系统性红斑狼疮患者 T 细胞表面肾脏归巢分子表达增加;狼疮性肾炎患者肾脏可见活化的 $CD4^+$、$CD8^+$、分泌 IL-17 的 $CD4^-$/$CD8^-$ T 细胞的浸润,这些 T 细胞可分泌大量的炎性因子进而活化抗体特异性 B 细胞,募集巨噬细胞和树突状细胞参与肾脏损伤过程。

六、趋化因子及细胞因子

狼疮性肾炎的发生是肾脏多种细胞相互作用的结果,涉及错综复杂的细胞因子网络。MRL/Lpr 狼疮鼠模型中肾脏趋化因子表达早于肾脏炎症细胞的浸润和蛋白尿的出现,在蛋白尿及明显的肾脏损伤出现之前,单核细胞趋化因子(MCP-1/CCL2)、巨噬细胞炎症蛋白 1-B(CCL4)、RANTES(CCL5)、巨噬细胞集落刺激因子(M-CSF)及 IFN-γ 诱导蛋白-10(CXCL10)等即在肾脏表达增高,继而出现单核细胞浸润及其细胞膜表面相应受体上调(CCR1、CCR2、CCR5)等。其中单核细胞趋化因子又与肾脏损伤密切相关,MRL/Lpr 狼疮鼠敲除 MCP-1 后可见肾脏巨噬细胞、T 细胞浸润减少,蛋白尿水平下降、肾脏损伤减轻、生存率升高等表现。另外,在肾脏损伤发生后,阻断 MCP-1 可改善肾脏损伤情况,延长动物的生存时间;CXCL10/CXCL12 及其对应的受体 CXCR3/CXCR4 在募集浆细胞样树突细胞至肾组织中发挥重要作用。

狼疮性肾炎患者肾脏以 Th1 相关细胞因子表达为主,包括 IL-12、IL-18 及 IFN-γ 等。系统性红斑狼疮尤其是狼疮性肾炎患者血清中这三种细胞因子的水平明显升高,且尿中 IL-12 的水平与狼疮性肾炎的发生及严重程度密切相关。MRL/Lpr 狼疮鼠模型中过表达 IL-18 可致尚未出现肾脏受累的小鼠肾脏白细胞聚集、蛋白尿增多,同样过表达 IL-12 的 MRL/Lpr 狼疮鼠肾脏 T 细胞尤其是分泌 IFN-γ 的 T 细胞浸润增多,肾脏损伤进程加快;而敲除 IL-12 的 MRL/Lpr 狼疮鼠血清中 IFN-γ 的水平下降,狼疮性肾炎的发生延迟。

综上所述,狼疮性肾炎是因凋亡细胞来源的染色质和抗核抗体形成的免疫复合物在肾脏沉积活化肾脏固有细胞生成大量的炎症介质,继而趋化循环巨噬细胞、树突细胞、中性粒细胞、T/B 淋巴细胞浸润而引起的免疫炎症反应。免疫复合物中抗原的性质可能决定其是否容易在肾脏沉积,抗体的性质(如抗体的亚型)可能决定其诱发炎症反应的能力,而机体或者肾脏局部对整个免疫过程的调控能力可能决定其肾脏损伤的类型及严重程度。

第二节　狼疮性肾炎的临床表现和实验室检查

狼疮性肾炎的年龄和性别分布与系统性红斑狼疮基本一致。不同种族的遗传因素及社会经济因素在肾脏的长期预后方面所起的作用仍需研究。

狼疮性肾炎既可以是系统性红斑狼疮多系统受累的临床表现之一，也可以作为首发表现起病甚至在一些患者中可见到尽管临床上达不到 ACR 关于系统性红斑狼疮的诊断标准时，受累肾脏已出现典型的狼疮性肾炎的病理表现，有学者将之称为"前狼疮"或"不典型狼疮"在临床上，狼疮性肾炎可以以多种肾脏疾病表型出现，如肾炎综合征、肾病综合征、急性肾损伤等，部分患者还可以以远端和近端肾小管功能异常，如肾小管酸中毒的特点起病。

在实验室检查方面，尿液分析及血清肌酐检查是发现系统性红斑狼疮肾脏受累的简单方法，可出现程度不等的血尿和蛋白尿，红细胞管型常见于严重的增生型狼疮性肾炎，大量蛋白尿常见于重度增生型和(或)膜型狼疮性肾炎。

对于该病诊断及判断治疗反应的无创性血清学指标主要包括抗 ds-DNA 抗体和补体水平。抗 ds-DNA 抗体和疾病的活动性相关，75% 的增生型狼疮性肾炎的患者的血中可检测到抗 ds-DNA 抗体。补体的活性及补体下降的程度与病变的活动也相关，既往的研究显示反映病变活动的最特异的指标是 C3 下降，其次是溶血性总补体(CH50)，然后是 C4。当患者病情复发时，通常先表现为抗 ds-DNA 抗体升高，然后出现 C3 水平的下降。

第三节　狼疮性肾炎的诊断及病理分型

一、临床诊断

在诊断狼疮性肾炎之前，临床上必须做出系统性红斑狼疮的诊断。目前在国际上普遍采用的是基于 1982 年美国风湿病学会(ACR)制定的系统性红斑狼疮分类诊断标准在 1997 年进行的修订版本，即在原有的第 10 条关于自身抗体的标准中，删除了狼疮细胞阳性一项，而增加了抗磷脂抗体阳性一项。符合 11 项中 4 项或其以上者即可诊断系统性红斑狼疮(表 6-1)。

表 6-1　美国风湿病学会 1997 年修订的系统性红斑狼疮分类标准

标准	定义
颊部红斑	固定红斑，扁平或高起，在两颧突出部位
盘状红斑	片状高起于皮肤的红斑，黏附有角质脱屑和毛囊栓；陈旧病变可发生萎缩性瘢痕
光过敏	对日光有明显的反应，引起皮疹，从病史中得知或医生观察到
口腔溃疡	经医生观察到的口腔或鼻咽部溃疡，一般为无痛性
关节炎	非侵蚀性关节炎，累及 2 个或更多的外周关节，有压痛、肿胀或积液
浆膜炎	胸膜炎或心包炎
肾脏病变	24 小时尿蛋白定量>0.5 g 或+++，或管型(红细胞、血红蛋白、颗粒或混合管型)
神经病变	癫痫发作或精神病，除外药物或已知的代谢紊乱
血液学病变	溶血性贫血伴网织红细胞增多，或白细胞减少(至少 2 次测定少于 4×10^9/L)，或淋巴细胞减少(至少 2 次测定少于 1.5×10^9/L)，或血小板减少(少于 100×10^9/L，除外药物影响)

标准	定义
免疫学异常	抗 ds-DNA 抗体阳性，或抗 Sm 抗体阳性，或抗磷脂抗体阳性（后者包括抗心磷脂抗体，或狼疮抗凝物阳性，或至少持续 6 个月的梅毒血清试验假阳性三者之一）
抗核抗体	在任何时候和未用药物诱发"药物性狼疮"的情况下，抗核抗体滴度异常

2009 年 ACR 会议上系统性狼疮国际合作组（SLICC）对于 ACR-系统性红斑狼疮分类标准又提出了如下修订。

临床标准：①急性或亚急性皮肤狼疮表现。②慢性皮肤狼疮表现。③口腔或鼻咽部溃疡。④非瘢痕性秃发。⑤炎性滑膜炎，并可观察到 2 个或更多的外周关节有肿胀或压痛，伴有晨僵。⑥浆膜炎。⑦肾脏病变：24 小时尿蛋白定量>0.5 g 或出现红细胞管型。⑧神经病变：癫痫发作或精神病，多发性单神经炎，脊髓炎，外周或脑神经病变，脑炎。⑨溶血性贫血。⑩白细胞减少（至少 1 次细胞计数<4000/mm³）或淋巴细胞减少（至少 1 次细胞计数<1000/mm³）；或血小板减少（至少 1 次细胞计数<100 000/mm³）。

免疫学标准：①ANA 滴度高于实验室参照标准（LRR）。②抗 ds-DNA 抗体滴度高于 LRR（如非 ELISA 法测定，需 2 次高于 LRR）。③抗 Sm 抗体阳性。④抗磷脂抗体：狼疮抗凝物阳性/梅毒血清试验假阳性/抗心磷脂抗体是正常水平的 2 倍以上或抗 β_2 糖蛋白 I 中度以上滴度升高。⑤补体减低：主要指 C3/C4/CH50。⑥无溶血性贫血但 Coombs 试验阳性。

确诊条件：①肾脏病理证实为狼疮性肾炎并伴有 ANA 或抗 ds-DNA 抗体阳性。②以上临床及免疫指标中有 4 条以上标准符合（其中至少包含 1 个临床指标和 1 个免疫学指标）。该标准较 ACR 标准有更好的敏感性（94% vs. 86%），并与 ACR 标准有大致相同的特异性（92% vs. 93%），同时明显减少误分类（P=0.0082）。但此标准是否能被广泛应用，还需要临床应用后的验证。

如果系统性红斑狼疮诊断成立，并且临床上出现持续性蛋白尿>0.5 g/d 或多次尿蛋白≥（+++），和（或）细胞管型尿（可为红细胞、血红蛋白、颗粒管型或混合性管型），临床上即可以诊断为狼疮性肾炎。而临床上符合狼疮性肾炎诊断标准的患者应进行肾活检，其目的在于进一步明确病理类型并判断病变的活动性和慢性化指标以指导治疗方案的制订和对长期预后的评估。

需要注意的是 ACR 关于系统性红斑狼疮的分类诊断标准仅是一种人为制订的标准，任何疾病都有不典型、轻型或早期病例。因此，疾病早期尚不足以满足分类诊断标准 4 项时，仍需进一步动态观察，不要轻率地排除系统性红斑狼疮的可能。有时会出现肾脏病理符合典型的狼疮性肾炎，但临床上不能满足分类诊断标准，如能够除外其他可能的继发性疾病，则也应密切观察，随着病情的进展部分患者可能发展为典型的系统性红斑狼疮。另一方面，一些其他免疫性疾病的患者在某个时期也可能出现上述 11 项中的 4 项表现，但并非系统性红斑狼疮；因此临床诊断不能完全机械地拘泥于上述分类诊断标准，而应对临床资料进行综合分析和判断。

二、病理分型

对于狼疮性肾炎的病理分型过程历经了三次较大的修订，即 ISKDC（International Study

of Kidney in Children)分型、WHO分型及国际肾脏病学会(ISN)和肾脏病理学会(PRS)2003年分型。虽然WHO关于狼疮性肾炎的分型,综合了光镜、免疫荧光和电镜的表现,曾经广泛应用,但该分类方案仍存在着一些不足,其分型方法仅根据肾小球病变的严重程度,对于指导临床同样重要的肾小管、肾间质和肾血管病变的分析却显得不够。因此,ISN/PRS结合多年的临床和病理经验重新修订了狼疮性肾炎的病理组织学分类,针对以往病理学分类的不足,在2003年公布了新的标准(表6-2),是截至目前最为被国际认可的狼疮性肾炎的分型体系。

表6-2　狼疮性肾炎的病理学分型(ISN/RPS,2003)

分型	病理学改变
Ⅰ型	轻微系膜性LN(Class Ⅰ,minimal mesangial LN)
	光镜下肾小球正常,但荧光和(或)电镜显示免疫复合物存在
Ⅱ型	系膜增生性LN(Class Ⅱ,mesangial proliferative LN)
	光镜下可见单纯系膜细胞不同程度地增生或伴有系膜基质增宽及系膜区免疫复合物沉积,无上皮侧及内皮下免疫复合物,荧光和电镜下可有少量孤立性上皮下或内皮下免疫复合物沉积
Ⅲ型	局灶性LN(Class Ⅲ,focal LN)
	活动性或非活动性病变,受累肾小球少于50%。病变呈局灶、节段或球性分布,毛细血管内或毛细血管外增生性病变均可出现,伴节段内皮下沉积物,伴或不伴系膜增生性病变
Ⅲ(A)	活动性病变:局灶增生性LN
Ⅲ(A/C)	活动性和慢性病变:局灶增生和硬化性LN
Ⅲ(C)	慢性非活动性病变:局灶硬化性LN
	·应注明活动性和硬化性病变的肾小球的比例
	·应注明肾小管萎缩、肾间质细胞浸润和纤维化、肾血管硬化和其他血管病变的严重程度(轻度、中度和重度)及比例
Ⅳ型	弥漫性LN(Class Ⅳ,diffuse LN)
	活动性或非活动性病变,呈弥漫性(受累肾小球等于或大于50%)节段性或球性分布。毛细血管内或毛细血管外增生性病变均可出现,伴弥漫性内皮下免疫复合物沉积,伴或不伴系膜增生性病变。又分两种亚型:
	(Ⅳ-S)LN:受累肾小球少于50%,并呈节段性病变
	(Ⅳ-G)LN:受累肾小球等于或大于50%,并呈球性病变
	出现弥漫性白金耳样病变时,即使轻度或无细胞增生的LN,也归入Ⅳ型弥漫性LN
	Ⅳ-S(A)活动性病变:弥漫性节段性增生性LN
	Ⅳ-S(A)活动性病变:弥漫性球性增生性LN
	Ⅳ-S(A/C)活动性和慢性病变:弥漫性节段性增生和硬化性LN

（续表）

分型	病理学改变
	Ⅳ-S(A/C)活动性和慢性病变:弥漫性球性增生和硬化性 LN
	Ⅳ-S(C)慢性非活动性病变伴有硬化:弥漫性节段性硬化性 LN
	Ⅳ-S(C)慢性非活动性病变伴有硬化:弥漫性球性硬化性 LN
	·应注明活动性和硬化性病变的肾小球的比例
	·应注明肾小管萎缩、肾间质细胞浸润和纤维化、肾血管硬化和其他血管病变的严重程度(轻度、中度和重度)及比例
Ⅴ型	膜性 LN(Class Ⅴ,membranous LN)
	肾小球基膜弥漫增厚,可见球性或节段性上皮下免疫复合物沉积,伴有或无系膜病变
	Ⅴ型膜性 LN 可合并Ⅲ型或Ⅳ型病变,则应做出复合性诊断,如Ⅲ+Ⅴ、Ⅳ+Ⅴ等,并可进展为Ⅵ型硬化型 LN
Ⅵ型	严重硬化型 LN(Class Ⅵ,advanced sclerosing LN)
	超过 90%的肾小球呈现球性硬化,不再有活动性病变

新分类方法主要变更如下:①Ⅰ型删除了光镜、免疫荧光和电镜检查均为正常的病例。②Ⅱ型仅限于轻度系膜病变。③Ⅲ型和Ⅳ型都是以肾小球毛细血管袢内、外增生、免疫复合物沉积为特点,特别强调了活动性病变(A)、非活动性和硬化性病变(C)及混合型病变(A/C);在Ⅳ型狼疮性肾炎中,除了弥漫球性病变(G),尚有弥漫节段性病变(S)。④Ⅴ型狼疮性肾炎中,可明确列出混合的类型,如Ⅱ+Ⅴ、Ⅲ+Ⅴ、Ⅳ+Ⅴ等。⑤Ⅵ型狼疮性肾炎中,球性硬化的肾小球必须超过全部的 90%,显示炎症引致的组织破坏已不能逆转。

除了分型外,狼疮性肾炎患者的病理结果还需要列出病变活动性和慢性的评分,因为这对于患者临床治疗方案的制订及判断预后非常重要。目前在临床及科研中应用较为广泛的是 NIH 评分系统(表6-3),活动度评分越高,提示临床需要积极进行免疫抑制治疗,而慢性化评分越高,提示预后较差。

表6-3　狼疮性肾炎肾活检标本活动性和慢性化评分

活动指标(AI)	慢性指标(CI)
细胞增生	肾小球硬化
核碎裂和坏死	肾小管萎缩
细胞(细胞纤维)性新月体	纤维性新月体
铁丝圈(白金耳)/透明血栓	间质纤维化
白细胞浸润	
间质炎症细胞浸润	

注:每项的评分0~3。"核碎裂和坏死"和"细胞性新月体"每项×2。活动度的最高分是24,慢性化的最高分是12。

值得一提的是,狼疮性肾炎不但不同的病理类型可以互相重叠,狼疮性肾炎的组织病理类型也可随着疾病活动性和治疗效果的变化互相转变。例如,病变相对较轻的类型(Ⅱ型),如果不治疗,可转化为严重的Ⅳ型;而严重的增生型病变,经过治疗或随着病程的延长可转化为系膜型病变或膜型病变,而病理类型的转化往往会伴随相应的血清学和临床表现的变化。

虽然近10年来,ISN/RPS分型体系已广泛被国际肾脏病、风湿病及病理学领域所接受,对其合理性验证的文章也多是肯定性的结果,但仍存部分争议,特别是对一些特殊的病理表现如将Ⅳ型分为球性(G)和节段性(S)2个亚型是否合理、Ⅳ型中的新月体性肾炎有何特点、肾小球的足细胞病变的临床意义、肾小管-间质损伤及血管病变是否得到重视及其对整体预后有何影响等都值得进一步探讨。

1.Ⅳ-G和Ⅳ-S　一类病变的不同阶段还是两类病变? ISN/RPS体系中较大的一个改变就是把Ⅳ型(弥漫性)又分为两种亚型:Ⅳ-S,受累肾小球超过50%,但呈节段性病变;Ⅳ-G,受累肾小球超过50%,并呈球性病变。这一改变主要源于Najafi CC等人为代表的"狼疮性肾炎协作组"在2001年所发表的工作:他们对2组有肾脏病理资料的狼疮性肾炎患者进行了10年的随访,第一组24人为WHO旧分型的Ⅲ型(局灶节段性肾炎,但受累肾小球>50%,即相当于ISN/RPS分型的Ⅳ-S型),第二组35人为真正的Ⅳ型(弥漫增生性肾炎,即相当于ISN/RPS分型的Ⅳ-G型),经过了类似的免疫抑制治疗后,5年肾病缓解率分别为48% vs. 73%($P<0.05$),而10年的肾脏存活率分别为52% vs. 75%($P<0.05$),结合相关的一些病理现象的区别,他们提出:首先,既然是受累肾小球>50%,尽管是节段性病变,Ⅳ-S也应该从旧的Ⅲ型中分离;其次,虽然都是受累肾小球>50%,无论从病理表现还是临床治疗效果及预后,Ⅳ-S与Ⅳ-G都有显著性差异,可能并不仅仅是同一类病变的不同阶段,而更可能存在各自不同的发病机制:Ⅳ-S更接近于"少免疫复合物"的局灶节段血管炎的特点,而Ⅳ-G则可能会是经典的免疫复合物致病。尽管在ISN/RPS颁布后的几年内,接连有Mittal B、Yokoyama H、Hill GS、Kim YG等多组学者均在努力验证这一改变的合理性,但遗憾的是其结果并不一致,虽然大部分学者均支持这2组亚型的病理改变确有区别,但远期预后差别并不大,且受到样本量的限制,均未做进一步发病机制的研究。鉴于以上研究的局限性,北京大学第一医院肾内科回顾性总结了在本科肾活检、并按ISN/RPS新分型诊断为Ⅳ型狼疮性肾炎患者的临床-病理-随访资料,其中Ⅳ-G型152例,Ⅳ-S型20例,两组患者在临床及病理表现方面均各有一些特点,如Ⅳ-G组表现为更严重的贫血、尿蛋白量更多,血肌酐更高、血浆C3水平更低;而Ⅳ-S组在肾脏病理指标上表现为更高比例的纤维素样坏死,但两组5年的肾脏存活率无统计学差异。较为重要的一点在于:对其与发病机制可能相关的自身抗体谱进行了进一步的检测,发现代表"少免疫复合物"致病的血管炎特点的抗中性粒细胞胞质抗体(ANCA)在Ⅳ-S组显著高于Ⅳ-G组,而代表狼疮经典免疫复合物致病的抗C1q-IgG1和IgG3抗体亚型在Ⅳ-G组则显著高于Ⅳ-S组,提出了Ⅳ-S和Ⅳ-G可能具有不同的致病机制,而不仅仅是同一类病变的不同阶段。然而,以上的研究均为单中心的结果,缺乏验证,结果的解读会存在一定的局限性,基于此,Haring CM等人进行了相关的荟萃分析后发现二组肾脏的终点事件并无差别(HR1.08,95%CI:0.68~1.70),因此提出是否需要在新的分型体系里把两组细分值得进一步探讨。

2.狼疮性肾炎中的新月体性肾炎　急进性肾炎综合征是肾脏疾病领域中的急重症之一,常见于ANCA相关小血管炎、抗肾小球基膜病、紫癜性肾炎、IgA肾病等疾病,诊治不及时患者往往会迅速进入尿毒症期,并有生命危险,其肾脏病理表现主要为"新月体性肾小球肾炎"。狼疮肾损害病理中的"新月体"并不少见,但按国际病理界标准(即大新月体的比例>肾小球的50%)真正能够诊断为"新月体肾炎"的比例在狼疮性肾炎中研究尚少,且多为个例报道。

北京大学第一医院肾内科对本院327例有肾脏病理诊断的狼疮性肾炎患者重新阅片,最后确定符合新月体性狼疮性肾炎诊断的患者共33例,与非新月体的Ⅳ-G型相比,"新月体组"临床上更易出现急性肾衰竭、肾脏病理中的急性和慢性指数更高。尽管经过积极的强化免疫抑制治疗,"新月体组"的临床缓解率仍更低、复发率更高、肾脏远期预后更差,更有意义的是,ANCA的阳性率在"新月体组"要高于"非新月体组"(30.3% vs. 2.5%,$P=0.008$),提示了在发病机制上,新月体性狼疮性肾炎与ANCA相关小血管炎可能有相近之处,在众多狼疮性肾炎的类型中可能有其"独特"的地位。

3.肾小管-间质病变在狼疮性肾炎中的地位 肾小管-间质病变的轻重程度在很多原发的肾小球疾病,如IgA肾病中,都对预后起到了决定性的作用,尽管在ISN/RPS的分型体系中也特别提到了应该描述肾小管-间质损害的情况,但该分型毕竟是建立在以肾小球损害为核心的基础之上,肾小管-间质病变在狼疮性肾炎中的地位还需要进一步明确,另外临床当中确有部分狼疮性肾炎病例出现了肾小球与肾小管-间质损害不平行的现象也提示了狼疮性肾炎中肾小管-间质病变可能有其特殊之处。

北京大学第一医院肾内科分析了我国北方地区5家医院诊治的狼疮性肾炎患者的临床-病理资料,分型遵循ISN/RPS体系,针对肾小管-间质评估分为:肾间质炎症细胞浸润、肾小管萎缩及肾间质纤维化三部分,每部分评分等级按:0,无病变;+,轻度病变;++,中度病变;+++,重度病变。根据肾小球-肾小管/间质病变相关程度的不同将本样本人群分为4组(①肾小球、肾小管-间质病变均轻。②肾小球、肾小管-间质病变均重。③肾小球病变重而肾小管-间质病变轻。④肾小球病变轻而肾小管-间质病变重),进一步比较该4组患者资料后发现:第1组中急性肾损伤比例最低,肾脏预后最好;第3组中自临床出现肾炎症状至肾活检的间隔时间最短;第4组中出现血尿的比例最低,但是贫血发生率高且严重。经过log-rank检测和Kaplan-Meier曲线的单因素分析后发现:以上3个肾小管-间质指标均为肾脏进入ESRD的危险因素,而进一步的Cox多元危险因素分析证实以上3个指标依然为判断肾脏预后的独立危险因素。因此可以认为,ISN/RPS狼疮性肾炎分型体系在一定程度上可以反映肾小管-间质病变的损伤程度且肾小管-间质损害指数是判断肾脏预后的独立危险因素,但额外对肾小管-间质损害进行描述对该分型体系的完善会是一个较好的补充。

4.肾血管病变在狼疮性肾炎中是否得到了重视 狼疮肾损害中的血管受累也很常见,可以涉及大、中、小等不同管径的血管,肾脏病理切片能看到的血管损害往往指的是小血管或是微血管受累,一般来讲分为以下5种病变:免疫复合物沉积型(ICD)、动脉硬化型(AS)、血栓性微血管病型(TMA)、非炎症性坏死性血管病变型(NNV)及血管炎型(VAS)。ISN/RPS的分型体系虽然也强调了应该描述肾血管损害的严重程度,但由于其表现复杂,分布往往不均匀,故目前仍缺乏对其临床意义的全面评估

鉴于以上的不足,北京大学第一医院近期回顾性分析了341例狼疮性肾炎患者的临床及病理资料,发现其中279例患者(81.8%)存在肾血管病变,具体分型如下:253例(74.2%)为免疫复合物沉积型,82例(24.0%)为动脉硬化型,60例(17.6%)为血栓性微血管病型,13

例（3.8%）为 NNV，2 例（0.6%）为血管炎型，其中 TMA 临床表现最重，预后最差。另外，其中 105 例（37.6%）患者合并存在 2 种或 2 种以上的肾血管病变。值得一提的是，该研究提示肾血管病变的存在与肾脏病理的活动度和慢性化程度相关，狼疮性肾炎血管病变评分是患者肾脏预后不良的独立危险因素，提示临床需要针对血管病变制订相应的治疗方案。

5.狼疮性肾炎中的足细胞病变　近年来，有越来越多的报道发现在狼疮性肾炎患者中，有一组特殊的病理表型，即临床上表现为大量蛋白尿，狼疮全身活动指标较低，而肾脏病理仅表现为系膜增生性病变（即Ⅱ型狼疮性肾炎），免疫复合物沉积不明显，但电镜却提示足突广泛融合，非常像原发性微小病变型肾病或局灶节段硬化性肾小球病。对于这组患者是狼疮性肾炎中一组特殊的亚群，即"狼疮足细胞病"，还是仅仅为两种疾病的同时表现，一直有很大争议。在 ISN/RPS 的分型体系中并未提及足细胞的损伤。基于此，北京大学第一医院对 202 例狼疮性肾炎患者肾脏电镜标本的肾小球的足突宽度（FPW）逐一进行了测量，结果显示：这些患者平均的足突宽度为 1397.39nm，显著高于本中心的正常范围（553nm±34nm，$P<0.001$），但其中真正符合"狼疮足细胞病"诊断的患者仅有 13 例。进一步的分析发现，FPW 与尿蛋白定量显著相关（$r=0.509,P<0.001$），且当 FPW 数值大于 1240nm 时，其鉴别肾病综合征水平蛋白尿及非肾病综合征水平蛋白尿的敏感性（81.5%）及特异性（62.7%）最佳。随着病理类型的加重，其足突损害程度也更为突出，Ⅲ+Ⅴ 或Ⅳ+Ⅴ 型是最重的。更有意义的是，对于足突宽度大于 1240nm 的患者而言，他/她们对钙调蛋白抑制剂的治疗反应要显著好于传统的免疫抑制剂。以上结果提示，足突损害在狼疮性肾炎患者中是较为普遍的，既往由于更关注增生病变或是基膜病变，可能掩盖了同样重要的足细胞病变，而如能够通过病理较好的描述足细胞损害的程度，很有可能会对临床决策提供必要的参考价值。

第四节　不同病理类型狼疮性肾炎的治疗策略

一、Ⅰ型狼疮性肾炎（轻微系膜性狼疮性肾炎）

由于本型患者临床上无肾脏受累的表现，且与患者肾功能的长期预后不相关，故对其的治疗主要是根据肾外狼疮的临床表现决定是否用糖皮质激素和免疫抑制剂。

二、Ⅱ型狼疮性肾炎（系膜增生性狼疮性肾炎）

对Ⅱ型狼疮性肾炎伴尿蛋白<3 g/d 的患者需根据狼疮的肾外临床表现程度决定糖皮质激素和免疫抑制剂的治疗；对Ⅱ型狼疮性肾炎伴尿蛋白>3 g/d 的患者，电镜检查多提示其合并足细胞病，故应使用糖皮质激素或者钙调磷酸酶抑制剂治疗，具体用药方案同微小病变的治疗。

三、Ⅲ型狼疮性肾炎（局灶性狼疮性肾炎）和Ⅳ型狼疮（弥漫性狼疮性肾炎）

对于此两型的治疗原则类似，即均应包括初始治疗（诱导治疗）及维持治疗两部分。

1.初始治疗　原则上应使用糖皮质激素联合环磷酰胺或霉酚酸酯。如果患者在初始治疗阶段有病情恶化的趋势（如血肌酐升高、蛋白尿增多等）应该考虑换用其他治疗措施。常用的治疗方案总结参见表 6-4，具体解释如下。

表 6-4　Ⅲ/Ⅳ型狼疮性肾炎初始治疗方案

方案	NIH	欧洲-狼疮	口服环磷酰胺	吗替麦考酚酯
环磷酰胺	静脉注射环磷酰胺 0.5~1 g/m²；每月 1 次,持续 6 个月	静脉注射环磷酰胺 500 mg,每 2 周 1 次,共 3 个月	口服环磷酰胺 1.0~1.5 mg/(kg·d)(最大剂量 150 mg/d)使用 2~4 个月	—
吗替麦考酚酯	—	—	—	吗替麦考酚酯最大剂量 3 g/d,共 6 个月
随机对照研究表明在增生性狼疮性肾炎治疗中有获益	是	是	是	是
随机对照试验表明在重度增生性狼疮性肾炎治疗中有获益	是	无相关研究	无相关研究	无相关研究
评论	在白种人、黑种人、西班牙人、中国人人群有效	在白种人人群有效,无黑种人、西班牙人、中国人群结果	在白种人、黑种人及中国人群有效;较静脉注射环磷酰胺使用方便、价格便宜	白种人、黑种人、西班牙人、中国人人群有效;价格昂贵

注:所有治疗方案均联合使用糖皮质激素[口服泼尼松,起始剂量 0.5~1 mg/(kg·d),根据临床情况使用 6~12 周后逐渐减量;重度病情者初始治疗时常加用静脉注射甲泼尼龙冲击治疗]。

(1)糖皮质激素:所有治疗方案中糖皮质激素的使用方法相似。起始剂量口服泼尼松最大量为 1 mg/kg,根据患者临床情况在使用 6~12 周逐渐减量。但是到目前为止,尚无对糖皮质激素使用剂量及疗程进行评价的随机对照研究。

(2)环磷酰胺:使用环磷酰胺(0.5~1 g/m²)静脉滴注,每月 1 次,共 6 个月(治疗方案 A,也叫"NIH 方案"),该方案是第一个显示优于单用糖皮质激素治疗的免疫抑制治疗随机对照研究。

值得注意的是,一项在白种人中的随机对照研究表明低剂量环磷酰胺方案,即环磷酰胺静脉滴注 500 mg,每 2 周 1 次,共 3 个月(治疗方案 B,也叫"欧洲-狼疮方案"),与方案 A 的疗效相同。但是由于此项研究并未包括重度狼疮性肾炎患者,因此,目前尚不清楚在重度Ⅲ/Ⅳ型狼疮性肾炎或者在其他种族患者中 B 方案是否与 A 方案的疗效相同。

口服环磷酰胺 1.0~1.5 mg/(kg·d)(最大剂量 150 mg/d)使用 2~4 个月(治疗方案 C)可作为静脉注射环磷酰胺的替代治疗方案,前瞻性观察研究显示其与静脉注射环磷酰胺效果相同,在中国人群中研究表明其与吗替麦考酚酯疗效也相同,但这一结果在其他种族人群中尚未得到证实。关于口服环磷酰胺是否较静脉注射不良反应大,目前尚无一致结论。

（3）吗替麦考酚酯（mycophenolate mofetil，MMF）：中国人群的一项随机对照研究显示：MMF（最大剂量 3 g/d）使用 6 个月（治疗方案 D）与方案 C 可获得相同的缓解率，但此项研究未包括重度狼疮性肾炎患者。

随机对照研究 ALMSI 纳入了 370 例狼疮性肾炎患者，包括Ⅲ型、Ⅳ型和Ⅴ型，比较了 MMF 和治疗方案 A 的疗效，其结果显示在 6 个月时患者对 MMF 和静脉注射环磷酰胺的治疗反应率相似，两组之间出现严重感染和死亡等不良反应的比例也相同。

初始治疗的另外三种治疗方案的随机对照试验的证据比较有限。糖皮质激素联合：①硫唑嘌呤，或②环孢素，或③他克莫司和霉酚酸酯联合使用（也叫"多靶点"治疗）。

（4）硫唑嘌呤：欧洲的一项随机对照研究比较了使用硫唑嘌呤联合静脉注射甲泼尼龙随后口服糖皮质激素与静脉注射环磷酰胺加口服糖皮质激素的疗效。经过两年的临床观察后发现，两组疗效相似，但应用硫唑嘌呤组不良反应更少。之后的后续观察却发现：硫唑嘌呤组肾脏远期复发率及血肌酐翻倍的风险都要高，且复查肾活检的慢性化程度更重。

（5）环孢素：一项小样本（$n=40$）开放性随机对照试验比较了环孢素和环磷酰胺分别作为初始阶段药物联合糖皮质激素治疗增生性狼疮性肾炎的疗效。环孢素使用方法为 4~5 mg/（kg·d）连用 9 个月，在随后的 9 个月内逐渐减量。环磷酰胺的使用不同于以上介绍的大部分临床试验的方案，在最初 9 个月内静脉注射环磷酰胺（10 mg/kg）8 次，随后的 9 个月口服环磷酰胺（10 mg/kg）4~5 次。在治疗 9 个月和 18 个月时，两组患者在对治疗的反应或疾病缓解率方面无差别，在随访至 40 个月时两组复发率也无差别。两组患者感染和白细胞减少的发生率相似。

（6）他克莫司和霉酚酸酯联合应用：中国人群一项小规模的随机对照研究比较了对Ⅳ型合并Ⅴ型狼疮性肾炎患者联合使用他克莫司（4 mg/d）、MMF（1 g/d）及口服糖皮质激素治疗（又称为"多靶点"治疗）与静脉注射环磷酰胺（0.75 g/m²，每月 1 次，持续 6 个月）加口服糖皮质激素治疗的疗效。在 6 个月时，接受多靶点治疗的患者 90% 达到完全或部分缓解，而使用环磷酰胺组的该比例为 45%（$P=0.002$），最近的多中心研究进一步验证了此项结果。但需要指出的是，该方案在其他种族人群中尚无评价；另外，多数临床试验中中国人群狼疮性肾炎患者对环磷酰胺治疗的反应一般较好，但此项试验中该反应却较差，因此多靶点治疗的效果尚需更多的临床试验进行验证。

补充说明：由于前瞻性随机对照试验表明糖皮质激素联合环磷酰胺可以降低 ESRD 的发生，因此环磷酰胺已常规应用于Ⅲ/Ⅳ型狼疮性肾炎的治疗。另外一些研究也显示糖皮质激素联合环磷酰胺可以减少狼疮性肾炎的复发，提高缓解率，降低 CKD 的进展速度。对参加 NIH 试验部分患者重复肾活检结果进行回顾性的分析显示：单用糖皮质激素者慢性化指数随时间呈线性升高（中位随访时间为治疗后 44 个月），而糖皮质激素联合环磷酰胺（或其他免疫抑制剂）者慢性化指数无明显变化。这一结果提示免疫抑制剂可以阻止肾脏瘢痕化的进展。但这些研究的不足之处在于样本量均较小，尤其是具有长期随访资料的患者少。

随机对照研究结果表明口服和静脉注射环磷酰胺患者预后无明显差别，因此治疗方案 A 被广泛应用。但由于环磷酰胺的膀胱毒性（化学性膀胱炎）只发生在口服给药患者中，因此静脉注射环磷酰胺成为标准治疗方案。考虑到长期使用可能会发生血液系统恶性肿瘤的风险，应该避免较大累积剂量的使用环磷酰胺。建议对于系统性红斑狼疮的患者，一生中环磷酰胺最大累积剂量为 36 g。

另外需要注意的是,使用环磷酰胺时要尽可能减少不良反应的发生。对于肌酐清除率在 25~50 mL/min 的患者,环磷酰胺要减量 20%;而对于肌酐清除率在 10~25 mL/min 的患者,环磷酰胺要减量 30%。使用环磷酰胺时,需要定期监测外周血白细胞计数,根据白细胞计数调整静脉或口服环磷酰胺剂量,须保持白细胞计数 ≥3000/μL。当出现白细胞减少时,要鉴别其是狼疮本病还是环磷酰胺所致骨髓抑制引起。

口服环磷酰胺时,为了减少膀胱毒性的发生,建议患者晨起服用,并且在每餐时和睡前保证摄入足够的水。当静脉使用环磷酰胺时,给予美司钠(巯乙磺酸钠)可以减少出血性膀胱炎的发生。

为了保护生育能力,当使用环磷酰胺时,女性需要预防性地应用 leuprolide(亮丙瑞林),男性需要预防性地应用睾酮。为了最大限度地获益,leuprolide 的使用要及时。卵巢组织低温储存可以作为备选方案,但成本较高。睾酮在保护男性生殖系统方面,效果不确切,所以可以考虑精子储存。

为减少环磷酰胺的不良反应,很多研究力图改进环磷酰胺的剂量和剂型使用。一项 RCT 在白种人中验证了低剂量短疗程环磷酰胺(方案 B)的效果。与方案 A 相比,其结果显示了更高的缓解率和更低的严重感染发生率,尽管差别并未达到统计上的显著水平。更重要的是,在长期预后方面(平均随访 10 年),这种低剂量的环磷酰胺方案和方案 A 相似。但由于在这个临床试验中,大多数患者是白种人,且大部分患者临床表现较轻,因此该方案能否推广到其他人群及更为严重的 Ⅲ/Ⅳ 型狼疮性肾炎尚需进一步验证。

不含环磷酰胺的方案 D 已经提出,MMF 可以替代环磷酰胺用于狼疮性肾炎前 6 个月的初始治疗。该方案的理论基础源自亚洲的 3 个小型研究和 1 个来自美国的大型研究(纳入患者 140 例)。亚洲的临床研究认为 MMF 的治疗效果和环磷酰胺相当,而美国的研究认为 MMF 优于静脉环磷酰胺,但需要注意的是在后者中许多患者的环磷酰胺量并未达到目标剂量值。另外一项 RCT 研究称之为 ALMSI50,该试验入组了 370 例狼疮性肾炎患者(病理类型包括了 Ⅲ~Ⅴ 型)。具体方案如下:两组患者均予口服糖皮质激素,一组为每天口服 MMF 3 g,另一组则为 6 次每个月的静脉环磷酰胺(0.5~1 g/m²)治疗。结果显示:两组在 6 个月时的治疗反应相当,不良反应发生率、严重感染发生率及病死率也相似。进一步对 ALMS 试验的亚组分析指出:对于黑种人、西班牙裔、混合种族的患者(通常这些种群中难治性狼疮的比例会高一些),环磷酰胺的效果要比 MMF 差,但是对于亚洲人而言,MMF 的疗效并不如环磷酰胺。

由于对 Ⅲ 型和 Ⅳ 型狼疮性肾炎而言,无论使用哪种初始治疗方案,在 6~12 个月时的肾脏缓解率只有 60% 左右,一项 RCT 在使用 MMF 和糖皮质激素治疗的基础之上,比较了加用利妥昔单抗或安慰剂的治疗效果,即缓解率是否会增加。这项 RCT 的设计来源主要基于之前的一些小型、开放性、非对照研究的结果,即利妥昔单抗对于增生性狼疮性肾炎,无论是难治性病例还是一般的初始治疗,是有效的。但遗憾的是,经过 12 个月的治疗后,两组之间的完全缓解及部分缓解率均无统计学差异,因此目前尚不推荐利妥昔单抗作为初始治疗的协同方案。

虽然利妥昔单抗对于狼疮性肾炎的治疗目前尚无证据推荐为一线,然而对于一些难治性病变或对传统免疫抑制剂有禁忌证的患者而言,该药还是可以考虑作为"挽救"方案的。

对于初始治疗的个体化选择:通过评估入组患者的蛋白尿及肾功能可以发现,MMF 与环磷酰胺比较疗效的这两个大型的临床试验,与其他一些环磷酰胺的随机对照试验相比,重型狼疮性肾炎纳入的比例要低。因此,对于重症Ⅲ/Ⅳ型狼疮性肾炎患者,应以包含环磷酰胺的初始治疗作为首选。

另外,环磷酰胺对于肾功能的保护作用只有在随访3~5年后才会体现出来,因此在评价不包括环磷酰胺的初始治疗方案对Ⅲ/Ⅳ型狼疮性肾炎,长期肾脏预后的时候,随访的时间要足够长,这样才能显示出该方案和环磷酰胺之间究竟有无差别。例如,荷兰狼疮工作组发现硫唑嘌呤在初始治疗Ⅲ型和Ⅳ型狼疮性肾炎时具有类似的效果。但是经过长期的随访后发现,硫唑嘌呤组重复肾活检具有更高的慢性化评分,肾病复发率及肌酐倍增的比率也是高的。但在一些经济条件欠发达及药品可及性差的地区,硫唑嘌呤可以作为Ⅲ和Ⅳ型狼疮性肾炎初始治疗的首选。

在一项长期的MMF治疗随访中(随访中位数为64个月),与环磷酰胺起始之后序贯硫唑嘌呤治疗相比,两组在肾功能保护方面差异不大。但在MMF组有更多的复发率,蛋白尿>1 g/d的持续时间更长,更多的患者血肌酐持续>2 mg/dL(176 μmol/L)。这些特点在其他临床试验中也已经证实和肾功能的恶化有关。

2.维持缓解治疗　对于成功完成初始治疗后的患者而言,应使用硫唑嘌呤[1.5~2.5 mg/(kg·d)]或MMF(1~2 g/d分次服用),同时合并使用小剂量口服糖皮质激素(等剂量予≤10 mg/d泼尼松)进行维持缓解治疗。而对于不能耐受MMF和硫唑嘌呤的患者,可使用钙调素拮抗剂和小剂量的糖皮质激素。获得完全缓解后,应至少进行1年维持缓解期后再考虑将免疫抑制剂减量。如果经过12个月的维持缓解治疗,病情仍未达到完全缓解,应该考虑重复肾活检,以决定是否改变治疗方案。当维持缓解治疗减量时,如果肾功能恶化和(或)蛋白尿加重,为了控制病情,免疫抑制剂的治疗需要增强至原有的水平。

维持缓解治疗方案的具体选择:目前对于增生性狼疮性肾炎的患者,经过初始治疗后有一些方案可供维持缓解治疗选择,但其建议并不固定,特别是要考虑患者的一些特殊因素,如妊娠或其他不良反应的发生等。

在一项主要由黑种人和西班牙裔组成的Ⅲ/Ⅳ型狼疮性肾炎患者的队列研究中,将患者分为两组,一组为每月静脉应用环磷酰胺治疗持续7个疗程,之后换用硫唑嘌呤或MMF维持治疗;另一组为每月静脉环磷酰胺治疗6个月,之后每3个月一次静脉环磷酰胺治疗直到达到缓解后一年。这项研究显示,在超过72个月的随访中,使用硫唑嘌呤或MMF维持治疗的患者,达到死亡或慢性肾脏病的混合终点的比例显著低于环磷酰胺组,且不良反应更少。

MAINTAIN肾炎研究的对象主要为白种人,在应用低剂量环磷酰胺后(前文中提到的B方案),其比较了使用MMF或硫唑嘌呤进行维持治疗的效果,其结果显示:在至少3年的随访中,二者疗效相当。

ALMS扩展试验比较了在6个月的初始治疗后(D方案),应用MMF或硫唑嘌呤作为维持治疗的效果。与MAINTAIN研究不同,患者必须在初始治疗后,达到完全或者部分缓解,才能入组。经过3年的治疗后,MMF组达到治疗失败的混合终点(包括死亡、ESRD、肾病复发、血肌酐翻倍或者需要进行抢救治疗)的比例为16%,而硫唑嘌呤组为32%($P = 0.003$)。进一步分析发现,MMF的这一优势并不依赖于初始治疗或患者人种的影响。

一项由69例Ⅲ/Ⅳ型狼疮性肾炎患者入组的随机对照试验表明,在使用泼尼松或口服环磷酰胺进行初始治疗后,持续 2 年使用环孢素 A 与硫唑嘌呤进行维持治疗进行比较后发现,两组在预防病情复发及减少蛋白尿方面的效果是相当的。另一项随机对照试验显示,在重度系统性红斑狼疮患者中,其中 29% 的患者为肾炎,环孢素和硫唑嘌呤在协助减少糖皮质激素方面效果类似。

治疗疗程:维持治疗到底要多长时间目前尚无定论。来自 7 个随机对照试验的数据显示,平均疗程为 3.5 年。目前国际上建议至少在患者获得完全缓解的 1 年之后,再考虑逐渐减少免疫抑制剂的使用剂量。当然如果患者此前有过肾病复发的病史,维持治疗的疗程要相应延长。

对于仅获得部分缓解的患者,免疫抑制治疗要持续进行直到完全缓解。但遗憾的是,到目前为止尚没有充分的证据来协助制订如何将部分缓解的患者转为完全缓解的治疗策略,无论是通过增加激素的使用量或调整免疫抑制剂的种类。

四、V型狼疮性肾炎原则

对于 V 型狼疮性肾炎并且表现为非肾病水平蛋白尿的患者,应主要使用降蛋白尿及抗高血压药物的治疗,需要根据系统性红斑狼疮肾外表现的程度来决定糖皮质激素和免疫抑制剂的治疗。对于表现为肾病水平蛋白尿的患者,应联合使用糖皮质激素及免疫抑制剂治疗,如:环磷酰胺、钙调神经蛋白抑制剂、霉酚酸酯或硫唑嘌呤。

应用免疫抑制剂治疗肾病性蛋白尿的 V 型狼疮性肾炎患者证据如下:目前仅有一项小型随机对照试验(每种治疗方案入组 15 例患者)就对 V 型狼疮性肾炎患者使用激素联合免疫抑制剂治疗进行了比较。该项队列研究包括了黑种人、西班牙裔及白种人的美国人群,比较了在使用泼尼松的基础上分别加用环磷酰胺或环孢素的效果。研究证实两组均能显著提高治疗反应(12 个月时的完全缓解率分别为 40%~50% 及 14%)。但应用环孢素治疗的患者(1 年中 40% 复发)较应用环磷酰胺的患者(48 个月中无复发)相比更容易在治疗停止后出现复发。进一步的多因素分析表明,初始蛋白尿大于 5 g/d 为不能获得缓解的唯一独立预测因素,而不能获得持续缓解则为肾功能下降的危险因素。

目前仅有一些在 V 型狼疮性肾炎患者中使用 MMF 及硫唑嘌呤合用/不合用糖皮质激素治疗的小型、非对照、回顾性研究或开放性研究。总的来看,这些研究显示 6~12 个月时的完全缓解率为 40%~60%。一项小型开放性研究在 V 型狼疮中使用他克莫司,显示在 6 个月内的完全缓解率为 39%。以上这些治疗方法尚需更多的随机对照试验验证后方可予以推荐。

V 型合并 Ⅲ 型或 Ⅳ 型狼疮性肾炎的患者预后可能更差,应选择与增生性病变同样的治疗方案。

五、Ⅵ型狼疮性肾炎(进展硬化型狼疮性肾炎)

此型患者应根据狼疮肾外表现的程度决定是否使用糖皮质激素及免疫抑制治疗。

第五节　狼疮性肾炎复发的处理

在完全缓解或部分缓解后的狼疮性肾炎复发,应重新开始初始治疗及维持治疗,可参考之前有效的方案。若重新应用原治疗方案将使患者面临环磷酰胺累积过量的风险时,建议换用非环磷酰胺的初始治疗方案。狼疮性肾炎复发时若考虑病理分型有所改变,或不能确定血肌酐升高和(或)蛋白尿的加重是由于疾病活动还是慢性病变导致时,可重复肾活检。

狼疮性肾炎可能会自发地从一种类型转变成另一种类型,最常见的转变是从Ⅲ型转为Ⅳ型。特别是最近的一项回顾性研究显示,与临床相关的转型更多见于由非增生性病变转为增生性病变,反之则少见。以下是提示可能出现转型的一些线索,如进展为肾病范围内的蛋白尿、尿沉渣镜检出现活动性改变等,当然,最后的确诊仍需肾活检。

对某一患者个体而言,狼疮性肾炎复发的诊断需要依靠以下一些临床标准,如尿沉渣的改变,尿蛋白排泄率的变化,血肌酐值相对于基线的改变等。目前尚无对狼疮性肾炎复发的统一定义。表6-5列出的是来自数个已发表研究中所用到的标准。血清补体成分水平的下降及抗双链DNA抗体滴度的升高同样支持复发的诊断,但不是必要条件。

表6-5　狼疮性肾炎复发的诊断和分类标准

肾脏病轻度复发	肾脏病中度复发	肾脏病严重复发
肾小球源性血尿增加,每个高倍镜视野从<5个红细胞上升到>15个红细胞 同时伴有 每个高倍镜视野≥2个棘形红细胞 和(或) 再次出现≥1个红细胞管型、白细胞管型(非感染),或两者都有	如果肌酐基线值: <2.0 mg/dL,则增加量为0.20~1.0 mg/dL ≥2.0 mg/dL,则增加量为0.40~1.5 mg/dL 和(或) 如果尿蛋白/肌酐基线值: <0.5,则增加量为≥1.0 0.5~1.0,则增加量为≥2.0,但绝对增加量<5.0 >1.0,则增加量≥2倍,但绝对增加量<5.0	如果肌酐基线值: <2 mg/dL,则增加量>1.0 mg/dL ≥2 mg/dL,则增加量>1.5 mg/dL 和(或) 尿蛋白/肌酐的绝对增加量>5.0

第六节　难治性狼疮性肾炎的处理

在完成初始治疗后,对血肌酐和(或)蛋白尿仍持续恶化者,应考虑重复肾活检来区分是活动性病变还是瘢痕性(慢性)损伤。对血肌酐和(或)蛋白尿持续恶化,且肾活检显示仍有活动性病变者,应使用初始诱导治疗的替代方案。对于那些用了不止一种的推荐的初始诱导治疗方案但仍然没有效果的耐药患者,建议考虑用静脉注射丙种球蛋白、钙调素抑制剂或者利妥昔单抗等方法治疗。难治性病例占总人数的10%~20%。需要指出的是,对于那些真正难治的病例,如前所述,需要仔细结合病理评估是否存在新月体性肾炎、血栓性微血管病、足细胞病或肾小管间质性肾病,而制订合理的治疗方案。

目前对于难治性狼疮性肾炎尚无统一的定义。如果使用传统的环磷酰胺治疗没有成功,且非环磷酰胺疗法也无效,那么该患者就考虑为难治性病例。如果重复肾活检证实了活动性病变是引起临床指标持续性异常的原因,则没有更确切的信息来指导治疗。而下面介绍"挽救性"治疗仅为小样本观察性研究,仅能提供有限的帮助。

应用静脉输注丙种球蛋白治疗难治型病例的证据质量并不高。这种治疗方法仅被应用于一小部分增生性狼疮性肾炎的患者,且其结果显示与环磷酰胺相似。而静脉输入的丙种球蛋白的一些成分(含有蔗糖的)有肾毒性,因此,这种方法最好应该避免应用于已有肾损害的患者。

有关使用小剂量的环孢素[2.5 mg/(kg·d)]治疗难治性狼疮性肾炎的证据有限,多来自于小样本的前瞻性、开放性研究。他们发现,尽管未能改善患者的肾功能,但是大部分患者的蛋白尿减少,血尿缓解,并可减少糖皮质激素的剂量。同样地,一项针对依赖糖皮质激素的狼疮性肾炎患者中使用他克莫司(3 mg/d)的前瞻性研究显示,蛋白尿和C3的水平都有所改善。

对难治性狼疮性肾炎患者使用利妥昔单抗治疗的证据仅来源于一些小样本、开放性研究。其纳入的大部分患者均是对以上提到的多种传统治疗抵抗。因此,利妥昔单抗应被视为常规疗法无效时的一种"挽救性"的治疗,即其不推荐其作为对增生性狼疮性肾炎患者的初始治疗的补充。

第七节 狼疮性肾炎研究热点和进展

系统性红斑狼疮(SLE)是一种异质性很强的自身免疫性疾病,有学者认为它是自身免疫性疾病的原型,以全身多器官和系统受累、反复发病和缓解、大量自身抗体存在为主要临床特点。全球SLE患病率为0~241/10万,中国大陆地区SLE患病率为30/10万~70/10万。肾脏累及是导致SLE患者死亡的最主要原因,大约50%的患者在起病初期就并发狼疮性肾炎(LN)。LN是我国最主要的继发自身免疫性肾小球疾病,长程的疾病使患者的生活质量受到严重的影响。

一、现状

20世纪50年代,皮质类固醇作为抗感染药物引入SLE的治疗,极大地延长了SLE患者的生存期。在常规使用皮质类固醇之前,LN患者的5年生存率为17%,随着激素、细胞毒性药物[如环磷酰胺(CTX)]及免疫抑制剂[如霉酚酸酯(MMF)、钙调磷酸酶抑制剂(CNI)等]等的相继出现,SLE患者的5年生存率提高到80%以上。免疫抑制剂不仅能诱导有脏器受累的SLE患者的快速缓解,还可以显著减少激素的累积剂量并预防疾病的复发。然而,目前LN患者的短期(12个月)完全肾反应率仅为10%~40%,而且,由于药物的毒性和不良反应,长期预后并没有得到进一步的改善,多达30%的LN患者仍将进展到终末期肾病(ESRD)。

LN并发感染的发生率高,尤其是接受强化免疫治疗的诱导阶段是感染的高发期。我国SLE患者因感染导致死亡的比例逐年上升,目前已超过50%,成为我国SLE患者死亡的首位病因。大剂量激素治疗、免疫抑制剂和靶向治疗均与感染风险增加相关,而高疾病活动性、严重低白蛋白血症和肾脏受累(肾病综合征/低丙种球蛋白血症)也是感染的独立危险因素。可见,感染与疾病本身和治疗均有关系。虽然陆续有新型药物面世,但由于狼疮患者的病程和治疗反应存在很大的异质性,因此给LN的管理带来极大的挑战。迄今为止,对于LN的新型治疗方法尚无法被证明优于标准治疗方案(激素+CTX)。

目前多个具有世界影响力的学术组织和机构分别制订的SLE诊疗指南多基于欧美国家

在白种人和黑种人中开展的临床研究,包括欧洲抗风湿病联盟、英国风湿病学会及泛美抗风湿联盟等,而中国及亚洲国家 SLE 的基因背景、流行病学、临床特征及对免疫抑制的治疗反应和西方国家存在差异。因此,近 10 多年来,LN 治疗方案的选择在基于循证医学的基础上更加个体化,新型免疫抑制方案,尤其是多靶点治疗、靶向药物的临床应用使我国 LN 患者的 10 年肾存活率达到 81%~98%,显著提高了 LN 患者的生存质量。

二、诊断更新

2009 年美国风湿病学会(American College of Rheumatology,ACR)给出了狼疮的分类标准,系统性红斑狼疮国际协作组(Systemic Lupus International Collaborating Clinic,SLICC)随后于 2012 年做出修订。为了进一步提高 SLE 的诊断准确性和特异性,2019 年 EULAR/ACR 对目前的 SLE 标准进行优化,共同推出了新的诊断分类标准(表 6-6)。该标准包括 10 个分级域,共 22 个不同权重的标准,采用权重积分,有助于单脏器受累患者的诊断。总分达到 10 分即可考虑 SLE。研究证实,EULAR/ACR 标准的敏感性与 SLICC 标准相近(96.1% vs. 96.7%),并且保持了 ACR 标准的特异性(93.4%)。

表 6-6　EULAR/ACR 系统性红斑狼疮诊断分类标准

临床领域及标准	权重	免疫学领域及标准	权重
全身状况		抗磷脂抗体方面	
发热(>38.3℃)	2	抗心磷脂抗体 IgG>40 gPL 单位或 β-GP1 IgG>40 单位或狼疮抗凝物阳性	2
非瘢痕性脱发	2	低 C3 或低 C4	3
口腔溃疡	2	低 C3 或低 C4	4
亚急性皮肤或盘状狼疮	4	高度特异性抗体方面	
急性皮肤狼疮	6	抗-dsDNA 阳性	6
		抗-Sm 阳性	6
≥2 个关节滑膜炎或 ≥2 个压痛关节+ ≥30 分钟的晨僵			
神经系统方面			
谵妄	2		
精神症状	3		
癫痫	5		
浆膜炎方面			
胸腔积液或心包积液	5		
急性心包炎	6		
血液系统方面			
白细胞减少(<4×10^9/L)	3		
血小板减少(<100×10^9/L)	4		

（续表）

临床领域及标准	权重	免疫学领域及标准	权重
免疫溶血	4		
肾脏方面			
尿蛋白>0.5 g/24 h	4		
肾穿刺病理Ⅱ型或Ⅴ型 LN	8		
肾穿刺病理Ⅲ型或Ⅳ型 LN	10		

1.进入标准　抗核抗体（ANA）阳性（Hep2 免疫荧光法≥1∶80）。

2.评分标准　见表6-6。

3.标准说明

（1）如果计分标准可被其他比 SLE 更符合的疾病解释，该计分标准不计分。

（2）既往符合某条标准可以计分。

（3）标准不必同时发生。

（4）至少符合一条临床标准。

（5）在每一方面，只有最高权重标准的得分计入总分。

研究表明，脏器受损及合并重要脏器受累是 SLE 预后不良的独立因素，特别是肾脏累及。2003 年国际肾脏病学会（International Society of Nephrology，ISN）/肾脏病理学会（Renal Pathology Society，RPS）的 LN 分型仍是目前公认的病理分型（表6-7）。但 ISN/RPS 分型主要依赖光学显微镜，忽视了潜在的病理生理学及肾脏分子特征的最新认识。因此，2016 年国际肾脏病理工作小组根据现已发表的文献及专家协议对其进行了修订（表6-8），建议不再区分球性和节段性 2 种亚型，同时对所有类型 LN 使用活动性与慢性病变（AI/CI）评分系统。

表6-7　2003 年 ISN/RPS 狼疮性肾炎病理分型标准

病理分型	分型标准
系膜轻微病变性 LN（Ⅰ型）	肾小球形态学正常，免疫荧光系膜区可见免疫复合物沉积，不伴肾损伤的临床症状
系膜增生性 LN（Ⅱ型）	系膜细胞增生或基质增加，伴系膜区免疫沉积物；电镜或免疫荧光可见孤立性上皮下或内皮下沉积物。足细胞损伤可见足细胞广泛足突融合，系膜区无或仅有少量免疫沉积物，无内皮下或上皮侧电子致密物沉积
局灶性增生性 LN（Ⅲ型）	<50%肾小球表现为毛细血管内或血管外节段或球性细胞增生；通常伴有节段内皮下，伴或不伴系膜区免疫沉积物
弥漫性增生性 LN（Ⅳ型）	>50%肾小球表现为毛细血管内或血管外节段或球性细胞增生；弥漫内皮下，伴或不伴系膜区免疫沉积物
膜性 LN（Ⅴ型）	光镜和免疫荧光检查显示球性或节段上皮下免疫沉积物，伴或不伴系膜病变。如果光镜、免疫荧光或电镜提示肾小球上皮侧有广泛（>50%血管祥）免疫沉积物，通常提示同时存在Ⅲ+Ⅴ型，或Ⅳ+Ⅴ型

（续表）

病理分型	分型标准
严重硬化型 LN（Ⅵ型）	90%以上肾小球球性硬化,残余肾小球无活动性病变

表6-8 2016年ISN/RPS狼疮性肾炎病理分型修订建议

分类	修订建议
Ⅱ型	系膜区细胞增多定义调整为系膜区细胞数≥4个,系膜细胞被基质包绕,不包括球门部
Ⅲ型和Ⅳ型	毛细血管内增生命名调整为细胞增多 新月体定义: (1)毛细血管外增多是由不同类型的细胞组成(足细胞、壁层上皮细胞、单核/巨噬细胞),可混有纤维蛋白或纤维性基质,至少占10%的包囊壁周长 (2)细胞性:指>75%细胞成分和纤维素,<25%纤维基质 (3)纤维性:指>75%纤维基质,<25%细胞成分和纤维蛋白 (4)纤维细胞性:指25%~75%细胞成分和纤维蛋白,其余为纤维基质 粘连定义:孤立的细胞外基质将血管袢和囊壁相连,没有明显硬化 纤维素样坏死定义:血管袢基膜断裂和(或)系膜基质融解,伴纤维蛋白,不需要同时出现核碎裂 取消Ⅳ型的球性和节段性亚型 修订美国国立卫生研究院(NIH)关于LN的活动性和慢性化积分系统(AI/CI)评分,替代原来的A、C、A/C标注
肾小管间质病变	间质炎症细胞浸润是否区分间质纤维化区域和非纤维化区域
血管病变	确定血管病变定义:小动脉或小叶间动脉壁内免疫复合物沉积,致管腔狭窄,常伴纤维素样病变,无炎细胞浸润,免疫荧光证实动脉壁内免疫球蛋白和补体沉积。血管炎和血栓微血管病(TMA)

三、治疗更新

首先,LN的治疗需要从两方面入手:①减轻炎症以减少进一步的肾脏损害;②抑制自身免疫以防止疾病活动加剧。抗感染治疗方法可以改善肾功能恶化,但可能不足以防止长期肾损害。而以抑制自身免疫为目标的治疗方法虽然可以预防进一步的疾病发作并保护肾脏,但不能有效解决炎症。因此,对于LN的治疗需要从诱导到维持连续的长期治疗。诱导治疗的目的是尽快控制肾脏的急性炎性损伤,力求达到完全缓解。LN的病理分型可以指导个体化治疗方案的选择。在获得完全缓解后的维持治疗时间应至少3年。治疗过程中需要定期随访,以调整药物剂量或治疗方案、评估疗效和防治并发症,以达到保护肾功能、降低慢性肾病和肾衰竭的发病率和病死率,同时尽量减少药物相关毒性的最终目标。

复发是 SLE 患者死亡的独立危险因素。鉴于狼疮疾病的反复性,减少复发次数和预防复发成为 SLE 治疗的短期和长期目标。LN 治疗获得完全缓解及早期获得治疗反应的患者,远期预后良好。然而,糖皮质激素、免疫抑制剂等药物不良反应仍明显影响患者的生存质量,甚至带来更高的死亡风险。2019 年 EULAR 指南建议:SLE 治疗应注重症状缓解或维持低疾病活动度,在各器官中预防疾病复发,同时维持尽可能少的激素用量。2020 年改善全球肾脏预后组织(KDIGO)指南草案对于糖皮质激素的减量方案也做出了推荐(表 6-9)。此外,2020 年中国 SLE 诊疗指南也提出,SLE 患者治疗的长期目标为预防和减少复发,减少药物不良反应,预防和控制疾病所致的器官损害,实现病情长期持续缓解,降低病死率,提高患者的生活质量。

表 6-9   2020 年 KDIGO 指南草案对于活动期 LN 推荐的糖皮质激素减量方案

方法	标准剂量方案	减量方案
甲泼尼龙冲击	0.25~0.5 g/d,连用 3 天	0.25~0.5 g/d,连用 2~3 天
口服泼尼松		
0~2 周	0.6~1.0 mg/kg(最大 80 mg/d)	20~25 mg
3~4 周	0.3~0.5 mg/kg	20 mg
5~6 周	20 mg	15 mg
7~8 周	15 mg	10 mg
9~10 周	12.5 mg	7.5 mg
11~12 周	10 mg	5 mg
>12 周	5~7.5 mg	2.5 mg

尽管目前有多种治疗方法,但在临床试验中发现,有反应的患者比例仍然不高。LN 治疗药物的开发具有挑战性,大量 II ~ III 期临床试验没有达到预期的主要终点。更有效和更安全的治疗仍是迫切需要的,对 LN 发病机制的理解有助于转化为新的疾病管理方法。

四、狼疮性肾炎和 B 细胞

越来越多的研究证实,B 细胞异常在 SLE 和 LN 的发病机制中起关键作用。B 细胞发育的调控异常机制包括:①基因异常在 B 细胞特定的分化阶段中过度表达一系列谱系特异性转录因子、生长因子和趋化因子。②DNA 重组酶介导 B 细胞受体(B cell receptor,BCR)的基因重排和多样化。③DNA 修饰酶活化诱导性胞苷脱氨酶,通过介导体细胞超突变(somatic hypermutation,SHM)和免疫球蛋白类别转换重组(class-switch recombination,CSR)使机体产生高亲和力抗体。B 细胞主要通过对自身抗原的耐受性下降,增加免疫细胞因子的分泌及自身免疫抗体的产生,这些抗体导致 IC 在器官中沉积,进而介导一系列组织免疫损伤,LN 是其中的主要代表。

1.正常 B 细胞的发育和稳态   在骨髓中,部分造血干细胞分化为共同祖细胞前体(common progenitor precursor,CLP),在早期 B 细胞因子(early B cell factor,EBF)和配对盒蛋白 5(paired box protein-5,PAX5)的介导下,Notch 信号传导被抑制,CLP 向 B 细胞系定向分化。B 细胞分化是个"不连续"的发育阶段,最早可识别的前祖 B 细胞,随后分化为祖 B 细胞、前 B 细胞,然后进行免疫球蛋白重链和轻链基因重排,形成表达 BCR 和表面 IgM 的未成熟的 B

细胞。在骨髓内，未成熟 B 细胞表面的 IgM 和自身抗原结合，若接触良好则发生阴性选择，触发凋亡或失活信号，不能发育为成熟 B 细胞。而接触异常则触发级联反应，进一步发育为成熟 B 细胞，具体路径是未成熟的 B 细胞离开骨髓，在脾脏或淋巴结这些周围次级淋巴器官中进一步完成成熟和分化，可以和外来抗原接触，通过 T 细胞依赖或非依赖性途径被激活。激活的 B 细胞分化为浆细胞合成抗体，或分化为记忆细胞进入骨髓或其他淋巴组织。在次级淋巴器官内，未成熟的 B 细胞向淋巴滤泡迁移。大部分幼稚 B 细胞移入 GC，而少数幼稚 B 细胞保留在边缘区。GC 和 Th 发生同源相互作用后，将经历 SHM 和免疫球蛋白 CSR，以增强免疫球蛋白的亲和力。当抗原刺激相对较弱时，卵泡 B 细胞可进一步分化为记忆 B 细胞；而当受到强烈的抗原刺激时，卵泡 B 细胞则可分化为长寿浆细胞。记忆 B 细胞通常保持休眠状态，但是当再次受到先前遇到的抗原的挑战时，可以迅速分化为产生抗体的效应细胞。长寿浆细胞大多数会迁移回骨髓，并负责产生抗体，一小部分将保留在外周组织中。相反，保留在边缘区的幼稚 B 细胞将变成短寿命的浆细胞。

B 细胞的稳态由各种转录因子和细胞因子紧密协调。EBF 促进 CLP 参与 B 细胞谱系形成，并启动免疫球蛋白重链、轻链基因重排。免疫球蛋白重链和轻链的有效重排不仅是成熟 B 细胞功能的重要标志，也对 B 细胞发育活化起到了重要作用。PAX5 是 B 细胞发育不同阶段的关键转录因子，通过重塑染色质、修饰组蛋白和将基础转录因子复合物募集至靶基因位点来调节基因转录。PAX5 对早期 B 细胞的发育显示双重影响，包括抑制 B 谱系不适当的基因和激活 B 细胞特异性基因。PAX5 也参与重链和轻链基因重排、B 细胞信号传导，以及 B 细胞的黏附和迁移。重组激活基因(recombination activating genes，RAG)可以催化免疫球蛋白重链基因位点内 D-JH 重排及细胞表面 CD19 的表达，与 B 细胞发育到浆细胞的所有阶段都有关。所有成熟 B 细胞均有免疫球蛋白受体，均表达 CD19 和 CD20。同时，根据表面标志物不同，可以分为 B-1 细胞(CD5$^+$)和 B-2 细胞(CD5$^-$)两大类。大多数 B-1 细胞产生 IgM 抗体，尽管有自身反应性，但是本身并不致病。

B 细胞的存活、成熟和分化也受到各种 B 细胞相关细胞因子(如 BAFF、IL-6 和 IL-21)的影响。BAFF 和 APRIL 均属于 TNF 配体超家族，由树突细胞、巨噬细胞和中性粒细胞主动分泌。BAFF 和 APRIL 是 B 细胞的关键生存因子，对 B 细胞的增生和抗体产生具有强力刺激作用。BAFF 可以结合 3 种受体：BAFF 受体(BAFF receptor，BAFF-R)、跨膜激活物、钙调节物、亲环蛋白配体相互作用物(transmembrane activator and calcium modulator and cyclophilin ligandinteractor，TACI)和 B 细胞成熟抗原(B cell maturation antigen，BCMA)，而 APRIL 仅可结合 TACI 和 BCMA。大多数 B 细胞亚群都表达所有 3 种类型的受体，但浆细胞仅在其细胞表面表达 BCMA。受体表达的这些变化可能解释了 B 细胞亚群对靶向 B 细胞生存因子生物制剂的不同反应。IL-6 是由单核细胞、成纤维细胞、内皮细胞及小部分的 B 细胞、T 细胞及肾脏固有细胞产生的促炎细胞因子，可以促进幼稚 B 细胞成熟为记忆或浆细胞，促进滤泡 T 辅助细胞(follicular helper T cell，Tfh 细胞)的分化、GC 的形成及抗体(包括自身抗体)的产生。IL-21 是由活化的 Th 细胞(特别是 Th2、Th17 和 Tfh 细胞)产生的细胞因子，对浆细胞的增生和分化及 Ig 的产生具有强大的驱动作用。IL-21 与 CD40L 协同作用，可以诱导幼稚和记忆 B 细胞分化为产生抗体的浆细胞。

骨髓、血液和淋巴等组织中的自身免疫性 B 细胞可能遇到自身抗原，产生自身免疫反应。机体通过中枢耐受去除骨髓中的自身免疫 B 细胞，而外周耐受则用于去除外周组织的自身免疫 B 细胞。4 个关键的免疫检查点包括：①骨髓中前 B(pre-B) 细胞阶段。②T1 过渡期。③进入 GC 前阶段。④进入 GC 后分化为记忆和浆细胞阶段。通过免疫球蛋白重链和轻链基因片段的随机重组，在骨髓中产生 BCR，从而产生能够识别多种病原体的 B 细胞库。免疫球蛋白重链和轻链的随机重组不可避免地会产生自身反应性 B 细胞，为了应对这一问题，机体通过受体编辑、克隆缺失和失能等多重耐受机制抑制其产生。协调一致的阳性和阴性选择机制确保了多样化的 B 细胞库，在反应广度和自身免疫风险之间取得平衡。在阳性选择机制中，血清 BAFF 水平是调节 B 细胞发育和体内稳态的主要因素。在小鼠模型中，BAFF 或 BAFF-R 缺失会导致外周 B 细胞在 T1 型阶段死亡而无法进入下一阶段。这表明 BAFF-R 信号在调节成熟 B 细胞的存活和幼稚 B 细胞区大小中起关键作用。除了调节 B 细胞存活率外，血清 BAFF 水平还可以调节原始 B 细胞库的自身反应性。如上所述，BAFF-R 信号与强 BCR 信号通路整合在一起，以调节竞争环境中的过渡性 B 细胞选择。由于自身反应性 B 细胞下调了表面 BCR，因此它们对 BAFF 存活信号的依赖性更大。因此，在可用 BAFF 减少的情况下，这些细胞比非自反应性 B 细胞更可能被删除或失能。相反，增加血清 BAFF 可以提高这些亲和力较低的自身反应克隆的存活和成熟。

多项研究表明，BCR 信号和可用的 BAFF 水平会影响自身反应性 B 细胞存活。但是，BAFF 并不是自身反应性 B 细胞存活或耗竭所需的唯一分子。在竞争环境中，并非所有的自身反应性 B 细胞都同样依赖于 BAFF 的可用性。BAFF 可以作为自身反应性 B 细胞存活的变阻器，因为血清 BAFF 的增加会增加免疫前 B 细胞库的广度和幼稚 B 细胞的相对自反应性，使自身免疫风险与病原体反应增强之间处于动态平衡。一项对撒丁岛人群遗传研究发现，在人类 TNFSF13B(编码 BAFF) 的 3′UTR 中存在一种新型的插入缺失变异体。变体 TNFSF13B(BAFF-var) miRNA 降解率降低，导致循环 BAFF 水平增加 1.5~2 倍，B 细胞扩增，以及发生 SLE 和多发性硬化的风险增加。

2.B 细胞耐受和调节异常在狼疮性肾炎发病机制中的作用　B 细胞暴露于抗原或多种有丝分裂原后，可以激活静息的 B 细胞并刺激其增生、分化并产生抗体。与自身抗原发生反应的 B 细胞的发育和存活则因中枢和外周耐受机制而停止。当中枢和外周耐受机制被破坏后自身反应性 B 细胞产生增加，而自身反应 B 细胞是 SLE 和 LN 的致病原。BCR 信号异常是中枢耐受性破坏的重要机制之一。B 细胞中 BCR 信号传导受损也会导致无法触发识别自身抗原的早期 B 细胞凋亡。SLE 患者的外周血 B 细胞中 RAG 表达异常且增加，导致 BCR 突变及自身反应性 B 细胞的发育。T 细胞与 B 细胞之间的异常相互作用同样导致自身反应性 B 细胞的信号不足，存活率升高。增加的 BCR 介导的信号传导还可以降低外周 B 细胞的激活阈值并促进狼疮的细胞表型。

狼疮 B 细胞还显示出 SHM 和 CSR 增强，这有助于增加浆细胞的致病性。与 SLE 中 B 细胞自身反应性相关的免疫学异常还包括浆细胞分化和存活增加、TLR 信号上调及关键 B 细胞的细胞因子表达增加。实际上，过表达 BAFF 的转基因小鼠表现出次级淋巴组织中浆细胞数量的增加，自身抗体的存在，以及肾脏中循环 IC 和免疫球蛋白沉积的增加。在疾病发作时，NZB/WF1 小鼠和 MRL/Lpr 小鼠中血清 BAFF 浓度升高，用可溶性 TACI-Ig 治疗可减轻蛋白尿的发展并改善 NZB/WF1 小鼠的存活率。在过表达 BAFF 的转基因小鼠中删除 TACI 受体，可抑制免疫激活，减少 Ig 的产生，并长期预防肾小球肾炎的进展。SLE 患者中同样观察到循环 BAFF 水平升高，并与抗 dsDNA 自身抗体的水平和 SLE 疾病活动度指数

（SLEDAI）评分呈正相关。

IL-6 是一种促炎性细胞因子，动物和人体研究均已证明其在 SLE 和 LN 中具有强大的致病性。用多克隆抗 IL-6 抗体或抗 IL-6 受体的单克隆抗体治疗可以抑制 IL-6 与其受体结合，并抑制狼疮 B 细胞中总 IgG 和抗 dsDNA 抗体的分泌。在鼠类 SLE 模型中，源自 B 细胞的 IL-6 可以诱导 Tfh 细胞分化并启动 GC 的形成。用 IL-6 干预易患狼疮的 NZB/WF1 小鼠，其肾小球肾炎加重，而应用抗 IL-6 单克隆抗体治疗后可改善肾脏病理损害并降低循环抗 dsDNA 抗体的滴度。与缓解期患者相比，活跃的 LN 患者尿液中 IL-6 水平升高，肾脏病理组织中肾小球和肾小管区域 IL-6 的表达也升高。IL-21 是浆细胞分化和增生的关键驱动力，因此在 SLE 中具有重要的致病意义。从 SLE 患者中分离的 B 细胞，在用自体 CD3+T 细胞和 IL-21 刺激时，IgG 产生显著增加，而用针对 IL-21 受体的 Fc 融合蛋白处理后 B 细胞向浆细胞的分化受抑制。基于人群的病例-对照研究发现，SLE 患者的血清 IL-21 水平升高。来自欧美的研究发现，IL-21（rs907715）和 IL-21R（rs2221903）的基因多态性与 SLE 患者风险增加相关。TLR 在 B 细胞活化中起关键作用，并且有助于 SLE 和 LN 的发病。TLR-7 和 TLR-9 是 1 型 IFN 的有效诱导剂，与 SLE 和 LN 的发病相关。BCR 驱动的 IC 摄取刺激 B 细胞中的 TLR-7 和 TLR-9，并促进 RNA 和 DNA 自身抗体的产生。B 细胞中的 TLR-9 信号对于小鼠中抗 DNA 的自身抗体的产生必不可少，还增强了人类中产生自身抗体的 B 细胞和浆细胞的分化。

另外，SLE 和 LN 中 B 细胞库的耐受性和调节机制异常可导致 B 细胞亚群及其免疫反应性的紊乱。从肾病 MRL/Lpr 小鼠中可分离出针对肾小球抗原的自身抗体的 B 细胞，患有肾炎的 MRL/Lpr 和 NZB/WF1 小鼠也表现出肾脏组织 B 细胞和浆细胞浸润增加。在 NZB/WF1 小鼠中，肾脏内浆细胞的数量及免疫球蛋白分泌量与骨髓中的浆细胞相当，肾脏内浆细胞的浸润程度与抗 dsDNA 自身抗体的滴度相关。LN 中 B 细胞库的致病作用超出了自身抗体的产生。基因工程处理的 MRL/Lpr 小鼠尽管无法分泌抗体，仍可发展为肾小球肾炎，但在 B 细胞缺乏的 MRL/Lpr 小鼠中则不会出现严重的肾病，这种现象可能与活化的细胞毒和小鼠的辅助 T 细胞相关。在 SLE 患者中，外周血浆细胞和记忆 B 细胞的数量增加，但是循环中的幼稚 B 细胞的数量减少。B 细胞亚群分布的这种改变对 SLE 和 LN 患者的疾病具有重要意义。记忆 B 细胞的 FcγRⅡb 表达降低，因此再激活阈值降低。记忆 B 细胞的低增生率也使它们对细胞周期依赖性的常规免疫抑制剂较不敏感，因此在疾病复发期间变得更容易重新活化。活动性 SLE 患者的循环浆细胞数量增加，这与血清 Ig 和抗 ds-DNA 自身抗体水平及疾病活动评分呈正相关。此外，肾脏内浆细胞浸润程度还与 LN 患者肾脏组织学的活动和慢性指数相关。

五、靶向 B 细胞活化因子的治疗

鉴于 B 细胞亚群在 SLE 和 LN 发病机制中的重要作用，因此其成为 SLE 和 LN 的诱人治疗靶标。常规和新型免疫抑制剂对 B 细胞有不同的作用，具有重要的临床意义（表 6-5）。虽然 CTX 和 MMF 在增生性 LN 中显示出相近的临床疗效，但 MMF 可使循环中的浆母细胞和浆细胞减少。越来越多的证据表明，与硫唑嘌呤（AZA）相比，维持期应用 MMF 可使疾病复发的风险降低，这可能与其能更有效和选择性地抑制 B 细胞增生有关。针对 B 细胞库的新型治疗方法包括利用与细胞表面标志物结合的单克隆抗体清除 B 细胞、抑制 B 细胞相关细胞因子,以及调控 B 细胞与 T 细胞相互作用中的共刺激信号,其他药物如 CNI、大环内酯类免疫抑制剂西罗莫司和蛋白酶体抑制剂,也表现出对 B 细胞库的明显抑制作用。这些生物制剂尽管可以改善 LN 的血清学参数和蛋白尿,但作为附加治疗,对增生性 LN 并无进一步改善作用。因此,随着对狼疮患者自身反应性 B 细胞活化的基本机制研究的不断深入,研发出恢复 B 细胞免疫耐受的新型制剂方兴未艾。重要的是目前已经认识到,BAFF 不仅仅是独特的 B 细胞激动剂,它还具有多种病理生理作用。

1.BAFF/APRIL 系统 B 细胞的免疫作用　BAFF 又称 B 淋巴细胞刺激因子(B-lymphocyte stimulator,BLyS),属于 TNF 超家族成员,由树突细胞、中性粒细胞、巨噬细胞和单核细胞产生和分泌。BLyS 以可溶性和膜结合的形式存在,可溶性形式具有生物活性。APRIL 主要由树突细胞产生,和 TACI 及 BCMA 结合,能促进 B 细胞的存活,但有时会传导负性信号。BCMA 和 BAFF-R 主要表达在 B 细胞上,而 TACI 可表达于 B 细胞和活化的 T 细胞上。BLyS 与 BAFF-R 的相互作用最强。BLyS/BAFF-R 的相互作用可以通过阻止 B 细胞的阴性选择和凋亡而促进 B 细胞(包括自身反应性 B 细胞)的存活;BLyS/BAFF-R 不仅能通过诱导抗凋亡蛋白的表达而激活抗凋亡信号通路,还可诱导 CD21 和 CD23 的表达,促进成熟 B 细胞的存活。因而,过量产生的 BLyS 增加体液免疫反应,诱导 B 细胞增生、分化和免疫球蛋白的产生,破坏了 B 细胞的自身耐受状态,导致系统性自身免疫性疾病的发生。这在动物研究中得到了验证,小鼠过表达 BLyS 后 B 细胞的存活时间延长,并且出现以 B 细胞增生和自身抗体产生为特征的自身免疫性疾病,最终表现为一种 IC 介导的 LN 状态。

BLyS 水平在许多狼疮患者血清中升高,经骨髓释放的幼稚和过渡性 B 细胞必须在 BLyS 存在的前提下才能成熟和生存,并成为分泌自身抗体型浆母细胞和记忆 B 细胞。BLyS 是过渡性和成熟 B 细胞的关键生存因子,使低亲和力自身反应性 B 细胞成熟。此外,BLyS 通过与 BCR 和 TLR 途径的复杂相互作用来增强先天 B 细胞反应;BLyS 通过淋巴滤泡外途径影响自身反应性 B 细胞的活化,并在 GC 内微调亲和力选择。体外和体内研究均表明,BLyS 是一种重要的 B 细胞生存因子,在未成熟 B 细胞向成熟 B 细胞的分化、免疫球蛋白类别转换和产生中发挥重要作用。在活动性狼疮患者中,BLyS 水平的升高与抗 dsDNA 抗体滴度水平呈正相关。另外,BLyS 水平随着 B 细胞的消耗而增加,B 细胞在富含 BLyS 的环境中重新聚集,通过绕过耐受检查点促进自身反应性 B 细胞的产生。小鼠研究表明,在初始消耗后自身反应性 B 细胞优先重新增生,表明高循环 BLyS 水平与 SLE 复发有关。

2.BAFF/APRIL 系统 B 细胞以外的免疫作用　在 SLE 领域之外,有研究指出 BLyS 不仅在 B 细胞生物学中,而且在 T 细胞生物学中也有重要作用。BLyS 可直接作用于 T 细胞,共同刺激 T 细胞的体外增生和细胞因子的产生。研究发现,小鼠中过表达 BLyS 会导致体内炎症反应偏向 Th1 细胞,即使 B 细胞耗竭也并不改变 BLyS 过表达的 Th1/Th2 极化效应。Th17 是一种促炎因子,Th17 可以分泌 IL-17A,IL-17A 可以诱导生成促炎症细胞因子(IL-17F、IL-22、IL-26)和趋化因子(CCL-20),募集中性粒细胞。有研究发现,调节性 T 细胞(Treg)和 Th17 的比例(Treg/Th17)失衡在 SLE 的发病机制中起着至关重要的作用,SLE 患者促炎性 Th17 水平明显升高。这种失衡的潜在机制涉及细胞因子的参与,其中 IL-21 以哺乳动物雷帕霉素靶蛋白(mammalian target of rapamycin,mTOR)依赖的方式使 T 细胞从 Treg 转化为炎性 T 细胞,mTOR 激活可抑制 Treg 的发育、驱动 Th17 的扩增并促进 Tfh 细胞的分化,而 Tfh 细胞是 IL-21 的主要生产者。

　　表达于次级淋巴组织 GC 的 Tfh 细胞主要辅助 B 细胞产生高亲和力的抗体。值得注意的是，Tfh 也表达 BAFF-R，因而 BLyS 不仅影响 B 细胞，还影响 Tfh 细胞。Tfh 细胞对于 GC 的形成至关重要，其中抗原特异性 B 细胞成熟为高亲和力的记忆 B 细胞和分泌高亲和力抗体的浆细胞。Tfh 细胞失调可促进易感宿主的自身免疫。研究发现，桑罗克小鼠 Tfh 细胞数量增加，即使在没有外源性抗原存在的情况下也会产生 GC，并表现出许多类似 SLE 的特征；破坏这些小鼠中 Tfh 细胞的积聚可使 GC 的形成正常化，同时抑制自身抗体的产生，改善肾脏病理。有研究发现，BCMA 的作用与 BAFF-R 不同，下调 BCMA 基因表达会导致 B 细胞和 T 细胞扩增，使浆细胞的数量增加、自身抗体产生增多，同时加剧几种狼疮模型的疾病活动。

　　实验室研究揭示，BLyS 对这些数量极少但功能至关重要的 Tfh 细胞及 BCMA 均起调节作用。

　　与仅靶向 B 细胞的利妥昔单抗相比，贝利尤单抗治疗的成功可能归因于它还可以靶向 T 细胞，尤其是表达 BAFF-R 的 Tfh 细胞。这可能有助于解释贝利尤单抗在 SLE 针对 B 细胞靶向治疗临床试验获得成功的原因。虽然利妥昔单抗在临床试验中的失败部分与试验设计（如激素减量速度过慢）有关，但也可能与其不具备对 T 细胞的作用有关。在 NZB/NZWF1 小鼠中，应用抗 CD20 单克隆抗体和 BAFF-R-Fc 融合蛋白的联合治疗比单独使用任何一种药物治疗都有效，这表明通过向抗 CD20 单克隆抗体中添加 BLyS 抑制剂，一方面可以促进 B 细胞和浆细胞更稳定地耗竭，另一方面 Tfh 细胞也被 BLyS 靶向药物所抑制。当然，针对 BLyS 的靶向治疗还能阻止 BLyS 和 BCMA 结合，使 Tfh 细胞摆脱 BCMA 的负性抑制作用，这可能加重而不是改善自身免疫状态。因此，尽管贝利尤单抗在 SLE 的 2 个开创性Ⅲ期临床试验中均达到了主要终点，但其绝对疗效仅是中度的。实际上，全面阻断 BLyS 和 A-PRIL 将完全废除 BCMA 的抑制作用，也许会促进 Tfh 细胞从 BCMA 的抑制作用中释放。因此，更好的治疗策略可能是选择性靶向特定 BLyS 受体以阻断自身免疫性受体的结合，同时保留 BCMA 对于 B 细胞、T 细胞、浆细胞和自身抗体的抑制作用。

　　3.靶向 B 细胞治疗　利妥昔单抗（RTX）是一种靶向于 B 细胞表面分子 CD20 的嵌合型抗体。虽然 EXPLORER 试验没能显示出 RTX 和安慰剂相比在 SLE 治疗有效性方面具有显著性的差异，LUNAR 试验的初步结果也是阴性的。然而，在许多临床病例报道中，RTX 显示出了较好的疗效。针对该现象，相关学者认为问题出在试验设计方面。RTX 仍是难治性 SLE 的重要可选药物。

　　BLyS 通过促进记忆 B 细胞的形成和存活，以及浆母细胞产生自身抗体而发挥作用。于是，便开发出针对 BLyS 及其受体的疗法。美国食品药品监督管理局（FDA）以批准人源性单克隆抗 BLyS 抗体——贝利尤单抗用于 SLE 的治疗，这是生物药物在人类 SLE 中的首次批准应用。一项前瞻性队列研究表明，贝利尤单抗治疗与 3 个月时的幼稚和自身免疫相关性 B 细胞（CD11c⁺CD21⁻）的早期减少有关，但在 3 年随访期内对类型转换记忆 B 细胞和浆细胞的影响不大。在 SLE 患者中使用贝利尤单抗的全球Ⅲ期临床试验（BLISS-52），纳入了 865 例中度活动的 SLE 患者（SLEDAI≥6），在第 0、第 2、第 4 周给予贝利尤单抗，之后每 4 周给药 1 次。在第 52 周时，贝利尤单抗与安慰剂组相比，显著改善了 SLE 应答指数（SRI）4 的应答率，而不良事件、严重不良反应或感染在 2 组之间没有显著差异。因此，贝利尤单抗是第 1 个在美国和欧洲获批的治疗 SLE 的生物制剂。可喜的是，另一项 BLISS-76 临床试验同样达到了预期结果，证实了贝利尤单抗治疗活动性 SLE 患者的有效性。然而，这 2 项随机对照试验(RCT)都排除了中、重度肾炎患者。来自这 2 项 RCT 研究汇总数据的事后分析表明,接受贝利尤单抗治疗的患者肾脏活动的风险降低。因此,另一项 RCT 研究主要观察贝利尤单抗在活动性 LN 患者中的疗效和安全性。BLISS-LN 是一项Ⅲ期随机、双盲、安慰剂对照试验,共观察 104 周。这是迄今为止规模最大的 LN 的临床研究,全球共入选 446 例,其中东亚 142 例、中国 79 例,对中国 LN 患者有很好的借鉴意义。结果显示与标准治疗组相比,贝利尤单抗治疗组有更好的肾脏应答率和缓解率,能更好地降低肾脏事件的发生,安全性和对照组相当。另外,应用贝利尤单抗治疗 76 周后,B 细胞亚群持续大量减少,其中幼稚浆细胞样 B 细胞减少 80%~90%,$CD19^+$/$CD20^+$B 细胞减少 70%~75%,浆细胞减少 50%~60%。记忆 B 细胞表现出对贝利尤单抗的双相反应,并在第 8 周迅速增加,这可能是由于这些细胞从淋巴组织瞬时重新分布到循环中,然后逐渐下降所致。另外,为验证 B 细胞在低 BLyS 环境下的重新聚集可能导致 B 细胞库更耐受、自身反应性更低和持续的临床反应,CALIBRATE 研究将通过在多中心 RCT 中序贯给予 CTX、RTX 和贝利尤单抗来验证这一假设。

尽管贝利尤单抗在上述 SLE 和 LN 中的数据令人鼓舞,但其他抗 BLyS 疗法的临床研究却显示出相互矛盾的结果。他巴鲁单抗是针对可溶性 BLyS 和膜结合 BLyS 的单克隆抗体。来自 2 个Ⅲ期 RCT(ILLUMINATE-1 和-2)研究的结果表明,在活动性肾外 SLE 患者中,他巴鲁单抗治疗未能达到主要终点,事后分析也未显示对肾脏结局有任何益处。此外,除标准诱导疗法外,还应谨慎使用 B 细胞生长因子的抑制剂,因为先前阿塞西普(人重组 TACI 和 IgG1 Fc 部分的融合蛋白,可同时阻断 BLyS 和 APRIL)的Ⅱ/Ⅲ期临床研究由于存在低球蛋白血症和感染的重大风险已提前终止。其他针对 BLyS/APRIL 轴的新生物制剂包括孤儿药、RC18、AMG570 和 ICOS 配体。其中,一项孤儿药的Ⅲ期随机、双盲、安慰剂对照临床试验的数据表明,孤儿药虽未能达到其 SRI-6 终点,但治疗组中达到部分肾反应和皮质类固醇逐渐减少的患者比例明显更高。

由于未能达到主要终点或出现严重的不良事件,许多针对 B 细胞疗法的药物开发计划均未获得成功,仍需行进一步研究。包括对研究设计的关注,例如背景治疗或研究终点的修改,或基于异常 B 细胞信号而选择性地招募受试者,可能会带来更高的成功机会,并为这些新疗法的患者选择提供依据。贝利尤单抗在多项临床试验中具有可重现的临床疗效,并且长期随访数据显示其能降低狼疮的活动性,结果令人信服。贝利尤单抗的影响范围超出了适应性免疫系统,延伸到先天免疫系统的细胞成分,因而在不同临床领域都能满足多靶点治疗的原则,取得了良好的效果。当然,不可忽视的是,贝利尤单抗的临床疗效仅是中度的,同时并非所有患者都会有反应。因此,仍然需要探索贝利尤单抗的作用机制,以及针对 BLyS 同源细胞因子 APRIL 和 3 种 BLyS 受体家族的最大化临床获益的治疗策略。

尽管经典治疗方案很大程度上改善了 LN 患者的存活率,但是长期激素治疗和免疫抑制剂的毒性和不良反应仍严重影响患者的生存质量。随着对狼疮发病机制的理解,靶向治疗药物的研发,小剂量、短疗程的激素方案开始成为可能,实现保证患者生存概率的同时提高患者生存质量的最终目标。B 细胞库在 SLE 和 LN 中具有明确的致病性,因此靶向 B 细胞和浆细胞具有良好的应用前景。对 SLE 和 LN 中 B 细胞生物学研究的日益深入,将推动更新型、特异、有效的治疗策略的研发,给狼疮患者的治疗带来新的希望。

第七章　原发性小血管炎肾损害

系统性血管炎是指以血管壁的炎症和纤维素样坏死为病理特征的一组系统性疾病,可分为原发性和继发性,继发性是指继发于其他疾病如感染、冷球蛋白血症、系统性红斑狼疮等;原发性则主要指目前病因不明者。

人们自100多年前就开始认识不同类型的血管炎。经典的结节性多动脉炎于1866年由Kussmahl和Maier报道。直到1930年和1931年,Arkin和Spiegel又分别报道了一种小血管炎,称之为显微镜下型多动脉炎,现在则改称为显微镜下型多血管炎(microscopic polyangiitis,MPA),原因为MPA不仅侵犯小动脉,也可以侵犯小静脉和毛细血管,如引起坏死性肾小球肾炎。另一重要的血管炎综合征是1936年由韦格纳博士报道的鼻源性肉芽肿病,并由此称之为韦格纳肉芽肿病(Wegener's granulomatosis,WG)。1951年Churg和Strauss则描述了一种血管炎,可伴随哮喘和嗜酸性粒细胞增多,并从此称之为Churg-Strauss综合征(CSS),也称之为过敏性肉芽肿性血管炎。为统一血管炎的分类标准,1994年在美国的Chapel Hill召开了有关系统性血管炎命名的国际会议,会议根据受累血管的大小将系统性血管炎分为三类,即大血管炎、中等血管炎和小血管炎。在原发性小血管炎中,部分疾病与抗中性粒细胞胞质抗体(anti-neutrophil cytoplasmic antibodies,ANCA)密切相关,后者是其特异性的血清学诊断工具,因而称之为ANCA相关小血管炎(ANCA-associated vasculitis,AAV),是本章讲述的重点,包括韦格纳肉芽肿病、显微镜下型多血管炎、变应性肉芽肿性血管炎和肾脏局限型血管炎。

2012年在美国的Chapel Hill召开的血管炎国际大会上,又将这一沿用了近20年之久的分类命名标准进行了一些修订,并将其中的韦格纳肉芽肿病更名为肉芽肿性多血管炎(granulomatosis with polyangiitis,GPA),将Churg-Strauss综合征更名为嗜酸细胞性肉芽肿性多血管炎(eosinophilic granulomatosis with polyangiitis,EGPA)。

ANCA是一种以中性粒细胞和单核细胞的胞质成分为靶抗原的自身抗体。ANCA的主要检测方法包括间接免疫荧光(IF)和酶联免疫吸附法(ELISA)。间接免疫荧光法可呈胞质型(cANCA)和环核型(pANCA);cANCA的主要靶抗原是蛋白酶3(proteinase 3,PR3),pANCA的主要靶抗原之一是髓过氧化物酶(myeloperoxidase,MPO)。

第一节　原发性小血管炎肾损害的病因与发病机制

一、病因

AAV的病因尚不清楚。目前认为该类疾病的发生是多因素的,有可能是在某些遗传背景下由某些环境因素诱发的,后者包括感染、药物及职业接触史等。

1.遗传　AAV的发生有一定的家族聚集倾向,有几项家族性的病例报告提示遗传因素可能是其病因之一;但主要组织相容性复合物与AAV的关系还不明确。Heckmann等针对德国患者的研究发现 HLA-DPB1 * 0401 等位基因与发生 GPA 相关;而来自荷兰的研究发现 HLA-DR4 和 DR13(6) 与发生 GPA 相关。对于 EGPA,HLA-DRB4 可能是个危险的遗传因素。来自日本的研究显示,HLA-DRB1 * 0901 与发生 MPA 相关。最近,来自欧洲血管炎研究组(European Vasculitis Study Group,EUVAS)的全基因组关联研究(GWAS)显示,HLA-DP 基因和编码 α_1-抗胰蛋白酶的基因 SERPINA1 与发生 PR3-ANCA 阳性血管炎密切相关,而 HLA-DQ 基因与发生 MPO-ANCA 阳性血管炎密切相关。

2.感染 很多研究表明细菌感染和 GPA 的发病及复发均有关系,其机制目前尚不明确,在这些细菌中,金黄色葡萄球菌与 GPA 的关系是最紧密的。很多 GPA 患者的上呼吸道中可以分离出金黄色葡萄球菌,而鼻腔长期携带金黄色葡萄球菌是 GPA 复发的重要危险因素。最近的研究发现鼻腔金黄色葡萄球菌可以表达超抗原金黄色葡萄球菌毒性休克综合征毒素,这种抗原可能是 GPA 患者复发的危险因素。GPA 患者外周血 CD4$^+$T 淋巴细胞对于金黄色葡萄球菌有记忆,而且其中一些可以识别 PR3,这就提示金黄色葡萄球菌特异性 CD4$^+$细胞可能是免疫反应的触发因素之一。但是在动物模型中,金黄色葡萄球菌感染的小鼠中却没有发现这种特异的 T 淋巴细胞。

对于金黄色葡萄球菌引起 GPA 发病的机制目前尚不明确,但是有一些假说:①金黄色葡萄球菌可能刺激 B 细胞和 T 细胞,导致 GPA 发生。②金黄色葡萄球菌的细胞壁成分可以多克隆激活 B 细胞导致 ANCA 持续产生。③金黄色葡萄球菌可能直接刺激中性粒细胞使其细胞膜表面表达 PR3 增加,后者与 PR3-ANCA 相互作用导致中性粒细胞呼吸爆发和脱颗粒。④金黄色葡萄球菌产生的一种酸性磷脂酶可能通过其与内皮细胞的相互作用产生肾损伤。

近来,Kain 等发现在 AAV 肾损害的患者中大多可以检测出另一种 ANCA,其靶抗原是人类溶酶体膜蛋白 2(LAMP-2)。LAMP-2 与许多革兰阴性杆菌的成分具有很强的交叉抗原性,而且抗 LAMP-2 抗体具有直接的导致寡免疫沉积性新月体肾炎的作用,这进一步说明感染和 AAV 之间的潜在联系。但该研究结果没有能够被其他许多研究组所重复,因此有待进一步证实。

3.药物 可以诱发 ANCA 阳性小血管炎,其中以丙硫氧嘧啶(PTU)和肼屈嗪研究最为深入。

在服用 PTU 的患者中,血清 ANCA 的阳性率在 4%～46%,其中大约 1/4 的患者临床发生血管炎。相对于不发生小血管炎的患者,发生小血管炎的患者血清抗 MPO 抗体阳性率高、滴度高及亲和力高;发生血管炎的其他危险因素包括长期应用 PTU 及血清 ANCA 识别多种靶抗原者。

PTU 诱发的 ANCA 相关小血管炎与原发性小血管炎有很多相似之处,但以下一些特点可以协助鉴别。原发性小血管炎血清 ANCA 多只识别一种靶抗原,即 PR3 或 MPO;而 PTU 诱发的 ANCA 可以识别多种靶抗原,除了 PR3 和 MPO 之外,还可以识别多种其他的靶抗原,包括弹力蛋白酶、组蛋白酶 G、乳铁蛋白、天青杀素等,提示 PTU 诱发的 ANCA 是 B 细胞多克隆活化的结果。此外,PTU 诱发的抗 MPO 抗体在免疫学特性与原发性小血管患者的血清抗 MPO 抗体之间存在较大差别。相对于原发性小血管炎患者的抗 MPO 抗体,PTU 诱发的抗 MPO 抗体缺少 IgG3 亚型、滴度高而亲和力低、识别的抗原决定簇位点局限;PTU 诱发的抗 MPO 抗体更易于识别 MPO 分子的 P 肽段和 H4 肽段。由于 IgG3 有较强的固定和激活补体的能力,因此推测 PTU 诱发的 MPO 抗体致病能力较弱。在 PTU 诱发的小血管炎临床缓解后,抗 MPO 抗体可以长期保持阳性,然而抗 MPO 抗体的 IgG4 亚型却迅速下降,这与原发性小血管炎缓解期抗 MPO 抗体 IgG4 亚型长期保持阳性是不同的。由于 IgG4 亚型的产生是由于抗原的长期慢性刺激,因此推测 PTU 诱发的 MPO 抗体的产生可能是由于长期应用 PTU 的结果,而停用 PTU 之后,抗 MPO 抗体的滴度就迅速下降。以上研究均提示 PTU 诱发的 ANCA 与原发性小血管炎的 ANCA 在产生机制上存在差异。

PTU 诱发 AAV 的机制尚不清楚,国外曾有研究认为 PTU 在进入体内后可能成为 MPO 的酶的作用底物,也有人认为 MPO 与 PTU 反应后可能改变了 MPO 的部分结构并使之成为一种可以诱发自身免疫反应的半抗原。

4.硅　AAV 的发生与吸入或接触某些特殊的变应原或化学物质有关,各种变态反应如过敏性鼻炎及哮喘等在 GPA 和 EGPA 患者中很常见。流行病学调查显示 AAV 的发生与接触或吸入含硅的物质密切相关。接触或吸入含硅物质引发 ANCA 相关小血管炎可能的机制主要包括两个方面:①硅颗粒是 T、B 淋巴细胞的激活剂,可导致自身免疫反应和自身抗体的产生如 ANA、ANCA 及类风湿因子。②硅颗粒可激活单核细胞和巨噬细胞使它们释放 IL-1、IL-12、TNF-α、氧自由基和中性粒细胞脱颗粒而释放如 PR3、MPO 等,引起血管内皮细胞的损伤。但该机制不能解释为何接触硅物质与 ANCA 相关小血管炎的发生关系密切,而与其他自身免疫病如 SLE 的发生无明显相关性。

接触二氧化硅的粉尘与很多自身免疫性疾病的发生有关,特别是 AAV。病例对照研究显示,在发生 AAV 的患者中,22%~46%在发病之前接触过二氧化硅。二氧化硅可以通过 T 细胞受体刺激淋巴细胞并吸引中性粒细胞,导致自身免疫反应和 ANCA 的产生;硅可以诱导单核细胞、巨噬细胞甚或中性粒细胞凋亡,中性粒细胞凋亡的过程中表面可以表达 MPO,ANCA 与凋亡细胞表面的 MPO 结合,导致细胞因子、氧自由基和溶酶体酶的释放,从而导致血管炎的发生。

二、发病机制

AAV 的发病机制至今虽然尚未完全阐明,但主要与以下因素有关。

1.ANCA　来自临床研究、体内实验及体外实验的研究均表明,ANCA 本身具有致病作用。

(1)临床证据:Schlieben 报道了一个罕见病例,母亲循环中的 MPO-ANCA 通过胎盘进入胎儿体内,出生 48 小时后,新生儿即出现肺肾综合征。这为 ANCA 的致病性提供了最直接的证据。

一些临床观察也提示 ANCA 具有致病作用。最近,欧洲血管炎研究组(EUVAS)的随机对照研究肯定了血浆置换在 AAV 中的治疗作用。该研究入选了 137 名发生急性肾损伤的 AAV(SCr>500 μmol/L)患者,将这些患者随机分入血浆置换治疗组或甲泼尼龙冲击治疗组(两组均接受标准的口服泼尼松和环磷酰胺治疗),血浆置换较甲泼尼龙静脉冲击疗法更有利于患者摆脱透析。

目前认为血浆置换对 AAV 的治疗作用可能与致病性抗体特别是 ANCA 的清除有关。

(2)体外实验的证据

1)ANCA 可激活中性粒细胞:许多体外实验都证实,在细胞因子例如肿瘤坏死因子

（TNF-α）或 IL-8 的预激活下，中性粒细胞可以被 ANCA 进一步激活，导致中性粒细胞发生呼吸爆发和脱颗粒，释放活性氧自由基和各种蛋白酶等，损伤血管内皮细胞，从而造成血管炎的发生。

TNF-α 的预激活使中性粒细胞将嗜天青颗粒中 ANCA 的靶抗原转移到细胞膜表面，使 ANCA 能够与其靶抗原接触。ANCA 的 F(ab')$_2$ 段与 MPO 或 PR3 结合，其 Fc 段通过 Fcγ 受体与同一细胞或邻近细胞结合，由此传导中性粒细胞活化信号。在这个过程中，ANCA 的 Fab 段对中性粒细胞表面靶抗原的识别和 Fc 段与 Fcγ 受体的结合均是必需的。ANCA 的 Fc 段主要通过中性粒细胞表面 FcγⅡa 受体和 FcγⅢb 受体实现信号传导。中性粒细胞表面的靶抗原密度较低时，ANCA 倾向于与 FcγⅢb 受体结合；当接触时间延长时 ANCA 可同时与 FcγⅡa 受体结合。研究发现也存在不依赖 Fcγ 受体的活化途径：ANCA 的 F(ab')$_2$ 片段可能通过靶抗原的交联活化中性粒细胞；单独的 Fab 片段不能活化中性粒细胞，通过抗 IgG 抗体将 Fab 片段交联后也可达到活化作用。

2）ANCA 靶抗原在细胞膜的表达：细胞膜上表达 ANCA 的靶抗原，是 ANCA 发挥作用的先决条件。静息状态下，部分中性粒细胞表面即可表达 PR3。表达膜型 PR3（membrane PR3，mPR3）的中性粒细胞的比率是遗传决定的。在同一患者，这个比率是固定的，不受感染、病情活动度及免疫抑制治疗的影响。中性粒细胞 mPR3 的比率增高是 AAV 发病的危险因素，并且与疾病复发、严重肾损伤有关。PR3-ANCA 可通过 β$_2$-整合素（CD18/CD11b）介导的细胞间黏附和 Fcγ 受体增加膜型 PR3 的表达，为其与靶抗原接触提供了更多机会。近期的研究发现，PR3 与 CD177 在中性粒细胞表面共表达，CD177 是 mPR3 的受体。GPA 患者 mPR3 的增加可能与 CD177 的表达有关；但 Hu 等的最新研究发现，部分 CD177 阴性的中性粒细胞也表达 mPR3，这些细胞对 PR3-ANCA 诱导的中性粒细胞活化十分敏感，故 PR3 在中性粒细胞膜的表达是多途径介导的。目前还无法肯定，中性粒细胞是否通过将胞质颗粒中的 MPO 转移至细胞膜表面，从而为 MPO-ANCA 提供可接触的靶抗原。Hess 等研究发现，将静息的中性粒细胞置于活化的中性粒细胞的上清液中，中性粒细胞脱颗粒的产物 MPO 可能通过电荷作用黏附在细胞表面，为 MPO-ANCA 提供了作用的靶点。这种黏附作用仅发生在 MPO，而非 PR3。可能与前者在细胞表面的黏附是电荷依赖的有关，后者则是一种共价结合。

3）ANCA 与其靶抗原的相互作用：ANCA 可以通过影响其靶抗原的生理活性参与 AAV 的发病机制。Guilpain 等发现，在原发性 AAV 中，MPO-ANCA 能够激活 MPO 的氧化活性，产生次氯酸等氧化产物，损伤内皮细胞，并且该过程能够被抗氧化剂 N-乙酰半胱氨酸阻断；然而在 PTU 诱发的 AAV 中，血清 MPO-ANCA 可抑制 MPO 的氧化活性，这提示 PTU 诱发的 AAV 与原发性 AAV 的发病机制不同。

PR3-ANCA 与 PR3 的结合，能影响 PR3 的蛋白酶活性，也干扰了 PR3 与 α$_1$-抗胰蛋白酶的结合。PR3-ANCA 对 PR3 生理功能的影响与病情的活动有关。

4）ANCA 介导中性粒细胞与内皮细胞的黏附：如前所述，ANCA 能够激活中性粒细胞发生呼吸爆发、脱颗粒，释放有毒性的氧自由基和各种蛋白水解酶，直接损伤血管内皮细胞。ANCA 可改变 β$_2$-整合素的空间构象，促进中性粒细胞和血管内皮细胞之间稳定的黏附；ANCA 也可刺激中性粒细胞产生多种细胞因子，如 IL-1β 和 IL-8，而 IL-8 则通过中性粒细胞表面 B 型 IL-8 受体，促进中性粒细胞穿透血管，向炎症部位聚集。PR3-ANCA 可上调血管内皮细胞表面的 E 选择素、细胞间黏附分子-1(ICAM-1,是 β_2-整合素的配体),促进中性粒细胞与内皮细胞的黏附。尽管这一过程不依赖细胞因子,但细胞因子的协助可能延长并加强细胞间的黏附。Yang 等的研究证明,中性粒细胞脱颗粒后的产物 MPO 和 PR3 可被血管内皮细胞黏附并摄入胞质,最后与染色质结合。PR3 的摄入可加速内皮细胞凋亡,这种促凋亡作用主要由靠近羧基端的区域介导,与 PR3 的蛋白酶活性无关;不同的是,MPO 的摄入不影响细胞凋亡,却可赋予内皮细胞释放氧自由基的能力。除了扮演"受害者"的角色,内皮细胞也积极参与致病过程,它与 ANCA、中性粒细胞一同形成炎症的恶性循环。经细胞因子(TNF-α、IL-1)激发后,PR3-ANCA 可诱导内皮细胞分泌具有强大趋化能力的 IL-8 参与促炎症过程。在 ANCA、中性粒细胞和内皮细胞形成的微环境中,中性粒细胞活化后释放的 PR3 也可促进内皮细胞合成并释放 IL-8。炎症状态下,内皮细胞表面可表达 ANCA 的靶抗原,也可能黏附中性粒细胞脱颗粒及呼吸爆发后释放的物质,因此成为 ANCA 直接作用的对象。

(3)体内实验的证据:长期以来,关于 ANCA 致病性的证据主要来源于体外实验。直到相应的动物模型出现,才使 ANCA 的致病性更为确定。Xiao 等用小鼠 MPO 免疫 MPO 基因敲除的小鼠(MPO$^{-/-}$),产生抗小鼠 MPO 的抗体。将此抗体注射到野生型小鼠或 T、B 淋巴细胞功能缺失的 Rag2($^{-/-}$)小鼠,可观察到与人类 AAV 类似的寡免疫沉积性坏死性新月体肾炎、肺泡小血管炎。随后的动物实验证实细菌脂多糖(LPS)与 MPO-ANCA 的协同作用可加重肾脏损伤。LPS 引起的循环中 TNF-α 水平短暂地升高,可能与肾损伤加重有关,抗 TNF-α 治疗可部分拮抗 LPS 的负面作用。

Little 等用人的 MPO 免疫 WKY 大鼠,可产生与大鼠 MPO 有交叉反应的多克隆 MPO-ANCA,免疫后的大鼠可出现少免疫沉积型坏死性新月体肾炎和肺出血。应用在体显微镜发现 MPO-ANCA 可促进中性粒细胞与血管内皮的紧密黏附。在 IL-8 的辅助下,MPO-ANCA 还可促进中性粒细胞穿透血管内皮,增加微血管出血。另一项研究采用小鼠模型也提示,MPO-ANCA 可促进中性粒细胞黏附并穿透血管内皮,导致远隔脏器中性粒细胞的浸润、小血管的出血和坏死;并证实:MPO-ANCA 的这一作用需要细胞因子(如 IL-8、TNF-α、IL-1β)的辅助、$\beta2$-整合素和 Fcγ 受体的参与。

Schreiber 等用 MPO 免疫 MPO 基因敲除(MPO$^{-/-}$)的小鼠,待 MPO-ANCA 水平稳定,对小鼠进行放射清髓后,植入野生型小鼠(MPO$^{+/+}$)或者基因敲除小鼠(MPO$^{-/-}$)的骨髓细胞。8 周后,前者出现了系统性血管炎表现,而后者则全部幸免;疾病的严重程度与循环中表达 MPO 的中性粒细胞数量直接相关。将 MPO-ANCA 被动转移至嵌合型小鼠体内,接受野生型小鼠(MPO$^{+/+}$)骨髓的 MPO$^{-/-}$ 小鼠可出现坏死性新月体肾炎,而接受 MPO$^{-/-}$ 型骨髓的野生型小鼠全部幸免。因此可以推断:骨髓来源的细胞,尤其是表达 MPO 的中性粒细胞是 MPO-ANCA 诱发 AAV 的必备条件。

然而,用类似的方法并不能对小鼠模拟出类似 PR3-ANCA 阳性小血管炎的表现,提示 PR3-ANCA 与 MPO-ANCA 阳性血管炎的发病机制存在差异。

2.中性粒细胞 由于 ANCA 的靶抗原主要贮存于中性粒细胞的嗜天青颗粒中,且 AAV 典型的病理表现包括大量的中性粒细胞在病变部位如肾小球浸润,故中性粒细胞一直就是众多研究者关注的焦点。

如前所述,体外实验证明,ANCA 能够激活中性粒细胞,导致中性粒细胞发生呼吸爆发和脱颗粒,释放活性氧自由基和各种蛋白酶等,损伤血管内皮细胞,从而造成血管炎的发生。来自北京大学第一医院的研究发现,作为中性粒细胞脱颗粒标志物之一的血清中性粒细胞明胶酶相关脂质转运蛋白(NGAL)与疾病的活动性密切相关,可以作为判定疾病的活动性和复发的生物标志物。

Xiao 等的实验动物模型中,在病变的肾小球可以见到大量中性粒细胞浸润,尤其是毛细血管袢纤维素样坏死处。用抗小鼠中性粒细胞抗体 NIMP-R14 清除循环中的中性粒细胞后,MPO-ANCA 则不能诱发小鼠出现坏死性新月体肾炎。

最近,Kessenbrock 等发现了中性粒细胞参与 AAV 发生的新的致病机制。ANCA 介导的中性粒细胞活化可以产生"中性粒细胞胞外罗网"(NETs),后者包含 PR3 和 MPO;NETs 可以黏附和损伤内皮细胞,还可以激活浆细胞样树突状细胞,后者可以产生干扰素 α 并激活 B 细胞产生 ANCA。

3.补体   由于 AAV 典型的病理特点是寡免疫沉积型炎症,故在很长的一段时间里补体在本病发生中的作用都被忽略。然而,最近的研究发现补体的旁路活化途径在 AAV 的发病机制中起了非常重要的作用。

Xiao 等运用基因敲除的小鼠确证了补体的旁路激活途径参与了 AAV 的致病过程。首先,在上述 MPO-ANCA 的大鼠模型中耗竭补体之后可以完全阻断抗 MPO 抗体诱发的坏死性新月体性肾炎;其次,基因敲除补体 C4(C4 是补体经典途径和凝集素活化途径所必需的因子)并不影响上述坏死性新月体性肾炎动物模型的建立,而基因敲除补体 C5(C5 是三条补体活化途径所必需的共同因子)或 B 因子(B 因子是补体旁路活化所必需的因子)者则不发生肾脏病变,说明补体旁路途径的活化参与了本病的发病机制。在人类 AAV 的研究中,来自北大医院肾内科的研究也证实,补体旁路途经活化参与了 AAV 的发病机制,且旁路途经活化的程度与疾病的活动性密切相关。

进一步的研究发现过敏毒素 C5a 是补体参与 AAV 发病机制的关键因子之一,C5a 可以刺激中性粒细胞表面上调 ANCA 靶抗原的表达,随后在 ANCA 的作用下,中性粒细胞发生呼吸爆发和脱颗粒反应,释放大量过氧化物和蛋白水解酶,同时还释放补体旁路途径活化所必需的因子(P 因子等),进一步活化补体旁路途经,因此,C5a 及其在中性粒细胞上的 C5a 受体所形成的正反馈环路在 ANCA 介导的中性粒细胞活化中发挥了重要作用。

总之,ANCA、中性粒细胞和补体三者之间的相互作用,是 AAV 发病机制中最为关键的部分。

4.抗内皮细胞抗体(AECA)   是一种针对血管内皮细胞的自身抗体,可在多种自身免疫病中检出,包括 AAV0。AECA 与血管内皮细胞的相互作用,可上调内皮细胞表面的黏附分子水平,如 E-选择素、ICAM-1 和 VCAM-1;促进内皮细胞分泌 IL-1β、IL-6、IL-8 及单核细胞趋化蛋白(MCP-1)。

AECA 通过以上作用促进炎症细胞的聚集、细胞间的黏附,并通过抗体依赖的细胞毒作用杀伤血管内皮细胞。由于检测方法和样本大小存在差异,活动的 AAV 患者中,AECA 的检出率为 20%~100% 不等,AECA 滴度与病情活动度有关。Göbel 等检测了 32 例活动期 GPA 患者的血清,并对其中的 24 人进行了长达 4 年的随访,他们发现,所有活动期患者血清 AE-CA 均为阳性;病情缓解后,大多数患者血清 AECA 水平降至正常;病情复发时,伴有血清 AECA 滴度的升高。由于不同器官的血管内皮细胞在表型和功能上存在差异,有学者推荐采用器官特异的血管内皮细胞进行 AECA 的检测。AAV 患者的血清 AECA 主要针对肾脏、鼻部和肺微血管内皮细胞,与器官受累情况匹配;而针对脐静脉内皮细胞的 AECA(最常用的 AECA 检出方法)较少。AAV 的临床表现可能与 AECA 的器官选择性有关。

5.淋巴细胞　AAV 中可见到大量 T 淋巴细胞浸润肾间质,肉芽肿形成部位也有 T 淋巴细胞浸润。患者血清中 T 淋巴细胞活化的标志物可溶性 IL-2 受体、可溶性 CD30 是升高的。在临床缓解期,T 淋巴细胞的活化状态依然存在。Xiao 等的动物模型也显示:与注射 MPO-ANCA 相比,注射能产生 MPO-ANCA 的淋巴细胞可导致更严重的血管炎表现。AAV 患者循环中的 B 淋巴细胞在缺乏抗原刺激的条件下即能产生 ANCA,与 T 淋巴细胞的辅助作用有关。同时,ANCA 向 IgG4 亚型的转化受 T 淋巴细胞分泌的细胞因子调节(如 IL-4)。

AAV 患者中 T 细胞受体的功能是紊乱的。AAV 自身抗原 PR3 的刺激使 GPA 患者的 T 淋巴细胞呈现出高于健康对照的增生能力,即便在缓解期,这种差别依然存在。自身抗原 MPO 的刺激并未使 AAV 患者的 T 淋巴细胞呈现显著和一致的增生反应。GPA 患者中,随着疾病范围的扩大,CD4+T 辅助细胞(T help cell,Th)的功能从侧重于细胞免疫的 Th1 转向侧重于体液免疫的 Th2,这种功能的转换伴随着 PR3-ANCA 的出现、细胞因子网络的变化;EGPA 患者则以 Th2 型为主。但 Th1 向 Th2 的转换并不是绝对的:在部分全身型 GPA 患者鼻腔的肉芽肿中发现了 Th1 特异细胞因子 IFN-γ,而 Th2 特异细胞因子 IL-4 的表达却不多。结合细胞因子表达、细胞表面标志、可溶性细胞表面标志有助于更全面评价 Th 的功能状态。GPA 患者中,终末分化的 CD4+CD28+T 淋巴细胞是增多的,与病变范围相关。尽管缺乏活化所需的共刺激信号,CD4+CD28+T 淋巴细胞却是 IFN-γ 和 TNF-α 的主要来源;它们的胞质内表达穿孔素,可能具有细胞毒作用。调节 T 淋巴细胞(Treg)是 CD4+T 细胞的一个亚群,以细胞膜的 CD25 高表达和细胞内转录因子叉形盒 P3(FoxP3)的表达为标志物,对自身免疫反应具有抑制作用。GPA 患者缓解期外周血 CD25+CD4+Treg 虽然呈现数量上的扩增,但有明显的功能障碍,无法抑制自身或健康人效应 T 细胞发挥功能。这是 AAV 患者自身免疫耐受打破的可能机制。近来发现第三种 T 辅助细胞即 Th17 细胞在自身免疫性疾病中也是重要的效应细胞。Abdulahad 等发现体外刺激 GPA 患者的 T 淋巴细胞,Th17 细胞的比例是增加的;此外,PR3 特异性的 Th17 细胞比例在 ANCA 阳性 GPA 患者中的比例较 AN-CA 阴性者高。

长久以来,人们认为,B 细胞的分化增生主要发生在外周次级淋巴结,通过分泌抗体发挥远程调节作用。然而,越来越多的研究提示,局部浸润的 B 淋巴细胞对免疫介导的疾病有着不可忽视的作用。Steinmetz 等在 AAV 患者的肾脏组织中检测到 B 细胞的浸润。从 B 细胞点灶状浸润到以滤泡状树突细胞为中心形成具有完整分隔的 T、B 淋巴细胞区带,B 淋巴细胞的浸润呈现出 4 个等级的微解剖结构。趋化因子 SLC/CCL21 可能通过淋巴细胞归巢受体 CCR7 引导 B 淋巴细胞进入肾脏,而细胞因子 BCA-1/CXCL13 则趋化 B 淋巴细胞在肾脏内局部聚集。这些 B 淋巴细胞表面几乎无法检测到 B1 淋巴细胞的标志 CD5,故它们不具有 B1 淋巴细胞的作用,不能自主分泌抗体。它们可能发挥成熟 B2 淋巴细胞的作用,即通过 MHC-Ⅱ分子向 CD4+ 的辅助 T 细胞呈递自身抗原。

第二节　原发性小血管炎肾损害的临床表现与病理

一、临床表现

ANCA 相关小血管炎可见于各年龄组,尤以老年人多见,50~60 岁为高发病年龄。患者常有不规则发热、疲乏、关节肌肉疼痛和体重下降等非特异性症状。

肾脏活动性的突出表现为血尿,可见红细胞管型,缓解期患者血尿可消失,因此血尿是判断肾脏血管炎是否活动的重要标志物。可伴有蛋白尿,但 AAV 肾脏受累蛋白尿量一般不大,少数人可以表现为大量蛋白尿甚至肾病综合征,表现为大量蛋白尿者肾脏免疫荧光病理及电镜检查多非典型的"寡免疫沉积型",而是常伴有免疫复合物及电子致密物的沉积。肾功能受累常见,半数以上表现为急进性肾小球肾炎(RPGN),少数患者可以有少尿和高血压。患者起病急性或隐匿性,通常从局部开始发病,如 GPA 多首先累及上呼吸道,逐渐进展成伴有肾受累的系统性疾病,肾脏病变可轻重不等。相比较而言,MPA 的肾脏受累发生率较高,还可以呈肾脏为唯一受累器官。肾脏病变不经治疗病情可急剧恶化。EGPA 国内发病率低,只有个例报道。

除肾脏外,本病几乎可以累及任何一个系统器官,肾外器官中最常受累的是肺脏,临床症状有咳嗽、痰中带血甚至咯血,严重者因肺泡广泛出血发生呼吸衰竭而危及生命;EGPA 患者可以表现为哮喘。MPA 患者胸部 X 线片可以表现为弥漫性肺泡出血呈密集的细小粉末状阴影,由肺门向肺野呈蝶形分布,可以有肺泡浸润和肺间质浸润影、支气管扩张,也可以表现为肺间质纤维化。GPA 常累及上、下呼吸道,肺部可见空洞、结节和非特异性炎症浸润;其他可有眼、耳鼻咽喉部、消化道、神经系统等的受累。

二、肾脏病理表现及病理分型

无论是 MPA、GPA 或 EGPA,其肾脏病理变化基本相同,即以寡免疫沉积性坏死性新月体肾炎为特征。免疫荧光和电镜检查一般无免疫复合物或电子致密物发现,或仅呈微量沉着。光学显微镜检查绝大多数患者表现为局灶节段性肾小球毛细血管袢坏死和新月体形成(≥90%患者),约有 40%患者表现新月体肾炎。肾小球内细胞增生不明显。肾小球毛细血管袢坏死区域肾小球基膜(GBM)断裂,肾小囊壁粘连、破裂,肾小球周围可伴有多核巨细胞。肾活检标本内经常具有多种不同病变和(或)病变的不同阶段,如细胞性和纤维性新月体、肾小球节段坏死和球性硬化同时存在等。

20%~50%肾活检标本显示肾小动脉呈纤维素样坏死,甚至可以伴有中等动脉受累。与经典的累及小血管的 AAV 受累者所不同的是,累及中等动脉者,其受累的下游肾小球常呈现缺血性病变而非炎症性和增生性病变,病情进展更为凶险和迅速,但早期的免疫强化治疗往往可以使肾功能更快好转。

肾间质常有不同程度、范围不一的炎症细胞浸润,通常为淋巴细胞、单核细胞和浆细胞,偶可较为丰富的嗜酸性粒细胞(尤其在 EGPA 病例)。肾间质病变程度、范围与肾小球病变严重性和受累肾小球的比例相关。病变后期肾间质常呈现多灶性纤维化伴肾小管萎缩。肾间质还能偶见以血管为中心的、上皮样细胞及巨细胞形成的肉芽肿样病变。需要指出的是,肾脏病理中的肉芽肿性病变(无论是肾小球周围的肉芽肿还是肾间质以血管为中心的肉芽肿)对于区分 MPA 与 GPA/EGPA 是没有帮助的,而需要的是呼吸道的肉芽肿性病变。

关于 AAV 肾损害,长久以来一直缺乏统一的肾脏病理分型体系。针对这一问题,欧洲血管炎研究组在 2010 年提出一种关于 AAV 肾损害的病理分型的方法,该分型包括局灶型、新月体型、硬化型及混合型四类:①局灶型:活检组织中正常肾小球比例≥50%。②新月体型:活检组织中细胞性新月体比例≥50%。③硬化型:活检组织中硬化性肾小球比例≥50%。④混合型:正常肾小球比例、新月体肾小球比例及硬化肾小球比例均<50%。该组研究者又选取了 100 例 ANCA 相关性肾小球肾炎患者进行了至少 1 年的随访,在随访中发现患者进入终末期肾脏病的概率是按照局灶型、新月体型、混合型及硬化型的顺序而逐渐升高,且患者初始肾功能与随访至第 12 个月的肾功能也是按照上述顺序逐渐变差的;但是肾间质小管的病变如间质炎症细胞浸润、间质纤维化和小管萎缩等并不是肾脏预后的独立预测因素。北京大学第一医院肾的研究者对该病理分型方法进行了外部验证,发现本分型方法可以反映患者的初始肾功能,并在一定程度上预测出肾脏对治疗的反应;更为重要的是,该分型方法是患者进入终末期肾脏病的独立预测因素。与欧洲研究结果不同的是,我国的患者按照局灶型、混合型、新月体型及硬化型的肾脏病理分型顺序,进入终末期肾脏病的概率而逐渐升高。造成这一差异的原因可能是由于国人的 AAV 患者中,MPO-ANCA 阳性患者占绝大多数,其肾脏的慢性病变比 PR3-ANCA 阳性者突出,因而对强化免疫抑制治疗反应欠佳。

值得一提的是,这种肾脏病理的分类方法仅仅是根据病理形态学的差异进行的,虽然临床简便实用、也有助于预测患者的肾脏预后,但并不能够反映不同类型之间发病机制的差异。

第三节　原发性小血管炎肾损害的诊断

一、诊断

目前对于 ANCA 相关小血管炎的分类诊断标准仍然是一个困扰临床的问题,国际上尚无统一、公认的临床诊断标准。美国风湿病学会 1990 年已经分别制定了 WG(即 GPA)、MPA 和 CSS(即 EGPA)的诊断标准,虽然应用较为广泛,但该分类诊断标准把 MPA 和经典的结节性多动脉炎混为一谈,还需要进一步加以区分;对 WG(即 GPA)的诊断标准则过于宽松,在欧洲并未得到广泛认同,还需进一步修订。1994 年 Chapel Hill 系统性血管炎命名国际会议所制定的血管炎名称和定义(及之后的 2012 年修订版)无疑是目前应用最为广泛的分类诊断标准,但由于 GPA 与 MPA 在临床和病理表现存在很大的重叠性,有时难以截然界定是 GPA 抑或 MPA;传统理论认为血清 ANCA 的类型对于界定 GPA 和 MPA 有一定帮助,例如 cANCA/抗 PR3 抗体与 GPA 密切相关,pANCA/抗 MPO 抗体与 MPA 密切相关,但国人的 GPA 是以 pANCA/抗 MPO 抗体阳性者为主,提示不同种族、不同环境的 AAV 患者的血清学标志可能存在很大的差异。因此也有学者认为 AAV 的分类应根据血清 ANCA 类型而非临床病理分类,即不用 GPA、MPA 和 EGPA 的分类命名方法,代之以抗 PR3 阳性小血管炎、抗 MPO 阳性小血管炎及 ANCA 阴性小血管炎的分类命名方法,且关于全基因组关联研究也显示,易感基因位点与血清 ANCA 类型(即 PR3-ANCA 和 MPO-ANCA)的相关性较与疾病的临床病理分类(即 GPA、MPA 和 EGPA)更为密切,这似乎更支持应该用血清 ANCA 类型替代疾病的临床病理分类,但这一观点尚未得到广泛认同,其原因是一些尚未累及内脏系统的 AAV 患者,ANCA 阳性率比较低,以血清 ANCA 的类型对患者进行分类势必会遗漏这部分 ANCA 阴性的患者。

2007 年,欧洲药品管理局(European Medicines Agency,EMA)对 AAV 和结节性多动脉炎提出了新的分类诊断流程(图 7-1)。北京大学第一医院对这一分类诊断流程进行了验证,结果表明,该分类诊断流程优点是减少了未分类诊断的患者数,同时可以减少患者的重叠诊断。然而,这一分类诊断流程更加适合应用于流行病学研究而非具体某个患者的诊断。

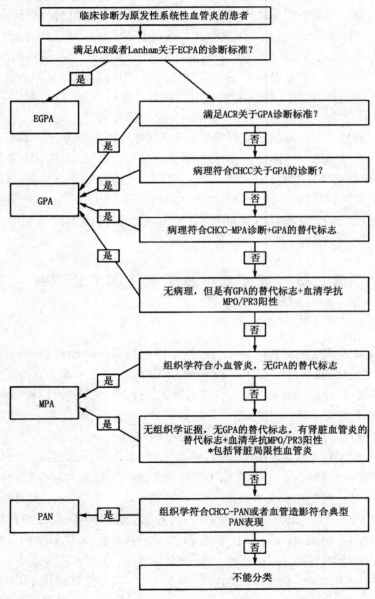

图 7-1　EMA 提出的血管炎的分类法则

ANCA 是国际通用的原发性小血管炎的特异性血清学诊断工具,cANCA 合并抗 PR3 抗体阳性和 pANCA 合并抗 MPO 抗体阳性用于诊断 AAV 的特异性均可以达到 99%。

二、临床活动和慢性化的指标

AAV 一旦全身多系统受累则进展迅速,及时给予免疫抑制治疗可以明确地改善患者的预后。但是临床上目前面临的一个重要问题是长期应用糖皮质激素和细胞毒性药物如环磷酰胺也可以引起严重的不良反应。因此从临床上需要有明确的指标来判断病情的活动以指导治疗方案的选择。

实验室指标中 ANCA 主要用于疾病的诊断,ANCA 的滴度与病情相关,但 ANCA 并不能作为判断病情的主要指标,一是部分 ANCA 阳性的患者在疾病进入缓解期后 ANCA 滴度虽有下降,但仍然长期维持阳性。二是 ANCA 仅在部分原发性小血管炎中阳性,还有相当一部分患者在疾病的活动期 ANCA 也是阴性。ANCA 对于判断病情的活动性和复发的价值目前还存在广泛争议,最近一项针对 156 名 GPA 患者的多中心前瞻性研究发现,PR3-ANCA 水平的变化与病情缓解或复发无关。ESR 和 CRP 作为反映急性炎症性病变的指标和小血管炎的临床病情密切相关,但是二者并不特异,也不能准确提供临床病情活动情况。

目前临床上国际公认的用来判断血管炎全身病情活动的是伯明翰血管炎活动性评分(BVAS)系统。BVAS 于 1994 年由 Luqmani 等提出。该评分系统主要基于近 4 周内与小血管炎相关的新出现的临床症状和体征,涉及小血管炎可以累及的 9 个主要脏器,共计 59 个指标。在临床验证中证实该系统可以准确判断脏器的受累程度,可以用来指导临床治疗。BVAS 分值越高,临床疾病越活动,同时也提示临床预后越差。目前临床上也已经提出了血管炎损伤指数(VDI)用来判断全身多系统的脏器损伤或慢性化程度。VDI 包括 10 个脏器的64 项指标,同时还有长期用药造成的不良反应的指标。关于 VDI 的应用价值,尚有待进一步评价。

AAV 受累脏器的硬化或纤维化是判断器官功能损伤、疾病的严重程度和预后最为重要的指标。如肾脏受累的小血管炎患者,纤维性新月体、肾小球硬化和肾间质纤维化提示病变处于慢性期,这些病变可以用来判断肾功能损伤情况和预后。

第四节　原发性小血管炎肾损害的治疗及预后

一、治疗

最近十余年来许多前瞻性多中心的随机对照临床研究(RCT)积累了大量有价值的治疗经验和方法,特别是欧洲血管炎研究组(EUVAS)为此作出了重要贡献。AAV 的治疗分为诱导缓解、维持缓解的治疗。诱导缓解期治疗是应用糖皮质激素联合细胞毒性药物,对于重症患者可采取大剂量甲泼尼龙(MP)冲击和血浆置换。维持缓解期主要是长期应用免疫抑制药物伴或不伴小剂量激素治疗。

1.诱导缓解期的治疗

(1)糖皮质激素联合环磷酰胺:目前,糖皮质激素联合环磷酰胺仍然是治疗 AAV 的标准方案,能够使 90% 以上的患者临床显著缓解。泼尼松(龙)初期治疗为 1 mg/(kg·d),4～6周,病情控制后可逐步减量。环磷酰胺口服剂量一般为 2 mg/(kg·d),持续 3～6 个月。近年来环磷酰胺静脉冲击疗法越来越受到推崇,常用方法为 $0.75~g/m^2$,每月 1 次,连续 6 个月。环磷酰胺静脉冲击与口服治疗的诱导缓解率和复发率均相似,但由于静脉冲击疗法的环磷酰胺累积剂量小,因此感染等不良反应的发生率显著偏低,但对于静脉应用环磷酰胺诱导缓解效果不佳者,改为每天口服的环磷酰胺仍然可以使部分患者达到缓解。对于老年患者和肾功能不全者,环磷酰胺应酌情减量。有重要脏器活动性受损的重症患者(如存在小血管纤维素样坏死、细胞新月体和肺出血者)诱导治疗初期可以应用 MP 冲击治疗,每天 1 次或隔天 1 次,每次 $0.5\sim1~g$,3 次为 1 个疗程,继之以口服糖皮质激素治疗。

在应用糖皮质激素与免疫抑制剂治疗的过程中,有学者主张应用磺胺类药物预防卡氏肺囊虫的感染。

(2)糖皮质激素联合利妥昔单抗:可以作为非重症 AAV 或应用环磷酰胺有禁忌的患者的另一可选择的方案,其循证医学证据来源于欧洲血管炎研究组的两个大型随机对照研究,分别称之为 RITUXIVAS 研究和 RAVE 研究。在 RITUXIVAS 研究中,44 名新发的 AAV 患者按照 3:1 的比例随机分配到利妥昔单抗($375~mg/m^2$,每周 1 次,共 4 次)加环磷酰胺($15~mg/kg$,共 2 次,分别在第 1 次和第 3 次给予利妥昔单抗时应用)治疗组和环磷酰胺治疗组($15~mg/kg$,每 2 周 1 次,共 3 次,继之以每 3 周 1 次,最多 10 次),两组患者均接受甲泼尼龙的冲击治疗继之以口服糖皮质激素,两组的缓解率和严重不良事件的发生率均相仿。在 RAVE 研究中入组了 197 名 AAV 患者,随机分配到糖皮质激素联合利妥昔单抗($375~mg/m^2$,每周 1 次,共 4 次)和糖皮质激素联合环磷酰胺$[2~mg/(kg\cdot d)]$治疗组,利妥昔单抗组的缓解率不逊于环磷酰胺组。

(3)血浆置换:主要适应证为合并抗 GBM 抗体、严重肺出血和严重急性肾衰竭者。在 EUVAS 进行的 RCT 研究(MEPEX 研究)中,针对严重急性肾衰竭(起病时 SCr>500 μmol/L)的 AAV 患者,在给予口服泼尼松和环磷酰胺的基础上,随机分为两组,分别接受血浆置换和 MP 冲击治疗,结果发现,血浆置换较 MP 冲击治疗更有利于患者肾功能的恢复[3 个月时两组患者摆脱透析的比例分别为 69% 和 49%,1 年时进入终末期肾脏病(ESRD)的患者比例分别为 19% 和 43%]。但对这些患者的长期随访研究(随访的中位数时间为 3.95 年)发现,两组患者的远期预后(以 ESRD 和死亡作为联合终点)并没有显著差异,因此血浆置换治疗在重症肾脏血管炎中的作用还需要进一步的研究来评价。

2.维持缓解期的治疗　诱导缓解结束之后就进入维持缓解治疗,其目的是减少患者的复发。鉴于长期应用环磷酰胺的不良反应,在进入维持缓解治疗之后,应选用其他不良反应较小的免疫抑制剂来替代环磷酰胺。维持缓解治疗可供选择的免疫抑制剂较多,列举如下。

(1)硫唑嘌呤(AZA):硫唑嘌呤$[2~mg/(kg\cdot d)]$是在维持缓解治疗阶段能够替代环磷酰胺证据最强的药物,其证据主要来自 EUVAS 的 CYCAZAREM 研究,应用硫唑嘌呤可以替代环磷酰胺用于系统性小血管炎的维持缓解治疗。该研究入组了 144 名经过糖皮质激素和环磷酰胺诱导缓解的 AAV 患者,随机分为两组,一组接受环磷酰胺$[1.5~mg/(kg\cdot d)]$,另一组改为硫唑嘌呤$[2~mg/(kg\cdot d)]$,随访 18 个月,两组患者的复发率没有显著性差别。这项 RCT 研究的重要意义在于,当 AAV 患者达到诱导缓解之后,应及时将环磷酰胺替换为硫唑嘌呤,后者可以达到与环磷酰胺相仿的维持缓解的功效,同时可以减少环磷酰胺的累积剂量,避免长期应用环磷酰胺所造成的不良反应。在应用硫唑嘌呤期间应密切监测外周血白细胞计数,警惕其骨髓抑制作用。

（2）甲氨蝶呤：甲氨蝶呤是 AAV 维持缓解治疗的又一重要的可选方案。来自法国的一项 RCT 研究入组了 126 名达到诱导缓解的 AAV 患者，随机接受甲氨蝶呤［起始剂量 0.3 mg/（kg·w），之后逐渐增加到 25 mg/w］或硫唑嘌呤用于维持缓解［2 mg/（kg·d）］治疗，平均随访时间为 29 个月，两组的疗效与安全性相仿。目前推荐甲氨蝶呤治疗仅限于 SCr<177 μmol/L 者，且治疗期间应注意补充叶酸。但正是由于甲氨蝶呤的应用受到肾功能的限制（严重肾功能不全者应用甲氨蝶呤容易蓄积中毒），极大地限制了该药物在小血管炎肾损害患者中的应用。

（3）吗替麦考酚酯：用于维持缓解治疗具有不良反应较小的优点，早年间的一些非对照研究提示吗替麦考酚酯可以用于 AAV 的维持缓解治疗。但来自欧洲血管炎研究组的 IM-PROVE 研究中，共入组 156 名达到诱导缓解的 AAV 患者，随机入组接受吗替麦考酚酯（起始剂量 2 g/d）或硫唑嘌呤［起始剂量 2 mg/（kg·d）］治疗，结果显示吗替麦考酚酯对于防止复发的疗效不及硫唑嘌呤。因此目前吗替麦考酚酯多作为二线方案使用，尤其适用于不能够应用硫唑嘌呤的患者。

（4）来氟米特：来氟米特用于 AAV 维持缓解治疗的研究始于 2004 年，Metzler 等报道 20 例 GPA 患者用来氟米特（30~50 mg/d）进行维持缓解治疗获得成功。但该组的 RCT 研究对比了来氟米特（30 mg/d）与甲氨蝶呤（20 mg/w）用于进行维持缓解治疗的疗效与安全性，结果表明，来氟米特组复发较少但不良反应较多，包括高血压、白细胞减少等。

此外，研究证实 GPA 患者鼻部携带金黄色葡萄球菌是 GPA 复发的重要原因，RCT 研究显示应用复方新诺明清除金黄色葡萄球菌可显著减少 GPA 的复发。应用剂量为磺胺甲噁唑 800 mg 和甲氧苄啶 160 mg，每周 3 次。鼻部局部应用莫匹罗星也有较好的清除金黄色葡萄球菌的作用，还可以用于肾脏受损和无法应用复方新诺明的 GPA 患者。

3.复发的治疗　尽管初始的诱导治疗可以使多数患者获得完全缓解或部分缓解，但这些患者大多面临疾病复发的风险，有队列研究的结果表明，疾病复发是进展到 ESRD 的独立危险因素。

根据其严重程度，复发可以分为严重复发和轻微复发，前者是指危及生命或重要脏器的复发，此时应根据初始治疗的方案进行诱导缓解治疗；包括应用糖皮质激素、环磷酰胺，必要时应用血浆置换治疗。关于环磷酰胺的累积剂量问题，目前还没有一个确切的"安全"界值。最近有回顾性研究表明，环磷酰胺累积剂量在 36 g 以上时，恶性肿瘤的发生风险会升高，所以一般认为，当环磷酰胺的累积剂量达到或者接近 36 g 时，可以换用利妥昔单抗的治疗方案。对于轻微的复发，增加免疫抑制治疗的强度，包括增加激素、硫唑嘌呤或吗替麦考酚酯的剂量，但需要尽可能避免过多使用环磷酰胺，这也是为了尽可能降低环磷酰胺的累积使用剂量。

二、预后

由于 AAV 肾脏受累常迅速进展至 ESRD、肺脏受累可发生大量肺出血而危及生命，因此本病未经治疗者预后极差，90%患者在 1 年内死亡。应用糖皮质激素和环磷酰胺治疗有确切疗效，可以使患者的 5 年生存率达到 80%。影响患者预后的独立危险因素包括高龄、继发感染特别是肺部感染及肾功能不全。这里值得引起注意的是，随着糖皮质激素和免疫抑制剂的广泛应用，AAV 的活动性往往能够得到很有效的控制，但治疗所带来的不良反应不容忽视,继发感染特别是肺部感染已经成为患者重要的死亡原因之一;而进一步分析发现,肺脏存在基础病变特别是肺间质纤维化是继发肺部感染的独立危险因素,因此对于这类患者,在治疗时应加强监测,例如外周血淋巴细胞计数(不宜<600/μL)及 CD4$^+$淋巴细胞计数(不宜<200/μL)等,以减少治疗所造成的不良反应。

如前所述,部分患者对传统的糖皮质激素联合环磷酰胺治疗无效,其独立危险因素包括高龄、女性、黑种人、抗 MPO 抗体阳性者及肾功能不全。

虽然糖皮质激素联合环磷酰胺治疗能够使多数患者获得缓解,但即使给予积极的维持缓解治疗,也有至少 15%的患者会在诱导缓解成功后的 2 年内复发,复发是造成器官损害和进展到 ESRD 的独立危险因素;严重的复发(例如肺出血)可以危及患者生命。复发的独立危险因素包括 PR3-ANCA 阳性、上呼吸道及肺脏受累者。

第五节　关于治疗与预后的展望

目前在 AAV 的治疗和预后领域还存在一些亟待探索的热点问题。

首先是关于维持缓解期治疗所需要持续的时间。如前所述,对于 AAV 维持缓解期治疗主要应用免疫抑制剂(硫唑嘌呤等)或同时联合小剂量的糖皮质激素。由于 AAV 是一组易于复发的疾病即或在应用硫唑嘌呤或环磷酰胺维持治疗期间,每年的复发率至少在 15%,因此停用免疫抑制治疗后的复发是临床上关注的焦点;而另一方面,如果延长应用免疫抑制剂的时间势必会增加不良反应的发生,后者包括肝功能损害、骨髓抑制等,因此决定维持缓解期治疗的时间必须权衡利弊。一般认为应在诱导缓解完成后维持至少 2 年,但也有学者认为应延长到 4 年。EUVAS 正在进行一项 RCT 研究以确定是否需要将维持治疗延长到 4 年,后者称为 REMAIN 研究。

其次是诱导缓解期治疗能否应用环磷酰胺以外的免疫抑制剂。众所周知,糖皮质激素和环磷酰胺的联合应用从根本上改变了本病的预后,但大剂量应用环磷酰胺所造成的不良反应成为临床医生最为担忧的问题之一。多年来研究者们一直在探索是否有其他的免疫抑制剂能够在诱导缓解治疗中替代环磷酰胺,但现有的循证医学证据表明,除了价格昂贵的利妥昔单抗可以替代环磷酰胺作为一线用药,仅仅对于非致命性的疾病且肾功能接近正常者可以应用甲氨蝶呤联合糖皮质激素的治疗方案,然而后者还存在高复发率之虞。随着近年来多种新型免疫抑制剂(诸如吗替麦考酚酯、来氟米特、FK506 等)在肾移植领域和其他自身免疫疾病(如系统性红斑狼疮等)中的成功应用,国外已有学者开始探索这些免疫抑制剂应用于 ANCA 相关小血管炎诱导缓解期治疗的疗效和安全性。

第三是关于 AAV 患者远期预后的关注。如前所述,糖皮质激素联合免疫抑制剂的治疗使大多数患者得以缓解,虽然仍有少部分患者死于活动性血管炎、一些患者在血管炎急性期的强化免疫抑制治疗中死于治疗的并发症(特别是继发性感染),多数患者能够获得较长时间的生存。越来越多的研究显示,心血管事件和恶性肿瘤(特别是长时间大剂量使用环磷酰胺者)这些患者远期死亡原因,针对发生心血管事件和肿瘤的危险因素及如何减少这两类事件发生的研究将是本领域未来几年的热点问题。

第八章　肾间质疾病

第一节　肾间质纤维化的发生机制

各种病因导致的慢性、进展性肾脏疾病的最终归宿是肾间质纤维化,其特征性病变为肾小管萎缩、大量炎性细胞浸润、肌成纤维细胞活化,导致细胞外基质成分(extracellular matrix,ECM)过度堆积,最终取代正常肾脏结构,造成肾脏功能不全与丧失。大量临床实践和实验数据表明,肾间质纤维化轻重程度是决定肾脏疾病预后的重要因素。因此,对肾间质纤维化机制的深入研究,将有助于揭示肾间质纤维化发生与发展的规律,从而找到出相应的治疗对策。

一、发病机制

肾间质纤维化实际上是肾脏在修复各种致病因素损伤过程中出现了调节紊乱、失控的结果。在此过程中,蛋白尿、高血糖、低氧等致病因素引起肾脏固有细胞的损伤与激活,释放出大量的炎性趋化因子,吸引单核巨噬细胞、淋巴细胞及中性粒细胞等炎性细胞迁移、聚集在损伤部位。受损的肾脏固有细胞和炎性细胞,进一步释放出大量促进炎症和纤维化的调控因子,作用于各自的靶细胞,一方面扩大上述炎症反应,另一方面促进间质肌成纤维细胞过度增生和活化,以及肾小管上皮细胞转分化,导致 ECM 因产生过多、降解减少而过度堆积,最终形成瘢痕组织。在损伤修复过程中,倘若致病因素能及时被消除,则组织内的炎性细胞将会消退,成纤维细胞终将消亡,ECM 得以重塑,甚至可能通过组织和细胞再生,修复受损组织。然而,若致病因子持续存在,不断刺激肌成纤维细胞的增生和 ECM 堆积,组织损伤持续地向不可逆方向发展,则最终必将导致弥漫性肾间质纤维化的结局。

肾间质纤维化是有多种细胞参与的进展性过程。目前认为其过程大致可以分为 5 个步骤:①致病因素(如蛋白尿、高血糖、低氧等)引起肾脏固有细胞(如肾小管上皮细胞)损伤,产生局部的微小病灶。②细胞受损伤性刺激后,产生炎性趋化因子,吸引炎性细胞浸润。③在炎性因子和促纤维化因子的刺激下,间质成纤维细胞活化,肾小管上皮细胞向间充质细胞转分化(epithelial to mesenchymal transition,EMT),以及来源骨髓的纤维细胞不断迁入,进而形成大量肌成纤维细胞群体。④肌成纤维细胞分泌大量 ECM 成分,并在肾间质中堆积。⑤过度堆积的 ECM 成分,最终取代正常组织,引起细胞营养供给障碍,细胞死亡,于是形成无细胞的纤维性瘢痕组织。

肾间质纤维化在病变的不同时期,相继发生炎症反应、肌成纤维细胞激活、肾脏固有细胞凋亡及 ECM 成分的重塑和堆积。炎性细胞浸润,常常是组织损伤后的初始反应,也是组织纤维化早期启动因子之一。在肾间质纤维化的不同阶段,均可能发生肾脏固有细胞凋亡。肾脏固有细胞凋亡可导致肾小管上皮细胞脱落、细胞成分丢失,从而引起肾小管萎缩,加速无细胞成分堆积。尽管炎症和细胞凋亡在间质纤维化的发生发展过程中至关重要,但肾间质纤维化的实质,是肌成纤维细胞的激活和 ECM 过度堆积。因此,寻找调控纤维化的因子,阐明肌成纤维细胞的来源、调控和消亡,以及了解 ECM 代谢平衡的调控,对于揭示肾间质纤维化的分子机制具有重要意义。

二、调控肾间质纤维化的因子

许多因子及活性物质,均参与了肾脏损伤与修复过程的调控。根据其在纤维化发生与发展中的作用,可分为促进纤维化因子和抑制纤维化因子两大类。根据这些因子的属性,又可以分为生长因子、血管活性因子、炎性趋化因子和核受体等几类。值得注意的是:在不同微环境下,某些因子或活性物质作用并不一致,有时甚至截然相反。因此,在阐述各种因子的作用时,首先应详尽了解各种因子在不同微环境中所发挥的作用,并在宏观水平上对各种作用进行整合,进一步了解其在肾间质纤维化的发生、发展过程中的作用。

1.促进纤维化因子 包括生长因子、血管活性因子、炎性趋化因子及黏附分子等,尤其是以转化生长因子-β(transforming growth factor-β,TGF-β)、结缔组织生长因子(connective tissue growth factor,CTGF)、血小板源性生长因子(platelet-derived growth factor,PDGF)及血管紧张素Ⅱ(angiotensin Ⅱ,Ang Ⅱ)作用最为突出。

(1)转化生长因子-β:属于 TGF 超家族,其成员包含 TGF-β、激活素、骨形成蛋白(bone morphogenetic protein,BMP)等三大类。TGF-β 有 5 种异构体,其中 $TGF-\beta_{1-3}$ 存在于哺乳动物,并且以 $TGF-\beta_1$ 表达量为最高。分泌的 $TGF-\beta_1$ 以无活性形式存在于组织中,并能被组织局部的血栓素 A_2、酸性因子、纤溶酶及凝血酶原激活物所激活,产生两条分子量为 12500 的多肽链,通过二硫键结合形成同源二聚体。$TGF-\beta_1$ 通过其位于细胞膜上的受体,以发挥生物学效应。目前已知 TGF-β 受体共有 4 种,分别为Ⅰ型、Ⅱ型、Ⅲ型及Ⅴ型。Ⅰ型和Ⅱ型受体属于跨膜丝氨酸/苏氨酸激酶受体,其中Ⅱ型受体能单独结合 TGF-β。Ⅱ型受体与配体结合后,可吸引Ⅰ型受体,并使其磷酸化,再依次磷酸化 1 型受体的下游底物,激活信号传导。Ⅲ型受体有两个亚型:betaglycan 和 endoglin,并可与 3 种 TGF-β 异构体结合,其中 betaglycan 对 $TGF-\beta_2$ 亲和力更高,而 endoglin 则相反。betaglycan 和Ⅱ型受体的共表达,增强后者与 TGF-β 的结合力;endoglin 在 TGF-β 信号传导中可能也起相似作用。Ⅴ型受体又称胰岛素样生长因子结合蛋白-3 受体或低密度脂蛋白受体相关蛋白-1(low density lipoprotein receptor-related protein 1,LRP-1),其主要功能与 $TGF-\beta_1$ 抑制肿瘤细胞增生有关。

1)$TGF-\beta_1$ 表达上调:几乎是所有慢性肾脏疾病的共同特征。众多研究表明,在肾间质纤维化动物和患者的肾组织标本中,TGF-β 及其 mRNA 均显著增加。免疫组化研究显示,在病理条件下有多种肾脏细胞,包括肾小管上皮细胞、间质成纤维细胞和炎性细胞,可过量表达 $TGF-\beta_1$。此外,$TGF-\beta_1$ 型受体表达也明显上调。值得注意的是:过量表达的Ⅰ型受体主要分布于肾小管上皮细胞,表明此类细胞可能是 $TGF-\beta_1$ 的主要靶细胞。目前,已知 TGF-β 的信号传导受多环节、多层次的调控,除 TGF-β 及其受体外,Smad 信号激活及其抑制性 Smad 6、Smad 7 表达下调,均参与了对 $TGF-\beta_1$ 信号的调节。近年来,研究表明细胞核内存在 Smad 转录共抑制因子,包括 Ski、SnoN 和 TGF-β 信号传导通路抑制因子(TGIF)。这类转录共抑制因子,通过与活化的 Smad 2/3 结合,抑制其活性,或通过募集其他转录共抑制因子,阻断 Smad 所介导的基因转录。近年来,研究发现肾间质纤维化过程中,肾组织 Ski 和 SnoN 蛋白的表达量均逐渐下降。因此,肾间质纤维化过程中 Smad 转录共抑制因子的丢失,毫无疑问将放大 TGF-β/Smad 信号,从而增强 Smad 所介导的靶基因转录活性,加速纤维化的进展。

2)TGF-β$_1$在肾间质纤维化中的作用:主要表现为:①促进 ECM 堆积。一方面直接促进Ⅰ型、Ⅱ型、Ⅲ型、Ⅳ型和Ⅴ型胶原(主要是 1 型胶原)、纤维连接蛋白、蛋白多糖等 ECM 表达;同时通过增强基质金属蛋白酶组织抑制剂(tissue inhibitors of matrix metalloproteinase, TIMP)的表达,降低基质金属蛋白酶(matrix metallo proteinases, MMP)的活性,从而抑制细胞外基质的降解。TGF-β$_1$也能诱导纤溶酶原激活物抑制剂-1(plasminogen activator inhibitor-1, PAI-1)的表达。此外,TGF-β$_1$还可对 ECM 成分的分子进行修饰,如诱导新黏附点的表达、改变纤维连接蛋白的特性等,以拮抗蛋白酶水解,促进 ECM 堆积;②诱导肾间质成纤维细胞增生,并活化为肌成纤维细胞。肌成纤维细胞又是导致 ECM 过度分泌的主要效应细胞;③促进肾小管上皮细胞凋亡。研究表明,TGF-β$_1$可以通过激活 p38 丝裂原激活的蛋白激酶(p38 mitogen-activated protein kinase, p38MAPK)信号通路,而促进十字孢碱诱导的肾小管上皮细胞凋亡。因此,TGF-β 可以通过促进受损肾小管上皮细胞凋亡,减少肾小管上皮细胞数量,引发肾小管萎缩,最终导致肾间质纤维化;④诱导 EMT。EMT 的特征是上皮细胞逐渐丢失其特征性标记,如 ZO-1、E-钙粘连素,并表达间充质细胞的标志物如 α 平滑肌肌动蛋白(α-smooth muscle actin, α-SMA)、成纤维细胞特异性蛋白(fibroblast-specific protein 1, Fsp-1)等。TGF-β$_1$可以同时活化 Smad 2/3 和非 Smad 信号传导途径,如胞外信号调节激酶(extra-cellular signal-regulated kinase, Erk)、p38MAPK、磷脂酰肌醇 3 激酶(phosphoinositide 3 kinase, PI3K)及整合素连接激酶(integrin-linked kinase, ILK)等,诱导 EMT 的发生;⑤TGF-β$_1$可以诱导血管内皮细胞凋亡,减少肾小管管周毛细血管数量,是通过调控凝血酶反应素(thrombospondin, TSP)和可溶性血管内皮细胞生长因子及其受体,抑制管周毛细血管的新生,从而加速促进纤维化进展。需要强调指出的是:TGF-β 还可通过拮抗白细胞介素(IL)-1β、肿瘤坏死因子(TNF)-α、诱导核因子-κB(NF-κB)的活性,从而抑制肾脏炎症进展。因此,TGF-β 在特定环境下,也可发挥抗感染和抗纤维化的作用。

(2)结缔组织生长因子(CTGF):是分子量为 36 000~38 000 富半胱氨酸的生长因子,属于 CCN 家族成员。CTGF 与这个家族其他成员共享 IGFBP 结构域、vW 因子(vWF)C 型重复、TSP 重复及羧基末端等 4 个区域。CTGF 广泛存在于人类多种组织器官中,如心、脑、肾、肺、肝、胎盘、胰腺和结缔组织等,尤其以肾脏含量为最高。在病理情况下,CTGF 过度表达与某些增生性或纤维化疾病的发生密切相关,如硬皮病、瘢痕瘤、动脉粥样硬化、肝硬化、肺纤维化、肾纤维化和慢性胰腺炎等。CTGF 是 TGF-β 诱导的早期基因产物,TGF-β 的生物学效应与 CTGF 有关。但 TGF-β 的作用广泛,除能诱导细胞增生和促进组织纤维化外,尚有抗感染和抗细胞分化等的功能;CTGF 作用相对单一,可能仅介导 TGF-β 的促纤维化效应,主要是刺激Ⅰ型、Ⅲ型、Ⅳ型胶原和纤维连接蛋白等 ECM 成分的合成。在病理状态下,特别是在伴有细胞增生和 ECM 合成的肾小球系膜区肾小管间质病变区域,CTGF 表达量明显增加。CTGF 除介导 TGF-β 的生物学效应外,还能够协同和促进其他生长因子如表皮生长因子(EGF)、胰岛素样生长因子(IGF-1)、碱性成纤维细胞生长因子(basic fibroblast growth factor, bFGF)等发挥其生物学效应。CTGF 受体尚无定论,一般认为 β$_1$ 整合素(β$_1$ integrin)和 LRP-1 在不同细胞内,均能与 CTGF 结合。有研究表明,CTGF 能诱导 LRP-1 酪氨酸磷酸化,激活 Erk1/2 信号途径,从而促进 TGF-β$_1$诱导的肾间质成纤维细胞分化为肌成纤维细胞,诱导 ECM 成分的过度表达,促进间质纤维化。

(3)血小板源性生长因子:是由 A 和 B 两条肽链组成的二聚体。根据组合方式的不同,分为 3 种异构体,即 PDGF-AA、PDGF-AB 和 PDGF-BB,近来又发现 PDGF-C、D 肽链。最近有文献报道称,PDGF-C 可以诱导趋化因子,促进、放大间质炎症反应,造成肾间质纤维化。PDGF 可作用于包括肌成纤维细胞在内的间质来源细胞,促进其过度增生。PDGF-BB 亚型在肾脏中占主导地位,能促进间质细胞的增生,并向表达 α-SMA 的肌成纤维细胞转化。此外,PDGF-BB 还能促进胶原成分在肾间质内沉积,刺激 TGF-β 表达,从而在肾间质纤维化中起主要的中介作用。

(4)血管活性因子:肾脏损伤后,血管紧张素原和血管紧张素转换酶的基因表达上调,使 AngⅡ通过自分泌和旁分泌方式释放增加,肾内局部比血液循环中的 AngⅡ的浓度水平增高近千倍。高浓度 AngⅡ可促进血管平滑肌细胞增生,同时增加 TGF-β、PDGF、bFGF 和 IGF-1 等生长因子表达,从而促进细胞增生和纤维化进展。另外,AngⅡ受体表达增加,导致该受体功能过度活化,并不断刺激成纤维细胞和单核细胞增生和活化,促进肾间质纤维化发展。高浓度 AngⅡ还可引发全身性和肾脏局部血压增高。近年来,AngⅡ受体拮抗剂(ARB)已广泛应用于临床,成为治疗慢性肾脏疾病的重要药物。

内皮素(endothelin,ET)是迄今为止发现的最强烈的缩血管物质。当肾脏损伤时,局部合成明显增高。通过促使血管收缩、细胞增生、增加细胞外基质合成,而参与肾间质纤维化的发生和发展。通过对正常启动子调控下的人 ET-1 转基因小鼠研究发现,ET-1 主要在小鼠的脑、肺及肾脏中表达。值得注意的是:该转基因小鼠早期表现出肾脏老年化的特征,如肾功能下降、肾小球硬化、肾间质纤维化和肾囊肿的形成等,但血液内 ET-1 浓度及系统血压并未明显增高,表明 ET-1 有促纤维化的作用,并不依赖于其对肾脏局部血流动力学的影响。有研究发现,AngⅡ和 ET-1 在肾间质纤维化过程中起协同作用:AngⅡ促进内皮细胞和系膜细胞 ET-1 基因表达和蛋白释放,ET-1 也可增加内皮细胞血管紧张素转换酶的活性。

(5)炎性趋化因子和黏附分子:肾间质中炎性细胞浸润和聚集,是启动纤维化的关键步骤之一,某些炎性因子也具有很强的促进纤维化的作用。TNF-α 能促进巨噬细胞浸润至受损的肾间质,并诱导巨噬细胞释放更多的促纤维化因子,加剧肾间质的免疫炎症反应,引起成纤维细胞增生及胶原沉积。IL-1 不仅能促进多种趋化因子的表达,而且还可激活巨噬细胞和淋巴细胞产生更多的细胞因子和生长因子,并且促进 EMT 的发生,引起纤维化;IL-1 还能促进 ECM 积聚,刺激成纤维细胞增生。单核细胞趋化因子(monocyte chemoattractant protein-1,MCP-1)及正常 T 细胞激活后表达和分泌的因子(regulated upon activation,normal T cell expressed and secreted,RANTES)可介导 T 细胞和单核巨噬细胞浸润,促进局部炎症反应。另外,IL-10、IL-13 和干扰素-α 等也都参与了肾间质纤维化的过程。

细胞黏附分子在炎性细胞浸润肾间质过程中起重要作用。从周围到肾脏损伤部位趋化因子浓度逐渐增高,形成逐步增强的趋化梯度,吸引炎性细胞由血管向病变部位迁移、浸润。在这一过程中,黏附分子与其配体介导了循环中单个核炎性细胞与血管内皮细胞相互作用,引导炎性细胞在内皮细胞上滚动、附着、变形、迁移,并游走至病变中心。大量研究发现,在大鼠单侧输尿管梗阻性肾纤维化模型中,细胞间黏附分子-1、E-选择素等,在血管内皮细胞、肾小管上皮细胞和肾间质内表达明显增加。此外,血管细胞间黏附分子也可介导细胞间黏附,促进局部炎症反应,导致肾间质纤维化。

2.抑制纤维化因子　正常肾脏组织中存在拮抗纤维化的因子。在生理条件下,促纤维化和抗纤维化因子相互制约,从而保证组织中 ECM 重塑和平衡。当肾脏损伤后,促纤维化因子(如 TGF-β、CTGF 和 Ang Ⅱ)的表达和活性明显增强,与此同时,抗纤维化因子的表达和活性急剧下降,造成损伤组织促纤维化和抗纤维因子之间的动态平衡失调。因此,抗纤维化因子的丢失,可能是肾组织损伤后纤维化的重要因素。

(1)肝细胞生长因子(hepatocyte growth factor,HGF):是一种促进肝细胞增生的多肽生长因子,最早被研究肝脏再生的学者发现。成熟 HGF 分子是由一条分子量为 69 000 的 α 链和一条 35000 的 β 链组成的异二聚体,中间以二硫键相连。HGF 由单一基因编码,先产生多肽前体,再被丝氨酸蛋白酶切割,从而产生 α 链和 β 链。HGF 受体是跨膜的酪氨酸激酶受体蛋白,由 c-met 原癌基因编码。与其他酪氨酸激酶受体信号传导系统相似,HGF 结合 c-met 受体后,引起其胞质区酪氨酸磷酸化,从而募集其他信号传导介质,引起系列激酶级联磷酸化反应,激活 MAPK、PI3K/Akt 和 Stat3 等信号传导途径,从而引发一系列细胞生物学效应。

正常肾脏多种细胞中可表达 HGF,包括血管内皮细胞、成纤维细胞、系膜细胞和间质巨噬细胞等。c-met 也广泛表达于几乎所有的肾脏细胞,以肾小管上皮细胞和肾小球足细胞中 c-met 含量最高。当肾脏受损时,HGF 的表达具有很强的时限性:在组织损伤初始,HGF 表达已显著增强,然而持续、慢性的肾脏损伤,终将导致 HGF 表达下降。HGF 和 TGF-β 能相互抑制其表达,因此,慢性肾衰竭时,HGF 表达下调,可能与 TGF-β 过度表达有关。HGF 和 TGF-β 的比例决定了组织受损时的反应:比例增高时,受损肾组织趋于重塑、再生和修复;比例下降时,则导致肾组织慢性纤维化。

有实验表明,HGF 具有强效抗纤维化作用。在单侧输尿管梗阻、5/6 肾切除、糖尿病肾病等诸多肾脏纤维化动物模型中,注射外源性重组 HGF 或导入 HGF 基因,均能阻断纤维化的发生,减少瘢痕组织形成,改善肾功能 20.2M。HGF 能抑制肾间质纤维化的发生和发展过程中多个病理过程,主要表现为:①通过活化 PI3K/Akt 途径及增加 Bcl-xL 表达的双重机制,防止肾小管上皮细胞凋亡。②抑制静息状态下肾间质成纤维细胞的活化,防止肾小球系膜细胞激活,阻断 EMT。这些作用表明,HGF 能特异性地阻断 ECM 主要效应细胞的激活,从而阻止 ECM 过度表达及其在细胞外堆积。③拮抗肾脏炎症反应的发生和进展。HGF 可抑制多种炎性趋化因子(如 TNF-α、MCP-1 和 RANTES 等)的表达与合成,从而抑制 T 细胞和单核-巨噬细胞浸润。HGF 还能抑制血管内皮细胞 E-选择素表达,减少 E-选择素介导的单核细胞向内皮细胞贴附,因而抑制单核细胞向血管外迁移,并转化为巨噬细胞。此外,HGF 还可以调控树突细胞介导的免疫反应。

大量实验结果表明,在不同类型的肾脏细胞中,HGF 利用不同的分子机制拮抗 TGF-β₁所介导的基因转录。①在肾间质成纤维细胞中,通过激活 Erk1/2 信号传导系统,抑制活化的 Smad 进入细胞核,干扰 TGF-β 信号传导,从而抑制静息状态下肾间质成纤维细胞活化为肌成纤维细胞Ⅲ。②在肾小球系膜细胞中,上调 Smad 转录共抑制因子 TGIF 表达。值得注意的是:HGF 并不影响系膜细胞 TGIF mRNA 表达,但可以对抗泛素介导的 TGIF 蛋白降解,从而增强 TGIF 蛋白稳定性,延长其寿命。上调的 TGIF 则能在细胞核内与激活的 Smad 2/3 结合,从而阻断其介导的 TGF-β/Smad 靶基因的转录。③在肾小管上皮细胞中,诱导另一个 Smad 转录共抑制因子 SnoN 的基因表达,从而上调 SnoN 蛋白,使之与激活的 Smad 2/3 结合,干预 TGF-β/Smad 介导的 EMT。最近的研究结果进一步证实,HGF 通过 Erk1/2 信号激活肾小管上皮细胞中的 cAMP 应答元件结合蛋白,从而激活 SnoN 基因转录。

(2)骨形成蛋白 7(BMP-7):属于 TGF-β 超家族中 BMP 亚家族的一员。近年来,由于 BMP 7 所表现的拮抗 TGF-β 功能而受到广泛重视。BMP 7 前体是由 431 个氨基酸组成的多肽,成熟的 BMP 分子由 139 个氨基酸组成,分子量为 15 700。在正常肾脏中,BMP 7 广泛表达于肾小球足细胞、远端肾小管和集合管的上皮细胞。BMP 7 丢失,常发生在肾脏纤维化疾病的早期,因而推测 BMP 7 对维持肾单位的结构完整性甚为重要。BMP 7 的活性受到一系列内源性因子的调控。大量研究表明,补充外源性 BMP 7,能减轻肾间质纤维化,保护肾脏结构和功能的完整性。在糖尿病肾病等肾脏纤维化疾病的动物模型中,重组 BMP 7 能阻断 EMT,防止肾小管上皮细胞凋亡,并抑制肌成纤维细胞的激活。体外培养细胞的研究表明,BMP 7 能特异性地拮抗 TGF-$β_1$ 所激活的 Smad 2/3 信号传导,从而阻断 TGF-$β_1$ 促纤维化的生物学效应。

(3)核受体:除生长因子外,近年来研究还发现一些类固醇激素核受体及其配体,对于维持正常肾脏细胞的结构和功能具有重要作用。核受体是一类配体激活的基因转录因子,结合配体后形成同源或异源二聚体,转移至细胞核内,与位于靶基因启动子部位特异的核受体应答元件结合,从而诱导靶基因的转录。在诸多核受体中,维生素 D 受体(vitamin D receptor,VDR)和过氧化物酶体增生物激活受体-γ(peroxisome proliferator-activated receptor-γ,PPAR-γ)的抗纤维化功能最为明显,因而广受重视。

1)维生素 D 受体:广泛存在于各种肾脏细胞内。VDR 与维生素 D 结合后,能诱导多种分化基因表达,从而维持肾小管上皮细胞结构和功能的完整性。肾间质纤维化时,活性维生素 D 浓度下降,同时也导致细胞内 VDR 表达减少。因为近端肾小管上皮细胞是体内活性维生素 D 合成的主要部位,故肾小管损伤时,不可避免地降低维生素 D 的合成;而维生素 D 合成减少,也将进一步诱导肾小管上皮细胞去分化和功能丧失,从而进入恶性循环。临床研究表明,补充外源性维生素 D,能显著地降低透析患者的病死率,并且该作用与血钙、血磷浓度无关。动物实验发现,维生素 D 能减轻单侧输尿管梗阻所引起的肾间质纤维化,明显减少 Ⅰ型、Ⅲ型胶原和纤维连接蛋白的表达,维持肾脏内 E-钙粘连素水平,抑制肌成纤维细胞的激活。维生素 D 的抗纤维化作用,可能与下列因素有关:①抑制肾素基因表达,从而降低 Ang Ⅱ 生成。②拮抗 TGF-$β_1$ 引发的 EMT,维持 E-钙粘连素,阻断 α-SMA 表达,抑制与 EMT 相关的重要转录因子 Snail 表达。③具有强效抗感染作用,能降低炎性趋化因子 RANTES 和 TNF-α 的表达。④诱导间质成纤维细胞中抗纤维化 HGF 基因表达,从而干扰 TGF-β 所介导的促纤维化作用。

2)过氧化物酶体增生物激活受体 γ:是另一类抗纤维化的核受体。在慢性肾脏病进展过程中,PPAR-γ 表达量呈下降趋势。近期发现,在 HGF 基因的启动子区域,含有 PPAR-γ 应答元件。PPAR-γ 激动剂除了具有胰岛素增敏效应外,还具有很强的抗感染和抗纤维化作用,能诱导系膜细胞表达 HGF,从而证实 HGF 是 PPAR-γ 靶基因之一。基因敲除的实验表明,HGF/c-met 信号途径能介导 PPAR-γ 激动剂在系膜细胞的抗纤维化作用。因此,诱导 HGF 表达,可能是 PPAR-γ 激动剂抗纤维化的一个重要机制。

三、肌成纤维细胞的作用

肌成纤维细胞是一类活化的间质成纤维细胞,表达独特的分子标记 α-SMA。由于肌成纤维细胞能大量合成和分泌 ECM,通常认为是组织纤维化的主要效应细胞。肌成纤维细胞具有收缩和迁移能力,在组织损伤的修复过程中起着关键作用。肌成纤维细胞与成纤维细胞的主要区别,在于肌成纤维细胞的细胞骨架蛋白成分与构成发生重组,细胞内应力纤维明显增多,其中以 α-SMA 为主。α-SMA 表达增多,使肌成纤维细胞的迁移收缩能力显著增强,ECM 的合成和分泌功能增强。这些表型变化,使肌成纤维细胞能覆盖并保护损伤部位,从而达到组织修复的目的。然而,当损伤因素持续存在时,肌成纤维细胞过度活化、增生,可导致 ECM 过度堆积,从而进入纤维化的恶性循环。

正常组织中成纤维细胞(即肌成纤维细胞的前身)数量很少,而且合成 ECM 的能力也有限,在细胞-细胞及细胞-ECM 之间的相互接触,很少通过肌动蛋白衔接。当组织受损时,在炎性因子、生长因子及 ECM 重塑所导致的局部微环境机械因素的作用下,成纤维细胞内产生以肌动蛋白为主的应力纤维丝,从而转为原肌成纤维细胞时。原肌成纤维细胞是成纤维细胞向肌成纤维细胞转化过程中的过渡细胞类型,其应力纤维丝通过整合素、N-钙粘连素连接,分别与 ECM 成分和其他细胞相互接触,后继续分化为含有 α-SMA 应力纤维丝的肌成纤维细胞。

无论何种因素诱发肾脏损伤与病变,肌成纤维细胞作为共同的效应细胞,可在肾间质纤维化中发挥作用。临床及实验研究表明,肾间质中肌成纤维细胞数量与肾间质纤维化程度呈正相关。因此,肌成纤维细胞也是慢性肾脏病预后的决定性因素之一。在正常组织修复过程中,肌成纤维细胞的数量受到严格调控,处于自限性的动态平衡状态。随着损伤因素的去除,机体即通过诱导凋亡清除肌成纤维细胞,而向着修复方向发展。然而在疾病状态下,肾间质成纤维细胞及肌成纤维细胞,常表现出生存和增生能力明显增强,从而推动组织自生理性修复向不可逆的病理性纤维化方向发展。

1.肌成纤维细胞的来源　肌成纤维细胞主要来源于以下 3 条途径:①间质固有成纤维细胞活化。②EMT。③循环中来源于骨髓的纤维细胞迁入。有学者认为在一定条件下,血管内皮细胞、管周细胞和平滑肌细胞,均可转化为成纤维细胞或肌成纤维细胞。

(1)间质固有成纤维细胞活化:是肌成纤维细胞主要来源途径之一,高达 50%左右。固有成纤维细胞活化必须依赖以下条件:①局部存在活化的 TGF-β。②ECM 成分结构发生相应修饰与变化。③细胞重塑行为和 ECM 结构变化造成细胞外应力的增强。活化的 TGF-β$_1$ 能使 Smad 2/3 磷酸化,并进入细胞核,调控相应的基因(如 α-SMA)表达,重组细胞骨架成分,诱导其向肌成纤维细胞转化。同时,ECM 成分在细胞重塑过程中发生相应修饰改变,一方面增加细胞的黏附能力;另一方面细胞外应力增加,又可以通过由 ECM 成分相连接的细胞骨架蛋白,激活细胞内的多种信号系统,进一步放大纤维化的级联反应,加速纤维化的进展。

体内肌成纤维细胞的激活,可能是多因子相互协同作用的结果。尽管 TGF-β 单独作用时,可以诱导成纤维细胞向肌成纤维细胞转化,然而组织型纤溶酶原激活剂(tissue-type plasminogen activator,tPA)能显著增强 TGF-β$_1$ 诱导的成纤维细胞活化。同时用 TGF-β 和 tPA 处理肾间质成纤维细胞,能显著增强其从头合成 α-SMA、产生 I 型胶原的能力。tPA 促纤维化的作用是通过与细胞膜 LRP-1 受体结合,诱导其酪氨酸磷酸化,从而募集 β$_1$ 整合素及激活 ILK 信号实现的。在肾间质纤维化过程中,TGF-β$_1$、tPA、LRP-1、β$_1$ 整合素和 ILK 的表达,均明显上调,提示这一信号途径已激活。另外,除 tPA 外,肾间质纤维化时 CTGF 和

FGF 的表达均增加,可能也参与了 TGF-β_1 的协同作用,从而促进间质固有成纤维细胞的活化。

(2)上皮细胞向间充质细胞转分化(EMT):存在于正常机体胚胎发育过程中,并发挥至关重要的作用。在胚胎 3 个胚层结构的形成中,中胚层原始间充质细胞即为上皮母细胞,通过 EMT 的方式形成。随后,中胚层的间充质细胞通过"间充质细胞向上皮细胞转化"的方式,产生次级上皮细胞;而次级上皮细胞再次通过 EMT 的方式,形成中胚层和内胚层其他结构的细胞。成为分化发育成熟的上皮细胞,在炎症、创伤等因素的作用下,又可通过 EMT 产生间质成纤维细胞,参与组织纤维化修复。而上皮组织来源的肿瘤细胞,也是通过 EMT 实现肿瘤细胞在体内的转移。

1)成年肾小管上皮细胞转分化现象:最初,是在研究成纤维细胞表面标记的过程中发现的4.W。随后的研究证实,多种慢性肾脏病动物模型中均存在 EMT。在肾小管间质受损区域,肾小管上皮细胞显示出去分化的特征,表现为上皮细胞标记 E-钙粘连素和 ZO-1 丢失,同时表达间充质细胞标记如 α-SMA、波形蛋白,细胞的形态发生变化,基膜完整性受损。此外,在慢性肾间质纤维化疾病患者的肾活检标本中,也观察到 EMT 的存在。EMT 对肾间质纤维化具有非常重要的病理学意义:一方面可导致肾小管上皮细胞丢失、产生肾小管萎缩,另一方面也为肌成纤维细胞提供了新的来源。

2)肾小管上皮细胞转分化的细胞学模型:近年来,对 EMT 的细胞分子生物学基础有了系统全面的认识。有实验表明,TGF-β_1 是一种强效的 EMT 诱导剂,其单独作用即可在体外诱导 EMT 的全过程,实现从典型上皮细胞到产生大量 ECM 的成纤维细胞转化。在大量实验的基础上,Yang 等提出了 EMT 的细胞学模型,认为 EMT 需要经过 4 个关键步骤:①上皮细胞间的紧密连接消失,主要表现为 E-钙粘连素,ZO-1 的表达下降。这一起始步骤非常重要,可导致上皮细胞失去与其相邻细胞的联系,破坏肾小管上皮细胞结构的完整性。最近研究表明,这一过程可能是与分化抑制物(inhibitor of differentiation-1,Id1)上调有关。另外,Snail 转录因子也参与了对 E-钙粘连素、ZO-1 基因表达的抑制。②间充质细胞标记(如 α-SMA、Fsp-1)的表达及细胞骨架蛋白(如肌动蛋白)重组。细胞骨架蛋白重组及 α-SMA 将使细胞形态发生变化,从原来立方形上皮形态逐渐变成成纤维细胞的纺锤形。另外,上皮细胞出现间充质细胞标志物也表明,小管细胞不仅通过丢失上皮特征而去分化,而且也进行转分化。③肾小管基膜破坏。正常肾小管上皮细胞被基膜所包绕,基膜不仅为上皮细胞提供了结构基础,而且也作为屏障分隔了肾小管上皮细胞和肾间质。基膜破坏,为转化的上皮细胞向间质迁移、游走提供了通道。基膜主要成分为 IN 型胶原和层粘连蛋白,均为 MMP-2 和 MMP-9 的特异性底物。因此,过度表达的 MMP-2 和 MMP-9,对基膜完整性的破坏至关重要。④细胞迁移和浸润能力显著提高。转化的细胞最终要进入肾间质,参与组织纤维化。有实验表明,这些转化细胞中有关细胞迁移的信号增强,从而使其具有很强的迁移、游走和浸润能力。另外,α-SMA 的表达也赋予这些细胞更强的收缩力。需要强调的是:EMT 是受严格调控的动态过程,在其中每一阶段清除致病因子或有效干预,均可能终止 EMT 的进展。

3)肾小管上皮细胞在肾间质纤维化中的重要性:此观点尚有争议。有学者采用遗传学方法标记小鼠肾脏近端肾小管上皮细胞,在单侧输尿管梗阻后,发现约35%的 Fsp-1 阳性成纤维细胞,携带近端肾小管上皮细胞的遗传学标记,证明其来源于肾小管上皮细胞。但是,由于缺乏在体内能特异性检测 EMT 的细胞学标记,故 EMT 在肾间质纤维化中的地位还难以定论。一般认为在不同疾病模型，甚至在同一疾病模型的不同阶段，来源于 EMT 的肌成纤维细胞占整个间质肌成纤维细胞的比例也有所变化。除了近端肾小管上皮细胞外，远端肾小管和集合管的上皮细胞，也能发生表型改变，并向间充质细胞转分化。因此，EMT 所占的比例可能还应有所增加。

4）肾小管上皮细胞转分化的调控：多种因素以不同方式参与了 EMT 的调控。TGF-β_1 经典的 Smad 2/3 信号传导途径，直接介导了促 EMT 作用。TGF-β_1 还能诱导 ILK 及 ILK 结合蛋白（PINCH）而促进 EMT2。TGF-β_1 下游信号通路 PI3K/Akt，能够引起糖原合成酶激酶 3 磷酸化，导致其失活，从而稳定细胞质内的 β-catenin，促进 EMT。除 TGF-β_1 外，CTGF 和 FGF 在体外均能诱导 EMT，IL-1β 等炎性因子和血管活性因子（如 Ang II），也能促进 EMT 的发生。高血糖、糖基化终末产物和低氧诱导因子，通过诱发 EMT 而发挥促纤维化作用。一些蛋白酶（如 MMP-2 和纤溶酶）在体外可直接诱导 EMT。tPA 也可以与成纤维细胞表面的 LRP-1 结合，诱导 LRP-1 胞内酪氨酸磷酸化，上调 MMP-9 的表达，破坏基膜，诱导 EMT 而引发纤维化 14%。此外，白细胞增强因子-1/T 细胞因子作为转录共调节因子，也与相应的启动子区域结合，最终促进 EMT 发生。转录因子 Snail1 和 Snail2（又称 Slug）是公认调控 EMT 的关键转录因子，通过体内转基因过量表达 Snail1 能诱导 EMT，促进肾间质纤维化的发生。分化抑制物 Id1 和 Id3 也参与了对肾小管上皮细胞 E-钙粘连素和 ZO-1 的抑制，从而促进 EMT。而一些抗纤维化因子如 HGF、BMP 7 和维生素 D，均能阻断 TGF-β_1 介导 EMT，表明能抑制 EMT，可能是其抗纤维化的关键机制之一。

在体内，多种信号通路也能以协同作用的方式，共同参与对 EMT 的调控，如 TGF-β_1 能与 Wnt/β-catenin、Notch/Jagged、整合素/ILK 等信号通路协同，从而整合不同信号传导途径对 EMT 的调控。

（3）骨髓来源的纤维细胞：骨髓前体细胞是间质肌成纤维细胞的另一个重要来源，又称为纤维细胞，约占 15%。纤维细胞最初是从循环中源于骨髓的 CD34$^+$ 细胞群中分离出的细胞亚群，形态接近成纤维细胞。这类细胞表面，既有淋巴细胞标记，又有间质细胞标记（如 1 型胶原）。一般认为这类细胞在组织纤维化中发挥重要作用。纤维细胞表面表达的趋化因子（如 CCL21）及其受体，对于促进该细胞从循环中向肾间质纤维化病灶处迁移起关键作用，利用 CCL21 中和抗体，阻断 CCL21/CCR7 的信号传导，能够显著减轻肾间质纤维化；剔除 CCR7 基因的小鼠，其肾间质纤维化及 MCP-1 基因表达均显著降低，表明趋化因子及其受体系统，可调控骨髓中纤维细胞致纤维化作用。

（4）其他：近年来，有学者认为除上述 3 条途径外，肌成纤维细胞还有其他来源，如血管内皮细胞，可通过内皮细胞向间充质细胞转分化而产生肌成纤维细胞，参与 ECM 的合成；血管周细胞和血管平滑肌细胞，也可被激活成为肌成纤维细胞。血管平滑肌细胞本身含有 α-SMA，在病理条件下即可进一步分化成为肌成纤维细胞。由于在病变的肾间质中，α-SMA 阳性细胞多集中在肾小血管和微血管周围区域，更有力地支持肌成纤维细胞这一来源的假说。

2.肌成纤维细胞的消亡 肾脏损伤后，肌成纤维细胞在肾间质内的聚积，一方面源于其加速产生；另一方面可能与其生存能力增强、寿命延长有关。在病理状况下，间质肌成纤维细胞的抗凋亡作用，可能通过过度表达 tPA 介导。因此，肌成纤维细胞寿命的影响因素可能是间质纤维化发生、发展过程中另一重要的调控环节。

　　成纤维细胞的活化,是正常组织损伤修复过程的重要起始步骤,有利于损伤组织 ECM 的重塑,但激活的成纤维细胞最终通过凋亡方式而消亡。在慢性肾间质纤维化过程中,因激活的成纤维细胞凋亡减少,其数量不断增加。有学者发现,tPA 基因敲除小鼠在单侧输尿管梗阻后,间质肌成纤维细胞凋亡增加,提示在体内 tPA 可促进肌成纤维细胞的存活。tPA 直接处理体外培养的大鼠肾间质成纤维细胞,可以保护其免遭十字孢碱或过氧化氢诱导细胞凋亡。tPA 可以激活 Erk1/2、p90RSK 信号系统而使 Bad 磷酸化,从而抑制线粒体释放细胞色素 C,抑制静息和活化的成纤维细胞凋亡,增加肌成纤维细胞及其前体数量,加速纤维化进展。值得一提的是:在慢性肾脏病肾组织中 tPA 及其受体 LRP-1,仅在间质成纤维细胞中表达上调,肾小管上皮细胞中表达并未增加。因此,过度表达的 tPA,能特异性地增加间质成纤维细胞的生存能力,延长其寿命。

　　有关肌成纤维细胞在肾间质中的生存和凋亡的研究,还处于早期阶段。除 tPA 外,其他因子也可能参与对肌成纤维细胞生存和凋亡的调控。毫无疑问,更多的调节肌成纤维细胞凋亡的因子和信号途径将被揭示。随着这方面研究的不断深入,人们对肌成纤维细胞消亡的认识必将日益完善。

四、细胞外基质降解和肾间质纤维化

　　肾间质纤维化的主要标记是间质 ECM 过度堆积、侵占,并取代正常组织。ECM 的堆积,与其合成、降解失调有关。在调控 ECM 代谢平衡的因素中,纤溶系统和基质金属蛋白酶家族无疑是最为关键的两大调控系统,两者之间相互关联。许多促进或抑制纤维化因素,均通过影响这些系统中的酶原活化过程及其内源性抑制因子水平,从而调控 ECM 的代谢。

　　纤溶酶以无活性的纤溶酶原形式存在于血浆和组织中。它的活化依赖于两种结构相似的丝氨酸蛋白酶:tPA 和尿激酶型纤溶酶原激活剂(urokinase-type plasminogen activator, uPA)。活化后的纤溶酶直接参与蛋白底物水解。它的另一重要功能是激活基质金属蛋白酶(MMP)。纤溶系统和 MMP 的活性受一系列内源性抑制因子的控制,从而保证正常组织中 ECM 的降解受到精细调节,达到 ECM 合成和降解的动态平衡。tPA 和 uPA 的活性受到 PAI-1 和 PAI-2 的调节,纤溶酶的活性受到 α-巨球蛋白的抑制,而 MMP 的活性则受控于 TIMP。通常认为在肾间质纤维化中,促进纤溶的因子由于能加速 ECM 的降解,减少 ECM 在肾间质中堆积而抑制纤维化的进展;抑制纤溶的因子则会抑制 ECM 的降解,促进 ECM 在间质中堆积,因而加速纤维化的进展。例如,PAI-1 能与 tPA、uPA 等结合而抑制其蛋白酶活性,从而降低纤溶酶和 MMP 的活性,导致 ECM 的降解受到抑制,造成 ECM 在肾组织内堆积,而促进纤维化。在多种肾间质纤维化动物模型中,PAI-1 和 TIMP-1 的表达均显著增加。因此,慢性肾间质纤维化不仅与 ECM 成分的过量表达有关,而且 ECM 降解失调也可能是一个关键因素。目前,有关 PAI-1 促进肾间质纤维化的作用,已在多种实验动物模型中得到验证。值得注意的是:PAI-1 除通过影响 ECM 的代谢平衡而参与肾间质纤维化外,还能促进单核巨噬细胞的浸润和肌成纤维细胞的活化,并能直接调节 TGF-β 的表达。因此,PAl-1 的促纤维化作用,也并不完全归因于抑制 ECM 的降解。

　　MMP 是肾间质 ECM 成分的主要降解酶,在肾脏中,MMP-2、3、9、13、14、24、25、27、28 均有表达。活化后的 MMP 能降解几乎所有的 ECM 成分,包括多种胶原蛋白、纤维连接蛋白等。基于 MMP 的这些功能,故 MMP 通常被认为是抑制肾间质纤维化的关键。然而近年来,由于一些特定的 MMP 基因敲除小鼠模型的建立,人们对某些 MMP 在肾脏病中的作用有了更深层次的认识。研究发现,MMP-2、MMP-9 及 MMP-3 能促进 EMT,从而促进肾间质纤维化的发生和发展。另外,MMP 在纤维化发展中的不同阶段,可能发挥不同的,甚至相反的作用。例如,在 Alport 肾病的早期阶段,MMP-9 可加重肾病进展;而在肾病的晚期阶段,MMP-9 则可拮抗纤维化。MMP-9 的这种矛盾作用,可能归结于:在肾病早期,MMP-9 可能破坏肾小管基膜而诱导 EMT 的发生。但在肾病晚期,纤维化已较为弥漫,而 ECM 成分的降解则变得越发重要,这时,MMP-9 可以通过加速 ECM 降解而起保护肾脏的作用。因此,应以动态发展的眼光评价 MMP 在纤维化中的作用。

纤溶酶不仅直接参与调控 ECM 的降解,而且通过激活多种生长因子而间接影响纤维化。tPA 和 uPA 能激活抗纤维化因子 HGF;HGF 前体为无生物活性的多肽链,当其被分泌到细胞外后,被 tPA、uPA 和其他丝氨酸蛋白酶水解和切割,产生 α 和 β 链所组成的异二聚体。这些异二聚体才具有生物活性。活化的纤溶酶还直接参与 TGF-β 的转录后激活,使其发挥促纤维化效应。另外,tPA 也参与肝素结合型类表皮生长因子的转录后激活。由于这些生长因子在肾间质纤维化中,分别具有抑制或促进纤维化的作用,因此,纤溶系统蛋白酶在肾间质纤维化中的作用非常复杂。

需要指出的是:纤溶酶和 MMP 蛋白酶系统中含有许多成分,具有结构相似、功能重叠等特征,反映在基因敲除实验动物中,有些基因丢失并不影响肾间质纤维化进程。例如,在肾脏单侧输尿管梗阻动物模型,敲除 uPA 基因并不影响肾间质纤维化进展。与 uPA 相关的许多因子,包括 tPA、PAI-1 和 uPAR 的水平也无明显变化,表明至少在某些纤维化动物模型中,uPA 的作用并非想象中那么重要。另外,虽在 tPA 基因敲除的小鼠,单侧输尿管梗阻后间质纤维化病变改善,但纤溶酶、HGF 和 TGF-β_1 活性均无变化,表明 tPA 活性在体内可被替代。

五、蛋白酶的细胞生物学效应

实验表明,纤溶系统中有些成员能产生多种特异的细胞生物学效应。这些效应,并不依赖于其蛋白酶的活性。研究发现,这些蛋白酶能特异性地与细胞膜表面的受体结合,激活受体细胞内区域的酪氨酸磷酸化,引发一系列细胞内信号传导,调控细胞核特定基因转录表达。因此,这些丝氨酸蛋白酶分子同典型的细胞因子一样,能以自分泌或旁分泌方式传导细胞外的信号,从而介导诸多细胞应答反应。

纤溶系统的蛋白酶在结构上属于含有 Kringle 结构域的蛋白质家族,其家族成员包括 tPA、uPA、纤溶酶、HGF 及巨噬细胞激活蛋白,后两者即属于典型的细胞因子。该家族成员的 α 链中,均含有数目不等的 kringle 结构,而其 β 链则含有丝氨酸蛋白酶的活性部位。由于位于 β 链酶活性中心的关键氨基酸发生位点突变,HGF 和巨噬细胞激活蛋白分子丧失了蛋白酶活性。用定点突变的方法恢复 HGF 的丝氨酸蛋白酶活性,并不影响其细胞因子功能。因此,蛋白酶活性和细胞因子功能,可在同一分子中共同存在,互不干扰。

tPA 是肾脏中主要的纤溶因子,通常认为它通过激活纤溶酶,促进 ECM 降解,延缓肾间质纤维化。但新近研究表明,tPA 基因敲除小鼠,在单侧输尿管梗阻后,肾间质纤维化的程度明显减轻。随后的系列研究发现,tPA 可以通过多种途径促进间质纤维化进展:①与间质成纤维细胞表面 LRP-1 受体结合,诱导其胞内区域酪氨酸磷酸化,激活 Erk1/2 信号途径而上调 MMP-9 的表达。MMP-9 增加,随后促进肾小管基膜降解而诱发 EMT,加速纤维化进展。②活化 Erk1/2/p90RSK/Bad 途径,抑制静息和活化后的间质成纤维细胞凋亡,从而增加肌成纤维细胞的数量。③促进其细胞膜受体 LRP-1 与不同的整合素亚类相互作用,对肌成纤维细胞活化、单核-巨噬细胞激活及血管平滑肌收缩进行调控,参与纤维化过程。通过增强 LRP-1 与 β_1 整合素的相互作用,募集和激活 ILK 通路,协同 TGF-β_1 促进肌成纤维细胞活化;通过促进 LRP-1 与 $\alpha M\beta_2$ 整合素的相互作用,激活单核巨噬细胞,增强巨噬细胞的迁移活力,加速炎症发生;通过促进 LRP-1 与 $\alpha V\beta_3$ 整合素的相互作用而激活血管平滑肌细胞,增加血管张力,影响局部的血流动力学。需要指出的是:tPA 的上述功能与其蛋白酶活性并不相关。因此,实际上 tPA 具有双重功能,一方面通过其蛋白酶功能参与维持 ECM 平衡和多种生长因子的转录后激活;另一方面,通过其细胞膜受体 LRP-1,作为细胞因子而发挥诸多生物学效应,参与肾间质纤维化的发生和发展。

纤溶酶作为 tPA 及 uPA 的下游产物,参与多种 MMP 激活,调控 ECM 代谢及生长因子的活化。但最近的文献表明,在纤溶酶原基因敲除小鼠发生梗阻性肾病后,肾间质纤维化程度明显减轻。其原因除与 TGF-β_1 转录后激活被抑制有关外,还与 EMT 显著减少有关。在体外,纤溶酶可直接结合细胞膜上的蛋白酶活化受体,激活 Erk1/2 信号途径,从而引发一系列细胞内信号传导,诱导 EMT。因此,在一些病理情况下,纤溶酶也可发挥其细胞因子样的生物学效能。

六、其他因素

除上述机制外,参与肾间质纤维化的其他因素还有肾脏局部血流动力学、肾小管管周微血管病变和蛋白尿等,通过调控促进纤维化的生长因子、血管活性因子和趋化因子而起作用。管周微血管对于维持肾小管正常结构和生理功能起关键作用。在致病因子的作用下,各种炎性因子、血浆补体成分、内皮细胞增生与抑制因子的失衡(如 VEGF/TSP-1 降低),均会造成管周微血管内皮细胞损伤、凋亡及修复能力的下降,引发管周微血管丢失,导致肾小管间质缺氧性损伤,从而促进肾小管上皮细胞、间质细胞活化,激活低氧诱导因子,直接调控纤维化相关基因的表达,促进 ECM 积聚和纤维化形成。另外,肾间质纤维化本身,尤其是在病变晚期,过度积聚的 ECM,可挤压周围毛细血管腔和扩大氧弥散距离,进一步加重肾小管间质缺氧性损伤。总之,管周微血管丢失是众多因素(如炎性细胞浸润等)的结果,管周微血管丢失引起的肾小管间质缺氧性损伤,又可进一步促进炎性细胞浸润、细胞因子分泌及 ECM 堆积,两者共同推动了肾间质纤维化进程。

持续大量蛋白尿常与肾功能进行性恶化相关。临床研究证实,减少蛋白尿可以延缓肾单位丢失,改善肾功能。其可能的原因是:大量蛋白尿可以诱发肾小管上皮细胞炎症反应,导致肾小管萎缩、肾间质纤维化。蛋白尿中的白蛋白,一直被认为是肾小管间质损伤的主要驱动因素,但动物模型、体外研究及临床数据显示,单纯尿白蛋白量增加,尚不足以改变肾小管上皮细胞表型;然而白蛋白可与许多细胞因子和脂质类调节因子结合,形成类似半抗原的复合物,则能启动肾小管炎。白蛋白可通过刺激 Ang Ⅱ 分泌,上调近端肾小管上皮细胞 TGF-β 受体,促进趋化因子(IL-8、MCP-1、RANTES)大量分泌。肾小管上皮细胞可产生血管紧张素系统的所有成分,因而蛋白尿可激活肾素-血管紧张素系统,产生大量的 Ang Ⅱ。此外,醛固酮、肥大细胞等,也在肾间质纤维化过程中发挥作用。

七、治疗策略

肾间质纤维化,终将进展为慢性肾衰竭,患者需终生依赖肾脏替代治疗。因此,防止、减缓、最终逆转肾间质纤维化的发生和发展,是一个全球性的难题。目前,临床常用治疗方法虽能延缓纤维化的进展,但不能完全阻断或逆转肾功能的丧失。因此,寻找新的、特异性的治疗对策,阻止和逆转肾间质纤维化的进展,是一个亟待解决的难题。

1.传统治疗　　目前,临床上尚无治疗肾间质纤维化的特效药。其治疗首先是清除已知的致病因素,如糖尿病患者的高血糖控制至关重要;对高血压造成的慢性肾病,降低和控制血压是主要的预防和治疗措施。

近 10 年来,拮抗 Ang Ⅱ 是临床治疗慢性肾间质纤维化的首选药物,包括血管紧张素转换酶抑制剂(angiotensin converting enzyme inhibitor, ACEI)和 ARB。其原理是拮抗 Ang Ⅱ 的生物学效应。Ang Ⅱ 是促进血管收缩的多肽,也是一个肾脏细胞生长因子,通过其细胞膜受体引发一系列细胞内信号传导,从而调控细胞的增生、TGF-β 表达及 ECM 合成与降解。在多种慢性间质纤维化的动物模型(如单侧输尿管梗阻、5/6 肾切除及糖尿病肾病)及临床实践中,ACEI 和 ARB 的疗效均得到验证。一般而言,ARB 对肾脏功能的保护作用强于 ACEI,两者联合应用有叠加效应。其作用机制除了降低全身血压和肾小球内压力外,还与其直接的抗炎症效应、抑制 TGF-β 表达、减少蛋白尿和阻止纤维化有关。

活性维生素 D 缺失,是慢性肾脏病的重要特征,补充外源性活性维生素 D,也是临床常用的治疗措施。维生素 D 具有维持肾脏细胞结构和功能的完整性,抑制炎症反应,阻止 EMT,降低 ECM 合成和堆积等作用。但是,活性维生素 D 也有不良反应,因此,寻找低毒、高效的维生素 D 的衍生物,使之能够在临床上安全应用,应是今后研发此类药物的方向。

2.治疗进展　　针对肾间质纤维化的病理特征和病变发生的分子生物学机制,一些抗纤维化的新对策,已在动物模型中得到验证(表 8-1),其中有些药物疗效较为突出,值得关注。根据它们的作用机制,大致可分为以下几类。

表 8-1　防治肾间质纤维化的新策略

策略	动物模型
抑制或清除促纤维化因子	
TGF-β₁ 中和抗体	单侧输尿管梗阻,5/6 肾切除
小分子 TGF-β 受体拮抗剂	单侧输尿管梗阻、嘌呤霉素肾病
Smad 7	单侧输尿管梗阻、5/6 肾切除
CTGF 反义寡核苷酸	单侧输尿管梗阻
补充外源性抗纤维化因子	
HGF	单侧输尿管梗阻、5/6 肾切除、糖尿病肾病
BMP 7	单侧输尿管梗阻、糖尿病肾病
阻断与纤维化有关的信号途径	
p38MAPK 抑制剂	单侧输尿管梗阻、抗肾小球基膜疾病
JNK 抑制剂	单侧输尿管梗阻

（续表）

策略	动物模型
Rho-ROCK 抑制剂	单侧输尿管梗阻，5/6 肾切除
阻断纤维化过程中的关键环节	
炎性因子受体拮抗剂	单侧输尿管梗阻、阿霉素(多柔比星)肾病
NF-κB 通路抑制剂	单侧输尿管梗阻
小分子 ILK 抑制剂	单侧输尿管梗阻、阿霉素肾病

（1）抑制或清除促纤维化因子：这是行之有效的治疗原则，其中最受关注的是抑制 TGF-β_1 表达和拮抗其信号传导。虽然通过反义寡核苷酸、siRNA 等方法，可抑制 TGF-β_1 基因表达，但由于技术难度大，难以在临床推广。比较可行的方法，是应用 TGF-β 中和抗体来拮抗体内过多的 TGF-β，其疗效已在肾间质纤维化的动物模型上得到验证。另外，针对 TGF-β_1 型受体的小分子拮抗剂，也可能具有广泛的应用前景。此外，拮抗或清除 CTGF 可能也是阻止肾间质纤维化的有效措施。

（2）补充外源性抗纤维化因子：肾间质纤维化实质上是发生于组织受损之后，因促进纤维化和抑制纤维化因子的比例失调所致。因此，补充外源性抗纤维化因子，不失为有效的治疗手段。动物实验表明，给予外源性 HGF 或 BMP 7 重组蛋白，能抑制肌成纤维细胞的激活，阻断 EMT，抑制或减轻纤维化程度，改善肾脏功能，甚至逆转已经形成的纤维化，促进组织再生，从而恢复正常肾脏结构和功能。HGF 和 BMP 7 能特异性地阻断 TGF-β 信号传导，从而发挥其抗纤维化作用。不仅如此，作为肾脏发育过程中重要的生长因子、HGF 和 BMP 7，还可以诱导组织再生，从而有可能逆转肾间质纤维化。

（3）阻断信号传导途径：p38MAPK 是与肾间质纤维化病变有关的重要信号传导途径。许多促纤维化因子如 TGF-β、Ang Ⅱ、IL-1β、TNF-α 及高血糖，均能激活 p38MAPK 途径。p38MAPK 的激活又能够诱导一些炎性因子，如 MCP-1、IL-1β、TNF-α 和 IL-6，ECM 成分和细胞间黏附分子的表达，促进肾小管上皮细胞凋亡，从而直接参与纤维化的过程。单侧输尿管梗阻动物实验表明，p38MAPK 抑制剂能降低炎性因子的表达，减少炎性细胞的浸润，减轻间质纤维化，某些 p38MAPK 抑制剂已经进入 1 期临床试验。除 p38MAPK 外，其他信号途径如 c-jun N-末端蛋白激酶和 Rho-ROCK 通路，也是治疗肾间质纤维化的重要靶点。

（4）阻断纤维化的关键环节：肾间质纤维化是一个多细胞参与的复杂过程，特异性阻断某些关键环节，有可能阻止纤维化的发生和发展，从而达到治疗目的。其中炎性细胞浸润是肾间质纤维化的早期特征之一，阻断或减轻炎性细胞浸润，对肾脏具有保护作用。动物实验发现，炎性因子受体拮抗剂或者 NF-κB 通路抑制剂，均能阻断间质纤维化的发生和发展。拮抗 ILK 活性的抑制剂，也能够延缓或阻止肾间质纤维化的进展。所以，若通过干扰纤维化过程中的关键环节，也可以有效地阻断肾间质纤维化病变，从而达到预期的治疗目的。

综上所述，无论肾小球疾病还是肾间质病变，最终都难以摆脱间质纤维化这一终极归宿。肾间质纤维化是由多细胞参与，并受多因子调控，是多环节、复杂的病理过程。近年来，内源性抗纤维化因子(如 HGF 和 BMP 7)的发现，有关不同来源的成纤维细胞活化、调控及其消亡的阐明，以及一些蛋白酶介导的细胞生物学功能的揭示，为研究肾间质纤维化的发生发展规律和治疗策略提供了基础。肾间质纤维化是一个动态的过程，虽然这一过程貌似不可逆转,但在出现无细胞性、弥漫性纤维化之前,若能及时地进行适当的治疗与干预,均有可能延缓、改善,甚至逆转纤维化的进展。拮抗 Ang Ⅱ、TGF-β 中和抗体、HGF 及 BMP 7 等治疗措施,在动物实验或临床应用中,取得了令人鼓舞的效果。随着肾间质纤维化发生机制研究的深入,调控纤维化必将变成现实。

第二节 急性间质性肾炎

急性间质性肾炎(acute interstitial nephritis, AIN)是一种由多种病因引起的急性、可逆性、以肾间质炎症浸润为特征的疾病,通常肾小球、肾血管不受累或受累相对轻微。AIN 虽是急性肾损伤一个少见病因,但却不容忽视,因为它常常需要特定的治疗干预。近年 AIN 发病率有所增加,在原因未明或药物相关性 AKI 行肾活检的患者中,有 10%~25% 患者是 AIN 所致,AIN 可发生在任何年龄,但儿童少见。

一、病因

导致 AIN 病因有多种,包括药物过敏、感染相关、系统性疾病及肾移植急性排异反应等。近年随着抗生素等药物的广泛应用,药物已成为导致 AIN 的最重要病因,特别在老年患者中,70%~90% AIN 是因药物所致,特别是抗生素和质子泵抑制剂(PPIs)等,抗生素以 β-内酰胺类药物,如青霉素族、头孢菌素族等最为常见。系统性疾病主要包括系统性红斑狼疮、干燥综合征及恶性肿瘤等。特发性 AIN 病因不清,部分可能与病毒感染有关。其中约 1/3 患者并发眼前葡萄膜炎,又被称为肾小管间质性肾炎-眼葡萄膜炎综合征。

二、发病机制

研究表明,急性间质性肾炎通常是由药物或抗原致病因子诱导过敏所致。药物诱导过敏反应的证据:AIN 发生在小部分人群,与肾外临床表现敏感性有关;AIN 在相同药物或其他密切相关药物意外接触后复发;AIN 可与迟发型过敏反应有关(肾性肉芽肿)。另外,继发于感染的 AIN 与肾盂肾炎不同,AIN 间质缺乏中性粒细胞浸润、肾实质未能分离感染源,提示 AIN 可能是一种免疫性疾病。

实验模型显示,诱导 AIN 的抗原具备三个主要特征:抗原可能是肾小管基膜组成部分(糖蛋白 3M-1 和肾小管间质抗原)、分泌肾小管蛋白(如 Tamm-Horsfall 蛋白),或来源于肾脏以外的蛋白质(如来源于免疫复合物)。尽管有些类型 AIN 可能由针对肾脏本身的抗原免疫反应导致,但多数 AIN 主要由肾外抗原引起;这些抗原主要与药物或感染因素相关。这些抗原可能通过诱导抗原与肾脏蛋白结合(抗原种植),充当半抗原成分修饰改变肾脏天然蛋白的免疫原性,引起交叉免疫反应及间质循环免疫复合物沉积,表明 AIN 发生可能与细胞或抗体介导的免疫有关。AIN 患者肾活检组织间质内大量 T 细胞浸润,甚至肉芽肿形成也表明细胞介导免疫参与 AIN 的发生。少数 AIN 肾活检组织中可见抗肾小管基膜抗体或免疫复合物沉积,提示抗体介导免疫反应可能在这些 AIN 患者的致病中发挥作用。间质免疫复合物形成或 T 淋巴细胞浸润,可导致炎症反应,多数可修复,但有时可引起间质成纤维细胞浸润和细胞外基质合成,最终引起慢性间质纤维化和肾衰竭。

近年,随着免疫检查点抑制剂(如抗 PD-1 和抗 CTLA-4)在肿瘤治疗的应用,其相关 AIN 也渐被发现,如抗 PD-1 纳武单抗、碘解磷定及抗 CTLA-4 的伊匹单抗等引起的 AIN,通常在用药后 4~12 周发生,表现为肾间质 CD3⁺、CD4⁺T 细胞浸润为主的多种炎性细胞浸润,提示免疫检查点抑制剂激活的效应 T 细胞可能参与肾损伤;其发生也可能与免疫治疗过程中反射性自身免疫有关。

三、药物相关急性间质性肾炎

1.病理　药物相关急性间质性肾炎(drug-induced acute interstitial nephritis,DAIN)的病理特点是间质炎症的浸润,浸润的细胞主要为 T 细胞、单核巨噬细胞,偶出现浆细胞、嗜酸性粒细胞和少量中性粒细胞。CD4⁺T 细胞和 CD8⁺T 细胞的数量在不同患者中存在差异。在某些病例,T 细胞浸润可穿过肾小管基膜(主要是远端小管),发生小管炎导致小管坏死。某些药物诱导的 AIN 病例,肾活检可显示肾间质肉芽肿。这些肉芽肿数量少,无坏死,含有少量巨细胞,与非肉芽肿间质浸润有关。间质水肿常见,伴不同程度局灶性肾小管病变,包括轻微细胞改变到肾小管坏死。肾间质病变与血管和肾小球损伤无关。尽管一些 AIN 出现肾病综合征表现,但在光学显微镜下肾小球正常,肾小球损伤与微小肾病肾小球损伤相似。

多数 DAIN 患者肾活检显示无免疫复合物沉积,免疫荧光和光学显微镜呈现阴性,在甲氧西林和非甾体抗炎药、苯妥英钠和别嘌醇所致 AIN 患者可见 IgG 在肾小管基膜呈现线状沉积。

2.临床表现

(1)肾脏损伤表现:急性间质性肾炎的临床表现缺乏特异性,AIN 症状一般在药物使用几天或几周后出现,但有些患者在药物使用数个月后出现。AIN 的典型表现是突然出现肾功能损害,伴少量蛋白尿(<1 g/d)、尿检异常,可出现腰痛,血压多正常,无水肿。非甲氧西林所致的 AIN,临床表现常不典型,如出现原因未明 AKI,需考虑存在 AIN 可能。肾功能损害程度不等,其 1/3 的患者需要透析,白细胞管型常见,50% 患者出现血尿和脓尿,不伴红细胞管型。1/3 患者出现腰痛,由肾被膜扩张反射所致。影像学检查显示,肾脏大小正常或轻微增大,超声皮质回声增强(与肝脏回声相似或更强)。

(2)全身临床表现:全身表现有时出现过敏性反应,包括低热、皮疹、轻度关节痛和嗜酸性粒细胞增多等。如果患者非甲氧西林所诱导的 AIN,不足 1/2 的患者出现这些症状,低于10% 的患者出现上述所有症状。某些药物引起的 AIN 可出现溶血或肝炎等过敏反应,血清 IgE 水平可升高。如 AKI 患者出现过敏反应或者嗜酸性粒细胞增多,需考虑 AIN 导致的AKI。然而,有些 AKI 患者出现过敏反应但与 AIN 无关,如药物诱导的急性肾小管坏死。

(3)药物相关临床表现:AIN 一些临床和组织学改变与某些致病药物相关。甲氧西林诱导的 AIN,其临床表现以肾外症状、尿检异常为突出,肾功能可正常,而肾衰竭出现在 50% 的患者中。利福平所致 AIN 常发生在利福平再次给药或间歇用药数个月后。患者出现肾衰竭,伴发热、胃肠道症状(恶心、呕吐、腹泻和腹痛)和肌肉酸痛,也可伴随溶血,血小板减少症,较少出现肝炎。肾活检显示间质炎症浸润和肾小管损伤。少数病例发生在持续使用利福平治疗 1~10 周后,不常出现肾外症状或抗利福平抗体,肾组织活检显示严重间质炎症浸润。苯茚二酮诱导的 AIN 常伴随肝炎的发生,可能有致命危险。别嘌醇诱导的 AIN 常出现在慢性肾脏病患者中,可伴有皮疹和肝功能障碍,或出现史蒂文斯-约翰逊综合征表现,这些严重过敏反应可能与人类白细胞抗原(HLA-B58)有关。

非甾体抗炎药(NSAIDs)是引发 AIN 常见药物,3/4 病例伴随肾病综合征。一般发生在

50 岁以上患者,所有 NSAIDs 都可能导致 AIN,包括环氧化酶-2 选择性抑制剂等。AIN 常发生在 NSAIDs 使用数个月后(平均 6 个月),但也可发生在 NSAIDs 使用数天或 1 年以上。NSAIDs 所致 AIN 可出现大量蛋白尿,伴有水肿。其他肾脏表现可能与其他药物诱导的 AIN 相似。然而,其肾外表现仅出现在 10% 的患者中。值得注意的是,其他药物较 NSAID 相比,较少引起 AIN 相关的肾病综合征,仅少数病例报道发现氨苄西林、利福平、锂制剂、干扰素、苯妥英钠、氨羟二磷酸二钠及 D-青霉胺等可引起 AIN 所致肾病综合征改变。

3.诊断　药物相关急性间质性肾炎(DAIN)的临床诊断至今尚无统一标准,其原因与患者用药情况复杂,有时难以确定致病药物与发病的关系,而且临床表现往往不特异有关。目前对 DAIN 的诊断,认为应首先注意鉴别患者为急性或慢性肾衰竭,对急性肾衰竭患者可根据患者肾小管功能异常显著、缺乏肾炎综合征或肾病综合征表现等特征初步确定 AIN,并根据其近期用药史、全身药物过敏表现、嗜酸性粒细胞尿等特点考虑 DAIN 临床疑似诊断。

诊断急性间质性肾炎的金标准是肾活检。然而,嗜酸性粒细胞尿和镓扫描可作为诊断 AIN 的辅助手段。使用瑞氏(Wright)染色或汉斯(Hansel)染色检测尿中有嗜酸性粒细胞,其中,汉斯染色敏感性更强。如尿中超过 1% 嗜酸性粒细胞,则结果为阳性。嗜酸性粒细胞对 DAIN 具有一定诊断作用,但其敏感性低(67%),在 AIN 并 AKI 的患者中,仅 50% 患者呈现阳性,其特异性 87%,急性肾小管坏死、感染后或新月体肾小球肾炎,动脉粥样硬化栓塞性肾病、尿路感染、尿路血吸虫病和肾前期 AKI 患者也可检测到嗜酸性粒细胞。另外,28% 尿路感染患者尿液中含嗜酸性粒细胞。但目前嗜酸性粒细胞的筛查仍被作为 AIN 一般性筛查,由于其缺乏敏感性和特异性,故 AIN 明确诊断需要肾活检或参考使用药物的临床情况和停药反应。

研究表明,镓-67 在 AIN 患者中肾脏摄取增加,对 45 例 AIN 患者分析发现,88% 患者肾扫描异常(48 小时后达最大值),然而 18 例急性肾小管坏死患者中 17 个扫描正常。然而,该研究样本量小且为回顾性研究,肾镓扫描对诊断 AIN 不具有特异性,因肾盂肾炎、肿瘤或肾小球疾病肾扫描也可呈现异常。因此不推荐镓扫描作为 AIN 诊断工具。

由于 AIN 临床表现的多态性,非侵袭性诊断手段受限,肾活检常被认为诊断 AIN 所必需,已多项研究表明许多患者肾活检前的诊断可能有误。

4.治疗　DAIN 治疗原则包括去除病因、支持治疗以防治并发症及促进肾功能恢复。

(1)一般治疗:应及时去除病因,首先停用相关药物或可疑药物,避免再次使用同类药物。但当患者使用多重药物治疗时,明确致病药物比较困难,因此在确切致病药物未能明确时,应根据治疗需要,尽量减少用药种类,并应结合所用药物的药理作用特点、患者临床表现特征综合分析,停止可疑药物观察。临床实践显示,许多 AIN 患者在停用致病药物数天后肾功能可有所改善,无须给予特殊治疗。

(2)糖皮质激素:除去致病原外,糖皮质激素常被用于治疗 AIN。其剂量醋酸泼尼松为 1 mg/(kg·d),1 个月内渐减量,有时可考虑甲泼尼龙冲击治疗。糖皮质激素的使用对 AIN 长期肾功能的影响尚不明确,目前研究多为小样本、非对照和回顾性研究。然而,一些学者建议早期系统使用短疗程糖皮质激素,短疗程糖皮质激素有助于促进肾功能恢复。对致病药物停用 1 周后,肾功能仍不恢复的 AIN 患者,糖皮质激素可促进血肌酐快速下降。但 NSAIDs 诱导的 AIN,糖皮质激素似乎不影响肾病综合征的进展。

DAIN 患者须透析或致病原去除 1 周肾功能仍不能很好改善者建议短疗程激素治疗,当肾活检确诊 AIN 诊断后,给予糖皮质激素初始剂量为 1 mg/(kg·d),不超过 60 mg/d,1~2 周后,逐渐减量,总疗程持续 4~6 周。

(3)免疫抑制剂:基于 AIN 免疫发病机制,其他免疫抑制剂可能用于治疗急性间质性肾炎,并减轻皮质醇类激素不良反应。免疫抑制剂还适用于对激素抵抗或激素依赖的患者。8 例 AIN 患者应用霉酚酸酯 500~1000 mg,每天 2 次,6 名患者肾功能得到改善,其余 2 名患者肾功能无恶化。另外,mTOR 抑制剂西罗莫司可通过抑制间质巨噬细胞及肌成纤维细胞 mTOR 信号,进而减轻 AIN。其他免疫抑制剂如甲氨蝶呤、环孢素 A、咪唑硫嘌呤也有应用于间质性肾炎的报道,但疗效有待进一步研究。

四、其他类型急性间质性肾炎

1.急性间质性肾炎继发于传染性疾病　传染性疾病最初被认为是导致 AIN 的主要原因,由于抗生素的使用传染病大幅度降低致其导致 AIN 减少。尽管如此,传染病诱发的 AIN 的诊断仍不容忽视,使用抗生素后诱发 AIN 不仅须考虑药物所致,还应注意传染性疾病本身的原因。

传染源通过直接作用可导致肾实质炎症,引起急性肾盂肾炎。然而,许多传染源尚可通过免疫介导引起 AIN 发生,而非直接侵袭作用。组织学检查显示其损伤与药物诱导的 AIN 描述一致,偶可导致肉芽肿。传染源诱导的 AIN 往往须治疗潜在感染,一般不推荐糖皮质激素治疗。

汉坦病毒是传染性疾病导致 AIN 的一个重要病因,可引起流行性出血热,肾脏常表现为肾病综合征,肾外症状包括发热、头痛、头晕、腹痛、恶心、呕吐和血小板减少。急性肾损伤往往和蛋白尿有关,有时可出现血尿。肾活检不仅可见间质炎症浸润(主要是肾髓质),尚存在血管充血和肾间质出血。约 50%患者免疫荧光显示肾小管基膜和肾小球颗粒状免疫复合物沉积。数天后血肌酐逐渐下降,肾功能多数情况下可恢复至正常,但严重患者可出现出血或休克。

HIV 阳性的 AKI 患者肾活检常表现为小管间质性损伤,肾间质浸润往往还伴随肾小球损伤,但肾间质浸润也可孤立存在。HIV 患者伴 AIN 在高加索人和黑种人中均有报道。研究发现,其不仅与药物有关,也与 HIV 本身导致的机会感染有关。

2.系统性疾病继发急性间质性肾炎

(1)结节病:结节病的肾损害主要由高尿钙和高血钙所致,但结节病相关的肉芽肿性 AIN 也见报道。AKI 可单独出现或伴随轻微蛋白尿和无菌性白细胞尿。90%患者有肾外表现,常累及淋巴结、肺、眼和肝脏。仅半数左右患者在诊断时存在肺门淋巴结病变和肺间质纤维化。大剂量糖皮质激素可改善肾功能,但多数患者肾功能不能完全恢复。糖皮质激素初始剂量为 1 mg/(kg·d),最大剂量不超过 60 mg/d,糖皮质激素治疗减量宜慢,为防止复发至少持续使用 1 年。有些文献甚至提倡长期低剂量维持治疗,但一般建议 2~3 年后停止使用糖皮质激素。由于有复发风险,故这类患者需长期随访。

(2)干燥综合征:干燥综合征导致典型的间质性肾炎临床少见,常常引起慢性肾小管功能障碍,一些远端肾小管酸中毒患者可出现严重低钾血症。干燥综合征相关 AIN 较少出现 AKI。这些患者使用大剂量糖皮质激素治疗后可明显改善肾功能。

(3)系统性红斑狼疮:肾活检诊断为系统性红斑狼疮的患者中约 2/3 病变累及肾间质,

但小管损伤严重而肾小球病变轻微的情况罕见。光镜下显示典型的 AIN 特征,免疫荧光下肾小管基膜免疫复合物沉积,常常伴随颗粒管型。大剂量糖皮质激素可改善肾功能,常不需加用免疫抑制剂治疗,但硫唑嘌呤曾作为激素的替代治疗。

(4)其他系统性疾病:在冷球蛋白血症并 AKI 的患者中,肾间质炎症浸润与肾小管基膜免疫复合物沉积密切相关。AIN 的发生常与典型的肾小球损伤有关,少见动脉病变,治疗与冷球蛋白血症诱导的肾小球肾炎相似。

IgG4 相关的疾病是新近被认识的自身免疫性疾病,好发于 50 岁男性。其诱发的 AIN 肾脏主要表现为大量 IgG4 阳性浆细胞浸润和沿着肾小管基膜免疫复合物沉积。间质性肾炎与膜性肾病有关,影像学检查可见炎症包块形成,或出现尿路梗阻,糖皮质激素疗效迅速。多数肾损害与小血管炎有关,包括肾小球肾炎和小管间质性肾炎。然而,一些 IgG4 相关性肾病患者以 AIN 为主,但肾小球损伤轻微也见诸报道。

3.急性间质性肾炎与恶性肿瘤　白血病或淋巴瘤患者肾实质浸润的共同特点是恶性细胞浸润。多数情况下,浸润无症状或仅引起肾脏增大,但有些患者可出现 AKI,经放疗或化疗后,能快速改善肾功能,故在这些患者治疗前,须排除导致肿瘤相关疾病 AKI 的常见病因。

4.特发性急性间质性肾炎　目前有超过 50 例特发性急性间质性肾炎伴随葡萄膜炎(肾小管间质性肾炎葡萄膜炎综合征,TINU 综合征)病例被报道。多发生于青春期女孩,也可以发生于青春期男孩和成人。最初症状包括眼部疼痛、视觉损伤、发热、肌痛和无力。AIN 导致的 AKI 程度不等,或伴尿检异常。肾活检显示弥漫性间质炎症浸润,不伴肉芽肿和免疫复合物沉积。儿童患者肾功能预后良好,在几周内血肌酐值恢复到正常水平,需要或不需要糖皮质激素治疗。成人肾脏预后差于儿童,糖皮质激素治疗可能对慢性肾脏进展有一定作用。而相关葡萄膜炎可出现在不同疾病阶段,对局部激素治疗反应好,但即使无 AIN 复发时葡萄膜炎也可再发。肾活检免疫荧光示线性 IgG 沿肾小管基膜沉积,颗粒状 IgG 沿肾小管基膜沉积或无免疫复合物沉积。特发性 AIN 治疗目前尚存争议,该类患者使用糖皮质激素常疗效显著,但一些患者不需任何治疗肾功能也可恢复正常。

第三节　慢性间质性肾炎

慢性间质性肾炎是一组由多种病因引起的慢性肾小管间质疾病,由于间质性肾炎常伴随不同程度的肾小管损伤,“慢性间质性肾炎”又称“慢性小管间质性肾炎”,组织学特征表现为肾小管萎缩、巨噬细胞及淋巴细胞浸润和间质纤维化,早期可无肾小球受累,晚期可出现不同程度肾小球硬化。

一、流行病学

慢性间质性肾炎常与其他导致进展性肾脏疾病的病因并存,但原发性慢性间质性肾炎并不是终末期肾病(ESRD)的常见原因,报道显示其导致 ESRD 的比例在中国和美国仅为 3%~4%,但在苏格兰地区高达 42%,可能与诊断方式、毒物或药物暴露及治疗模式不同有关。

慢性间质性肾炎以男性为多,男女比例约为 1.34∶1,可发生在任何年龄,以中老年多见,儿童较少见。东部战区总医院肾脏病研究所对 13 519 例肾活检病例分析发现,小管间质性疾病占 3.18%,其中慢性间质性肾炎占 1%;而在 607 例慢性肾功能不全患者当中,小管间质性疾病所占比例高达 16%。

二、病因

导致慢性小管间质性肾炎的病因有多种,包括慢性感染(慢性肾盂肾炎、肾结核)、药物或化学毒物(两性霉素 B、止痛剂、非类固醇类抗炎药、顺铂和马兜铃类中药等)长期应用、重金属盐(如镉、锂、铝、金和铍等)长期接触、代谢紊乱(尿酸性肾病、低钾肾病症和高钙性肾病等)、移植肾慢性排异、系统性疾病(如系统性红斑狼疮和干燥综合征)等。

三、发病机制

间质成纤维细胞活化、肾小管上皮细胞转分化和间质炎性细胞浸润是间质纤维化发展的主要环节。慢性间质性肾炎的发病机制目前认为:①肾毒性损伤,药物毒性代谢产物聚集,进而产生氧化或烷化代谢产物,直接造成组织损伤。②缺血性损伤,如解热镇痛类药物抑制花生四烯酸-前列腺素类物质(PGs)代谢途径中的不同类型环氧化酶,导致前列腺素类活性代谢产物中的扩血管活性 PGs 产生减少,从而致使肾髓质缺血。病理情况下由于血流动力学的变化,进一步激活肾素-血管紧张素系统,加重缺血性肾损伤。③免疫性损伤,某些免疫机制导致以细胞免疫为主的急性间质性肾炎,由于病变不能完全恢复,最终转变为慢性间质性肾炎。小管损伤后导致趋化因子释放和白细胞黏附分子表达,炎症细胞进入间质。肾小管细胞和巨噬细胞释放的生长因子,如血小板源性生长因子和转化生长因子 β,刺激成纤维细胞增生和活化,细胞外基质沉积增加,形成间质纤维化。肾间质纤维化中成纤维细胞的来源仍有争议,可能包括固有成纤维细胞群、血管周围纤维细胞迁移、肾小管细胞及内皮细胞向成纤维细胞转分化等。由于长期间质扩张,管周毛细血管网减少和氧弥散降低,导致肾脏缺氧,可导致进行性细胞凋亡及纤维化,肾功能进一步恶化。

四、病理

慢性间质性肾炎的光镜病理改变无特异性,包括小管细胞萎缩或扩张;间质纤维化和单个核细胞(包括巨噬细胞、T 细胞、偶见中性粒细胞、嗜酸性粒细胞和浆细胞)浸润,小管管腔不同程度扩张。非干酪样肉芽肿是结节病的典型表现,在肾脏感染分枝杆菌、真菌或细菌,接触药物(包括利福平、磺胺类和麻醉剂),草酸或尿酸结晶沉积在肾脏时也可出现间质性肉芽肿样反应。间质肉芽肿样反应也可在肾脏软化斑、韦格纳肉芽肿、滥用海洛因、空回肠术吻合后出现。

多数慢性间质性肾炎的肾小球、肾小管基膜无免疫球蛋白和补体沉积,偶可见补体 C3 在萎缩的肾小管基膜呈非特异性沉积。由免疫因素介导的小管间质性肾炎在肾小管基膜和间质区偶尔可见免疫球蛋白和补体沉积。轻链沉积病时肾小管基膜可见单克隆免疫球蛋白轻链沉积,有时在系膜区也可见强度较弱的 C3 或 IgM 非特异性节段分布。电镜对诊断慢性间质性肾炎的意义不大。免疫性疾病所致的慢性间质性肾炎,电镜下可见致密物沉积,轻链沉积病可见肾小管基膜有成簇的针尖样致密物沉积。

五、临床表现

1.肾小管功能障碍　慢性间质性肾炎肾功能受损的表现通常很隐匿,其早期表现为小管功能障碍。慢性间质性肾炎常因实验室筛查或诊断高血压时发现肾小球滤过率(GFR)下降而被偶然查出。蛋白尿通常少于 1 g/d,尿检有时可仅有白细胞,极少数情况下可出现白细胞管型,血尿在慢性间质性肾炎中不常见。

间质性肾炎均有不同程度小管功能障碍,肾小管受累部位不同,临床表现各异。近端小管缺陷时,可出现氨基酸尿、高磷酸盐尿、近端肾小管酸中毒(RTA)或表现为范科尼综合征。远端小管缺陷可与远端肾小管酸中毒有关。髓质功能障碍时可出现浓缩缺陷(尿频和夜尿增多),严重时可导致肾源性尿崩症。一些患者在低盐饮食时也可出现储钠功能障碍,随后出现失钠综合征。另一些患者,特别是有微血管病变者,可有泌钠功能障碍而出现盐敏感性高血压。

2.肾脏内分泌功能障碍　慢性间质性肾炎可出现肾脏内分泌功能障碍。促红细胞生成素是由肾皮质间质细胞分泌的一种激素,慢性间质性肾炎时促红细胞生成素减少,贫血出现相对较早,且贫血程度往往重于肾功能损害程度。维生素 D_3 需在肾脏近端小管上皮细胞线粒体中羟化生成 $1,25-(OH)_2D_3$ 方具有生物学活性。慢性间质性疾病肾脏生成 $1,25-(OH)2D_3$ 减少,肠道对钙吸收减少,可发生低钙血症和肾性骨病。肾髓质间质细胞可分泌前列腺素 PGE_2、PGA_2 和 $PGF_{2\alpha}$,其中 PGE_2、PGA_2 产生不足可能是导致肾性高血压的重要因素。

3.慢性肾功能不全　随着病程进展,可渐出现肾功能受损的临床表现,如倦怠、乏力、厌食、恶心、呕吐、体重减轻及贫血等。肾小球滤过率逐渐下降,出现肾功能不全和衰竭。

六、实验室检查

1.尿液检查　尿常规通常为低比重尿,伴少量低分子量蛋白尿,尿蛋白定量多在 0.5 ~ 1.5 g/d,极少>2 g/24 h,后期因肾小球受累,可出现混合性蛋白尿;尿沉渣检查可有镜下血尿、白细胞及管型尿。尿 β_2-微球蛋白、维生素 A 结合蛋白、溶菌酶、NAG、Tamm-Horsfall 蛋白等可有不同程度升高。尿渗透压通常降低,甚至出现等渗或低渗尿。部分患者有糖尿、磷酸盐尿和氨基酸尿,或尿细菌培养阳性,尿酸化功能检查可表现为碱性尿(pH>5.5)、尿 NH_4 排出减少或 HCO_3^- 排泄增多。不同病因可导致不同部位肾小管损害,尿液检查异常也有差异。

2.血液检查　贫血发生率高且程度较重,常为正细胞正色素性贫血。部分患者可有低钾血症、低钠血症、低磷血症和高氯性代谢性酸中毒等表现。血尿酸常正常或轻度升高。

3.影像学检查　B 超、放射性核素、CT 等影像学检查通常显示双肾缩小、肾脏轮廓不光整。影像学检查还有助于判断某些特殊病因,如尿路梗阻、膀胱输尿管反流及肾脏囊性疾病等。静脉尿路造影可显示止痛剂肾病特征性的肾乳头坏死征象。由于造影剂具有肾小管毒性,因此,在肾小管损伤时应慎用。

七、诊断

本病起病隐匿,症状无特异性,需进行全面肾小管功能检查才能明确肾小管间质损害。如为弥漫性肾实质损害,应通过肾活检明确诊断。具有下列临床特征者应考虑慢性间质性肾炎:①存在导致慢性间质性肾炎的诱因,如长期服用止痛剂、慢性尿路梗阻等,或有慢性间质性肾炎家族史;②临床表现有小管功能障碍,如烦渴、多尿、夜尿增多、肾小管性酸中毒等,或肾功能不全但无高血压、无高尿酸血症;③尿液检查表现为严重小管功能受损。少量小分子蛋白尿(<2.0 g/24 h)、尿 RBP、溶菌酶、尿 β_2 微球蛋白和 NAG 均升高,可有糖尿、氨基酸

尿。慢性间质性肾炎还须根据病史和临床病理特征进一步明确病因。

八、治疗

治疗包括去除病因,如药物或重金属,代谢因素(高钙血症)或梗阻、感染等。对于长期或反复用药的易感人群如慢性疼痛、关节炎等疾病患者加强监测,定期查尿常规、肾小管功能、血肌酐,发现异常须及时停药。一些情况下可考虑激素治疗,如糖皮质激素治疗结节病和 IgG4 相关性肾小管间质性肾炎等;肾脏病理显示间质淋巴细胞浸润及小管损害者也可考虑小剂量糖皮质激素治疗。由于肾脏肾素-血管紧张素-醛固酮系统异常激活参与肾脏损伤,动物实验表明醛固酮受体拮抗剂依普利酮可减轻肾脏纤维化和肾间质扩张,临床疗效有待进一步研究。一般治疗包括纠正水、电解质及酸碱平衡紊乱、控制感染、控制血压及贫血等对症治疗。对血压的控制,可考虑运用 ACEI 或 ARBs 类药物来控制血压,其可降低肾小球囊内压和全身血压,减少蛋白尿,增加肾血流,但出现肾功能不全后慎用。

九、预后

慢性间质性肾炎的预后与病因、肾间质病变和肾功能受损程度密切相关。彻底清除病因可延缓慢性间质肾炎进展,停药后少数轻症患者肾功能可能相对稳定或有一定程度好转,但多数患者肾功能持续进展,直至进入终末肾衰竭需进行透析或肾移植。干燥综合征、药物性间质性肾炎预后良好,但止痛性肾病和中毒性肾病预后较差。

十、常见慢性间质性肾炎

1.药物诱发的慢性间质性肾炎 一些药物和草药可导致慢性间质性肾炎。如环孢素和他克莫司诱发的肾病、马兜铃酸导致的马兜铃酸相关性肾病(以往称为中草药肾病)。

(1)锂肾病:锂常用于治疗躁狂型抑郁症和其他兴奋躁狂症状,其治疗窗窄,极易发生中毒事件,慢性锂中毒表现为进展性慢性间质性肾炎。活组织检查显示肾间质纤维化、肾小管萎缩及肾小球硬化。接受锂治疗的精神病患者常可见远端小管微囊肿,而间质炎症和血管改变相对较少。

间质纤维化程度与锂治疗时间及锂累积治疗量有关。临床可表现为锂相关性尿崩症。此外,可出现不同程度高钙血症,也可出现不同程度蛋白尿和肾功能不全,表现为慢性锂肾病。研究发现,由活检证实的慢性锂中毒患者平均血清肌酐浓度为 2.8 mg/dL,42%患者蛋白尿大于 1 g/d。慢性锂肾病发展缓慢,从锂治疗开始到出现 ESRD 平均时间为 20 年。

其治疗首先须降低锂剂量,保钾利尿剂阿米洛利可改善多饮,并能阻断锂经集合管钠通道的摄入。应避免使用噻嗪类利尿剂,因其能导致血容量减少并增加近端小管钠和锂重吸收,从而增加急性锂中毒风险。治疗急性锂中毒的关键是补液、聚乙烯乙二醇胃肠灌洗和血液透析,以避免锂盐继续吸收。血透指征为血浆锂浓度>4 mmol/L;或血浆锂浓度>2.5 mmol/L,但临床症状明显或伴有慢性肾脏病锂盐排泄受损。对于急性锂中毒出现 GFR 减少的进行性肾损伤患者,先应减少锂剂量,如血肌酐持续升高,应综合考虑暂停锂治疗的风险和进行性肾损伤所致的风险,制订个体化的治疗方案。

锂的治疗范围很窄,所以监测水平应维持在 0.6~1.25 mmol/L。由于慢性锂中毒的严重程度与血清锂浓度直接相关,研究表明,锂治疗每天 1 次给药比每天多次给药导致肾毒性要小,另外,预防血容量减少对预防锂中毒较为重要。

（2）镇痛剂：肾病镇痛剂肾病与镇痛药物滥用有关，常为非那西汀、阿司匹林和咖啡因混合物，在镇痛药复合物限制使用后，镇痛剂肾病已较为少见。但小样本研究发现，长期使用非甾体抗炎药（NSAIDs）可能与慢性间质性肾炎有关。镇痛剂肾病的发病机制尚不完全清楚，其主要机制为肾髓质缺血。主要病理改变为肾乳头坏死，伴小管萎缩，间质纤维化和单核细胞浸润。

镇痛剂肾病女性多见，为男性5~7倍。本病起病隐匿，早期为非特异肾外表现，如乏力、食欲减退、消化不良及体重下降等，部分患者可有神经精神系统异常，如抑郁、焦虑及血压波动等。镇痛剂肾病的肾脏表现也非特异性，包括尿浓缩功能受损、尿液酸化功能缺陷及保钠能力受损。尿液检查为无菌性白细胞尿、肾小管源性蛋白尿（常低于1 g/d）及肾小管功能损害（尿酶及尿内微量蛋白增高及肾小管酸中毒等）。另外，镇痛剂肾病患者患尿路上皮癌风险增加，长期使用非阿司匹林类非甾体抗炎药可增加肾细胞癌的风险，而阿司匹林和对乙酰氨基酚不会增加这一风险。

几乎所有患者组织学均会出现肾乳头坏死，但仅当部分或所有肾乳头脱落后，影像学方能检测。但肾乳头坏死并不是镇痛剂肾病的特征改变，也可见于糖尿病肾病（尤其伴急性肾盂肾炎发作时）、镰状细胞性肾病、尿路梗阻及肾结核。非增强CT有助发现肾乳头钙化和肾体积缩小。

镇痛药肾病治疗的关键在于早期诊断、终止或减少镇痛药物的摄入，同时纠正水、电解质及酸碱平衡紊乱，控制感染、高血压、贫血等对症治疗。对肾乳头坏死组织堵塞尿路者，应给予解痉、补液及利尿，无效时可通过腔镜手术取出坏死组织。由于镇痛剂能增加尿路上皮癌的发病率，因此尚须定期随访。

2.慢性尿酸性肾病 以往称为痛风性肾病，表现为肾髓质晶体沉积，伴有周边炎症反应和纤维化。目前认为痛风性肾病是继发于与高血压、血管疾病并存或年龄相关的肾损伤。并且研究已证实，血清尿酸升高是CKD发生和进展的独立危险因素。其发病机制主要与尿酸盐晶体在肾髓质沉积有关，除尿酸晶体沉积之外，高尿酸血症还可通过激活RAS系统及氧化应激而导致慢性肾损伤。组织学改变为小动脉硬化，局灶或全部肾小球硬化及典型的慢性小管间质性疾病。在小管和间质中，尤其在外髓质部分，偶可见尿酸晶体，为其特征改变。

慢性尿酸性肾病的患者临床表现有高血压、轻度肾功能损害、轻微蛋白尿，尿沉渣改变不明显，少数有小管功能障碍（表现为尿浓缩功能受损）。当血尿酸升高与肾功能损害不成比例时尤其需考虑尿酸性肾病的可能（表8-2）。

表8-2 慢性肾脏病中血肌酐及尿酸水平

血肌酐		血尿酸	
<1.5 mg/dL	<132 μmol/L	9 mg/dL	536 μmol/L
1.5~2.0 mg/dL	132~176 μmol/L	10 mg/dL	595 μmol/L
>2.0 mg/dL	>176 μmol/L	12 mg/dL	714 μmol/L

注：若患者尿酸高于以上水平，尽管未被诊断为慢性尿酸性肾病，但也提示发生此病的可能。

慢性肾功能不全伴高尿酸血症的患者应考虑到慢性尿酸肾病，但应与肾功能减退导致尿酸排泄减少而导致的继发高尿酸血症鉴别。可进行尿尿酸与尿肌酐比值(UA/Cr)的测定辅助鉴别诊断:当尿 UA/尿 Cr≥1 时提示尿酸合成过多,可能存在原发高尿酸血症;UA/Cr<1 则可能为肾脏排泄尿酸障碍,提示高尿酸血症可能由肾功能不全所致。慢性尿酸性肾病还需与慢性铅肾病鉴别。另外,家族性青少年高尿酸血症性肾病是一种罕见的常染色体显性疾病,它表现为慢性尿酸性肾病但在青少年期或者儿童早期发病。

对痛风或高尿酸血症的患者,降低其尿酸浓度能否改善肾脏疾病目前尚有争议。一项前瞻性随机试验表明,别嘌醇治疗可能与慢性肾脏病 eGFR 的保护有关。由于别嘌醇可能加重黄嘌呤在肾脏的沉积,导致急性肾损伤,故推荐其初始剂量为 50~100 mg/d,如能耐受则在几周后增加剂量至 200~300 mg/d。别嘌醇另一不良反应是超敏反应(Stevens-Johnson样综合征),在肾功能受损患者更为常见。新型黄嘌呤氧化酶抑制剂非布司他在肾衰竭患者中不需调整剂量,且较少出现超敏反应或肾毒性,但仍需更多研究来证实其能作为一线治疗的推荐药物。此外,对慢性尿酸肾病的患者,应用促进尿酸排泄的药物苯溴马隆或氯沙坦可能有助于防治慢性间质性肾炎的进展。

3.低钾血症性肾病 低钾血症长期存在可导致肾囊肿、慢性间质性肾炎及肾功能进行性损害,也称为低钾血症性肾病,可为先天或获得性。低钾血症性肾病在神经性厌食症人群中发病率为 15%~20%。其发病机制主要是持续低血钾导致肾血管收缩,引起缺血性改变,肾脏局部氨产物增多,诱发补体活化导致肾损害,持续低血钾还可导致肾集合管 AQP-2 表达下降、对 AVP 反应性减低,致使尿浓缩功能障碍。低钾性肾囊肿可能与持续低血钾继发细胞内酸中毒并刺激肾小管上皮细胞异常增生有关。低钾性肾病特征性病理改变为肾小管空泡形成,常仅限于近端肾小管部分。

慢性间质性肾炎为主要临床特征,并伴有肾囊肿形成及进行性肾功能减退。在血钾持续数月或数年低于 3.0 mmol/L 时,可出现以夜尿、多尿、多饮为表现的尿液浓缩功能受损。低钾血症的患者常常采用口服补钾治疗。

4.高钙血症性肾病 高钙血症可导致短暂、可逆的肾血管收缩,引起肾功能减退,也可导致继发于肾小管细胞坏死和间质小管梗阻的慢性间质性肾炎。此外,甲状旁腺功能减退(特别是甲状旁腺功能亢进术后)也可导致明显的高尿钙、无高血钙情况下的类似改变。肾小管上皮局部变性和坏死主要发生在钙沉积的肾髓质,最具特征性的改变是钙在肾间质的沉积继发单核细胞浸润和小管坏死。尿浓缩功能受损是小管功能障碍最显著的表现,临床表现为多尿和烦渴。肾功能多为可逆性损伤,不可逆肾功能损害少见,多与持续高血钙有关。

5.重金属相关的慢性间质性肾炎

(1)铅性肾病:急性铅中毒罕见,可表现为腹痛、脑病、溶血性贫血、周围神经病变和近端小管功能障碍(范科尼综合征)。而慢性低水平铅暴露与 CKD 有关,常合并高钙血症。由于铅半衰期非常长,间断性急性铅中毒和低水平铅暴露都可导致慢性铅中毒。其发病机制可能与铅被重吸收并在近端小管细胞累积、血管病变或铅介导的高尿酸血症有关。其特征性形态学改变为非特异性肾小管萎缩、间质纤维化及少炎症细胞的慢性间质性肾炎。最早组织学改变是近端小管损伤,伴铅-蛋白质复合体组成的核内包涵体形成,可继发肾小球病变,动脉增厚和管腔变窄可能与高血压有关。

由于尿酸排泄受损,所以高尿酸血症很常见。尿沉渣检查基本正常,尿蛋白少于 2 g/d,

常合并高血压,在没有仔细询问暴露史时铅肾病常被误诊为高血压肾病。约 1/2 患者出现痛风性关节炎(铅中毒性痛风)。偶可出现周围运动神经病变、嗜碱性点彩红细胞贫血及脑血管钙化。由于缺乏简单的血液检查方法来诊断,所以铅肾病可能被漏诊。铅肾病易与慢性尿酸性肾病混淆,后者可有尿酸在肾间质沉积。有高尿酸血症和肾功能受损的患者均需排除铅的职业接触史。血铅浓度并不是衡量体内铅累积量的敏感指标。铅肾病的临床诊断基于暴露史、肾功能不全的证据及依地酸二钠钙(CaNa$_2$EDTA)铅螯合试验异常,X 线荧光检查是检测骨铅水平增加的一种可选方法,它也能反映铅暴露的累积水平。治疗主要输注依地酸二钠钙排铅治疗。

(2)其他重金属介导的肾病

1)镉:是一种在工业中运用很广泛的金属,其用途包括玻璃制造、金属合金及电子设备。镉首先在肾脏中聚集,大部分在近端小管,形成约 10 年生物半衰期的镉-金属硫蛋白复合物。在一些发展中国家的农耕地区,镉污染可能是导致慢性间质性肾炎的高危因素。其主要临床表现为骨骼痛,其他临床表现包括近端小管功能障碍、由高钙血症所致的肾结石、贫血及进展性慢性间质性肾炎。诊断依靠职业暴露史、尿 β$_2$ 微球蛋白增加及尿镉升高。一旦有临床表现,即使暴露终止,肾损伤也呈进行性发展。螯合作用对人体无有效作用,预防是最有效的方法。

2)三氧化二砷:目前被用在杀虫剂、除草剂、墙纸及绘画中,慢性砷中毒最常见表现是感觉和运动神经病、远端肢体角化过度、手掌脱皮、腹泻恶心、欧德里奇线(指甲上的白色横纹)及贫血。少数情况下,它可导致肾脏疾病,表现为近端小管酸中毒和慢性间质纤维化,尿砷水平升高有助诊断。

3)汞:在合金、镜及电池工厂中可以见到,汞中毒常发生在意外暴露于汞蒸气后。动物实验发现,汞可诱导膜性肾病的发生,且有报道使用含汞的化妆品也可诱导膜性肾病的发生。无论是汞单质还是汞盐(HgCl$_2$)都可导致持续性肾小管损伤,但氯化汞(HgCl$_2$)尚可导致急性小管坏死和持续性慢性间质性肾炎。日本一项关于地方性甲基汞中毒的报道却显示,以神经后遗症为主要表现的患者,其肾脏病变相对较轻,表现为小管性蛋白尿而无血肌酐改变。

6.放射性肾炎　在十年前相对常见,随着对辐射诱导的肾损伤认识及放射性治疗方案的改变,放射性肾炎的发病率显著下降。一般来说,肾脏在 5 周或以内直接暴露于 20~30 gy(1 Gy = 100 rad)辐射时将可导致放射性肾炎。接受电离辐射后导致内皮细胞水肿,随后出现血管闭塞、肾小管萎缩。电镜显示肾小球系膜插入、毛细血管壁分离及内皮下可见蓬松样物质致内皮增宽。这些现象也可见于溶血尿毒综合征和血栓性血小板减少性紫癜,提示内皮损伤的共同发病机制。疾病严重时会出现进展性间质性纤维化和间质炎症细胞浸润。

临床表现常以血管及肾小球微血管病变为主,也可出现小管间质不同程度改变,常伴有高血压。当急性放射性肾炎未完全治愈时可进展成为慢性放射性肾炎,出现蛋白尿和 CKD 进展,在接触放射线几年后可不经历急性阶段而发展为 ESRD。预防是治疗放射性肾炎的最好方法。对肾脏进行防辐射保护或将全身接受射线的剂量分散至每天小剂量,这样能降低患放射性肾炎风险。对于已患的放射性肾炎无特异性治疗方法,一般疗法包括控制血压和 CKD 的支持治疗。

7.免疫机制介导的慢性间质性肾炎

（1）Sjögren 综合征：报道显示，Sjögren 综合征累及肾脏发生率 2%~67% 不等。近年对中国 130 名原发性 Sjögren 综合征患者分析显示，80% 原发性 Sjögren 综合征患者活检证实有慢性间质性肾炎。其特征性组织学病变为间质淋巴细胞和浆细胞浸润，伴有小管细胞损伤，少有肉芽肿形成。后期可出现小管萎缩和间质纤维化进展。免疫荧光显示 IgG 和 C3 沿小管基膜（TBM）呈颗粒状沉积。

间质性肾炎临床表现可为或仅为 Sjögren 综合征。血肌酐浓度常仅轻度增高，伴轻微尿沉渣和小管功能异常，包括 Fanconi 综合征、远端肾小管酸中毒、低钾血症和肾源性尿崩症。Sjögren 综合征是成人获得性远端小管酸中毒（1 型）最常见的原因之一，并有明显低钾血症。低钾血症也可在无小管酸中毒的情况下出现。导致钠丢失及继发于醛固酮增多症。在细胞浸润阶段使用糖皮质激素治疗常有利于肾功能的保护。肾脏疾病病程缓慢，发展为 ESRD 较为罕见。

（2）结节病：结节病患者肉芽肿性间质性肾炎的组织学表现很常见，但出现临床表型较少见，可表现为急性或慢性间质性肾炎。肾活检示肾小球正常，间质单核细胞浸润、肾小管损伤、间质纤维化。尽管其典型特征是间质出现肉芽肿，但其并不常见且非特异性表现。免疫荧光和电镜显示其常无免疫复合物沉积。

多数患者有活动性结节病表现，但有些患者仅表现为血肌酐升高和轻度的肾外表现。尿检分析或正常，或表现为无菌性白细胞尿或轻微蛋白尿。除此之外，偶可出现高钙血症。血清 ACE 水平可用来评定病情活动和疗效。糖皮质激素治疗可部分改善肾功能，激素减量过快可导致复发。

（3）系统性红斑狼疮：间质性肾炎伴免疫复合物沉积表现为肾小管基膜、肾间质或两者有颗粒状免疫球蛋白和补体的沉积。系统性红斑狼疮（SLE）是此类间质性肾炎的最常见原因，肾活检显示有 1/2SLE 患者出现间质受累。少数情况下，小管间质性肾炎性免疫复合物病可为狼疮性肾炎的唯一临床表现。

SLE 可呈急性或慢性间质性肾炎表现。血肌酐浓度升高及轻微尿沉渣异常提示间质受累（无肾小球疾病）。间质受累常伴小管功能障碍，如远端小管酸中毒（1 型或 4 型）；由于远端肾小管钾分泌受损可引起高钾血症；或由于钠丢失可致低钾血症。糖皮质激素治疗常能有效抑制肾小管功能障碍和保护肾功能。

（4）炎症性肠病：克罗恩病最常发生的并发症是草酸钙结石和肾淀粉样变，但在慢性炎症性肠病患者治疗过程中也有出现间质性肾炎的报道。氨基水杨酸类（5-氨基水杨酸、美沙拉秦和柳氮磺吡啶）是引起此类间质性肾炎的主要原因，最常发生在使用氨基水杨酸类药物治疗前 12 个月，但也有使用氨基水杨酸类药物多年后迟发和在诊断克罗恩病之前出现间质性肾炎的报道。炎症性肠病患者出现肾功能不全时应停止氨基水杨酸类药物的使用；若停药后血肌酐未下降，应行肾活检明确诊断。若停止此类药物后肾功能并无改善，可考虑使用糖皮质激素继续治疗炎症性肠病。

（5）其他免疫介导的慢性间质性肾炎：原发性抗肾小管基膜性肾炎是间质性肾炎极其罕见的类型，急性起病，以免疫球蛋白（常为 IgG）和补体在肾小管基膜呈线性沉积为特征，伴有小管间质炎症及血清抗基膜抗体生成。抗肾小管基膜抗体常为 IgG，可出现在 50%~70% 的抗肾小球基膜肾炎患者中，偶也见于膜性肾病、系统性红斑狼疮、IgA 肾病、微小病变型肾病及恶性高血压的患者中。

8.梗阻性肾病和肾血管疾病　长期完全或部分性尿路梗阻可伴有小管间质和肾小球病理学改变,包括间质纤维化、肾小管萎缩,偶尔出现局灶性肾小球硬化。

肾血管损害导致局部缺血可引起肾小管萎缩、间质纤维化及细胞浸润,肾小管间质区域的慢性缺血在各种肾小球和小管间质性疾病中起关键作用。

9.感染相关的慢性间质性肾炎　尽管各种细菌和病毒感染可能与急性间质性肾炎相关,但继发于致病原的慢性间质性肾炎相对较为少见。潜伏的结核杆菌感染可以导致慢性肉芽肿性小管间质性肾炎,慢性细菌感染可导致黄色肉芽肿性肾盂肾炎或肾软化斑。

第四节　IgG4 相关性肾脏病

IgG4 相关性疾病(IgG4-related disease,IgG4-RD)是一组新近被认识的疾病实体,是一种系统性、自身免疫性疾病。它的发现与认识源自对自身免疫性胰腺炎(AIP)的研究。2001年,日本学者 Hamano 等在 1 型 AIP 患者的血清中发现了 IgG4 水平的升高;2003 年 Kamisawa 发现 1 型 AIP 患者胰腺及胰腺外器官的 IgG4 阳性浆细胞的浸润现象。自此提出了一个新的临床病理实体——IgG4 相关自身免疫性疾病。此后随着对于疾病认识的深化,直至2011 年方统一为 IgG4-RD。IgG4-RD 曾经有过的各种命名,也体现着各个学者对于疾病本质的认识,包括 IgG4 相关自身免疫性疾病、IgG4 相关多灶、系统性纤维化、IgG4 相关系统性疾病、IgG4 相关硬化性疾病、高 IgG4 疾病、系统性 IgG4 浆细胞综合征及 IgG4 相关多器官淋巴增生综合征。

IgG4-RD 可以累及全身各个器官,曾经被认识的许多器官的疾病相继被归纳如此,如Mikulicz 综合征(累及唾液腺和泪腺)、Küttner 肿瘤(累及颌下腺)、Riedel 甲状腺炎、嗜酸性粒细胞性血管中心型纤维化(累及眶周及上呼吸道)、多发性纤维硬化(常累及眶周、甲状腺、腹膜后、纵隔和其他组织器官)、炎性假瘤(常累及眶周、肺脏及肾脏等)。多器官受累这一特点使得其在临床表现上类似肿瘤、炎症及感染性疾病。

IgG4-RD 这一大类疾病共同的特点为多见于老年男性,以器官弥漫或局灶性肿大导致功能障碍为临床表现,根据受累器官的不同其临床表现可千变万化:血清学中可见 IgG 及其亚型 IgG4 明显升高,组织学中 IgG4 阳性的淋巴细胞和浆细胞浸润、纤维化及阻塞性静脉炎为其三个核心表现。

与肾脏受损有关 IgG4-RD 被统称为 IgG4 相关肾病(IgG4-related kidney disease,IgG4-RKD)。其表现多种多样。最常见的 IgG4-RKD 为富含浆细胞浸润肾小管间质性炎伴随纤维化,即 IgG4 相关肾小管间质性肾炎(IgG4 related tubulo interstitial nephritis,IgG4-TIN),肾小球也可受累。此外,由于 IgG4-RD 的腹膜后纤维化或泌尿道病变导致的梗阻性肾病也不少见。以上三种病变可独立存在或共存。

一、病因与发病机制

IgG4-RD 与 IgG4-RKD 病因均尚不明确。虽然此类疾病以 IgG4 明显升高为特点,但多数学者认为 IgG4 在 IgG4-RD 中的作用并不是始动或致病的因素。IgG4 抗体与其他 Ig 不同,多数分泌性的 IgG4 为单体,其在内皮细胞内完成 Fab 臂交换的过程,形成 IgG4 重链二聚体,使得 IgG4 之间相互关联。由于此种特殊的空间结构,使得其不能完成免疫复合物形成中所需的与抗原的交叉连接,最终导致 IgG4 抗体不能直接与补体结合,不能活化 Fc 受体。在过敏性疾病中还可在 IgE 浓度下降时观察到 IgG4 浓度的升高。由于上述特点,IgG4 被认为是一种可能的非致炎性抗原,其主要作用可能是用于终止抗原引起的免疫过程。但也有观点认为 IgG4 也可能具有致病性,其可能通过凝集素来活化补体而致病,而在 IgG4-TIN 中所见到的补体减低可能与此有关。生理性的 IgG4 和 IgE 在长期或反复的抗原暴露后产生,其都受控于 2 型 T 辅助细胞(Th2)。Th2 相关的 IL-4、IL-13 可促进 IgG4 的产生,相反 IL-10、IL-12 和 IL-21 可调节 IgG4 与 IgE 间的平衡。

IgG4-RD 可能的致病过程为:在易感个体中,外界环境因素的刺激,如特殊的微生物触发了机体组织的破坏,打破了机体对自身原有的免疫耐受性。在这种自身抗原的驱使下出现了 CD4[+]T 细胞,T 调节细胞(Th2)和 T 辅助细胞,其活化了巨噬细胞、肌成纤维细胞和成纤维细胞,最终导致纤维化形成。在此过程中有活化的 B 细胞、浆母细胞协同参与组织破坏。此过程的负反馈调节机制中包括分泌 IgG4 的浆母细胞、浆细胞和 IgG4 抗体。近期发现循环浆母细胞在上述过程中也起到了重要作用。

然而 IgG4-RD 不同的器官特异性的疾病还没有很好的解释。在 IgG4-TIN 可见到 IL-4、IL-10 和 TGF-β 的显著升高。IgG4-RKD 的发病机制还需要进一步深入研究。

二、肾脏病理

经典的 IgG4-RD 三个核心表现 IgG4 阳性的淋巴细胞和浆细胞浸润、纤维化及阻塞性静脉炎。但在肾脏组织中,可能是由于肾组织活检多为针刺活检,取得小静脉概率较小,所以阻塞性静脉炎在肾脏中不常出现。

1.IgG4 相关肾小管间质性肾炎　可为局灶性表现或弥漫性。至关重要的几个表现为肾间质淋巴浆细胞浸润、浆细胞为 IgG4 阳性及伴随纤维化。

所浸润的淋巴细胞为多克隆性。嗜酸性粒细胞也常可见到.数目可多可少不等。中性粒细胞浸润罕见。炎症细胞呈独特的巢状分布,周围环绕着不规则的纤维组织,为 IgG4-TIN 的一个特征。肾间质纤维化也为诊断的必备条件。纤维化特点为席纹样,这是 IgG4-TIN 的另一特征。胶原纤维呈不规则的放射状,类似车轮的辐条,穿梭于肾间质。在急性患者中,纤维化程度可能较低。此外,偶尔可见到肾小管炎的表现。

免疫组化染色可见间质浸润的 IgG4 阳性的淋巴细胞和浆细胞。大量 IgG4 阳性的浆细胞浸润为 IgG4-RD 的特征性表现,在肾脏要求其绝对计数达到 10/HPF(高倍视野)。此外,IgG4 阳性细胞与 IgG 阳性细胞比例应大于 40%。在疾病的后期,浸润细胞数逐渐减少,纤维化表现逐渐突出;此时 IgG4 阳性细胞绝对计数可能减少,则其比例可能对于诊断更加有意义。值得注意的是,结节性多动脉炎(GPA)等 ANCA 相关小血管炎的肾脏损害可出现类似的淋巴浆细胞浸润,若肾脏病理同时出现肉芽肿样病变及坏死性小动脉炎,则需否定 IgG4-TIN 诊断。

免疫荧光染色中可见到肾小管基膜(TBM)内免疫复合物的沉积,进一步研究则发现 TBM 中 IgG、C3 的颗粒样沉积,偶然还可见到 C1q 沉积。相应的部位在电镜检查中可以见到电子致密物的沉积。在进行亚型染色时发现 TBM 沉积的物质除 IgG4 外,还可见 IgG1 和 IgG3。

2.IgG4 相关的肾小球损害　多种肾小球损害都曾在 IgG4-RD 或 IgG4-TIN 病例中报道,如膜性肾病、紫癜性肾炎、IgA 肾病、膜增生性肾小球肾炎、内皮增生性肾小球肾炎及系膜增生性肾小球肾炎。其中部分可能为巧合共存。

膜性肾病是 IgG4-RKD 中最常见的小球损害类型,据报道7%~10%的 IgG4-TIN 患者中可同时存在。虽然,近年也有 IgG4-RD 中以膜性肾病为单独存在的肾脏损害的报道。但多数学者还是认为 IgG4-RKD 的诊断中,在 IgG4-RD 的患者仅存在肾小球损害而无 TIN 时不能定义为 IgG4-RKD。

特发性膜性肾病和 IgG4 相关 MN,在肾小球沉积的 IgG 亚型分类中都以 IgG4 为主,但特发性膜性肾病的临床和肾脏病理背景与 IgG4-MN 明显不同。此外,70%的特发性膜性肾病患者血清和肾组织 PLA2 受体的抗体为阳性,而在 IgG4-MN 中该抗体为阴性。

三、临床表现

与 IgG4-RD 相似,IgG4-RKD 多见于男性,患者平均年龄约 65 岁,起病隐匿,多为亚急性,进展缓慢,常可有数月甚至数年的病程。在肾脏疾病前后可出现其他器官受累的表现。

全身症状较轻,可出现乏力、体重减轻等非特异症状。很少出现发热。多数患者直至肾功能异常,或偶尔发现影像学异常,或因其他肾外疾病就诊时才发现肾脏病变。最常伴随的肾外 IgG4-RD 包括唾液腺炎、泪腺炎、淋巴结肿大和胰腺炎。

IgG4-RKD 的肾脏表现包括 3 种:IgG4 相关肾小管间质性肾炎、IgG4 相关膜性肾病及梗阻性肾病。

1.IgG4 相关肾小管间质性肾炎　为最典型和常见的 IgG4 相关肾脏病变。占 IgG4-RD 患者15%~24%。患者可出现明显的肾功能障碍,甚至可导致终末期肾病。肾功能改变可为急性,也可为相对缓慢的进展。可出现非肾病水平的蛋白尿。在 CT 上可见到肾脏可弥漫性增大及低密度病灶。随着病情进展,可出现肾脏萎缩。

2.IgG4 相关膜性肾病　可出现水肿、大量蛋白尿、低蛋白血症,或肾病综合征的表现。同时可存在间质性肾炎和其他肾外器官的相应表现。

3.梗阻性肾病　见于 IgG4 相关腹膜后纤维化、尿道炎和前列腺炎。可出现肾脏积水表现,包括腰痛及排尿困难等。

四、辅助检查

1.实验室检查　血清学中可见到多克隆免疫球蛋白增多,90%的 IgG4-RKD 患者存在 IgG 升高。IgG4 水平的明显升高为很有价值的筛查工具,但仅靠 IgG4 并不能诊断 IgG4-RD 及 IgG4-RKD。IgG4 一项对于疾病的诊断,其敏感性和特异性都不够充足,4%~10%的正常人可存在 IgG4 水平的升高。另有报道约 30%IgG4-RD 患者血清的 IgG4 水平正常。但在 IgG4-RKD 中几乎所有患者均存在 IgG4 水平的升高。在血清 IgG4 水平仅轻度升高时,IgG4/IgG>10%或 IgG1/IgG>24%可协助诊断。监测血清 IgG4 浓度的变化可监测 IgG4-RD 的疾病活动,在 IgG4-RKD 患者队列随访中也可见到类似的表现。此外,与其他器官的 IgG4-RD 不同,50%~70%的 IgG4-TIN 患者中可出现补体水平明显降低。约 70%患者可有 IgE 水平的升高。

血常规检查中白细胞总数正常,但 33%~48%的患者出现到嗜酸性粒细胞的升高。

抗核抗体、类风湿因子常可阳性。其他免疫指标,如抗-DNA 抗体、抗 SS-A 抗体、抗

SS-B 抗体、抗-Sm 抗体和抗 RNP 抗体。

蛋白尿多为肾小管性蛋白,多为中少量蛋白尿。在膜性肾病患者中可出现以白蛋白为主的尿蛋白,可达到肾病水平。

2.影像学检查 可见低密度结节(增强 CT 检查)、肾脏弥漫性增大及肾盂及输尿管扩张。增强 CT 中所见的低密度结节是 IgG4-TIN 有别于其他 TIN 的特殊改变。此外,还偶可见到包块样结节,需与肾脏肿瘤进行鉴别。

在肾盂、输尿管受累的患者中,可见到肾盂壁、输尿管的广泛不规则增厚。同时,影像学还可发现其他器官潜在的疾病,如在 CT 检查中见到胰腺呈特殊的"腊肠样"改变可则提示 AIP。

FDG-正电子发射断层摄影术(PET)和镓-67 全身扫描有助于明确全身组织器官受累的范围。在 PET 中,受累器官中的病灶可显示出标准摄取值(SUV)的升高,但其升高程度低于肿瘤性疾病。此外,PET 还可用于检测治疗后疾病的活动程度。

五、诊断与鉴别诊断

1.诊断 IgG4-TIN 的诊断应用一套诊断标准,2011 年北美和日本肾脏学会都分别提出了相应的标准。两套标准中都考虑到了血清学、组织学、肾脏影像学和全身其他器官的受累情况。

诊断的关键为肾脏组织学见到富含浆细胞的 TIN 伴随 IgG4 阳性的浆细胞增加。此外,应具备影像学、血清学(血清 IgG4 或总 IgG 的升高)或其他器官受累这三条之一。同时应当排除寡免疫复合物的坏死性和新月体肾炎(表 8-3)。

表 8-3 IgG4-TIN 的诊断标准

组织学	1.富含浆细胞的肾小管间质性肾炎,伴随 IgG4 阳性浆细胞在其最集中的区域大于 10/HPF(必备条件) 2.免疫荧光、免疫组化和(或)电子显微镜检查提示肾小管基膜免疫复合物沉积(支持性诊断标准,80%以上的患者存在)
影像学	1.肾皮质外带出现小的、低密度结节,呈圆形或楔形,或弥漫的片状 2.肾脏显著增大
血清学	血清 IgG4 或总体 IgG 水平升高
其他器官受累	包括自身免疫性胰腺炎、硬化性胆管炎、任何器官的炎性包块、涎腺炎、炎性主动脉瘤、肺脏受累、腹膜后纤维化

注:诊断要求强制性标准加其他至少任意一条。

在取得肾脏组织病理困难的病例中 IgG4-RKD 的诊断则基于 IgG4-RKD 的肾脏影像学改变和明确的其他器官的 IgG4-RD 的诊断。

2.鉴别诊断 由于 IgG4-RD 是一种多系统器官受累的疾病,其可模拟肿瘤、感染和炎性疾病。因此,须与这些疾病进行鉴别。

由于多种原因均可导致 TIN,因此,IgG4-TIN 需要与自身免疫性疾病、炎症性疾病和恶性肿瘤鉴别。IgG4-TIN 可出现高球蛋白血症、低补体血症、多器官受累,这些特点与系统性红斑狼疮、干燥综合征、结节病、冷球蛋白血症相似,IgG4 亚型的升高,以及肾脏组织中 IgG4 阳性细胞的存在可作为鉴别依据。但 IgG4 阳性的浆细胞也可在 ANCA 相关的血管炎、肉芽肿性多血管炎、变应性肉芽肿、多中心 Castleman 病和淋巴瘤中出现。因此,不能过度依赖组织学中的 IgG4 阳性细胞的存在,需要结合临床情况、影像学和组织病理综合考虑。

IgG4-MN 需要与原发性及其他继发性 MN 鉴别。由于 IgG4-MN 与原发性 MN 的肾小球免疫荧光中可能都是以 IgG4 亚型为主,进一步鉴别需结合肾脏其他表现如合并 TIN 或梗阻性肾病,或合并其他肾外表现,此外 PLA2R 抗体的染色如阳性则可为原发性膜性肾病提供支持。

此外,如临床上为肾脏包块、梗阻性肾病的表现,则应当与肾脏恶性肿瘤、泌尿道肿瘤进行鉴别。

六、治疗

对于治疗的反应程度与纤维化的程度成反比。由于疾病的自然进程为由淋巴浆细胞炎症阶段逐渐过渡进入纤维化阶段,所以尽可能早的诊断和治疗是本病的治疗原则。

虽有肾脏纤维化明显或进入 ESRD 的患者经治疗脱离透析的报道,但当患者已经出现明显的双肾萎缩,则肾功能恢复的希望多为渺茫。因此,上述"早期诊断、早期治疗"的原则在 IgG4-TIN 中同样适用,是长期维持肾功能的关键。

1.糖皮质激素　是治疗 IgG4 的一线药物。起效快。起始剂量为泼尼松龙 $0.6~1$ mg/(kg·d)。$2~4$ 周后开始逐渐减量,根据临床反应(临床表现、血清学及影像),可每 $1~2$ 周减量 5 mg。IgG4-RD 对于激素反应良好,在开始激素治疗的 2 周后即可应用血清学评估治疗反应。PET 也是评价治疗反应的良好工具。但肾功能恢复可能较慢与 IgG 和补体的改变。对于糖皮质激素的良好反应也可以反证诊断的成立。由于 IgG4-RD 复发常见,因此推荐低剂量糖皮质激素维持 $1~3$ 年。

2.其他免疫抑制剂　传统的不含激素方案包括硫唑嘌呤、吗替麦考酚酯和甲氨蝶呤,可作为二线治疗方案。但鉴于在肾功能异常的患者,甲氨蝶呤无法排除,故不建议在 IgG4-RKD 患者中使用 MTX。根据经验,糖皮质激素联合环磷酰胺治疗 IgG4-RKD 也可取得良好的效果,环磷酰胺剂量可取 $1~2$ mg/(kg·d)。

3.B 细胞清除治疗　在对于糖皮质激素和免疫抑制剂无效的患者中,可考虑使用 B 细胞清除治疗,可使用利妥昔单抗。在应用利妥昔单抗后可见到 IgG4 亚型的 IgG 明显降低,而其他亚型的 IgG 变化不明显。在 IgG4 下降前可见到 IgG4 阳性的成浆细胞降低。

七、预后

IgG4-RKD 经积极治疗,多能取得良好的效果,肾功能可恢复、尿蛋白消失。但 IgG4-RD 此类疾病容易复发,故应当定期复查。此外 IgG4-RKD 患者的肿瘤性疾病发生率较一般人群高 3.5 倍,故应当高度警惕此类问题,IgG4-RKD 人群当长期随诊。

第九章　泌尿系感染

第一节　尿路感染

尿路感染简称尿感,是指病原体侵犯尿路黏膜或组织引起的尿路炎症。多种病原体如细菌、真菌、支原体、衣原体、病毒、寄生虫等均可引起尿路感染。尿路感染是临床常见病和多发病,可发生于各年龄段,女性尤其是妊娠期妇女的发生率更高;男性则好发于两个特别的人群,即肾移植受者和尿路有功能性或器质性异常的患者。超过50%的女性一生中有过尿路感染病史,妊娠期妇女的发生率更高,约10%以上;女性和男性的比例约为10∶1,50岁以后的男性,尿路感染的发生率与女性相近,约为8%。尿路感染的临床症状较复杂,可表现为急、慢性肾盂肾炎,急、慢性膀胱炎,无症状性细菌尿,也可引发严重并发症如败血症、感染性休克等,少数反复发作或迁延不愈导致肾衰竭。

一、分类

1.根据临床症状的有或无　尿路感染可分为有症状尿路感染和无症状细菌尿,无症状细菌尿是指患者有真性细菌尿而无尿路感染的临床症状;既有真性细菌尿又有临床症状者称为有症状尿路感染。

2.根据感染发生的部位　分为上尿路感染和下尿路感染,前者为肾盂肾炎,后者主要为膀胱炎。

3.根据有无尿路功能或解剖的异常　分为复杂性尿路感染和非复杂性尿路感染。前者指伴有尿路梗阻、尿流不畅、结石、尿路先天畸形及膀胱输尿管反流等解剖和功能上的异常,或在慢性肾脏疾病基础上发生的尿路感染。非复杂性尿路感染则无上述情况。

4.根据发作次数　可分为初发(首次发作的)尿路感染和再发性尿路感染(6个月内尿路感染发作≥2次或1年内≥3次)。后者又可分为复发和重新感染。

二、致病菌

细菌、病毒、真菌、衣原体和支原体等均可引起尿路感染。非复杂性尿路感染中约95%由革兰阴性杆菌所致,大肠埃希菌最为常见(占急性尿路感染的80%~90%),其次是副大肠杆菌、变形杆菌、克雷伯杆菌、产气杆菌、产碱杆菌和铜绿假单胞菌;革兰阳性菌占约5%,主要是腐生葡萄球菌和粪链球菌。复杂性尿路感染中大肠埃希菌仍占首位(约为50%),但其他致病菌比例显著增加国大肠埃希菌最常见于无症状细菌尿、急性膀胱炎或急性肾盂肾炎。凝固酶阴性的葡萄球菌感染较常见于青年女性的急性膀胱炎。住院期间的获得性尿路感染、复杂性尿路感染、反复再发的尿路感染和尿路器械检查后发生的尿路感染,多为粪链球菌、变形杆菌、克雷伯杆菌和铜绿假单胞菌等。95%以上的尿路感染为单一致病菌所致,混合性细菌感染较少见,多为长期留置导尿管、尿道中有"异物"(例如结石,坏死的肿瘤等)、反复使用尿路器械检查和治疗、尿道存在瘘管、长期使用抗生素治疗的患者。尿液细菌培养如发现多种细菌混合生长应注意排除收集标本时的污染所致。如多次培养结果均发现有相同的多种细菌生长,且菌落数较多,则可确定为混合感染。厌氧菌所致的尿路感染罕见,多发生于长期留置导尿管、肾移植及身体抵抗力极差的患者。

结核杆菌尿路感染多继发于肾外结核病灶,膀胱刺激症状明显,常有结核中毒症状。尿液检查常有无菌性脓尿和血尿,尿沉渣涂片可发现抗酸杆菌,尿结核菌培养阳性。

真菌性尿路感染较少见,致病真菌多为念珠菌和酵母菌,以前者为主。老年、糖尿病、使用广谱抗生素或甾体类皮质激素治疗、留置导尿管、近期手术史等是真菌性尿路感染的危险因素。真菌性感染大多局限于膀胱,且随着导尿管的拔除、停止抗菌治疗和控制血糖而控制。此外,约有10%的真菌性尿路感染来源于念珠菌性败血症。

沙眼衣原体尿路感染常发生于有不洁性交史的患者,临床表现为尿频、排尿不适等症状,尿常规多有脓尿。

病毒如麻疹病毒、腮腺炎病毒、柯萨奇病毒等也可引起尿路感染,但临床十分罕见,多发生于免疫功能低下患者,如造血干细胞移植或肾移植受者,通常无临床症状。此外,寄生虫如滴虫、丝虫、吸虫、阿米巴等可引起下尿路感染。

三、发病机制

1.感染途径 致病菌可经以下途径进入尿路和肾脏引起炎症。

(1)上行感染:绝大多数尿路感染由致病菌经尿道上行至膀胱及肾盂肾盏引起。依据为:①常见致病菌多为肠道内寄生的菌群;②女性发生率特别高,因为女性尿道口较接近肛门和阴道,易受粪便和阴道分泌物污染,女性尿道短而宽,致病菌易进入膀胱。性交可将前尿道口周围细菌挤入后尿道和膀胱,且易致尿道损伤有利于细菌侵入;③尿路感染再发者,其尿道口周围的细菌较对照组多,且多与引起尿路感染者相同;④经常使用抗生素或居住在疗养院和医院内,肠道正常菌群会发生变化,导致尿路感染的致病菌种也相应改变;⑤尿路感染最常见的致病菌为大肠埃希菌,其可定居在结肠,从而易被带入尿道。

细菌进入膀胱后,30%～50%可经输尿管上行引起肾盂肾炎。其机制可能与膀胱输尿管反流有关。某些致病菌的纤毛可附着于尿道黏膜并上行至肾盂,通过肾乳头的 Bellini 管沿着集合管上行播散。由于肾髓质血流供应较少,加上高渗和含氨浓度高,影响吞噬细胞和补体的活力,局部杀菌功能较差,故细菌容易在肾髓质生长,造成感染。

(2)血行感染:致病菌从体内的感染灶侵入血流,到达泌尿系引起感染,占尿路感染病例的3%以下。致病菌毒力相对较强,主要是金黄色葡萄球菌种、沙门菌种、铜绿假单胞菌种和念珠菌种。变形杆菌、铜绿假单胞菌和粪链球菌偶可经血流引起肾盂肾炎。全身性念珠菌、球孢子菌和芽生菌感染也可经血行传播到肾脏和泌尿生殖道的其他部位。血行感染的危险因素有尿流阻塞(甚至只有相对较短的时间)、药物引起的肾小管损伤、血管因素如肾静脉狭窄或动脉狭窄、失血性低血压、高血压、失钾性肾病、止痛药肾病、肾脏挤压伤、多囊肾、使用免疫抑制剂和雌激素治疗等。

(3)淋巴道感染:下腹部和盆腔器官与肾,特别是升结肠与右肾的淋巴管相通。如患者有盆腔器官炎症、阑尾炎和结肠炎时,致病菌可能通过淋巴管道进入肾脏。但许多学者认为未能确证,即使有也极罕见。

(4)直接感染:泌尿系统周围的组织或器官存在炎症时,致病菌可能直接侵入泌尿系统引起感染。

2.机体的防御机制　第一个防御机制是正常阴道菌群,特别是乳酸杆菌。可能机制为:①维持酸性阴道环境,减少大肠埃希菌寄居。②干扰病原体局部黏附。③产生过氧化氢,与阴道的过氧化氢酶和卤化物作用而杀死大肠埃希菌。④降低促炎症因子的水平发挥免疫调节作用。⑤通过干扰生物薄膜的完整性而杀死大肠埃希菌。

正常人群的膀胱可在2~3天将细菌清除,防卫机制为:①尿液的冲洗作用,可能是最有效的途径。②膀胱天然的黏膜防御机制。正常膀胱壁的酸性糖胺聚糖是一种非特异的抗黏附因子,可阻止细菌的局部黏附。③尿液及其成分的抗菌活性:尿液的低 pH、含高浓度尿素和有机酸,尿液过分低张或高张等,均不利于细菌的生长。④男性前列腺液可抗革兰阴性肠道细菌,与其中的锌浓度有关。⑤尿道括约肌的天然屏障作用。

3.易感因素

(1)尿路梗阻:尿路梗阻者尿路感染的发生率较正常者高12倍。尿路梗阻可由尿路解剖或功能异常引起,包括结石、肿瘤、狭窄、畸形或神经性膀胱等,导致尿流不畅,细菌不易被冲洗清除,而在尿流淤积处大量繁殖。此外梗阻以上部位压力增加,影响了组织的血液供应和黏膜的抵抗力,故易于发生感染。

(2)性生活:性生活活跃的青年女性中,尿路感染的发生及严重程度与近期性生活史密切相关。性生活可促进致病菌从尿道周围区域上行进入膀胱从而诱发感染;也可改变阴道菌群网。此外杀精剂可杀灭阴道正常的乳酸菌群,减少过氧化氢的产生,使阴道的 pH 升高以更适合致病菌繁殖。

(3)膀胱输尿管反流及其他尿路畸形和结构异常:排尿时膀胱开口处和输尿管壁内段瓣膜的功能完整性可阻止膀胱含菌尿液上行入肾脏。当存在膀胱输尿管反流时,则膀胱含菌尿液可进入肾盂引起感染。其他如肾发育不全、多囊肾、海绵肾、马蹄肾、肾下垂、游走肾、肾盂及输尿管畸形等,均易发生尿路感染

(4)尿路的器械使用:器械检查,可把细菌带入后尿道和膀胱,并提供可供定植的惰性表面和生物薄膜,且常会造成尿路损伤。①导尿:一次导尿后,持续性细菌尿的发生率在住院的非妊娠女性为4%,而重病卧床患者或妊娠女性为20%。②留置导尿管:更易发生尿路感染,如留置尿管3~4天,感染风险可达90%。③膀胱镜检查和逆行肾盂造影也易引起尿路感染。

(5)代谢因素:①慢性失钾,可致肾小管病变而易继发感染。此外,慢性失钾促进实验动物血源性尿路感染的发生。②高尿酸血症、高钙血症或酸碱代谢异常,可引起尿酸或钙质在肾脏沉着易于发生尿路感染。③糖尿病无症状细菌尿的发生率约为20%,且易出现并发症如肾脓肿、肾周脓肿及急性肾乳头坏死等。

(6)近期应用抗生素、免疫抑制剂:特别是存在基础疾病和久病体弱及年迈者。

(7)妊娠:约7%孕妇有无症状细菌尿,年龄大者和经产妇发病率更高,其中半数为有症状的尿路感染。这是由于妊娠时:①黄体素分泌增加,致输尿管平滑肌松弛和蠕动减慢。②妊娠期间,尿液化学成分的改变有利于细菌的生长。③妊娠子宫压迫输尿管,导致尿液引流不畅。

(8)其他不利因素:①任何慢性肾脏病均易于并发尿路感染,且较常发生肾盂肾炎。这是由于各种慢性肾脏病引起肾实质瘢痕,使部分肾单位尿流不通畅(肾内梗阻)及肾血流量不足的结果,②尿道内或尿道口周围有炎症病灶,如女性尿道旁腺炎、尿道异物、外阴炎、妇

科炎症、男性包茎、细菌性前列腺炎等均易引起尿路感染。③全身抵抗力下降的因素,如重症肝病、晚期肿瘤及长期使用免疫抑制剂等均易发生尿路感染。④肾移植术后。⑤神经性膀胱。

4.病原菌的致病力　大肠埃希菌是尿路感染的最主要致病菌。菌体抗原(O 抗原)存在于细菌细胞壁的脂多糖中,引起尿路感染的多是 O 血清型 1、2、4、6、7、8、16、18、22、25、39、50、62、75 和 78。大肠埃希菌 O 抗原的血清型与其致病力有关 2。此外,区分 O 血清型有助于区分感染是复发还是重新感染。

荚膜抗原(K 抗原)的血清型及其含量与细菌的毒力有关。K 抗原具有促进细菌生存,抵抗吞噬细胞吞噬和补体破坏的能力。此外近年发现大肠埃希菌的鞭毛抗原(H 抗原)也在尿路感染的发病中发挥一定作用。

细菌黏附于尿道上皮细胞表面的能力是尿路感染发病的关键一步。尿路上皮细胞的表面存在对细菌有吸附作用的甘露糖受体,而细菌表面的纤毛可促进细菌与甘露糖受体结合。

脂多糖是革兰阴性菌的内毒素,参与细菌的毒性作用;荚膜多糖可抵抗补体的裂解和吞噬细胞吞噬,促进细菌生存;溶血素是具有细胞毒性的成孔蛋白,它可渗入宿主细胞的细胞膜;这些因素也都参与构成细菌的致病力。

5.免疫反应　尿路感染尤其是肾盂肾炎的病程中,常有局部或全身免疫反应参与,可能存在以下作用:①获得性免疫对尿路感染的预后的可能影响。理论上,免疫反应可以是保护性的,起着把细菌从尿道清除的作用;相反,这些免疫反应也可能促进感染的建立和肾损害的发展。②细菌感染引起对肾组织的自身免疫反应,可能导致感染清除后肾损害持续存在。

(1)体液免疫:在实验性及人类肾盂肾炎的肾组织中可检出抗致病菌的抗体,如抗大肠埃希菌 O 抗原、K 抗原的抗体。在炎症细胞浸润部位可见 IgG、IgM、IgA 等的沉积。抗体反应可对细菌的血源性和上行感染有防御作用,但对实验动物予抗体被动免疫并不能预防尿路感染的发生。一些患者虽有较高浓度的特应性抗体,但细菌感染依然持续存在,而有些尿路感染可在无抗体存在的情况下消除,因而抗体的确切保护作用尚需探讨。Tamm-Horsfall 蛋白(THP)可致实验动物产生间质性肾炎,而抗 THP 的免疫反应可能是该种损害产生的主要机制之一。同时急性肾盂肾炎患者血清 THP 抗体滴度显著升高,尤其是 IgG 和 IgA 抗体,提示存在体液免疫参与。

(2)细胞免疫:严重联合免疫缺陷型、无胸腺型或 T 细胞受体缺陷性小鼠尿路感染的易感性较免疫正常小鼠显著增加,提示 γδT 细胞可能在尿路感染中发挥保护作用。大肠埃希菌引起的小鼠尿路感染可激活脾脏高表达 CD4$^+$T 细胞和 CD8$^+$T 细胞,提示细胞免疫参与尿路感染的免疫应答。但临床 HIV 感染的女性患者 CD4$^+$T 细胞数目较低而尿路感染发生率并未显著升高,提示细胞免疫可能在尿路感染中并未发挥重要的防御功能。

(3)自身免疫:肾组织与某些大肠埃希菌具有共同抗原性,大肠埃希菌进入血流后,机体产生抗大肠埃希菌的抗体,这种抗体也抗肾组织抗原,从而引起肾损害。如 THP(一种肾小管上皮抗原)与大肠埃希菌之间由于共同抗原性的存在,抗大肠埃希菌的抗体同时抗肾小管上皮细胞的 THP。

6.遗传因素　反复发作的女性尿路感染可能与遗传有关,其机制可能是在有遗传易感性个体的尿路上皮细胞中,存在某些特定类型受体或受体数目更多,以利于大肠埃希菌的结合;某些和宿主自身反应相关的基因(如 Toll 样受体、干扰素 γ 受体和白介素 8 受体)突变会

引起相应宿主防御功能的受损,但尚需进一步研究

四、病理变化

急性膀胱炎的病理改变主要是膀胱黏膜充血、潮红、上皮细胞肿胀,黏膜下组织充血、水肿和白细胞浸润,较重者有点状或片状出血,并可出现黏膜溃疡。

急性肾盂肾炎可侵犯单侧或双侧肾脏。肉眼示肾盂肾盏黏膜充血、水肿,表面有脓性分泌物,黏膜下可有细小脓肿,于一个或几个肾乳头可见大小不一,尖端指向肾乳头,基底伸向肾皮质的楔形炎症病灶。镜下示:病灶内肾小管腔中有脓性分泌物,肾小管上皮细胞肿胀、坏死、脱落。间质内有炎症细胞浸润和小脓肿形成,炎症剧烈时可有广泛性出血。小的炎症病灶可完全愈合,较大的病灶愈合后可留下瘢痕。肾小球一般无形态改变。合并有尿路梗阻者,炎症范围常很广泛。

五、临床表现

1.无症状性菌尿 多在偶然尿培养检查中发现,也可由症状性尿路感染演变而来。多数患者伴有脓尿,女性糖尿病、接受血液透析、老年及长时间留置导尿管的患者中发生率可高达75%~95%。

2.膀胱炎 即通常所指的下尿路感染,在成年人尿路感染中最为常见。主要表现是膀胱刺激症状,即尿频、尿急、尿痛、白细胞尿,偶可有血尿,甚至肉眼血尿,膀胱区可有不适。一般无明显全身感染症状,血白细胞计数常不增高。膀胱炎常发生于性交后,也见于妇科手术、月经后及老年妇女局外阴瘙痒者。约30%以上的膀胱炎为自限性,可在7~10天自愈。

3.急性肾盂肾炎 多发于生育年龄妇女,包括:①泌尿系统症状:肋脊角压痛,伴尿频、尿急、尿痛等膀胱刺激征,腰痛和(或)下腹部痛、输尿管压痛,肾区压痛和叩痛,脓尿较为常见而白细胞管型相对少见。②全身感染的症状:寒战、发热(一般多超过38℃)、头痛、恶心、呕吐、食欲不振等,常伴有血白细胞计数、C-反应蛋白及降钙素升高和血沉增快。10%~30%的患者出现菌血症。一般无高血压和氮质血症。有些肾盂肾炎病者的临床表现与膀胱炎相似,症状多有重叠,故仅凭临床表现很难鉴别,需进一步做定位检查方能确诊。

不典型尿路感染的临床表现可多样化,较常见的有以下几种:①以全身急性感染症状,如寒战、发热、恶心、呕吐等为主要表现,而尿路局部症状,如尿频、排尿困难、腰痛等不明显,易误诊为感冒、伤寒、败血症等。②尿路症状不明显,而主要表现为急性腹痛和胃肠功能紊乱的症状,易误诊为阑尾炎、胆囊炎、急性胃肠炎等。③以血尿、轻度发热和腰痛等为主要表现,易误诊为肾结核。④无明显的尿路症状,仅表现为背痛或腰痛。⑤少数人表现为肾绞痛、血尿,易误诊为尿路结石。⑥完全无临床症状,但尿细菌定量培养,菌落≥10^3/mL,常见于青年女性、尿路器械检查后或原有慢性肾脏疾病并发尿路感染者。

六、辅助检查

(一)实验室检查

1.尿细菌学检查 是诊断尿路感染的关键性手段。如有真性细菌尿,虽无症状也可诊为尿路感染。有意义的细菌尿是指清洁中段尿定量细菌培养≥10^5/mL;而真性细菌尿则除此以外,还要求排除假阳性的可能,同时临床上有尿路感染症状,如无症状,则要求连续培养两次,且菌种相同,菌落计数均≥10^5/mL。

（1）尿细菌定性培养：可取自清洁中段尿、导尿和膀胱穿刺尿。中段尿标本易被前尿道和尿道周围寄生的细菌污染，导尿时也可将前尿道之细菌送进膀胱，故单做定性培养结果常不可靠。用膀胱穿刺尿作细菌定性培养，则结果完全可靠。污染的菌种有大肠埃希菌、粪链球菌、柠檬色葡萄球菌、变形杆菌等，和尿路感染的致病菌大致相同，故不易用菌种来区别是尿路感染还是污染。但当培养为阴性时，则对排除尿路感染有一定价值。膀胱穿刺尿作细菌定性培养是一种有损伤性检查方法，适应证为：①连续两次中段尿定量培养结果可疑，难以判断是感染或污染。②疑为厌氧菌尿路感染。③临床上高度怀疑尿路感染，但尿含菌量低者。④中段尿结果是混合感染，但高度怀疑结果不可靠时，可用它来确定膀胱内是否真有多种细菌存在。⑤高度怀疑尿路感染，而无条件作细菌定量培养时，可用膀胱穿刺尿定性培养来诊断。

（2）尿细菌定量培养：是确定有无尿路感染的重要指标。只要条件许可，均应采用中段尿作细菌定量培养，标本的收集必须严格按照操作规程。下面介绍几种常用的尿菌定量培养方法。

1）简易式稀释倾碟法：标准式稀释倾碟法作细菌定量培养费时、费力、费器材（需要 7 个培养碟）。因此研究出一种简易式倾碟法，仅需要一个培养碟（即用稀释 100 倍之尿液 0.1mL 做倾碟法，培养 24 小时后作表面菌落计算，>100 个者，即为 $\geqslant 10^3/mL$），基本可代替标准式倾碟法。

2）定量环划线法：方法简便，但定量环因经常冷却和加热，易致变形，使吸取的尿量可有 50%的差异，因此可发生 2%~10%的假阳性。

3）玻片培养法：中山大学附属第一医院在国外浸片法的基础上，改良建立的玻片培养法，是一种较准确简便的半定量方法。方法是用两块载玻片，一块的一端涂上普通琼脂培养基，另一块涂上能抑制革兰阳性球菌生长的伊红-亚甲蓝培养基（EMB），接种时将涂有培养基的玻片端浸入新鲜清洁中段尿标本中，取出，滴干多余尿液后，培养 24 小时，计算菌落计数。如玻片上 1 cm² 范围内的菌落数>200 个，则表示含菌量>$10^5/mL$，30~200 个为可疑，30 个以下为阴性。本法还有助于区别球菌感染还是杆菌感染，如两种培养基上细菌生长情况相同，则为杆菌感染，如仅琼脂培养基有菌生长，则为球菌感染；如两种培养基菌落数目相差大，而琼脂的菌落明显增多，菌落大小形态不一，则多为污染。

当出现如下情况时，推荐进行尿细菌培养检查：①尿路感染临床症状不典型。②存在复杂性尿路感染的危险因素。③妊娠期妇女。④患者已接受尿路感染治疗，但尿路感染症状未缓解或 3 个月内出现复发。⑤怀疑或诊断为肾盂肾炎。

真性细菌尿的诊断标准问题：尿路感染的诊断主要依赖于是否有真性细菌尿。目前美国感染病学会规定尿路感染病原学标准为：急性非复杂性膀胱炎，清洁中段尿培养结果菌落计数 $\geqslant 10^3/mL$ 为真性尿路感染（敏感性为 80%，特异性为 90%）；急性非复杂肾盂肾炎，界线为 $\geqslant 10^4/mL$；女性清洁中段尿培养 $\geqslant 10^5/mL$、男性清洁中段尿培养或女性复杂性尿路感染导尿标本 $\geqslant 10^4/mL$；无症状性菌尿的定义仍然沿用以往标准，为无尿路感染症状患者的尿培养（清洁中段尿或插管标本）$\geqslant 10^5/mL$。

（3）尿涂片镜检找细菌

1）不沉淀尿涂片镜检细菌法：将未经离心沉淀的新鲜中段尿直接涂片，于显微镜下找细菌，可不染色或革兰染色后检查。据中山大学附一院的报告，该法的阳性率为 79.6%（检 10

个视野,平均有 1 个以上细菌者为阳性)。

2)尿沉渣涂片镜检细菌法:用革兰染色后或不染色检查。有尿路感染症状的女性患者依靠尿沉渣镜检诊断的敏感性为 60%~100%,特异性为 49%~100%。

尿涂片镜检细菌法有下述优点:①设备简单、操作方便,适用于基层医疗单位或大规模筛选检查。②有定量意义。如尿含菌量≥10^3/mL,则 90% 以上尿直接涂片染色镜检可找到细菌,极少假阳性。③在抗生素治疗后,尿培养可阴性,但镜检仍可能发现细菌。但需注意对于革兰染色检查,只有在尿含菌量较高时(≥10^3/mL),结果才相对可靠。

(4)尿化学检查:简便易行,有助于尿路感染的快速诊断,但由于阳性率低,故价值有限,并不能代替尿细菌定量培养。

1)亚硝酸盐还原试验(Griess test):革兰阴性细菌可使尿内的硝酸盐还原为亚硝酸盐,然后与 Griess 试剂作用生成红色的可溶性偶氮色素。大肠埃希菌、副大肠杆菌感染多数为阳性(85%),变形杆菌半数为阳性,球菌感染及结核菌感染则为阴性。当尿中有大量淋巴细胞时该结果也可为阴性,因此当出现阴性结果时并不能完全排除尿路感染。该试验假阳性结果较少出现,仅当出血、尿胆原阳性、服用非那吡啶、甜菜等可使尿液变为红色的物质时出现假阳性。

2)其他尿化学检查:检测尿路感染患者尿 ATP 含量,以菌尿≥10^3/mL 为阳性界值,敏感性为 86%~95%,特异性为 75%~82%,另外该法可快速检测出细菌浓度<10^3/mL 的尿液。Nurimnen 等认为鲎珠试验对革兰阴性菌引起的尿路感染是快速可靠的方法。白细胞酯酶浸试条法是一种快速而较准确的筛选方法。若以亚硝酸盐还原试验或白细胞酯酶浸试条法二者之一为阳性判断尿路感染,则敏感性和特异性分别为 88% 和 79%;以二者均为阳性判断则敏感性和特异性分别为 45% 和 98%。

(5)尿细菌学检查的假阳性和假阴性

1)假阳性结果的原因主要有:①中段尿收集不合标准,尿液被粪便、白带等污染。②尿标本在室温放置超过 1 小时才接种。③接种和检验技术上的误差等。

2)假阴性结果可见于:①病者在近 2 周内曾用过抗生素。②尿液在膀胱内停留不足 6 小时,细菌没有足够的时间繁殖。③收集中段尿时,消毒药不慎混入尿标本内。④饮水太多,尿液内细菌被稀释。⑤感染灶与尿路不通,如血源性肾盂肾炎的早期或尿路梗阻时,这种情况罕见。⑥有些尿路感染的带菌可为间歇性。⑦某些特殊细菌,如腐生寄生菌等引起的尿路感染,尿含菌量可<10^5/mL。

2.尿常规检查

(1)肉眼观察:尿路感染时尿色可清或浑浊,可有腐败气味,极少数患者(<5%)可有肉眼血尿,多见于急性膀胱炎。尿色浑浊对症状性菌尿诊断的敏感性为 90.4%,特异性为 66.4%。

(2)尿蛋白含量:多为阴性或微量(±~+)。如尿蛋白量较大,应注意有无肾小球疾病。

(3)血尿:镜下血尿见于 40%~60% 的急性尿路感染患者。多数患者尿红细胞数为 2~10 个/HFP,少数镜下见多量红细胞。血尿虽在尿路感染是一常见表现,但对尿路感染诊断有较大意义的仍为白细胞尿。

(4)白细胞尿(脓尿):指离心后尿沉渣镜检白细胞>5 个/HFP,临床医生初步诊断尿路感染的依据就是临床症状和脓尿。几乎所有急性尿路感染的女性均有脓尿。不管何种方法检查,脓尿对尿路感染的特异性和敏感性均约为 75%。做此检查时必须注意:①留尿标本前必须清洁外阴,女性尿液勿混进白带;②尿液若放置数小时,白细胞被破坏使结果不准确;③脓尿可呈间歇性需多次重复;④抗菌治疗后会影响结果准确性;⑤变形杆菌、克雷伯杆菌、铜绿假单胞菌所致的严重感染,因尿呈碱性,尿中白细胞被破坏,可出现假阴性结果。白细胞脂酶浸试条检测是证实白细胞尿的一种敏感而准确的筛选试验,其敏感性为75%~96%,而特异性高达94%~98%。可作为一种快速、简便的筛选试验。

3.尿白细胞排泄率　采用1小时尿细胞计数法,是较准确简便检测脓尿的方法。方法为准确收集患者2(或3)小时的全部尿液,立即作白细胞计数,所得白细胞数按1小时折算。资料显示,正常人白细胞应<20万/h,白细胞>30万/h为阳性,介于(20~30)万/h者为可疑,应结合临床判断。白细胞排泄率较尿沉渣涂片镜检准确,诊断脓尿的阳性率达88.1%,较涂片法高20.9%。

脓尿对于尿路感染的诊断具有一定价值,因为:①尿路感染在抗生素治疗后,细菌培养常已阴转,但脓尿仍可持续数天。②有急性尿路感染症状时,若证实脓尿存在,即可不待细菌培养结果而做出初步诊断;生育期妇女,沙眼衣原体导致的尿路感染往往有脓尿而无菌尿。③尿频、尿急明显者,尿在膀胱内停留时间短,尿培养可阴性,而脓尿可协助诊断。但泌尿生殖系统非细菌性炎症(如肾小球肾炎)、结核、真菌感染、恶性肿瘤、长期留置尿管等均可以有脓尿,故不能单纯依靠脓尿诊断尿路感染。

4.血常规检查　急性肾盂肾炎患者,血白细胞可轻或中度增加,中性白细胞也常增多,有核左移。C-反应蛋白和降钙素原可升高,红细胞沉降率可加快,血中高降钙素原水平可早期判断急性肾盂肾炎,并与尿路感染6个月后肾脏瘢痕的形成密切相关。

5.肾功能检查　急性肾盂肾炎偶有尿浓缩功能障碍,于治疗后多可恢复。

(二)影像学检查

当症状或体征提示存在尿路梗阻、结石、腰腹部肿块或尿脓毒血症,以及短时间内反复发作的尿路感染或经过72小时治疗后未得到改善的尿路感染患者,需行影像学检查以明确可能存在的复杂因素和需特殊治疗的并发症(如肾周脓肿)。对于男性尿路感染患者,无论初发还是复发,均应行影像学检查以排除尿路解剖和功能上的异常。

1.泌尿系超声检查　推荐作为首选影像学检查,尤其适用于不适合接受辐射或对比剂的患者。其对检测肾脓肿、肾积水、结石、先天性肾脏畸形较为有效;但对肾盂肾炎及肾脏瘢痕形成的敏感性较低。

2.X线检查　可及时发现引起尿路感染反复发作的不利因素如结石、梗阻、反流畸形等。在尿路感染急性期,不宜做静脉肾盂造影,如确有必要,可作B超检查。

3.CT和MRI检查　螺旋CT扫描拥有较高的分辨率和敏感性,更适用于评估复杂性尿路感染,必要时可进行增强扫描。CT检查对于肾盂肾炎的检测要优于超声。当超声提示有阳性发现时,进行螺旋CT检查可进一步有效明确病变。

目前认为除非需避免使用造影剂或电离辐射(如肾衰竭患者或妊娠妇女),MRI并不优于CT。

七、定位诊断

尿路感染的定位对于指导临床治疗和评估患者的预后具有非常重要的价值,因为:①肾盂肾炎和膀胱炎的治疗方案及疗程有明显的不同。②肾盂肾炎在治疗后再发多是复发(占

80%），而膀胱炎则常是重新感染。③肾盂肾炎可致高血压或慢性肾衰竭等严重并发症，而膀胱炎一般不会。

1.根据临床表现定位　患者的临床症状有助于定位诊断，如有寒战、发热（>38.5℃）、腰痛，肾区叩痛和（或）压痛等症状者常为急性肾盂肾炎的特征。此外，在临床治愈后，重新感染者，常为膀胱炎；复发者，则常为肾盂肾炎。但仅根据临床表现来进行定位常不够准确，因为上、下尿路感染的临床症状多有重叠。

2.根据实验室检查定位　文献报告的方法有多种，下面仅讨论几种较准确和实用的方法。

（1）输尿管导管法：是直接的定位方法。先留取首次尿标本，并作膀胱灭菌，通过膀胱镜插入输尿管导管，采尿作培养。优点是诊断准确性高，且可区分是哪一侧肾脏发生了感染。目前仅偶用于须做患侧肾切除术，术前定位确定是哪一侧肾脏发生感染。

（2）膀胱冲洗后尿培养法：也是直接定位方法，更为简便和准确。检查步骤为：先插入导尿管，排空膀胱，并留取尿标本作细菌定量培养（0 号标本），然后从导尿管内注入生理盐水 100 mL，内含卡那霉素 1.0 g 和 α-糜蛋白酶 10 mg，停留 45 分钟，然后再排空膀胱，并用 2000 mL 无菌生理盐水冲洗膀胱，排空后收集最后数滴尿作培养（1 号标本）。以后每隔 15 分钟收集尿液作定量培养，共 4 次（分别为 2 号、3 号、4 号、5 号标本）。结果判断：①如 0 号标本（灭菌之前）细菌数>10^5/mL，表明当时仍存在着细菌尿。②如膀胱灭菌后的全部标本均无菌，则表示为下尿路感染。③如 2~5 号尿标本的含菌量>10^5/mL，同时比 1 号标本的细菌数超过 10 倍，则表示为上尿路感染。目前多数学者用本方法已替代输尿管导管法作为定位的标准方法。本法的缺点不能区分是哪一侧肾脏感染，并可能有 10%~20% 的误差。

（3）用免疫荧光技术检查尿沉渣中抗体包裹细菌（ACB）：以往认为肾盂肾炎为肾实质感染，致病菌将被抗体包裹；而膀胱炎为黏膜浅表感染，故细菌无抗体包裹。因其特异性和敏感性不理想对鉴别上或下尿路感染无价值。

（4）尿沉渣镜检白细胞管型：尿沉渣镜检如能发现白细胞管型是诊断肾盂肾炎的有力证据。

（5）其他

1）尿酶测定：肾盂肾炎时，尿 N-乙酰-氨基葡萄糖苷酶（NAG）排出量增多，而下尿路感染时多为正常，但也有学者认为其定位作用有限。

2）尿 β2 微球蛋白（β2-mg）含量测定：尿 β2-MG 含量升高提示肾盂肾炎，但少数膀胱炎患者的尿 β2-MG 也可能升高。

3）尿渗透压测定：根据资料显示，肾盂肾炎时尿浓缩功能下降率为 36.7%，如能做晨尿渗透压测定则更佳。

4）Tamm-Horsfall 蛋白（THP）及其抗体测定：慢性肾实质感染时尿 THP 含量减少，而膀胱炎时多为正常，但仍有争议。也有报道，尿 THP 包裹游离细胞在肾实质感染时呈阳性，膀胱炎时则阴性。该法一般不会出现假阳性，操作简便，无损伤性，值得进一步研究。

5）血清抗革兰阴性细菌 O 抗原的抗体：此抗体滴度>1∶320 者，提示为肾脏感染；在1∶320 以下者，则多为膀胱炎。但其对尿路感染定位的准确性有限。

6）其他标志物：尿白介素-6 和白介素-8 浓度，尿巨噬细胞迁移抑制因子/尿肌酐比值、血中性粒细胞明胶酶脂质运载蛋白浓度等可用于尿路感染定位，但临床意义尚待进一步研究。

3.从疗效和追踪结果帮助定位　单剂抗生素治疗尿路感染患者,追踪6周,膀胱炎患者全部可以治愈,疗效欠佳者多为肾盂肾炎,也可作为定位诊断的重要参考指标之一。

4.肾活检及尿路X线检查　肾活检对定位诊断意义不大,主要原因是阳性率低,且为损伤性检查,患者不易接受。静脉肾盂造影对定位虽有帮助,但肾盂肾炎时其阳性率仅为5.9%。

鉴别标准包括:①尿抗体包裹细菌检查阳性者,多为肾盂肾炎,阴性者多为膀胱炎。②膀胱灭菌后的尿标本细菌培养阳性者为肾盂肾炎,阴性者多为膀胱炎。③参考临床症状,有发热(>38℃)或腰痛、肾区叩压痛或尿中有白细胞管型者,多为肾盂肾炎。④经抗生素治疗后症状消失,但不久又复发者多为肾盂肾炎(多在停药后6周内),用单剂抗菌药治疗无效或复发者多为肾盂肾炎。⑤经治疗后仍留有肾功能损害表现,能排除其他原因所致者,或肾盂造影有异常改变者为肾盂肾炎。

八、诊断与鉴别诊断

1.诊断尿路感染的诊断不能单纯依靠临床症状和体征,而要依靠实验室检查,真性细菌尿是指:①膀胱穿刺尿定性培养有细菌生长。②导尿细菌定量培养≥10^3/mL。③清洁中段尿定量培养≥10^5/mL(成人导管相关尿路感染为≥10^3/mL)。但如临床上无尿路感染症状,则要求做两次中段尿培养,细菌数均≥10^5/mL,且为同一菌种,才能确定为真性细菌尿。1985年第二届全国肾脏病学术会议讨论通过的尿路感染诊断标准为:①正规清洁中段尿(要求尿停留在膀胱中4~6小时以上)细菌定量培养,菌落数≥10^5/mL。②参考清洁离心中段尿沉淀白细胞数>10个/HFP,或有尿路感染症状者。具备上述①②可以确诊。如无②则应再作尿细菌计数复查,如仍≥10^5/mL,且两次的细菌相同者,可以确诊或③作膀胱穿刺尿培养,如细菌阳性(不论菌数多少),也可确诊。④未有条件作尿细菌培养计数的单位,可用治疗前清晨清洁中段尿(尿停留于膀胱4~6小时以上)离心尿沉渣革兰染色找细菌,如细菌>1个/油镜视野,结合临床尿路感染症状,也可确诊。⑤尿细菌数在10^4~10^5/mL者,应复查,如仍为10^4~10^5/mL,需结合临床表现或作膀胱穿刺尿培养来确诊。有明显急性膀胱刺激征的妇女,尿中有较多白细胞,如中段尿含菌数>10^2个/mL,也可拟诊为尿路感染,并等待细菌培养结果。

诊断标准已充分考虑到敏感性和特异性:女性有急性非复杂性尿路感染症状(尿痛,尿频,膀胱区不适),清洁中段尿细菌培养菌落计数≥10^3/mL,并且为单一菌株,可诊断为尿路感染(敏感性80%和特异性90%);有急性非复杂肾盂肾炎症状(发热,寒战,腰痛,有或无尿频、尿痛)的患者,诊断标准是清洁中段尿细菌培养菌落计数≥10^4/mL(敏感性和特异性均为95%)。

2.鉴别诊断

(1)发热性疾病(如流感、疟疾、败血症、伤寒等):如急性尿路感染患者发热等全身感染症状突出,而尿路局部症状不明显时,易与发热性疾病混淆。但如能详询病史,注意尿路感染的局部症状,并作尿沉渣和细菌学检查可鉴别。

(2)腹部器官炎症(如急性阑尾炎、女性附件炎等):有些尿路感染患者主要表现为腹痛、恶心、呕吐、发热和血白细胞增高等,易误诊为急性胃肠炎、阑尾炎及女性附件炎等。详细询问病史,及时做尿常规和尿细菌学检查,可资鉴别。

（3）生殖系统疾病：女性患者应考虑是否存在阴道炎、淋病、生殖器疱疹或生殖器溃疡。需仔细询问性生活史及性伴侣情况,通过妇科检查可以明确。

（4）急性尿道综合征：主要表现为下尿路的刺激症状,可分为两种情况：①约70%的患者有脓尿和细菌尿,是真正的尿路感染患者。②另约30%的患者,既无脓尿也无细菌尿,其病因未明,应考虑为无菌性尿频－排尿不适综合征（即通常所指的尿道综合征）。如患者同时有尿白细胞增多,但尿液普通细菌培养阴性,应重点排除尿路结核菌、厌氧菌及真菌感染。此外,还应注意排除衣原体或支原体感染的可能。

无菌性尿频－排尿不适综合征多见于中年妇女,尿频常较排尿不适的表现更为突出,病因尚未明了,可能与尿路局部损伤、刺激、过敏或动力学功能异常等有关。根据编者经验,大部分患者有焦虑性神经症,适当分散注意力可明显减轻症状,必要时可服用一些镇静药物或进行心理治疗。

（5）肾结核：下列情况应注意肾结核的可能。①慢性膀胱刺激症状,抗生素治疗无效,病情呈进行性加重者。②脓尿、酸性尿,普通细菌学检查阴性。③肾外结核的证据,尿镜检有红细胞尿者。④附睾、精索或前列腺结核。⑤尿路感染经有效的抗生素治疗,普通细菌培养转阴,但脓尿仍持续存在者。肾结核膀胱刺激症状明显,晨尿结核杆菌培养可阳性,而普通细菌培养阴性,尿沉渣可找到抗酸杆菌,静脉肾盂造影可发现肾结核X线征,部分病者可有肺、生殖器等肾外结核病处及抗结核治疗有效等可资鉴别。但肾结核常可与普通尿路感染并存,如患者经积极抗菌治疗后,仍有尿路感染症状或尿沉渣异常者,应高度注意肾结核存在的可能性,并做相应检查。有下列3项之一者可确立肾结核的诊断：①临床表现+尿结核菌培养阳性。②X线的典型肾结核表现。③膀胱镜检查有典型的结核性膀胱炎。

九、治疗

（一）常用抗菌药物及其选用原则

尿路感染治疗的目标是以最低廉的费用、最小的不良反应、最少的细菌耐药来获得最佳的治疗效果。同时,预防或治疗败血症,减轻全身或局部症状,清除隐藏在生殖道和肠道内的病原体,预防远期后遗症。治疗尿路感染的常用抗菌药物有磺胺类、β－内酰胺类、氨基苷类及喹诺酮类。应考虑以下问题。

1.选用对致病菌敏感的药物　在无尿细菌培养和药敏试验结果之前,宜先选用对革兰阴性杆菌有效的抗生素,因尿路感染大多由大肠埃希菌等革兰阴性菌引起,尤其是首次发作的尿路感染,多数可以治愈。如治疗3天症状仍无改善,则应按药敏试验结果来选择。一般体外药敏试验结果和临床效果的符合率为70%~80%。药物治疗效果多受菌种和有无尿路梗阻等因素影响。

2.抗菌药在尿和肾内的浓度要高　膀胱炎仅要求抗菌药在尿中有高浓度即可。肾盂肾炎则要求抗菌药在尿液和血液中均有较高的浓度,以保证肾组织内达到较高的有效浓度。对肾盂肾炎,宜选用杀菌剂。氨苄西林、头孢菌素及氨基苷类在血中浓度较高,且对常见的尿路感染细菌有效故为临床医生常用。复方新诺明或氟喹诺酮类要优于β－内酰胺类抗生素,目前耐药细菌明显增加,特别是复方新诺明,在对复方新诺明耐药率超过20%的地区,推荐选择氟喹诺酮类,但也需监测氟喹诺酮类耐药率。

3.选用肾毒性小的抗菌药物 尿路感染的治疗应尽可能避免使用有肾毒性的抗生素,特别是伴有肾功能不全的患者尤应注意。目前常用抗生素的肾毒性情况。①具有强肾毒性的抗生素:杆菌肽、两性霉素 B、多黏菌素 B、多黏菌素 E 及新霉素等。②具有中度肾毒性的抗生素:四环素、卡那霉素、妥布霉素、阿米卡星及头孢菌素 Ⅱ 等。③具有轻度肾毒性的抗生素:头孢菌素 Ⅰ 和头孢唑林等。

4.联合用药 联合用药的指征是:①单一药物治疗失败。②严重感染。③混合感染。④耐药菌株出现。要避免相互有拮抗作用的药物联用。

铜绿假单胞菌感染治疗上颇为困难,多选用半合成广谱青霉素或第三代头孢菌素加氨基糖苷类抗生素治疗。耐青霉素的金葡菌感染多选用新型青霉素 Ⅰ 或 Ⅱ 与第一代头孢菌素类或氨基糖苷类抗生素合用。变形杆菌感染可选用青霉素与氨基糖苷类合用。对大肠埃希菌可选用氨基糖苷类与第三代头孢菌素合用。

5.确定治疗疗程 表现为下尿路感染症状者,多给予短程治疗(3 天疗法或单剂疗法);对有肾盂肾炎临床表现者,给予 14 天疗程。

(二)首次发作急性尿路感染的处理

应根据尿路感染的部位和类型分别进行治疗。

1.急性膀胱炎 对于表现为下尿路症状的尿路感染患者,可暂按膀胱炎给予治疗,主要用以下方法。

(1)单剂抗菌疗法:推荐用单剂抗生素治疗无复杂因素存在的膀胱炎,磺胺甲基异噁唑(SMZ)2.0 g、甲氧苄啶(TMP)0.4 g、碳酸氢钠 1.0 g,一次顿服(简称 STS 单剂),大多数患者尿菌即可转阴。据中山大学附属第一医院的材料,STS 单剂治疗 56 例膀胱炎,100% 可治愈。美国感染病学会和欧洲临床微生物学与感染病学会推荐磷霉素氨丁三醇 3.0 g,一次顿服治疗急性膀胱炎明。单剂疗法的优点是:①方法简便,患者易于接受。②绝大部分尿路感染有效。③医疗费用低。④极少发生药物不良反应。⑤极少产生耐药菌株,且有助于尿路感染定位诊断。但须于治疗后追踪 6 周,如有复发(多数在停药 1 周后)则多为肾盂肾炎,应给予抗生素 2~6 周。单剂疗法不适用于男性患者、妊娠妇女、糖尿病患者、机体免疫力低下者、复杂性尿路感染及上尿路感染患者。

(2)短程抗菌疗法:据国外的报告和编者的经验,采用 STS、阿莫西林或诺氟沙星 3 天疗法;呋喃妥因 0.1 g,每天 2 次,7 天疗法;匹美西林 0.4 g,每天 2 次,3~7 天疗法,对膀胱炎的治愈率与长疗程治疗相似,但不良反应少。其适应证、禁忌证与单剂抗菌疗法相同。对于首次发生的下尿路感染可给予单剂疗法,对有多次尿路感染发作者,应给予短程疗法,后者对于减少再发有帮助。曾有报告用诺氟沙星 3 天疗法治疗尿路感染 40 例,总有效率 95%,治愈率 92.5%,其中膀胱炎的治愈率达 100%。短程疗法主要用于治疗浅表黏膜感染,不能用于高度怀疑深部组织感染的患者,如男性尿路感染患者(怀疑前列腺炎者)、肾盂肾炎患者、留置尿管的患者和高度怀疑耐药菌感染的患者。

(3)女性急性非复杂性膀胱炎的处理:首选短程疗法。若患者存在以下复杂因素之一时:怀孕、泌尿生殖道结构异常、泌尿系结石、肾功能不全、免疫缺陷、糖尿病、近期抗生素使用史或侵入式泌尿生殖系统操作,则使用抗生素前须进行尿培养及进一步检查。完成疗程后,若患者仍有症状,需做尿常规和细菌培养。若尿常规和细菌培养阴性,无明确的微生物病原体存在,应注意尿路局部损伤、个人卫生、对某些物质过敏及妇科疾患的因素。若患者有脓尿而无菌尿,考虑沙眼衣原体感染,可使用四环素或磺胺嘧啶治疗 7~14 天(性伴侣也同时治疗)。若经过短程疗法后患者有症状性菌尿,应考虑隐匿性肾感染,需行长程治疗,初始 14 天,如有必要可延长。如果是非耐药菌株,呋喃妥因、氟喹诺酮类或复方新诺明是有效的药物。

2.急性肾盂肾炎

(1)治疗目的:①控制和预防败血症。②清除进入泌尿道的致病菌。③防止复发;治疗主要分为两个阶段:①静脉给药迅速控制败血症。②继而口服给药清除病原体,维持治疗效果和防止复发。

(2)药物选择的基本原则:①药物敏感,血药浓度足够高。②症状较轻无恶心呕吐的患者可口服复方新诺明和氟喹诺酮。③患者退烧 24 小时后,继续胃肠外给药无更多益处,此时,可口服复方新诺明或氟喹诺酮来完成 14 天的疗程,可有效清除感染的病原体和胃肠道中的残余病原体。

(3)具体措施

1)中等度严重的肾盂肾炎:宜口服有效抗生素 2 周。常用的抗生素为复方新诺明、新一代喹诺酮类、阿莫西林等。常使用 STS 14 天疗法,其疗效不逊于其他常规抗生素;SMZ 配用 TMP,其杀菌力可增加多倍。加用碳酸氢钠既可碱化尿液,加强 SMZ 的疗效,也可防止长期用 SMZ 后可能发生的尿中结晶沉淀。如患者对磺胺类过敏,可使用喹诺酮类或 β-内酰胺类抗生素。美国感染病学会推荐当社区尿道致病菌对喹诺酮类的耐药率不超过 10% 时,可口服环丙沙星 0.5 g,每天 2 次,7 天为 1 个疗程;环丙沙星缓释剂 1.0 g,每天 1 次,7 天为 1 个疗程;或左氧氟沙星 0.75 g,每天 1 次,5 天为 1 个疗程作为门诊治疗方案。若耐药率超过 10%,推荐先起始静脉予单剂长效抗生素,如 1 g 头孢曲松或氨基苷类全日药量。一般抗菌治疗 2~3 天即显效,需根据临床效果和尿培养结果重新评估,完成 7~14 天的疗程。在 14 天疗程后,通常尿菌的阴转率可达 90% 左右,如尿菌仍阳性,此时应参考药敏试验选用有效的和强有力的抗生素,治疗 4~6 周。

2)临床症状严重的肾盂肾炎:宜采用肌肉或静脉给予抗生素。美国感染病学会推荐使用氟喹诺酮类,氨基糖苷类单用或联用氨苄西林,广谱头孢菌素或青霉素单用或联用氨基糖苷类,或碳青霉烯类抗生素。产超广谱 β-内酰胺酶菌株引起的肾盂肾炎,碳青霉烯类抗生素是首选药物。经治疗后,如病情好转,可于退热后继续用药 3 天再改用口服抗生素,以完成 2 周疗程。如未显效应按药敏结果更换抗生素。复杂性肾盂肾炎易于发生革兰阴性杆菌败血症,应联合使用两种或两种以上抗生素静脉注射治疗。在用药期间,应每 1~2 周作尿培养,以观察尿菌是否阴转。经治疗仍持续发热者,则应注意并发症的可能,如肾盂积脓、肾周脓肿等,应及时行肾脏 B 超等检查。

3)治疗后追踪:目前多不推荐对抗生素治疗后症状消失的非复杂性肾盂肾炎患者在随访中行尿培养检查,但仍认为应在疗程结束时及停药后第 2、第 6 周分别作尿细菌定量培养,以后最好能每月复查 1 次,共 1 年。如追踪过程中发现尿路感染复发,应再行治疗。

(4)疗效评定:①治愈。疗程完毕后症状消失,尿菌阴性,并于第 2、第 6 周复查尿菌仍阴性,可诊为该次尿路感染治愈。②治疗失败。疗程完毕后尿菌定量检查仍阳性,或者治疗后尿菌转阴,但于第 2、第 6 周复查时尿菌又阳性,且为同一菌种(株)。

3.一般治疗　患者若出现急性尿路感染伴随发热等感染症状建议卧床休息。鼓励病者多饮水,勤排尿。服碳酸氢钠 1.0 g,每天 3 次,以碱化尿液,减轻膀胱刺激征,并可增强氨基糖苷类抗生素、青霉素类、红霉素及磺胺类的疗效,但会降低四环素及呋喃妥因的疗效。当患者尿道刺激症状严重时,可服用尿道止痛药如非那吡啶,每天 3 次,服 2~3 天。

(三)其他类型尿路感染的治疗

1.小儿尿路感染　婴幼儿尿路感染可导致肾发育障碍和肾瘢痕,造成永久性肾实质损害,随年龄增长可发展成慢性萎缩性肾盂肾炎,甚至发生慢性肾衰竭。目前英国国立优化卫生与保健研究所(NICE)和美国儿科学会(AAP)对于非典型性尿路感染、复发性尿路感染、合并有发热或<6 个月的婴儿,推荐行泌尿系超声以排除泌尿系统解剖学异常;如提示存在高度膀胱输尿管反流或梗阻性肾病或治疗后持续有菌尿者,应作排尿期膀胱输尿管造影和二巯基丁二酸(DMSA)核素显像,必要时作膀胱镜检查。

小儿尿路感染的治疗原则及方法同成人,但特别要注意纠正尿路功能异常或器质性梗阻。为了安全考虑,对无症状细菌尿小儿也宜积极治疗。新近研究示同胃肠外给药相比,口服抗生素具有相同的疗效,因此对于患急性肾盂肾炎的婴幼儿(>2~3 个月),若临床病情稳定,可予口服抗生素门诊治疗。

对于急性非复杂性小儿尿路感染,建议仍按传统的 7~14 天治疗。一般不选用氟喹诺酮类抗生素,因为可能会影响儿童的软骨发育。儿童复发性尿路感染,尤其是有肾瘢痕形成或存在 VUR 的患儿,应予长程预防性治疗(至少要 1 年),可使用复方新诺明、呋喃妥因或孟德立胺 SMZ 和 TMP 联合使用较呋喃妥因的治疗效果好。VUR 治疗方式的选择须考虑以下几点:年龄是否存在肾脏瘢痕、病程、回流的分级、同侧肾功能和膀胱功能、依从性情况及父母倾向。推荐用长程抗菌治疗和密切观察来积极降低 VUR 尿路感染复发风险,但对肾脏瘢痕形成无明显作用;外科手术治疗适用于伴发热的暴发性尿路感染,经长程抗生素治疗无效的>1 岁患儿。

2.妊娠中尿路感染　妊娠早期就应常规作中段尿细菌培养,如有真性细菌尿,不管有无症状均应及时治疗。这不但有利于防止妊娠后期发生有症状肾盂肾炎和发展为慢性肾盂肾炎,且有助于减少妊娠高血压综合征、早产、低出生体重儿和围生儿病死率等。妊娠中尿路感染的治疗与一般尿路感染相同,妊娠中尿路感染治愈后易于复发,应定期复查尿细菌定量培养。妊娠期一般不宜作静脉肾盂造影,必要时应于产后 6 周才检查。在药物选择方面,妊娠期妇女尿路感染可安全使用的药物较少,且需密切随诊。在早期妊娠阶段,磺胺嘧啶、呋喃妥因、氨苄西林、先锋Ⅳ被认为是相对安全的。在晚期妊娠阶段(产前 2~3 个月),磺胺嘧啶应避免使用,因可导致核黄疸。通常不用 TMP 和氟喹诺酮类,因可能对胎儿有毒性和影响胎儿软骨发育;四环素族(特别是妊娠 5 个月后)及氯霉素也不宜用。因此,建议妊娠期的尿路感染患者,尽量选用呋喃妥因、氨苄西林或头孢菌素等药物。妊娠妇女发生肾盂肾炎,应该住院行胃肠外给药治疗,β-内酰胺类可能是主要药物。妊娠前有复发性尿路感染病史、妊娠前尿路感染复发的孕妇出现无症状性细菌尿的患者均需要使用预防性治疗方案,如呋喃妥因、头孢氨苄、氨苄西林,任选 1 种,睡前口服,同时避免性生活,可有效预防尿路感染。

3.男性尿路感染　50 岁以前,男性尿路感染相当少见,一旦发生,多伴有前列腺炎或尿路异常,治疗非常困难。没有尿路异常的尿路感染多发生在以下情况:男性同性恋者、性伴侣带有尿路的致病性病原体、获得性免疫缺陷综合征患者（$CD4^+$淋巴细胞计数少于 $200/mm^3$），此类患者应用 10~14 天的复方新诺明或氟喹诺酮类进行治疗。不能耐受抗生素治疗或者其他非常见的病原体需要选择其他的药物治疗。急性细菌性前列腺炎药物治疗通常效果较好，但疗程结束后易复发。男性反复出现的尿路感染，通常提示前列腺中存在的病灶还没有被前次治疗清除。前列腺病灶清除困难可能由于：①很多抗微生物药物不能很好地渗透通过前列腺包膜，进入前列腺液。②前列腺可能有结石，结石可堵塞前列腺液的分泌，或者作为异物而成为感染匿藏之处。③被感染的肥大的前列腺造成膀胱流出道的梗阻，造成膀胱内形成残余尿，难以灭菌。由于以上因素，这些患者往往需要治疗 4~6 周，甚至 12 周的疗程。治疗药物可选用复方新诺明、TMP 或喹诺酮类长程治疗，60%的患者的尿路感染可望得到控制。治疗失败的原因主要有：解剖异常太严重、铜绿假单胞菌和粪肠球菌感染。如果治疗效果欠佳，可选择的治疗方法有：①长程抑菌疗法。②复发时重新治疗。③有效的抗生素治疗以后，外科手术切除感染的前列腺。治疗措施的选择基于年龄、性功能、一般情况，膀胱流出道梗阻的程度，前列腺癌的可能性程度决定。另外，应注意尿道的器械操作之后，通常是反复插尿管，金黄色葡萄球菌导致的感染可能会发生。治疗上使用抗葡萄球菌治疗和移除异物是必需的。除了复方新诺明被认为是治疗细菌性前列腺炎的有效药物外，其他如红霉素、竹桃霉素、多西环素等在前列腺液内浓度较高，也可选用。

4.导尿管相关的尿路感染　常发生于下列患者：女性、老人、糖尿病、机体抵抗力下降的患者。预防原则包括：①必要时才使用导尿管，且尽早拔除。②插尿管时无菌操作非常重要。③无菌封闭系统，避免开放。④留取尿标本时应在消毒后抽取。⑤保持尿袋在膀胱水平以下及引流通畅。⑥有症状的 UTI，若留置导尿管已超过 7 天，应及时拔除或更换导尿管。⑦应尽可能和感染患者分开。⑧对相关医护人员进行的培训。

如已发生有症状尿路感染，应立即按首次发作的尿路感染处理，给予有效抗生素。如患者无明显尿路感染症状，仅有真性细菌尿，不推荐抗生素治疗，拔除导尿管 48 小时后无症状菌尿仍持续存在的女性患者才开始治疗，或给予长程低剂量抑菌疗法，使尿含菌量 < 10^4/mL。在免疫力低下的患者，感染会很严重，有时可因败血症而致死。

5.糖尿病者的尿路感染　目前认为，糖尿病人尿路感染的发生率并不特别高，但一旦发生一般较非糖尿病者重。此时除积极治疗尿路感染外，还要控制糖尿病。

6.无菌性尿频-排尿不适综合征　应仔细询问病史，并做有关检查，然后给予相应治疗。如对内裤等过敏应避免使用，如因妇科疾患所致则应给予妇科治疗。对于有明显心理因素的，可用地西泮 2.5 g，每天 3 次。本病抗菌治疗无效，对症状明显病因未明者，可行膀胱区超短波理疗，有一定疗效。

（四）无症状细菌尿的治疗

无症状细菌尿患者是否需要治疗，目前仍有争议，有下述情况时应予治疗：①妊娠期间发生的无症状细菌尿。因这部分患者可发展为有症状尿路感染和急性肾盂肾炎，还可引起先兆子痫、早产、低出生体重儿的发生率增高。治疗方法同症状性尿路感染，但需注意抗生素的选择（具体见妊娠中尿路感染部分）。一般应服药 3~7 天，在疗程结束后应定期随诊做尿培养。②即将接受有创性、可能引起黏膜出血的泌尿生殖道操作或手术的患者。在操作或手术开始前即予抗生素治疗，结束前停止使用抗生素。学龄前儿童及老年人（>75 岁）无症状菌尿一般不用抗菌药治疗。

（五）尿路感染再发的处理

尿路感染的再发可分为复发和重新感染，从过去病史、菌种类型及抗生素敏感性、对短程疗法的反应有助于判断是相同菌株还是不同菌株。再发尿路感染，应做尿路 X 线检查，必要时还要做泌尿外科检查，以确定尿路有无畸形、梗阻、瘘管或反流等易感因素并予纠正。此外，应了解肾功能情况。

1.重新感染　重新感染须具备下述 2 条：①经治疗后症状消失，尿菌阴转，但之后（多在停药 6 周后）真性细菌尿又再现，且多数病例有尿路感染症状。②菌种（株）与上次不同。超过 80% 的再发尿路感染是重新感染，其治疗方法与首次发作相同。在开始抗微生物治疗之前，首先应采取一些简单预防措施：多饮水，性交后排尿，使用子宫帽或杀精剂避孕的方式。

一个有效的方法是酸化尿液，使用乌洛托品扁桃酸盐或亚甲基乌拉托品，加用维生素 C，将尿液的 pH 保持在 5.5 以下，引发甲醛的释放，从而发挥抑菌作用。荟萃分析发现该疗法对于无尿路畸形或未使用导尿管的患者可能是有益处。

使用呋喃妥因 50 mg 或呋喃妥因结晶 100 mg 每晚睡前口服。它可能通过间歇性的抵抗尿路细菌而发生作用。长程服用呋喃妥因可能有如下不良反应：慢性间质性肺炎，急性气道高反应性反应，肝损害，血液异常，皮肤反应，周围神经病变；需定期监控。呋喃妥因不推荐用于肾功能不全的患者。

低剂量的复方新诺明每晚 1 次或每周 3 次睡前口服，对于所有每年再发 2 次以上的妇女来说，是效价比高的最普遍疗法。氟喹诺酮也用于低剂量预防方案，并且这些药物还可用于肾移植术后患者及性交后尿路感染的预防。

预防疗程应多长，目前尚不明确。可以维持给药 6 个月，然后停止，如果感染再发重新给予预防方案 1~2 年或更长时间，但是需关注远期不良反应。

2.复发　复发也应具备两条：①经治疗症状消失，尿菌阴转后在 6 周内再出现菌尿，并多伴有症状。②菌种与上次相同（菌种相同而且为同一血清型，或者药敏谱相同）。复发常见于肾盂肾炎，尤其是复杂性肾盂肾炎患者，可能原因是：①尿流不畅，多由尿路解剖上或功能上梗阻引起，纠正相应因素是治疗的根本，否则尿路感染不易治愈。②抗生素选用不当或剂量、疗程不足、致病菌为相对少见细菌，对这些患者应按药敏选用抗生素，用较大的剂量，疗程至少 6 周。③病灶内抗生素浓度不足，多由于病变部位瘢痕形成，血流量差等原因，可用较大剂量杀菌类抗生素治疗，疗程 6 周，如菌尿仍持续存在，则进行低剂量长程疗法；对于尿路结石，治疗应尽量行手术取石，对不能手术者，要选用尿内和血内均有较高浓度的抗生素，疗程应长。反复发作者，宜给予长程低剂量抑菌疗法。不少专家对非复杂、非妊娠女性复发性膀胱炎患者推荐定期食用酸果蔓来预防和减少复发。

（六）非复杂性尿路感染的处理程序和复杂性尿路感染的治疗原则

根据有无尿路功能上或解剖上的异常等，尿路感染还可分为复杂性尿路感染和非复杂性尿路感染。临床上拟诊为非复杂尿路感染的患者的处理程序如图 9-1。

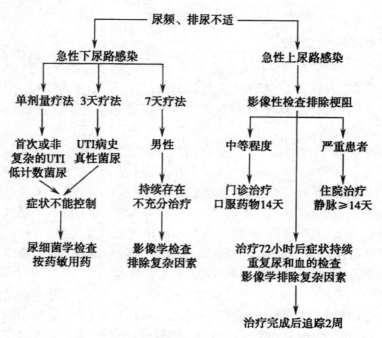

图 9-1 非复杂尿路感染的处理程序

经上述处理程序,可发现一些本拟诊为非复杂性尿路感染的患者其实是复杂性尿路感染患者。复杂性尿路感染合理的治疗原则是:①治疗的目标首先是症状性尿路感染患者。因为极少证据证明对此类患者的无症状性菌尿的治疗能改变临床状况,并且可以成功。尿路器械操作后的无症状菌尿例外,操作前预防性药物治疗可以预防严重败血症的发生率和病死率。②治疗前的细菌培养资料必不可少。在没有细菌培养和药敏的结果之前,若患者症状稍轻,可考虑等待尿培养结果出来后再选择敏感的窄谱抗生素治疗;若患者症状较重,应尽早使用更广谱抗生素进行经验性治疗。③努力清除复杂因素,结合抗微生物治疗。如能做到手术纠正,一个长程 4~6 周有效治疗结合外科操作是适当的;如果无法手术纠正,以 7~14 天的疗程似乎更适当。脊髓损伤导致神经性膀胱的患者是一个易患复杂性尿路感染的特殊人群,使用乌洛托品预防,间歇使用清洁的亲水涂层尿管自行导尿可减少发生尿路感染的发病率。

十、并发症

重症肾盂肾炎病例经治疗后仍有持续高热和血白细胞显著增加,应警惕并发症的出现,主要有以下。

1.肾乳头坏死　是肾盂肾炎的严重并发症之一,常发生于严重肾盂肾炎伴有糖尿病或尿路梗阻及妊娠期肾盂肾炎患者。可并发革兰阴性杆菌败血症,或导致急性肾衰竭。

2.肾皮质、皮髓质脓肿和周围脓肿　肾皮质、皮髓质脓肿和周围脓肿患者除原有肾盂肾炎症状加剧外,常有持续发热、寒战、明显的单侧腰痛和压痛,个别患者可在腹部触到肿块。患者向健侧弯腰时,可使疼痛加剧。CT 检查有助于诊断,也可评估感染的程度和辨别可能的感染来源。治疗宜及时给予强有力的抗生素,加强支持疗法,必要时考虑切开引流。

3.肾盂肾炎并发感染性结石　变形杆菌等分解尿素的细菌所致之肾盂肾炎常可引起肾

石(占结石病因的 15.4%),称为感染性肾石。这种结石的成分以磷酸铵镁为主,常呈大鹿角形,多为双侧性,结石的小裂隙内常藏有致病菌。因抗生素不易到达该处,易导致尿路感染治疗失败。感染加上尿路梗阻,易导致肾实质较快破坏,肾功能损害

4.革兰阴性杆菌败血症　多发生于急性尿路感染,特别是使用膀胱镜检查或使用导尿管后。严重的复杂性尿路感染,特别是并发急性肾乳头坏死者也易发生败血症。革兰阴性杆菌败血症来势凶险,突然寒战、高热,常引起休克,病死率高达 50%。但某些有老年性前列腺肥大或全身衰竭的病者,症状可不典型,应予注意。其治疗同一般革兰阴性杆菌败血症。影响死亡预后的独立危险因素包括年龄大于 65 岁败血症休克、久病体弱者及应用免疫抑制剂。

十一、预防

尿路感染的致病菌入侵途径主要是上行性感染,故预防的方法如下。

1.坚持多饮水,每 2~3 小时排尿一次,以冲洗膀胱和尿道,避免细菌在尿路繁殖,这是最实用有效的预防方法。

2.注意阴部的清洁,以减少尿道口的细菌群,特别是女性患者产褥期,尤应注意。男性如包皮过长,应注意清洁,包茎应矫治。

3.尽量避免使用尿路器械,必要时,要严格无菌操作。在尿路器械使用 48 小时后,宜作尿培养,以观察有无尿路感染发生。在用尿路器械之前已有细菌尿者,应先控制感染。以往有反复尿路感染史或尿路异常者,在尿器械检查前 48 小时宜服用抗生素预防感染。

4.与性生活有关的反复发作的尿路感染,于性生活后宜即排尿,并按常用量内服一个剂量的抗菌药作预防,有效率可达 80%。

5.在尿路感染发作较频的妇女,如能行长程低剂量疗法,也可减少尿路感染再发。

预防性应用抗菌药,可任选复方新诺明、呋喃妥因、阿莫西林或头孢菌素等药物中的一种。如无不良反应,可用至 6 个月以上。

第二节　慢性肾盂肾炎

慢性肾盂肾炎临床表现复杂多样,病程迁延反复,还可导致慢性肾衰竭。慢性肾盂肾炎的定义,存在一定争论,一般认为,诊断慢性肾盂肾炎应具备如下条件:影像学检查发现局灶粗糙的肾皮质瘢痕,伴肾盂、肾盏变形;有慢性间质性肾炎临床及实验室表现;有尿路感染病史和(或)尿细菌检验阳性。根据病因不同,慢性肾盂肾炎被分为如下三类:①伴有膀胱输尿管反流(vesicoureteral reflex,VUR)的慢性肾盂肾炎(反流性肾病),占慢性肾盂肾炎的大多数。②伴有尿路梗阻的慢性肾盂肾炎(慢性梗阻性肾盂肾炎)。③病因不明的特发性慢性肾盂肾炎。诊断为慢性肾盂肾炎,建议对于其中伴 VUR、尿路梗阻或原发性尿路解剖学异常的患者,应进一步分别进行病因诊断为"反流性肾病""慢性梗阻性肾盂肾炎"或"某种尿路解剖学异常并慢性肾盂肾炎"等。

一、病因

尿路感染是慢性肾盂肾炎最常见的病因。细菌、真菌、支原体、衣原体等均可导致尿路感染革兰阴性杆菌是尿路感染最常见的致病菌,其中大肠埃希菌最常见。尿路感染较多见

于女性,主要因为女性尿道相对较短,细菌较容易上行。有些患者在儿童时期有急性尿路感染史,经治疗后症状消失,但仍间断有"无症状菌尿",成人后逐渐进展为慢性肾盂肾炎。有些急性肾盂肾炎治愈后,行尿道器械检查或插导尿管后而再次发生感染。尿路梗阻也是慢性肾盂肾炎的常见的病因(如尿路结石、肿瘤、尿道狭窄、前列腺肥大和女性膀胱颈梗阻等),患者出现尿流不畅,细菌不易排出而大量繁殖,易引起反复尿路感染、肾脏瘢痕形成及肾功能损害。而尿路存在功能缺陷(如 VUR)或畸形(如肾脏发育不全、马蹄肾、多囊肾、髓质囊性病及其他肾、肾盂、输尿管畸形等),都易引起慢性肾盂肾炎。另外患者的自身基础疾病也易诱发慢性肾盂肾炎,如糖尿病患者尿中的葡萄糖为细菌提供了营养,其尿路感染若迁延不愈,会逐渐发展成慢性肾盂肾炎。而一旦合并肾乳头坏死,则更容易发展成慢性肾盂肾炎。

二、发病机制

对于慢性肾盂肾炎的发病机制目前尚未完全明了,主要认为与细菌致病能力、机体抵抗力、炎症和免疫反应、尿路解剖及功能异常等方面密切相关。

1.细菌致病力　目前致肾盂肾炎的细菌最主要为大肠埃希菌,其他常见的致病菌包括铜绿假单胞菌、变形杆菌和肺炎克雷伯杆菌。这些细菌不仅耐药性强,而且具有较强的变异性,抗感染治疗有时不容易将其彻底清除,这是导致尿路感染反复迁延的主要原因之一。

研究表明,细菌表面具有菌毛,菌毛尖端存在黏附素,能与尿路上皮的特异菌毛受体结合。由 PapG 基因编码的 P 型菌毛黏附素 PapG,能与尿道上皮表面的 Gal-Gal 受体特异结合。目前已报道有三种 PapG 黏附素,其中 PapG Ⅱ 与肾盂肾炎的发病关系可能最密切。此外,由 FimH 基因编码的 1 型菌毛黏附素 FimH,能与尿道上皮表面的甘露糖苷受体特异结合。细菌依靠菌毛黏附素与尿路上皮表面的相应受体结合,黏附于上皮,进而侵入上皮细胞繁殖,是一个重要致病机制。

慢性肾盂肾炎发生也可能与 L 型细菌途径有关。病原微生物由于某些因素的影响,特别是抑制细胞壁合成的抗生素的作用(如青霉素)使得细胞壁部分或全部失去,成为原浆体,即 L 型细菌,又称细胞壁缺陷型细菌。研究表明变形杆菌较大肠埃希菌更易形成 L 型,该细菌在低渗或等渗环境下不易生长,但可在髓质高渗环境长期成活。当环境条件改变对其有利时,它能重新被覆胞壁恢复致病能力,致肾盂肾炎复发,引起慢性肾损伤。近期有研究表明,C5a/C5aR1 信号通路促进了肾小管上皮细胞的糖基化配体表达,促进了大肠埃希菌的黏附能力。

2.机体抵抗力　尿路黏膜屏障破坏、黏膜免疫功能紊乱是导致慢性肾盂肾炎反复发病的主要原因。人体的泌尿系统尤其是尿路黏膜具有抵抗微生物感染的能力。尿路上皮表面的黏多糖-葡胺聚糖层、黏膜上皮分泌的抗菌肽防御素、尿中的 IgG、分泌型 IgA 和某些低分子寡糖类物质,均可抵抗细菌侵犯尿路上皮。另外,尿中含量丰富的肾小管髓袢及远曲小管分泌的 Tamm-Horsfall 蛋白也具有重要作用,它能与细菌的 1 型菌毛黏附素 FimH 结合,从而拮抗其与尿路细胞受体结合,防止细菌黏附。而且 Tamm-Horsfall 蛋白还能通过 Toll 样受体4 介导机制活化天然免疫效应,发挥保护效应。上述各种黏膜防御机制受损,均会促进慢性肾盂肾炎发生。

同时,由于正常尿液流速的冲刷作用,即使有一定量的细菌侵入,也难以停留,更不会出现集聚和繁殖。但是这些能力一旦被削弱,便可能造成感染的反复发生,而且难以控制,迁延不愈,最终会导致肾脏慢性损害。通常把这些能够削弱尿路抵抗力的因素称为复杂因素,其中以 VUR 和尿路梗阻最为常见。VUR 主要是由于输尿管至膀胱的入口处防止排尿时尿液反流的结构异常所致,严重者可发生反流性肾病,实际上也是一种功能性尿路梗阻,而尿路结石则是引起器质性尿路梗阻的最常见病因。

3.炎症反应 浸润到肾间质的炎症细胞及被微生物活化的尿路上皮细胞,均可能通过释放细胞因子造成肾组织损伤,慢性肾盂肾炎的发生和发展也可能与此有关。释放的白介素-6(IL-6)能直接参与炎症反应;而白介素-8(IL-8)是一趋化因子,它能招募多形核白细胞及免疫活性细胞到炎症位点,加重炎症。另外,已有研究发现,炎症过程中浸润到感染部位的多形核白细胞释放活性氧产物,也参与了慢性肾盂肾炎的病变形成。应用抗氧化剂能够有效抑制这种由氧自由基介导的肾小管损伤。

4.免疫反应 近几年,对慢性肾盂肾炎免疫机制的研究主要集中在以下两方面:①机体针对细菌抗原产生的获得性体液免疫机制在感染转归中的作用。现已明确,获得性体液免疫机制参与了慢性肾盂肾炎的病程,反复尿路感染患者尿中已鉴定出感染微生物抗体,其中以 IgG 和 IgA 为主,循环中淋巴细胞分泌的抗体类型与同时尿液中测得的抗体一致。一方面,针对细菌入侵的体液免疫具有保护作用,有利于清除病原体。另一方面,IgG 抗体可能形成抗原抗体复合物,并能固定补体,从而介导肾脏损伤的进展;②细菌感染后诱导自身免疫产生,这种针对肾组织的自身免疫可能是病原微生物清除后肾损伤持续进展的原因之一。部分患者在急性肾盂肾炎期尿培养可发现致病菌,但在随后的慢性进程中,尿培养却再未发现致病菌,而病程仍逐渐发展为慢性肾盂肾炎。推测感染后机体可能产生了抗大肠埃希杆菌的抗体,而肾脏某些组织与这些细菌有共同抗原性,致病菌消失后,这种抗体继续与肾组织相关抗原发生持续免疫反应,从而引起肾损害。

5.尿路解剖及功能异常 是慢性肾盂肾炎发生的重要机制,如泌尿系结石梗阻、神经源性膀胱、VUR、尿道狭窄等。发生尿路梗阻时,肾小管内的压力明显增加,会促进肾血管收缩及肾脏的炎症反应,若反复发生尿路梗阻,则易导致慢性肾盂肾炎形成,进一步肾功能受损。神经源性膀胱的患者膀胱顺应性下降,膀胱内压力增加,可造成 VUR。研究表明,对于第一次发生尿路感染的儿童进行随访,超声发现存在尿路结构或功能异常的患儿其发生慢性肾盂肾炎的风险明显增高。RIVUR 及 CUTIE 研究发现,VUR 严重程度与慢性肾盂肾炎风险增高呈相关性,4 级 VUR 的患儿比 4 级以下的 VUR 的患儿肾瘢痕形成风险显著增高,膀胱及肠道功能障碍也是患儿反复尿路感染及肾瘢痕形成的危险因素。膀胱排空及充盈障碍、肠道功能障碍包括便秘、大便失禁等是反复尿路感染发生的危险因素。但只有部分反复尿路感染的患者发展至慢性肾盂肾炎,且预防性使用抗生素并不能减少慢性肾盂肾炎的发生,因此机体对感染的免疫反应可能才能感染造成慢性肾盂肾炎的主要原因。

三、病理表现

慢性肾盂肾炎的病理特点是肾组织活动性炎症与修复、纤维化及瘢痕形成的综合改变。因病情和病程不同,病变可累及一侧或双侧肾脏,双侧肾脏损伤程度可不相同,病变分布也不均匀,呈不规则灶性、多灶性或片状。大体解剖可见肾外表因瘢痕收缩而凹凸不平。肾盂及肾盏扩张变形,肾盂、肾盏黏膜及输尿管管壁增厚,肾皮质及乳头处瘢痕形成。肾髓质变形,皮质与髓质分界不清,严重者肾实质广泛萎缩。光镜下肾间质可见淋巴细胞、单核细胞浸润,急性发作期还可见中性粒细胞浸润,伴不同程度肾间质纤维化。大量肾小管萎缩和消失,管腔内充以浓稠蛋白管型,有如"甲状腺滤泡"。早期肾小球相对正常或出现球周纤维化及肾小球缺血皱缩,晚期肾小球荒废。

四、临床表现

慢性肾盂肾炎的起病隐匿,临床表现较为复杂,全身及泌尿系统表现可不典型。主要有以下两方面。

1.尿路感染表现及非特异表现　仅少数患者反复出现尿急、尿频、尿痛;多数患者尿路感染的症状并不太明显,仅有轻度尿频、排尿不适、腰痛、无症状细菌尿,或伴乏力、低热、厌食等非特异症状。

2.肾小管功能受损表现　尿浓缩功能受损,患者呈现夜尿多、低渗和低比重尿;近端肾小管重吸收功能受损,患者呈现肾性糖尿和氨基酸尿等;此外,严重肾小管功能损伤还能引起远、近端肾小管性酸中毒。

虽然上述表现可见于多种肾脏病晚期,但在慢性肾盂肾炎时,肾小管功能损害出现较早且更为突出,可与肾小球功能损害程度不平行。慢性肾盂肾炎急性加重时可出现尿路感染相关症状。复杂性慢性肾盂肾炎易反复发作,病变迁延不愈,并逐渐进展,直至晚期进入慢性肾衰竭。慢性肾盂肾炎也可导致肾实质性高血压的产生。另有少数反流性肾病患者还可出现肾病综合征,肾活检可发现局灶性节段性肾小球硬化。

五、辅助检查

1.实验室检查

(1)尿常规检查:间断出现白细胞尿(离心后尿沉渣高倍视野镜检发现白细胞>5 个即可诊断),偶尔出现白细胞管型是慢性肾盂肾炎的尿化验表现。慢性肾盂肾炎患者的白细胞尿多间断出现,需反复多次检查新鲜晨尿尿沉渣显微镜检查确认。应留清晨中段尿送检,女性患者留尿前要清洁会阴,避免白带污染导致假性白细胞尿。

(2)尿细菌学检查:慢性肾盂肾炎不一定有尿细菌学检查阳性,急性发作期可有细菌学证据,而慢性期可无细菌学阳性证据。

1)清洁中段尿普通涂片找菌涂片:染色或不染色检菌方法简便,阳性率可高达92.6%,不但可找到细菌,而且还可确定此细菌是杆菌或球菌,革兰氏染色还可区分为阳性菌或阴性菌。检菌阳性常提示患者有活动性慢性肾盂肾炎。

2)清洁中段尿定量培养其临床意义为:尿细菌量≥10^5/mL,可诊断为真性细菌尿;10^4~10^5/mL 为可疑,如同时并有明显症状时,仍有诊断价值,但应复查;<10 mL 则感染可能很小,<10^3/mL 则常为污染。对繁殖力低的细菌如肠球菌、粪链球菌等,如尿中细菌数达10^3/mL 也有诊断意义。需要注意:在抗菌药物治疗期间或停药后不久,或补液导致尿液明显稀释,或尿在膀胱中停留时间过短,或输尿管引流受阻致肾盂尿进入膀胱量过少,或尿液 pH 过低或过高等因素,均可使细菌定量培养呈假阴性。L 型细菌难以培养,需在高渗、低琼脂、含血清的培养基中生长,一般培养方法可呈阴性。

3)膀胱穿刺尿细菌培养:如果连续两次清洁中段尿培养结果可疑,则可以考虑进行膀胱穿刺尿细菌培养。其他适应证还有:①疑为厌氧菌尿路感染。②中段尿培养显示混合感染,高度怀疑结果不可靠时。③临床上高度怀疑尿路感染,但尿液含菌量低。④高度怀疑尿路感染,但无条件作细菌定量培养时。膀胱穿刺尿定性培养阳性即可诊断尿路感染,是诊断的金指标。

(3)亚硝酸盐还原试验:大肠埃希菌等革兰阴性细菌含亚硝酸还原酶,可使尿内硝酸盐还原为亚硝酸盐。本试验简便、迅速,可用于基层医疗单位,或标本筛选及普查之用,但需使用清洁中段尿标本检查,阴性结果不能排除泌尿道感染的存在。本试验对大肠埃希杆菌、肺炎克雷伯杆菌、变形杆菌等导致的尿路感染阳性率高;对葡萄球菌、产气杆菌及铜绿假单胞菌等所致感染阳性率较低;而结核分枝杆菌、链球菌、淋病双球菌、肠杆菌属等导致的感染呈阴性。

(4)尿液抗体包裹细菌检查:尿液抗体包裹细菌检查是上、下尿路感染的一种间接定位检查法。侵入肾脏的细菌能诱发机体产生抗体,此抗体能包裹于细菌表面随尿排出,可用直接免疫荧光法进行检测。因此,尿液抗体包裹细菌阳性能提示肾盂肾炎,检出率高达85%以上,阴性提示为下尿路感染。需要注意,前列腺炎患者尿液抗体包裹细菌检查也可阳性,需要结合临床资料加以鉴别。

(5)尿 N-乙酰-D-氨基葡萄糖苷酶检查:N-乙酰-D-氨基葡萄糖苷酶(NAG)是一种高分子量的溶酶体水解酶,广泛分布于肾小管上皮细胞的溶酶体中,其中近端小管上皮细胞含量最高,当各种原因导致肾小管损伤时,它能从胞内释放入尿中。研究证实,尿 NAG 在肾盂肾炎时明显升高,而单纯下尿路感染和正常人不升高。

(6)肾功能检查:①肾小球功能检查,如血清肌酐、估算肾小球滤过率(eGFR)、血清胱抑素等。②近端肾小管重吸收功能检查,如尿 α_1-微球蛋白、β_2-微球蛋白、视黄醇结合蛋白等。③远端肾小管浓缩功能检查,如禁水 8 小时尿渗透压等。④尿酸化功能检查,可发现近端或远端肾小管性酸中毒。复杂性慢性肾盂肾炎可导致肾功能异常,而且肾小管功能损伤常发生在先,并更为突出。

4.其他辅助检查

(1)X 线检查:静脉肾盂造影能发现肾脏体积变小,外形不规则,肾乳头收缩,肾盏扩张和变钝。皮质瘢痕常位于肾脏的上、下极。排尿性膀胱尿路造影是检查 VUR 的主要手段。

(2)核素肾静态显像:核素^{99m}Tc-二巯丁二酸(^{99m}Tc-DMSA)肾静态显像可发现肾内病灶及瘢痕,该法的基本原理是使用可被肾实质浓聚且排泄的放射性显像剂,观察它在肾皮质内的分布来识别瘢痕。肾脏瘢痕的特异性表现是肾皮质收缩和楔形缺损。

(3)超声检查:常发现双肾大小不等及瘢痕形成,并可发现尿路结石及梗阻等表现。对于超声检查在瘢痕诊断中的作用评价不一,Christian 等研究表明相比于^{99m}Tc-DMSA,单依靠超声检查大约有 11%的瘢痕会被漏诊,因此仍推荐将^{99m}Tc-DMSA 作为诊断慢性肾盂肾炎瘢痕的"金标准";但是 Farhat 等的研究显示采用可透过微循环的超声造影剂,超声在诊断肾脏瘢痕上的敏感性和特异性能分别达到 90%和 75%,因而认为不再需要进行放射学检查。

(4)膀胱镜检查:可观察输尿管开口位置和形态改变,有助于 VUR 诊断。

(5)其他:对极少数与其他肾脏疾病难以区别的病例,可做 X 线计算机断层扫描(CT)或磁共振成像(MRI)检查。近年有报道,镓-68 前列腺特异性膜抗原配体(^{68}Ga-PSMA 配体)正电子发射断层扫描(PET)也能评估肾脏的功能形态,有助于慢性肾盂肾炎的诊断。

六、诊断与鉴别诊断

1.诊断 目前慢性肾盂肾炎尚无统一的诊断标准,可以参考下列要点进行。

（1）影像学检查：影像学的异常是诊断慢性肾盂肾炎基本的必要条件，表现为：肾实质变薄及瘢痕形成，肾乳头收缩和肾盏扩张及变钝。因此应结合患者病情进行影像学检查，包括静脉肾盂造影、核素肾静态显像、超声检查，乃至 CT 或 MRI 检查。

（2）肾功能检查：早期出现远、近端肾小管功能损害是慢性间质性肾炎的重要表现，后期也能导致肾小球功能损伤。

（3）尿路感染病史及尿液细菌检查：详细询问尿路感染病史及进行尿细菌学检查（涂片检菌及细菌培养）对帮助诊断也很重要。

正如前述，要综合上面 3 方面检查资料来诊断慢性肾盂肾炎。而且，仍必须强调：①不能以反复尿路感染的时间长短作为慢性肾盂肾炎的诊断依据。②要注意对不典型慢性肾盂肾炎（如呈现长期低热及菌尿，乃至无症状性菌尿等）的识别。③对慢性肾盂肾炎患者要检查有无复杂尿路感染因素存在（对反复尿路感染者更应检查，特别是婴儿及儿童要注意有无VUR）。

2.鉴别诊断

（1）下尿路感染：如尿蛋白、Tamm-Horsfall 蛋白、β_2 微球蛋白等增高，尿沉渣抗体包裹细菌阳性，白细胞管型及肾形态和功能异常，均支持慢性肾盂肾炎。必要时可行膀胱冲洗灭菌培养，若膀胱冲洗灭菌 10 分钟后留取的膀胱尿菌数极少，则为膀胱炎；如菌数与灭菌前相似，则为肾盂肾炎。

（2）尿道综合征：好发于中青年女性，以明显的尿路刺激征为主要表现，容易反复发作，尿中白细胞偶可轻度增多，常被误诊为不典型慢性肾盂肾炎而长期盲目应用抗生素物治疗，须予以鉴别。最有效鉴别依据是尿道综合征多次中段尿定量培养，无真性细菌尿、排除假阴性可能，并排除厌氧菌、结核菌和真菌感染后可确定为尿道综合征。

（3）肾、泌尿道结核：患者 50% 以上有肾外结核病史或病灶存在，膀胱刺激症状显著而持久，常伴有结核中毒症状。尿液检查常有血尿和脓尿，尿沉渣涂片可发现抗酸杆菌，尿普通细菌培养阴性，尿结核菌培养阳性，X 线检查有时可见肾区有结核病灶钙化影或虫蚀样破坏性缺损区等可资鉴别。必要时可行静脉肾盂造影及膀胱镜检查。

（4）慢性肾小球肾炎：隐匿型肾小球肾炎，其临床表现和全身感染症状与尿路刺激症状不明显的不典型慢性肾盂肾炎相似，特别当慢性肾小球肾炎患者合并尿路感染，或晚期两病均出现慢性肾功能不全时，较难鉴别。全身水肿，无明显膀胱刺激征；尿蛋白含量较多、以中分子以上蛋白为主，白细胞少；肾小球滤过功能受损早于且重于肾小管功能受损；及肾 X 线检查显示两肾对称性缩小，外形光整，无肾盂肾盏变形等考虑慢性肾小球肾炎诊断。而病程中尿路刺激症状明显；尿液检查白细胞升高明显，可有少量蛋白尿、以小分子为主；中段尿细菌培养阳性；肾小管功能损害早于且重于肾小球功能损害及肾 X 线检查两肾大小不等、外形不平、肾盂肾盏变形等支持慢性肾盂肾炎。

（5）非感染性慢性间质性肾炎：多起病隐匿，临床表现多样，尿常规和肾功能检查与慢性肾盂肾炎相似，易混淆。但非感染性慢性间质性肾炎多有较长期尿路梗阻或接触肾毒性物质史；肾小管功能障碍为突出表现；轻度肾小管性蛋白尿。而慢性肾盂肾炎主要表现为尿路刺激症状，病史或细菌学有支持尿路感染证据；静脉肾盂造影有慢性肾盂肾炎征象。若仍难以鉴别，可考虑行肾活检。

（6）高血压病：对于以高血压为主要表现的慢性肾盂肾炎，其临床表现无明显泌尿系统症状，应与原发性高血压相鉴别。仔细询问过往病史和现在临床症状，特别注意泌尿系统症状、体征，全面完善相关各项检查，反复尿常规和细菌学检查，必要时行肾X线检查或静脉肾盂造影，常可鉴别。

七、治疗

慢性肾盂肾炎的临床过程反复、迁延进展。延误诊断及治疗不恰当会最终导致终末期肾衰竭。故一旦诊断明确，应积极控制感染，缓解症状，并尽可能纠正和去除患者存在的泌尿系统功能和解剖异常。

1.一般治疗　注意适当休息，增加营养，提高机体防御能力。多饮水、勤排尿，以降低髓质渗透压，提高机体吞噬细菌的能力，并冲刷掉膀胱内的细菌，以减轻排尿不适症状。若膀胱刺激症状明显可给予碳酸氢钠 1 g，每天 3 次，碱化尿液，缓解症状。

2.纠正尿路感染的复杂因素　尿路解剖或功能异常，如尿路结石、梗阻、畸形、VUR 等，是导致尿路感染反复并难以控制的原因，它能促进肾损害进展，最终进入慢性肾衰竭。对于尿路先天畸形、尿路结石、肿瘤、前列腺肥大等尿路梗阻疾病，应该积极利用手术或其他手段尽早解除梗阻。但是，VUR 应如何治疗意见尚未统一。一般认为，轻、中度 VUR 的小儿并不需要手术，随年龄增长 VUR 常能自发消失，而重度（3 级以上）VUR 并经常引起感染的患儿，仍宜尽早进行手术治疗纠正反流。对于成年 VUR 患者是否应行手术治疗目前也无定论，不少学者认为 50 岁以下且有严重 VUR 的患者，仍应选择外科纠正反流，不过此手术对延缓肾功能减退的远期疗效如何尚不清楚。糖尿病也是尿路感染（包括慢性肾盂肾炎）的一个复杂因素，控制血糖水平达标也十分重要。

3.抗感染治疗　急性发作时根据急性肾盂肾炎处理原则治疗。对于反复发作者，治疗前应通过尿细菌培养确定病原菌，明确复发或再感染。根据病情、尿细菌培养和药敏结果，选择最有效且毒性小的抗生素。常用药物有喹诺酮类、磺胺类、β-内酰胺类、大环内酯类、呋喃妥因等。多采用两种药物联合使用的方法，疗程至少维持 2~3 周。若用药 3~5 天或以后症状无改善，应考虑更换其他抗生素。也可依据药敏结果，将数种抗生素分为 2~3 组，轮流使用，每组使用 1 个疗程，停药 1 周，再开始下一组药物治疗。对于 1 年内尿感发作 3 次及以上的复发性尿感，可采用长疗程低剂量抑菌治疗：每晚临睡前排尿后口服 1 片复方磺胺甲噁唑或 50 mg 呋喃妥因或低剂量的喹诺酮类，可持续用 1 年或更长时间，以控制复发，约60%患者菌尿转阴。对菌尿转阴 6 周后，另一种与先前不同的致病菌侵入引起的再感染，可按照首次发作的治疗方法处理，同时全面检查有无易感因素存在并予以纠正。对细菌耐药性产生、病变部位瘢痕形成明显、局部血供差、病灶内抗生素物浓度不足的情况，可使用较大剂量杀菌类敏感抗生素，如加有酶抑制药的青霉素类制剂，疗程 6 周。对于无症状性菌尿是否需要治疗，意见尚不统一，一般主张使用抗生素物单次大剂量治疗，如复方磺胺甲噁唑2.5 g，或呋喃妥因 0.2 g 或阿莫西林 3 g，一次顿服。

4.保护肾功能　对病程晚期已出现慢性肾衰竭者，应给予低蛋白饮食、控制高血压、纠酸及使用 ACEI/ARB 等延缓肾功能受损的措施。禁用有肾脏毒性的药物。

八、预后

慢性肾盂肾炎的预后很大程度上取决于患者是否有导致发病的易感因素。另外与是否及时、有效治疗有关。若无明显的易感因素,急性期易被治愈,慢性期也可获得较好疗效而不易再发;反之,如有明显的易感因素,急性期则难以治愈,慢性期疗效更差,且常再发,影响肾功能而预后不良。

第十章　急性肾损伤

急性肾损伤(acute kidney injury,AKI)是指不超过 3 个月的肾脏功能或结构异常,包括血、尿、组织学、影像学及肾损伤标志物检查异常。临床表现为由各种病因引起短时间内肾功能快速减退,肾小球滤过率(glomerular filtration rate,GFR)下降,同时伴氮质产物如肌酐、尿素氮等潴留,水、电解质和酸碱平衡紊乱,重者出现多系统并发症。AKI 是涉及各科的常见危重临床综合征,其发病率在综合性医院为 3%~10%,在重症监护病房为 30%~60%,危重 AKI 病死率高达 30%~80%,存活患者约 50% 遗留永久性肾功能减退,部分需要终身透析,防治形势十分严峻。

AKI 以往称为急性肾衰竭,近年来研究证实轻度肾功能急性减退即可导致患者病死率明显增加,故将急性肾衰竭改称为 AKI,以期能在疾病早期识别,并进行有效干预。

第一节　急性肾损伤的病因与发病机制

一、病因

AKI 有广义和狭义之分,广义 AKI 可分为肾前性、肾性和肾后性三类。狭义 AKI 仅指急性肾小管坏死(acute tubular necrosis,ATN),是 AKI 最常见类型,占全部 AKI 的 75%~80%,通常由缺血或肾毒性因素所致。

1.肾前性 AKI　指各种原因引起肾脏血流灌注降低所致的缺血性肾损伤,约占 AKI 的 55%,是 ATN 最常见病因。缺血性肾损伤分为四个阶段:起始期、进展期、持续期及恢复期,肾前性氮质血症是肾脏对轻、中度低灌注的反应,而缺血性 ATN 是长时间严重肾缺血的结果。常见病因包括有效血容量不足、心排血量降低、全身血管扩张、肾血管收缩和肾自主调节反应障碍等五大类。

2.肾性 AKI　由多种原因导致的肾单位和间质、血管损伤所致。以肾缺血和肾毒性物质导致肾小管上皮细胞损伤(如 ATN)最为常见,其他还包括急性间质性肾炎、肾小球疾病、血管疾病和肾移植排异反应等五大类,约占 AKI 的 40%。

肾毒性 ATN 由各种肾毒性物质引起,包括外源性及内源性毒素。肾脏血供丰富,且可通过逆流倍增机制及特殊转运子使肾髓质间质和小管腔内毒性物质浓度增高数十倍,小管上皮细胞代谢作用还可使某些毒素转化为毒性更强的代谢物,均易造成小管上皮细胞损伤。肾毒性 ATN 发生机制主要与直接小管损伤、肾内血管收缩、肾小管梗阻等有关。外源性肾毒素以药物最为常见,近年来一些新型抗生素和抗肿瘤药物引起的肾毒性 ATN 日益增多,其次为重金属、化学毒物、生物毒及微生物感染等。

此外,感染性疾病如肾出血热综合征、钩端螺旋体病和大肠杆菌感染引起的溶血尿毒症综合征等也可引起 AKI。

3.肾后性 AKI　是指急性尿路梗阻,双侧尿路梗阻或孤立肾单侧尿路梗阻均可致肾后性

AKI,约占 AKI 的 5%。梗阻可发生在从肾盂到尿道的尿路任何部位。常见原因包括结石、肿瘤、前列腺肥大、肾乳头坏死、血凝块及腹膜后疾病等,后者包括腹膜后纤维化、结肠癌、淋巴瘤等。尿路功能性梗阻主要是指神经源性膀胱。尿酸盐、草酸盐、阿昔洛韦、磺胺类、甲氨蝶呤及骨髓瘤轻链等均可在肾小管内形成结晶,导致肾小管梗阻。

二、病理生理

不同病因 AKI 的发病机制不同。缺血性 AKI 是肾灌注减少导致血流动力学介导的 GFR 降低,如果肾灌注减少能在 6 小时内纠正,则血流动力学所致损伤可以逆转,肾功能也可迅速恢复;若低灌注持续,则小管上皮细胞明显损伤,继而发展为 ATN。毒性物质所致 AKI,大多发生在多因素综合作用基础上,如老年、合并糖尿病等,常有缺血性因素参与。

1.缺血性肾损伤

(1)分期:缺血性 ATN 所致 AKI 理论上可分为始动期、进展期、持续期和修复期 4 个病理生理阶段。始动期的特征性改变是肾小管上皮细胞损伤,源于肾血流灌注不足、上皮细胞 ATP 耗竭导致细胞骨架结构改变所致。缺血的严重程度和持续时间将影响肾小管上皮细胞损伤的程度。缺血同时可以导致血管内皮细胞和平滑肌细胞损伤。上皮和内皮细胞的损伤促使一系列趋化因子和细胞因子的释放,导致炎症级联反应。上述因素共同导致 GFR 下降、损伤进行性发展。进展期的主要事件是持续的缺氧和炎症反应,主要发生于皮髓交界处或外髓部分,可见红细胞和白细胞的淤滞、聚集,肾脏血流进行性减少。这一阶段,血管内皮细胞损伤是导致肾小管上皮细胞持续缺氧和炎症反应的主要原因,可见皮髓交界处肾小管上皮细胞大量坏死、凋亡,趋化因子和细胞因子大量释放又促进炎症级联反应。干预炎症级联反应的放大对 AKI 有潜在的治疗意义。从这一角度讲缺血性 AKI 最佳干预时机是进展期,但这一阶段时间窗很短,在动物研究中发现缺血 24 小时内炎症细胞浸润最为明显,而白细胞浸润甚至在缺血后 2 小时就已经存在了。持续期肾小管上皮细胞经历修复、迁移、凋亡和再生等过程,试图重建上皮细胞和肾小管功能和结构的完整,而此时 GFR 下降趋于稳定,其严重程度取决于缺血的程度。细胞的再生和重建可促使肾功能缓慢改善,肾血流逐渐恢复,上皮细胞在细胞内和细胞间达到稳态。在修复期,随着细胞再生的持续,上皮细胞极性得以重建,细胞和器官的正常功能恢复。由此可见,AKI 后肾功能与细胞损伤和损伤后再生情况直接相关。

(2)GFR 下降机制:缺血性 ATN 患者 GRF 显著降低的主要原因是肾小管损伤、血流动力学异常及炎症。肾脏灌注减少和炎症均可加重小管损伤,小管损伤引起小球滤过液反漏和小管内阻塞。肾内血管收缩降低肾小球内毛细血管静水压和血浆流量,从而直接导致 GFR 下降。

1)肾小管阻塞学说:指坏死小管上皮细胞及微绒毛碎屑、细胞管型或血红蛋白、肌红蛋白等阻塞肾小管,导致阻塞部位近端小管腔内压升高,继而使肾小球囊内压升高,引起肾小球滤过停止。

2)反漏学说:指小管上皮受损后坏死、脱落,肾小管管壁出现缺损和剥脱区,管腔与肾间质直接相通,致使小管腔中原尿液反流至肾间质,引起肾间质水肿,压迫肾单位,加重肾缺血,使 GFR 进一步降低。

3)管-球反馈机制:缺血、肾毒素等因素引起急性肾小管损伤,致使该段肾小管重吸收钠、氯等明显减少,管腔内钠、氯浓度增加,经远端小管致密斑感应引起入球小动脉分泌肾素增多,继之血管紧张素Ⅰ、Ⅱ增加,使入球小动脉和肾血管收缩,肾血管阻力增加,GFR下降。肾小管血供显著减少,则使GFR进一步降低。

4)肾血流动力学改变:严重血容量不足时,肾血流量明显减少,入球小动脉收缩,使肾灌注压明显降低,引起肾皮质缺血和ATN。此时即使迅速扩容使肾血流量增加,GFR仍不能恢复,提示在ATN早期,就存在肾内血流动力学改变和肾血流分布异常。缺血后肾血流动力学紊乱发生机制尚不清楚,可能与肾交感神经活性增强引起肾血管收缩、肾组织内肾素-血管紧张素系统激活、肾内前列腺素系统失衡、内皮损伤使内皮素产生增多及一氧化氮产生减少等有关。生理状况下,肾脏外髓氧分压较低,缺血再灌注后肾皮质和乳头部位氧分压有所改善,但外髓氧分压仍较低,故缺血性肾损伤以外髓部位最为严重。髓质淤血缺氧首先影响袢升支粗段肾小管细胞血供,由于袢升支粗段是高耗能区,对缺氧异常敏感。袢升支粗段损伤可使T-H糖蛋白易在粗段中沉积,引起远端小管腔阻塞及管腔液外溢,故髓质淤血可能也是缺血性ATN重要发病机制之一。

迄今尚难用一个学说来解释ATN的全部现象,各学说之间是相互联系和交错发生的。

2.急性肾毒性损伤　肾毒性物质可引起肾小管直接及间接损伤。老年、糖尿病、低血压及有效血容量不足(如充血性心力衰竭、肝硬化和低白蛋白血症)、原先存在慢性肾脏病、同时合用其他毒性药物患者对肾毒性药物更为敏感。

对比剂、环孢霉素A、他克莫司、非甾体抗炎药等可引起肾内血管收缩导致缺血性肾损伤。表现为肾血流量及GFR快速下降,严重者小管细胞坏死。对比剂还可通过产生活性氧和高渗刺激,直接损伤小管上皮细胞。

抗生素和抗肿瘤药物大多通过小管上皮细胞直接毒性作用和(或)小管内梗阻引起ATN。氨基糖苷类抗生素可蓄积在小管上皮细胞内,引起局部氧化应激及细胞损伤,最终引起ATN。两性霉素B可直接损伤近端肾小管上皮细胞及引起肾内血管收缩导致剂量依赖性AKI。顺铂、卡铂等可蓄积在近端肾小管引起AKI,常伴有低钾、低镁血症,潜伏期7~10天。异环磷酰胺可引起出血性膀胱炎、血尿及急、慢性肾功能减退。阿昔洛韦、磺胺类药物等可在小管内形成结晶,导致小管内梗阻。

内源性肾毒性物质包括钙、肌红蛋白、血红蛋白、尿酸盐、草酸盐及骨髓瘤轻链等。高钙血症可通过肾内血管收缩、强制利尿致使有效血容量不足等机制导致GFR下降。肌红蛋白、血红蛋白可引起肾内氧化应激,损伤小管上皮细胞,并形成小管内管型;还可抑制一氧化氮,引起肾内血管收缩导致缺血。低容量或酸中毒可促进小管内管型形成。某些化合物,如乙二醇(草酸钙代谢物)、甲氨蝶呤及多发性骨髓瘤轻链等,其原形或代谢产物可以凝结,造成小管内梗阻。

3.急性肾间质损伤　主要见于急性间质性肾炎(acute interstitial nephritis,AIN)。主要病因有三大类,包括药物(青霉素类、头孢菌素类、磺胺类及非甾体抗炎药等)、感染(细菌或病毒感染等)和自身免疫性疾病(系统性红斑狼疮、干燥综合征、冷球蛋白血症及原发性胆汁性肝硬化等)。药物所致AIN发病机制主要为Ⅳ型变态反应。

4.肾后性AKI发病机制　尿路发生梗阻时,尿路内反向压力首先传导至肾小球囊腔,由于肾小球入球小动脉代偿性扩张,早期GRF尚能暂时维持正常。如果短时间内梗阻无法解除,GFR将逐渐下降。梗阻持续12~24小时,肾血流量、GFR、肾小管内压力均降低,肾皮质大量区域出现无灌注或低灌注状态。

三、病理

由于病因及病变严重程度不同,病理改变可有显著差异。肉眼见肾增大而质软,剖面可见髓质呈暗红色,皮质肿胀,因缺血而呈苍白色。典型缺血性 AKI 光镜检查见肾小管上皮细胞片状和灶性坏死,从基膜上脱落,小管腔管型堵塞。管型由未受损或变性上皮细胞、细胞碎片、Tamm-Horsfall 黏蛋白和色素组成。缺血性肾损伤时近端小管 S_3 段坏死最为严重,其次为亨利袢升支粗段髓质部分,基膜常遭破坏。如基膜完整性存在,则小管上皮细胞可迅速再生,否则上皮不能再生。肾毒性 AKI 形态学变化最明显部位在近端肾小管曲部和直部,小管细胞坏死不如缺血性明显。AIN 病理特征是间质炎症细胞浸润,包括 T 淋巴细胞和单核细胞,偶尔有浆细胞及嗜酸性粒细胞。嗜酸性粒细胞浸润是药物所致 AIN 的重要病理学特征。

第二节 急性肾损伤的临床表现

AKI 的临床表现差异大,与病因和所处病程不同阶段有关,包括原发疾病、AKI 所致代谢紊乱及并发症三个方面。ATN 是肾性 AKI 最常见类型,其临床病程可分为三期。

一、起始期

患者遭受缺血或毒性物质等打击,但尚未发生明显肾实质损伤。在此阶段,如能及时采取有效措施,常可阻止病情进展,一般持续数小时到数天,常无明显临床症状。

二、维持期

此阶段肾实质损伤已经形成,GFR 降至 $5\sim10$ mL/(min·1.73 m^2) 以下,一般持续 $1\sim2$ 周,也可长达数月。

多数患者由于 GFR 降低引起进行性尿量减少伴氮质血症。尿量<400 mL/d 称为少尿,<100 mL/d 称为无尿,尿量始终在 500 mL/d 以上者称为非少尿型 AKI。血清肌酐和尿素氮进行性升高,其升高速度与体内蛋白分解状态有关。不论尿量是否减少,随肾功能减退,临床上出现一系列尿毒症表现,主要是尿毒症毒素潴留(氮质血症)和水、电解质及酸碱平衡紊乱所致。AKI 全身表现包括消化系统症状,如食欲缺乏、恶心、呕吐、腹胀、腹泻等,严重者可发生消化道出血;呼吸系统表现主要是容量过多导致的急性肺水肿和感染;循环系统多由于尿量减少及水钠潴留,出现高血压及心力衰竭、肺水肿表现,因毒素滞留、电解质紊乱、贫血及酸中毒引起心律失常及心肌病变;神经系统受累可出现意识障碍、躁动、谵妄、抽搐、昏迷等尿毒症脑病症状;血液系统受累可有出血倾向及贫血。感染是 AKI 常见而严重的并发症。在 AKI 同时或在疾病发展过程中还可合并多个脏器功能衰竭,病死率高。

水、电解质和酸碱平衡紊乱主要表现为水过多、代谢性酸中毒、高钾血症、低钠血症、低钙和高磷血症等。水过多常见于水分控制不严格,摄入量或补液量过多,出水量如呕吐、出汗、伤口引流量等估计不准确及液体补充时忽略计算内生水。在少尿期因尿液排钾减少,若同时存在高分解状态,可使细胞内钾大量释放,加之酸中毒使细胞内钾转移至细胞外,可在数小时内发生严重高钾血症。高钾血症可无特征性临床表现,严重者出现房室传导阻滞、窦性静止、室内传导阻滞甚至心室颤动。高钾血症心电图改变可先于高钾临床表现出现,故心电图监测甚为重要。当同时存在低钠、低钙血症或酸中毒时,高钾血症心电图表现更为显著。AKI 时由于肾小管泌酸和重吸收碳酸氢根下降,酸性代谢产物排出减少,致使阴离子间隙增高,血浆碳酸氢根浓度逐日下降,高分解状态时降低更多更快。

三、恢复期

此阶段小管细胞再生、修复,肾小管完整性恢复,GFR 逐渐恢复正常或接近正常范围。进行性尿量增多是肾功能开始恢复的标志,达 2.5 L/d 或以上称多尿。血清肌酐逐渐下降,但血清肌酐下降较尿量增多滞后数天。多尿期早期,肾脏仍不能充分排出血中氮质代谢产物、钾和磷,故此时仍可发生高钾血症,持续多尿则可发生低钾血症、失水和低钠血症。

根据病因、病情轻重程度、多尿期持续时间、并发症和年龄等因素,AKI 恢复时间可有较大差异。与 GFR 相比,肾小管上皮细胞功能(溶质和水重吸收)恢复相对延迟,常需数个月后才能恢复。部分患者最终遗留不同程度的肾脏结构和功能损害。

第三节 急性肾损伤的诊断与鉴别诊断

一、实验室检查

1.尿液检查 不同病因所致 AKI 的尿检异常表现不同。肾前性 AKI 时无蛋白尿和血尿,可见少量透明管型。ATN 时可见少量尿蛋白,以小分子蛋白为主;尿沉渣检查可见肾小管上皮细胞、上皮细胞管型和颗粒管型及少许红、白细胞等,但在重金属中毒时常有大量蛋白尿和肉眼血尿。新鲜尿液镜检有助于发现一些具有重要诊断意义的细胞成分,如管型、嗜酸性粒细胞等。因肾小管重吸收功能损害,尿比重降低且较固定,多在 1.015 以下,尿渗透浓度<350 mmol/L,尿与血渗透浓度之比<1.1;尿钠含量增高;滤过钠排泄分数(FE_{Na})常>1%。应注意尿液诊断指标检测须在输液、使用利尿药前进行,否则影响结果。肾小球肾炎所致 AKI 常可见明显蛋白尿和(或)血尿,以变形红细胞为主, FE_{Na} <1%。AIN 时可有少量蛋白尿,以小分子蛋白为主;血尿较少,为非畸形红细胞;可有轻度白细胞尿,药物所致者可见少量嗜酸性粒细胞,当尿液嗜酸性粒细胞占总白细胞比例大于 5% 时,称为嗜酸性粒细胞尿;可有明显肾小管功能障碍的表现, FE_{Na} >1%。肾后性 AKI 尿检异常多不明显,可有轻度蛋白尿、血尿,合并感染时可出现白细胞尿, FE_{Na} <1%。AKI 时尿检常见异常见表 10-1。

表 10-1 急性肾损伤时常见的尿液镜检异常

病因	尿液检查
肾前性	正常或透明管型
肾性	
小管细胞损伤	棕色颗粒管型、上皮细胞管型
间质性肾炎	脓尿、血尿、轻度蛋白尿、颗粒管型、上皮细胞管型、嗜酸性粒细胞
肾小球肾炎	血尿、显性蛋白尿、红细胞管型、颗粒管型

（续表）

病因	尿液检查
肾血管性疾病	正常或血尿、轻度蛋白尿
肾后性	正常或血尿、颗粒管型、脓尿

2.血液检查　可有轻度贫血;血清肌酐和尿素氮进行性升高,高分解代谢者升高速度较快,横纹肌溶解者血清肌酐升高更快。缺血性损伤所致 ATN,血清肌酐常在 24~48 小时后升高。不同病因 AKI 患者的血清肌酐通常在 7~10 天达峰,含碘对比剂所致 AKI,血清肌酐常在 2~3 天达峰。氨基糖苷类抗生素或顺铂等肾毒性药物所致 ATN,则常在 7~10 天后才发病;血清钾浓度常升高,由于钾离子排泄受损,少尿患者血 K^+ 每天可升高 0.5 mmol/(L·d)或更高。此外,低钾血症虽不常见于 AKI,但氨基糖苷类抗生素、顺铂、两性霉素 B 等所致非少尿型 ATN,由于肾小管上皮细胞损伤引起钾离子重吸收功能受损,也可合并低钾血症;血 pH 和碳酸氢根离子浓度降低。膳食蛋白正常代谢每天可产生 50~100 mmol 固定非挥发性酸(主要为硫酸、磷酸),并经由肾脏排泄。AKI 常合并代谢性酸中毒,通常伴有磷酸、硫酸及有机阴离子潴留所致血清阴离子间歇扩大。合并糖尿病、饥饿性酮症酸中毒、广泛组织灌注不足、肝病或脓毒症所致乳酸酸中毒、乙二醇代谢时,氢离子生成增多,碳酸氢根离子每天下降可>2 mmol/L;血清钠浓度正常或偏低;血钙降低,血磷升高。

3.尿路影像学检查　有助于急、慢性肾功能减退鉴别,并了解 AKI 病因,首选超声显像。超声显像或 X 线片发现固缩肾或皮质变薄提示慢性肾功能减退,肾脏增大则提示 AKI 及急性炎症、浸润性病变和梗阻。双肾体积明显不对称应考虑肾大血管疾病。静脉尿路造影在 AKI 时易加重肾损害且显影效果差,应慎用。逆行性造影有助于进一步明确有无尿路梗阻,但并发症较多,应严格掌握适应证。疑有肾动脉栓塞、肾动脉或肾静脉血栓者,可行肾动静脉彩色超声显像、放射性核素检查、CT 或 MRI 肾血管成像,仍不明确者可行肾血管造影。

4.肾活检　是 AKI 鉴别诊断的重要手段。在排除肾前性及肾后性病因后,拟诊肾性 AKI 但不能明确病因时,若无禁忌证,应尽早肾活检,以便及早实施针对性治疗,但需注意 AKI 患者即使无全身出血倾向,肾穿刺后仍可发生出血及动静脉瘘等并发症。

二、诊断

根据原发病因、肾功能急性减退(血清肌酐和尿量),结合相应临床表现、实验室与影像学检查,一般不难做出诊断。首先判断患者是否存在肾损伤及其严重程度,是否存在需要紧急处理的严重并发症;其次评估肾损伤发生时间,是否为急性发生及有无基础慢性肾脏病;最后查明 AKI 病因,应仔细甄别每一种可能的 AKI 病因。

既往有关 AKI 诊断标准并不统一。近年来较多采用的是 2002 年美国急性透析质量组(Acute dialysis quality initiative group,ADQI)制定的 RIFLE 标准和 2005 年 AKI 网络制定的 AKIN 标准。2012 年,改善全球肾脏病预后组织(Kidney Disease:Improving Global Outcomes, KDIGO)制定的 AKI 临床实践指南,提出 AKI 临床诊断标准为:48 小时内血清肌酐升高≥0.3 mg/dL(≥26.5 μmol/L),或者 7 天内血清肌酐较基础值升高≥50%,或者尿量减少[尿量<0.5 mL/(kg·h),持续时间≥6 小时](表 10-2)。

表 10-2　急性肾损伤的 KDIGO 分期标准

分期	血肌酐标准	尿量标准
1 期	绝对升高≥26.5 μmol/L(≥0.3 mg/dL) 或相对升高≥50%,但<1 倍	<0.5 mL/(kg·h)(持续时间≥6 小时,但<12 小时)
2 期	相对升高≥1 倍,但<2 倍	<0.5 mL/(kg·h)(持续时间≥12 小时,但<24 小时)
3 期	升高至≥354 μmol/L(≥4.0 mg/dL) 或相对升高≥2 倍 或开始肾脏替代治疗 或<18 岁患者 eGFR 下降至<35 mL/(min·1.73 m^2)	<0.3 mL/(kg·h)(持续时间≥24 小时) 或无尿≥12 小时

需注意单独用尿量改变作为诊断与分期标准时,须考虑影响尿量的其他因素如尿路梗阻、血容量状态及利尿药使用等。而血清肌酐影响因素众多,且敏感性较差,故并非肾损伤最佳标志物。现已发现血液和尿液中某些分子可作为 AKI 早期诊断生物学标志物,如中性粒细胞明胶酶相关脂质运载蛋白(NGAL)、肾损伤分子-1(KIM-1)、血清胱抑素 C(Cystatin C)、白介素 18(IL-18)、肝型脂肪酸结合蛋白(L-FABP)、金属蛋白酶组织抑制因子-2(TIMP-2)和胰岛素样生长因子结合蛋白 7(IGFBP7)等在早期诊断 AKI 中的价值已获得认可。但上述标志物的敏感性和特异性,以及临床推广可行性等方面仍有待于进一步验证。

由于目前临床上诊断 AKI 及判断其分期的常用指标血清肌酐、尿量和 GFR 等只在肾功能严重减退时才出现异常,不利于早期诊断。因此,所有 AKI 高危患者尤其是伴有大手术、暴露于肾毒性药物等潜在 AKI 病因时均应密切监测肾功能变化,以及早发现并诊断 AKI。

三、鉴别诊断

详细询问病史及体格检查有助于寻找 AKI 可能的病因。先筛查肾前性和肾后性因素,再评估可能的肾性 AKI 病因,确定为肾性 AKI 后,尚应鉴别是肾小球、肾血管抑或肾间质病变引起。不同病因、不同病理改变所致 AKI 的早期治疗存在很大差异。系统筛查 AKI 肾前性、肾性、肾后性病因有助于尽早准确诊断及针对性治疗。注意识别慢性肾功能减退基础上的 AKI。

1.是否存在肾功能减退　对 AKI 高危患者应密切监测尿量及血清肌酐。

2.是否存在需要紧急处理的严重并发症　肾功能减退常引起内环境紊乱,严重者可发生猝死,须及时识别。部分患者临床表现隐匿,故对于近期未行生化检查的少尿或无尿患者,初诊需常规进行心脏听诊、心电图及血电解质生化检查,快速评估其是否存在需要紧急处理的并发症如严重高钾血症等。

3.是否为 AKI 肾功能减退患者　应明确是急性或慢性,慢性肾脏病各阶段均可出现各种病因导致的急性加重,通过详细病史询问、体格检查和相关实验室及影像学检查可资鉴别。

4.与肾前性少尿鉴别　肾前性氮质血症是 AKI 最常见病因,应详细询问病程中有无引起容量绝对不足或相对不足的诱因,包括出血、大量出汗、呕吐、腹泻、食欲缺乏、严重充血性心力衰竭、利尿药使用不当等。此外,还要注意询问近期有无血管紧张素转换酶抑制药、血管紧张素Ⅱ受体拮抗药、非甾体抗炎药等药物使用史,有无口干等。心力衰竭或肝病患者即使全身容量过负荷,仍可合并肾脏灌注不足。体检时应注意有无容量不足的常见体征,包括心动过速、全身性低血压、直立性低血压(体位变化时舒张压下降>10 mmHg)或心动过速(体位变化时心率增加>10 次/分)、黏膜干燥及皮肤弹性差等。肾前性 AKI 时,实验室检查可见血清肌酐和尿素氮升高,但氮质血症程度一般不严重。值得注意的是,如果细胞外液下降<10%~20%,上述体征常不明显。尿沉渣常无异常改变,尿液浓缩伴尿钠下降,肾衰指数常<1,尿钠排泄分数(FE$_{Na}$)常<1%。急性肾损伤时的尿液诊断指标见表 10-3。肾衰指数及 FE$_{Na}$ 计算公式如下。

$$肾衰指数 = \frac{尿钠}{尿肌酐 / 血肌酐}$$

$$FE_{Na} = \frac{尿钠 / 血钠}{尿肌酐 / 血肌酐} \times 100\%$$

表 10-3　急性肾损伤时的尿液诊断指标

尿液检查	肾前性氮质血症	缺血性急性肾损伤
尿比重	>1.018	<1.012
尿渗透压[mmol/(kg·H$_2$O)]	>500	<250
尿钠(mmol/L)	<20	>40
尿肌酐/血清肌酐	>40	<20
尿尿素/血清尿素	>8	<3
血尿素氮(mg/dL)/血清肌酐(mg/dL)	>20	<10~15
钠排泄分数	<1%	>1%
肾衰指数	<1	>1
尿沉渣	透明管型	棕色颗粒管型

FE$_{Na}$ 有助于判断 AKI 病因。在碱中毒伴尿液中碳酸氢钠含量升高导致尿钠排泄增加时,可采用尿氯排泄分数(FE$_{Cl}$)。服用利尿药的肾前性 AKI 患者,受利尿药利钠作用影响,FE$_{Na}$ 也可>1%,可改用尿尿素排泄分数(FE$_{urea}$),计算方法与尿钠排泄分数类似,FE$_{Na}$<35% 提示肾前性 AKI。此外,当尿液中出现过量碳酸氢钠、葡萄糖、甘露醇等无法重吸收溶质时,FE$_{Na}$ 也常>1%。慢性肾病、ATN、梗阻性肾病晚期,FE$_{Na}$、FE$_{urea}$ 也均不可靠。肾前性 AKI 时,血尿素氮(mg/dL)/血清肌酐(mg/dL)比值常大于 20∶1,也有助于鉴别诊断。正常成人或无并发症的慢性肾功能减退者其比值为 10∶1。肾后性 AKI 时由于肾小管功能未受损,低尿流速率导致小管重吸收尿素增加,使肾后性少尿时血尿素氮/血清肌酐不成比例增加,可超过(10~15)∶1,甚至更高。血尿素氮/血清肌酐比值增加还需排除胃肠道出血、糖皮质激素治疗、高分解代谢状态、其他应激伴有的尿素产生增多及肾功能减退蛋白质摄入过多。

精确的容量监测技术目前尚有待完善。临床上怀疑危重病患者容量不足或肾前性少尿时,需要评估患者的液体反应性,评估能否通过补液增加心排血量。可在早期谨慎试用补液试验,即输液(5% 葡萄糖 200~250 mL)并静脉缓慢注射利尿药(呋塞米 40~100 mg),以观察输液后循环系统负荷情况。如果补足血容量后血压恢复正常,尿量增加,则支持肾前性少尿诊断。低血压时间过长,特别是老年患者伴心功能低下时,如补液后无尿量增多,则应怀疑过长时间肾前性氮质血症已过渡为 ATN。

近年来,被动抬腿(passive leg raising,PLR)试验在评估危重病患者容量反应性中的作用日益受到重视。PLR 试验相当于自体模拟快速补液,在评价危重病患者容量和预测液体反应性方面,具有可逆性、可重复性、操作简单、无须额外增加容量、不受自主呼吸和心律失常等因素影响等优点,通过将静脉血从下肢和内脏转移到胸腔,一过性、可逆地增加静脉回流,进而增加心脏前负荷,起到快速扩容作用。同时监测循环系统反应,可判断容量状态和预测容量反应性。PLR 试验时将下肢被动抬高 45°,受重力影响,从下肢静脉回流至中心循环的血量将额外增加 150~300 mL。PLR 试验前躯干位置包括平卧位和改良半卧位(45°),半卧位 PLR 试验的血流动力学效应较平卧位大,相当于输注 250~450 mL 液体,更有利于预测患者容量反应性。对于个体化液体治疗,静态前负荷指标的动态监测仍是最基本手段,但存在扩容相对禁忌时,可尝试 PLR 以评估液体反应性,以降低容量过负荷加重风险。

5.与肾后性 AKI 鉴别 及时发现和解除梗阻可使肾功能迅速改善,长期梗阻则可造成不可逆性肾损伤。对于伴有泌尿系结石、盆腔脏器肿瘤或手术史、突然完全性无尿或间歇性无尿、肾绞痛病史者,更应警惕肾后性 AKI。膀胱导尿兼具诊断和治疗作用。超声显像、X 线片等泌尿系影像学检查可资鉴别,但对比剂可加重肾损伤。

6.与肾小球或肾微小血管疾病鉴别 主要依据肾小球疾病病史,临床常表现为 AKI 伴肾炎综合征或肾病综合征。部分患者可有相应的肾外表现(如光过敏、咯血、免疫学指标异常等),蛋白尿常较严重,多>1.5 g/d,血尿及管型尿显著,肾功能减退相对缓慢,常需数周,很少完全无尿。常见于重症感染后肾炎、新月体肾炎、重症 IgA 肾炎及其他继发性肾小球疾病,如狼疮性肾炎、ANCA 相关性小血管炎、过敏性紫癜、亚急性感染性心内膜炎等。诊断困难者,应尽早行肾活组织检查。

7.与急性肾间质病变鉴别 主要依据引起 AIN 的病因,如药物过敏或感染史。药物引起者尚有发热、皮疹、关节疼痛、血和尿嗜酸性粒细胞增多等。本病与 ATN 鉴别有时困难,应尽早行肾活组织检查。

8.与双侧急性肾静脉血栓形成和双侧肾动脉栓塞鉴别 若患者原有慢性肾脏病或孤立肾者,则一侧肾脏大血管闭塞也可引起 AKI。急性肾动脉闭塞常见于动脉栓塞、血栓、主动脉夹层分离,偶由大血管炎所致。动脉栓塞常由于动脉造影、血管成形术或主动脉手术过程中主动脉粥样斑块脱落所致。胆固醇栓塞堵塞肾脏中小动脉,引起血管内膜增生、血管壁巨噬细胞浸润和纤维化及血管腔不可逆性闭塞。见于动脉粥样硬化患者接受血管腔内手术、介入、抗凝治疗后,临床表现除 AKI 外尚有皮肤网状青斑、嗜酸性粒细胞升高等,预后较差。心房颤动或心脏附壁血栓也是引起血栓栓塞常见原因,可导致急性肾梗死。急性肾静脉血栓罕见,常发生于成人肾病综合征、肾细胞癌、肾外伤或严重脱水的肾病患者,多伴有下腔静脉血栓形成,常出现下腔静脉阻塞综合征、严重腰痛和血尿。由肾动脉、静脉栓塞或血栓引起的 AKI 患者可完全无尿,有腰痛和腰部压痛,多同时有肺、脑等脏器栓塞,常有发热和外周血白细胞计数升高,可有蛋白尿和血尿,肾血管影像学检查有助于确立诊断。

第四节 急性肾损伤的治疗原则

AKI 的治疗原则是尽早识别并纠正可逆病因,及时采取干预措施避免肾脏受到进一步损伤,维持水、电解质和酸碱平衡,积极防治并发症,适时进行血液净化治疗。充足补液对于肾前性和对比剂肾损伤的防治作用已获肯定,其他药物(如小剂量多巴胺、袢利尿药、甘露醇、心房钠尿肽、非诺多泮及重组人胰岛素样生长因子等)对 AKI 的预防作用未获循证医学证据支持,故目前不推荐应用。所有 AKI 患者均应卧床休息。AKI 少尿期常因急性肺水肿、高钾血症、上消化道出血和并发感染等导致死亡。故治疗重点为调节水、电解质和酸碱平衡,控制氮质潴留,供给适当营养,防治并发症和治疗原发病,并根据肾功能调整药物剂量、用法、剂型或监测药物浓度。肾脏替代疗法(renal replacement therapy,RRT)是 AKI 治疗重要组成部分。

一、尽早纠正可逆病因

对于各种严重外伤、急性失血、心力衰竭、休克等都应积极治疗,包括扩容、纠正血容量不足、纠正休克性感染及腹腔内高压等。肾前性 AKI 早期需积极恢复有效血容量,包括静脉补液、降低后负荷以改善心排血量、调节外周血管阻力至正常范围。确保容量充分是任何治疗策略的基础。但 AKI 时如何确定最佳补液量较困难。既往有充血性心力衰竭史者,容量复苏时更需注意补液速度。容量复苏时补液选择需考虑丢失液体种类及继发的电解质、酸碱紊乱,临床上常用等张电解质溶液,无乳酸酸中毒者首选乳酸钠林格液等平衡盐液,出血性休克可输注少浆血。由于潜在肾毒性,应慎用人工胶体液如羟乙基淀粉、明胶和右旋糖酐等。脓毒性休克在早期复苏阶段及随后血管内容量扩充阶段,当需要大量晶体溶液时,可额外补充白蛋白。生理盐水等富含氯离子液体可通过刺激管-球反馈减少肾脏血流,使用需谨慎。及时停用影响肾血流灌注或肾毒性的药物。前列腺肥大引起的肾后性 AKI 应及时通过膀胱留置导尿予以纠正。

二、早期干预治疗

在 AKI 起始期及时干预治疗能最大限度地减轻肾脏损伤,促进肾功能恢复。临床上怀疑 AKI 时,应尽早请肾科医师会诊,以获得及时、妥当的处理。

肾前性 AKI 必须尽快纠正肾前性因素。存在尿路梗阻时,则需及时解除梗阻。肾性 AKI 常病情复杂,治疗困难。肾小球肾炎或小血管炎所致 AKI,常需使用糖皮质激素和(或)免疫抑制剂治疗。临床上怀疑 AIN 患者必须尽早明确并停用可疑药物,确诊为药物所致者,如无禁忌证,应及时给予糖皮质激素治疗,起始剂量为甲泼尼龙 250~500 mg/d 静脉滴注,3~4 天后改为 1 mg/(kg·d)口服,8~12 周逐渐减量至停药。骨髓瘤肾病所致 AKI 患者可予硼替佐米等化疗药物促使骨髓瘤细胞凋亡,血浆置换清除游离轻链,而高截留量膜血液透析疗效则有待进一步验证。

重组尿酸氧化酶拉布立酶(0.05~0.2 mg/kg)可通过催化尿酸降解、预防和治疗肿瘤溶解综合征及其所致 AKI。氨磷汀可减轻顺铂肾毒性,N-乙酰半胱氨酸早期(24 小时内)给药有助于减轻对乙酰氨基酚所致肾损伤,二巯丙醇可防止重金属所致肾毒性,甲吡唑可抑制乙二醇生成毒性代谢产物,继而防止 AKI 发生。

三、饮食及营养支持

维持机体营养状况和正常代谢,有助于损伤细胞修复和再生,提高存活率。优先通过胃肠道提供营养,重症 AKI 患者常胃肠道症状明显,可先从胃肠道补充部分营养让患者胃肠道适应,然后逐渐增加热量。酌情限制水分、钠盐和钾盐摄入。AKI 任何阶段总能量摄入应为 20~30 kcal/(kg·d),能量供给包括碳水化合物 3~5 g/kg(最高 7 g/kg)、脂肪 0.8~1.0 g/kg。无须仅为了避免或延迟开始 RRT 而限制蛋白质摄入,非高分解代谢、无须 RRT 的 AKI 患者蛋白质或氨基酸摄入量 0.8~1.0 g/(kg·d),接受 RRT 者蛋白质或氨基酸摄入量 1.0~1.5 g/(kg·d),接受连续性肾脏替代疗法(continuous renal replacement therapy,CRRT)及高分解代谢患者蛋白质或氨基酸摄入量最高可达 1.7 g/(kg·d)。氨基酸的补充应包括必需和非必需氨基酸。静脉补充脂肪乳剂以中、长链混合液为宜。无高分解代谢状态患者,治疗数天后常见血钾、血磷降低,应适当补充。长时间肠外营养支持者需适时使用含谷氨酰胺的肠内营养剂。营养支持总量与成分要根据临床情况增减,以争取最佳治疗效果。危重病患者的胰岛素治疗靶目标为血浆葡萄糖 6.1~8.3 mmol/L(110~149 mg/dL)。

四、并发症治疗

1.容量过负荷　对 AKI 预后产生不良影响。少尿期患者应严密观察每天出、入液量及体重变化。每天补液量应为显性失液量加上非显性失液量减去内生水量。非显性失液量和内生水量估计有困难时,每天进液量可大致按前一日尿量加 500 mL 计算,但需注意有无血容量不足。肾脏替代治疗时补液量适当放宽。发热患者只要体重不增加可适当增加入液量。补液量合适的观察指标包括:①皮下无脱水或水肿现象。②每天体重不增加。若增加 0.5 kg 或以上,提示体液过多。③血清钠浓度正常。若偏低且无失盐基础,提示体液潴留可能。④中心静脉压在 6~10 cmH₂O。若高于 12 cmH₂O,提示容量过多。⑤胸部 X 线片心血管影像正常。若显示肺充血征象,提示体液潴留。⑥心率、血压、呼吸频率正常。心率快、血压升高、呼吸频速,若无感染征象,应怀疑体液过多。ATN 少尿患者在病程早期且合并容量过负荷时,可谨慎短期试用利尿药,以连续静脉滴注或缓慢推注为宜,呋塞米剂量以 40~200mg 为妥。利尿无反应且有透析指征时应早期透析。甘露醇作为渗透性利尿药可用于挤压伤病例的强制性利尿,但确诊为 ATN 的少尿或无尿患者应停用甘露醇,以免血容量过多,诱发心力衰竭和肺水肿。

2.高钾血症　是临床危急情况,血钾超过 6.5 mmol/L,心电图表现为 ORS 波增宽等明显异常时,应予以紧急处理,以血液透析或腹膜透析最为有效(腹透 2 L/h,可交换 5 mmol 钾离子),其他包括:①停用钾:停用一切含钾的药物、食物,避免输库存血。此外,还应清除机体坏死组织。②对抗钾:10% 葡萄糖酸钙 10 mL 静脉注射,以拮抗钾离子对心肌毒性作用(1~3 分钟起效,作用持续 30~60 分钟)。③转移钾:伴代谢性酸中毒者可予 5% 碳酸氢钠 250 mL 静脉滴注(5~10 分钟起效,作用持续至滴完 2 小时),可通过 H⁺-Na⁺ 交换促使钾离子转移至细胞内;50% 葡萄糖液 50~100 mL 加胰岛素 6~12U 静脉注射或 10% 葡萄糖液 500 mL 加胰岛素 10U 静脉滴注(静脉滴注>60 分钟),可促使葡萄糖和钾离子转移至细胞内合成糖原(血钾可下降 0.5~1.2 mmol/L,10~20 分钟起效,30~60 分钟达到高峰,作用持续 4~6 小时)。④清除钾:阳离子交换树脂,通过离子交换作用,增加粪便钾离子排泄。聚磺苯乙烯 15~30 g 溶于水或 70% 山梨糖醇溶液(用于避免便秘),每天 1~4 次或 30~50 g 树脂溶于 100 mL 水后保留灌肠,每 6 小时 1 次。1 g 聚磺苯乙烯可置换 110~135 mg 钾离子,聚磺苯乙烯 15 g、30 g、45 g 和 60 g 可分别降低血钾约 0.82 mmol/L、0.95 mmol/L、1.11 mmol/L 和 1.4 mmol/L。聚苯乙烯磺酸钙降血钾存在剂量效应关系,1 g 聚苯乙烯磺酸钙可置换 53~

71 mg 钾离子,5 g/d 的剂量服用可降低血钾 0.67 mmol/L,10 g/d 可降低 1.06 mmol/L,15 g/d 可降低 1.33 mmol/L。由于离子交换树脂作用较慢,故不能作为紧急降低血钾的治疗措施,对预防和治疗轻度高钾血症有效。非少尿患者还可应用袢利尿剂,作用于亨氏袢升支,促使肾脏排钾。静脉缓慢推注呋塞米 40~160 mg 或托拉塞米 20~80 mg,30~60 分钟起效,作用持续4~6 小时。

3.代谢性酸中毒　高分解代谢患者代谢性酸中毒发生早,程度严重,可加重高钾血症,应及时治疗。当血浆实际碳酸氢根低于 15 mmol/L,应予 5% 碳酸氢钠 100~250 mL 静脉滴注,根据心脏功能控制滴速,并动态监测血气分析。严重酸中毒,如 HCO_3^- <12 mmol/L 或动脉血 pH<7.15~7.2 时,应立即开始透析。

4.急性左心衰竭　药物治疗以扩血管为主,减轻心脏后负荷。AKI 并发心力衰竭时对利尿药和洋地黄制剂疗效差,再加肾脏排泄减少及合并电解质紊乱,易发生洋地黄中毒。通过透析清除水分,治疗容量过负荷所致心力衰竭最为有效。

5.感染　是 AKI 常见并发症及少尿期主要死因。多为肺部、尿路、胆道等部位感染和败血症,应尽早根据细菌培养和药物敏感试验合理选用对肾脏无毒性抗生素,并注意调整药物剂量。

五、肾脏替代疗法

AKI 时由于肾功能在短时间内快速减退,机体无法产生足够代偿反应,因此 RRT 指征与终末期肾病时有很大区别。例如在严重创伤、多器官功能障碍复苏时,常通过大量补液维持循环稳定,复苏成功后则常需要应用 RRT 来清除过多液体,而此时患者体内尿素氮可能并没有明显升高。又如在全身性炎症反应综合征、急性呼吸窘迫综合征、多脏器功能障碍综合征时,机体内有大量炎症物质,一方面引起各脏器损害,另一方面引起病情的恶性循环和不断加重。此时一些新的 RRT 技术可以部分清除炎症介质,对病情控制有一定的帮助。从这个角度看,RRT 目的不是传统意义上"肾脏代替",而是一种"肾脏支持"。

1.指征

(1)"肾脏支持"指征:①营养支持。②充血性心力衰竭时清除过多体液。③脓毒血症时清除炎症介质。④肿瘤化疗时清除由于肿瘤细胞坏死产生的大量代谢产物。⑤急性呼吸窘迫综合征时减轻肺水肿和清除部分炎症介质。⑥多脏器功能障碍综合征时容量控制和清除炎症介质。⑦纠正严重钠失衡(Na^+ >160 mmol/L 或 <115 mmol/L)。⑧持续高热,T> 39.5℃或持续低温时控制体温。⑨药物过量,且药物可被透析清除。"肾脏支持"主要用于那些原发病重,估计肾功能下降较快且短时间内不能恢复的患者。

(2)"肾脏替代"指征:当出现威胁生命的严重并发症时应紧急透析,如严重高钾血症,K^+≥6.5 mmol/L 或已经出现严重心律失常;急性肺水肿且利尿效果不满意;严重代谢性酸中毒,动脉血 pH≤7.2,且由于急性左心衰竭和体液容量过多不能给予足量碱剂时。

2.模式　AKI 时 RRT 主要包括借助体外循环的血液透析或血液滤过等,以及无须体外循环的腹膜透析(peritoneal dialysis,PD)。前者根据单次治疗持续时间分为间歇性肾脏替代治疗、CRRT 及介于两者之间的延长 IRRT。方法的选择应综合考虑患者病情、医护人员对技术的掌握程度和当地医疗资源等多方面因素,以安全、有效、简便、经济为原则,并根据患者病情变化及时调整治疗模式。CRRT 的优势是血流动力学的稳定性,故血流动力学严重不稳定,同时合并急性肝损伤、急性脑损伤的 AKI 患者,可选择 CRRT。IRRT 主要优势是治疗灵活性、安全性、可操作性及经济性,尤其适用于需要快速平稳纠正的危急情况如严重高钾血症等。而延长的 IRRT(如持续低效每天透析等)兼具 CRRT 和 IRRT 两者优点,近年来临床应用日益增多。

对于危重 AKI 患者,其 RRT 持续时间主要取决于需要清除的总量(溶质和水分)和可能达到的清除速度两者间的平衡。当存在高分解代谢、严重电解质或酸碱紊乱(高钾血症、代谢性酸中毒等)、严重容量过负荷或需要大量补液、严重脓毒症时,提示需要清除的溶质和(或)水分总量增加,可酌情延长 RRT 持续时间;而当患者内环境紊乱程度较轻时,需要清除的总量减少,可适当缩短 RRT 持续时间。RRT 可能达到的清除速度则分为技术速度和耐受速度,技术速度受血流量、透析液/置换液流量、透析器/滤器清除效能等因素影响,而耐受速度受患者心血管功能、能耐受的高钾血症或代谢性酸中毒纠正速度等影响。此外,RRT 实际治疗时间还受人力、费用、长时间抗凝后出血风险等因素制约。

与血液透析相比,PD 优点是具有更好的安全性和易操作性,但对水和溶质清除可能不足,还可导致严重高糖血症和蛋白质丢失。由于价格较便宜,且不需要使用抗凝药,所以在发展中国家和地区,PD 仍是治疗 AKI 常用方法。此外,在某些临床情况下,PD 治疗有一定优势,如心、胸、血管等手术后并发 AKI,患者常有低血压等血流动力学不稳定情况,且术后早期不宜全身抗凝,施行 IRRT 和 CRRT 均有一定困难,可首选 PD 或先施行 PD 作为过渡,条件成熟时转为 IRRT 或 CRRT 治疗。

3.剂量　由于现有循证医学证据并不支持高剂量的强化肾脏支持疗法较低剂量肾脏替代治疗更具优势,2012 年 KDIGO 制定的 AKI 临床实践指南建议,AKI 患者接受间断或延长 RRT 时每周单室尿素清除指数($spKt/V$)应达到 3.9,接受 CRRT 时透析液+滤出液的总量应达到 $20 \sim 25\ mL/(kg \cdot h)$。考虑到处方剂量与实际剂量差异,RRT 处方剂量可增加 25%,以 $30 \sim 35\ mL/(kg \cdot h)$ 为妥。对于严重感染、高分解代谢状态的患者,可考虑适当增加剂量。

4.开始及终止时机　AKI 患者存在危及生命的水、电解质及酸碱紊乱时,应紧急开始 RRT。此外,不应仅根据血尿素氮、血清肌酐阈值决定是否开始 RRT,而应综合考虑整体病情,是否存在可通过 RRT 改善的异常,尤其需关注病情包括实验室检查结果的变化趋势,预测容量过负荷或内环境紊乱将进行性加重,保守治疗可能无效时,应适当提早开始 RRT。AKI 不同临床分期均只是 RRT 开始的相对指征,是否开始 RRT 还需综合考虑下列因素,包括基础肾功能、AKI 基础病因的严重程度及持续时间、AKI 病情进展速度及可能的发展趋势、基础疾病严重程度、并发症及其严重程度、容量负荷及血流动力学状态、出血及其他 RRT 相关风险等。

由于 AKI 是涉及多种病因的临床综合征,不同亚型 AKI 及不同临床状况可能对 RRT 的要求不同,所需的 RRT 时机、剂量及模式也不尽相同。因此,对危重 AKI 患者的肾脏替代治疗应该采取早期目标导向的个体化肾脏替代疗法理念,即针对不同 AKI 病因、不同并发症和其他临床具体情况,首先明确患者治疗需求,确定 RRT 具体治疗靶目标,然后根据治疗靶目标决定 RRT 的时机、剂量、模式及抗凝方案,并在治疗期间依据疗效进行动态调整,实行个体化的早期目标导向 RRT。

AKI 后肾功能逐步恢复,可酌情下调肾脏替代治疗强度,肾功能恢复至能满足机体溶质和水清除需求,预估停止 RRT 后病情不再恶化,可考虑终止 RRT。但不宜通过利尿剂促进肾功能恢复,以求减少肾脏替代治疗时间和频率。提示终止 RRT 的指征包括:①肾功能明显恢复,尿量 ≥ 1000 mL/24 h,出入液量平衡,无相对尿量不足。血清肌酐 ≤ 3 mg/dL (267 μmol/L),或肌酐清除率 > 20 mL/min,或血肌酐恢复至基础水平。②电解质紊乱、酸碱失衡得到有效控制。③肾损伤病因包括原发疾病得到控制,预计肾功能不再恶化。④肾脏外脏器功能无严重受损等。

六、恢复期治疗

在 AKI 恢复期早期,威胁生命的并发症依然存在。治疗重点仍为维持水、电解质和酸碱平衡,控制氮质血症,治疗原发病和防止各种并发症。恢复期早期即使尿量每天超过 2500 mL,尿素氮仍可继续上升。故已施行 RRT 者,仍应继续 RRT,直至血清肌酐稳定降至 265 μmol/L 以下。临床一般情况明显改善者可暂停 RRT 观察,病情稳定后停止 RRT。部分 ATN 病例多尿期持续较长,补液量应逐渐减少(比出量每天少 500~1000 mL),尽量经胃肠道补充,以缩短多尿期。不能起床的患者,尤应注意防止肺部感染和尿路感染。对 AKI 存活患者需按照慢性肾脏病相关诊治指南要求长期随访治疗。

第五节 急性肾损伤的预防和非透析治疗

院内获得性 AKI 常常是多种损害共同作用的结果。最可能的病因包括肾脏自我调节功能衰竭、直接肾毒性、缺血再灌注及炎症状态。AKI 的严重程度预示着预后的好坏,包括需要肾脏替代治疗(renal replacement therapy,RRT)、住院时间延长及病死率。另外,RIFLE 和急性肾损伤网络(AKIN)分级系统的广泛使用显示血清肌酐的微小变化都与短期或长期病死率息息相关。此外,AKI 可能影响其他器官如心、肺、脑、肝的功能。因此,AKI 的一级预防和早期诊断具有重要的临床意义。一旦检测到 eGFR 下降,必须进行二级预防以减轻损伤危害,并积极采取治疗措施。

一、风险评估

预防 AKI 首先要从对发病风险进行适当的评估入手。高危患者的原始护理应侧重于识别及逆转危险因子。确定基线肾功能是评估住院患者 AKI 风险的根本。然而,对大多数患者而言血清肌酐的基线值很难获取,而入院后初次测量的肌酐值很可能受入院前已有疾病的影响。因此需要能早期进行风险评估并遏制肾损伤蔓延的特异性和灵敏度更高的细胞损伤标志物。表 10-4 总结了 AKI 的主要危险因子。

表 10-4 AKI 的主要危险因素

患者因素	药物因素	某些临床过程
老年(>75 岁)	非甾体抗炎药	心肺旁路手术
糖尿病	环氧化酶-2 抑制剂	涉及主动脉阻断的手术
肝衰竭	环孢霉素或他克莫司	腹内压升高
慢性肾脏病	血管紧张素转化酶抑制剂	有动脉栓塞风险的大动脉置管
动脉粥样硬化	血管紧张素受体拮抗剂	肝移植

（续表）

患者因素	药物因素	某些临床过程
肾动脉狭窄	碘造影剂	肾移植
高血压	羟乙基淀粉（HES）	
低血压	氨基糖苷类	
高钙血症	两性霉素	
败血症		
围术期心功能不全		
横纹肌溶解症		
肿瘤溶解综合征		

二、一级预防措施

1.改善血容量及血流动力学状态　不管损伤性质如何,稳定的血流动力学及良好的心排血量和血压是预防 AKI 的关键。最佳的血容量状态可以维持血流动力学和心排血量,以确保肾脏灌注量,避免进一步的损伤。受损肾脏血流量的自我调节功能丧失,后者是血压波动时肾脏血流量得以维持稳定的机制。这一功能丧失增加了低血压发生后 AKI 的易感性。因此,对于 AKI 初期及进展期的患者而言,液体管理及血管活性药物的使用是重要的干预措施。一些手术前扩充血容量可以降低围术期 AKI 的风险,如大血管手术、肾移植及解除梗阻性黄疸的手术。在这些情况下,液体容量管理在初始阶段极其有益。然而,静脉输液扩容对从肾损伤开始到进展的临床预后的影响还未被充分研究,并且这一处理还需与液体潴留及容量超负荷导致的有害结果相平衡。

容量状态的评估很有难度,对于重症监护室(ICU)内的患者而言更是如此。扩容对患者血流动力学和肾功能的影响大多是回顾性的且反复摸索结果。在肾前性 AKI 的患者,扩容能增加器官灌注改善肾功能。在其他情况下,对于有严重充血性心力衰竭(CHF)或舒张期功能紊乱的患者,无论血容量正常还是超负荷,其肾脏灌注都是不足的。对这些患者采取扩容治疗会导致心功能恶化并出现肺水肿。

目前还没有保护肾功能最佳的血流动力学及容量状态的指南。最近拯救脓毒症患者行动(SSC)修改了败血症的国际指南。这些建议包括初始以晶体液(至少 30 mL/kg)进行液体复苏,如果使用大量晶体液时需加白蛋白进行液体复苏,以维持足够的平均动脉压(MAP)等。持续补液直到动态指标(如脉压、每搏输出量变化)或静态指标(动脉压、心率)评估提示患者血流动力学改善。同时,应用升压药将 MAP 维持在高于 65 mmHg 的水平上,而去甲肾上腺素是首选的升压药。对于肾脏而言,目前没有证据表明,对于败血症患者去甲肾上腺素对肾功能和 RRT 需求的影响与抗利尿激素有不同。如果存在下列情况,应该使用正性肌力药物(如多巴酚丁胺):①心脏充盈压升高、CO 降低提示心肌功能障碍。②尽管已取得了充足的血容量和足够的 MAP 仍出现灌注不足征象。危重患者延后或延长的积极液体复苏治疗与较差的肾脏预后和高病死率相关。因此,对于所有患者而言,当其对液体治疗不再有反应时,应停止扩容。来自于液体和导管治疗试验(FACTT)的试验数据表明,在初始复苏后,保守液体治疗与机械通气快速脱机、降低 ICU 住院时间相关,且不会使急性肺损伤患者肾功能恶化或影响预后。抗利尿激素和败血症休克试验（VASST）研究比较了抗利尿激素（0.01~0.03 U/min）和去甲肾上腺素（5~15 μg/min）注射对败血症休克患者病死率的影响，两者不存在差异。这一研究的后续分析发现，在 12 小时内给予大约 3L 液体以达到液体正平衡时，生存情况最好。总而言之，灵活的补液方法在休克的第 1 个小时内作为早期目标疗法的一部分似乎很有益，而在纠正休克后仍需继续进行保守治疗。这些原则是否同样适用于无休克的 AKI 患者尚不清楚。AKI 时仍需考虑存在液体潴留和超负荷的潜在风险。

目前对于最佳复苏液体仍存在争议。最近的 KDIGO AKI 指南建议，在没有出血性休克时，对于有 AKI 危险因素或已患 AKI 的患者，应使用等渗晶体溶液代替合成［羟乙基淀粉（HES）］和非合成胶体（白蛋白）以补充细胞内液。对 6997 例患者进行的盐水 vs. 白蛋白液体评估（SAFE）试验发现，对危重患者使用盐水或白蛋白补液其死亡风险相似，新发单器官或多器官功能衰竭患者的比例或需行 RRT 治疗的天数也没有显著差异。同一项研究的两个亚组分析显示，白蛋白的使用对颅脑创伤可能有害，而对败血症有潜在的益处。HES 制剂过去常被用作非蛋白质血管内扩容剂。除了在液体治疗方面的有效性以外，HES 制剂还具有抗感染效果，且比白蛋白成本低。但是它们可能改变凝血和血小板功能，并增加 AKI 的风险。HES 介导的肾损伤的机制可能与近端肾小管上皮细胞摄取 HES 引起获得性溶酶体贮积病有关。此剂量依赖现象在肾功能受损的患者中更明显，可能会导致组织内泡沫样巨噬细胞的弥漫性沉积。一项比较 10% 的 HES200/0.5 溶液和 6% 的 HES130/0.42 溶液与林格液的独立灌注模型的实验研究提出，肾间质巨噬细胞浸润和肾小管损害是 HES 引起肾损伤的其他可能的机制。HES 溶液标识了三个数字，即溶液的浓度、平均分子量及最重要的摩尔取代度（例如 10% 的 HES200/0.5 溶液或 6% 的 HES130/0.4 溶液）。过去认为 6% 的 HES130/0.42 溶液比 10% 的 HES200/0.5 溶液更安全。最近一项大型的包括 804 例严重败血症的多中心随机对照研究表明，相比于林格液，6% 的 HES130/0.42 溶液对肾功能和存活都不利。另一个更大的有 7000 例 ICU 患者的试验表明，6% 的 HES130/0.42 溶液相比于 0.9% 氯化钠（生理盐水）增加了 RRT 的需求，但未增加病死率。因此，有 AKI 危险因素或已患 AKI 的患者应避免使用 HES。当患者需要大量晶体液以维持足够的 MAP 时可以考虑使用白蛋白，但必须使其效益与潜在风险相平衡（白蛋白对创伤患者可能有害，且有较低的传染感染性疾病的可能）。

一些动物研究表明，因输入生理盐水所致的高氯血症可能影响肾脏的血流动力学。一项双盲交叉试验在健康成年男性中比较了静脉滴注 2L 生理盐水（氯离子浓度为 154 mmol/L）和氯离子浓度为 98 mmol/L 平衡盐缓冲液后的肾动脉血流速度和肾皮质组织灌注。这一研究显示静脉补充生理盐水后平均肾动脉流量和肾皮质组织灌注有显著下降，而使用限氯液体时则未发生。最近的一项回顾性研究表明，限氯液体（平衡盐缓冲液－氯离子浓度为 98 mmol/L 或贫氯液体 20% 白蛋白－氯离子浓度为 19 mmol/L）与富氯液体（0.9% 盐水、4% 琥珀酰明胶溶液或 4% 白蛋白溶液）相比，与 AKI 的发病率和 RRT 需求显著减少有关。这些结果需要被其他研究所证实。

2.预防造影剂导致的急性肾损伤　造影剂诱导的急性肾损伤（CI-AKI）的预防共识工作小组建议，患者基线 eGFR<60 mL/（min·1.73 m²）即应采取措施降低 AKI 风险。按照 KDIGO 指南，这一标准很可能被降低至 45 mL/（min·1.73 m²）。为了预防 CI-AKI，高危患者应予静脉水化治疗。在紧急情况下，在使用造影剂的当天早晨或立即使用等渗盐水水化优于

半等渗盐水。一项随机对照试验(RCT)比较了等渗盐水与等渗碳酸氢钠(1000 mEq/L 碳酸氢钠 154 mL 加入 5%葡萄糖 850 mL)的作用,具体方法是在使用造影剂前以 3 mL/(kg·h)的流速持续给药 1 小时,然后在使用造影剂后以 1 mL/(kg·h)的流速持续给药 6 小时。等渗碳酸氢盐组比等渗盐水组 CI-AKI 发病率显著减少(2% vs. 14%)。动物研究显示,等渗碳酸氢盐能够清除活性氧(ROS),碳酸氢盐能够增加近端小管和肾髓质 pH 减少超氧化物的产生。此外,等渗盐水含有大量的氯离子,具有潜在的肾血管收缩作用。考虑到大部分用等渗碳酸氢盐的研究相对于使用等渗盐水的研究(通常为 12~24 小时)都采取较短的输液时间(7 个小时),使用碳酸氢盐进行补液也是紧急使用造影剂时受欢迎的选择。目前碳酸氢盐只在一部分 RCTs 中体现出优越性。KDIGO AKI 指南建议,除非有扩容禁忌证,存在 CI-AKI 风险的患者既可以选用等渗盐水,也可以选用等渗碳酸氢钠溶液扩容。预防血管造影术后严重不良事件(PRESERVE)研究是一项正在进行中的 RCT,它有一个 2×2 阶乘的设计,旨在 8680 例预期接受冠状动脉或非冠状动脉造影的高危患者中比较碳酸氢钠与等渗氯化钠及比较口服 N-乙酰基半胱氨酸(NAC)与安慰剂的效果。这项研究预期于 2016 年完成。

碘造影剂根据渗透压可以分成高渗造影剂(约 2000 mmol/kg)、低渗造影剂(600~800 mmol/kg)及等渗造影剂(290 mmol/kg)。临床研究表明,随着造影剂的渗透压增加其肾毒性的风险增加。而等渗制剂较高的成本阻碍了其普遍使用。KDIGO AKI 指南推荐在有 CI-AKI 风险的患者使用等渗或者低渗碘造影剂。

造影剂剂量也是 CI-AKI 的一个关键危险因素及独立预测指标,应尽可能降低造影剂用量。造影剂给药剂量(V)和肌酐清除率(CrCl)比值(V/CrCl)>3.7 在普通人群中已被证明是 CI-AKI 一个重要且独立的预测因子。短期内造影剂超过 1 次的使用则是另一危险因素,在预防 CI-AKI 方面,最好在使用造影剂 48~72 小时后再使用下一次造影剂。

3.预防药物和肾毒素引起的急性肾损伤 药物诱导的肾毒性通常可以预测,因为它在特定临床情况和某些特定患者中更容易出现。其预防涉及对肾损伤机制、患者相关危险因素及药物相关危险因素的认识。与较高的肾毒性风险有关的患者相关危险因素有年龄大于 60 岁,有基础 CKD、血容量不足、糖尿病、心力衰竭及败血症。预防的基本步骤包括对高危患者监测具有潜在肾毒性的药物的使用。预防措施包括在治疗开始前正确估计 GFR,调整药物剂量并在治疗期间监测肾功能。无论何时应尽可能使用可替代的非肾毒性药物,并尽量避免有肾毒性药物的联合用药。

(1)两性霉素:多达三分之一使用两性霉素的患者会出现肾毒性反应,AKI 的风险随累积剂量增加而增加。与标准配方相比,脂质配方导致的肾毒性相对较小,因此两性霉素脱氧胆酸优于传统的两性霉素制剂。但是其费用更为昂贵。最近,抗真菌剂伊曲康唑、伏立康唑及卡泊芬净等已普遍用于 AKI 高危患者以替代传统的两性霉素。

(2)血管紧张素转换酶抑制剂、血管紧张素受体阻滞剂和非甾体抗炎药:血管紧张素转换酶(ACE)抑制剂和血管紧张素受体阻断剂(ARB)可引起肾小球出球小动脉扩张,从而进一步降低已经因这些药物的降压作用而降低的肾小球内压。在肾功能不全的患者中,这些药物能导致肾小球滤过率降低。而对于在 ACE 抑制剂和 ARB 治疗开始后血清肌酐上升>30%,双侧肾动脉狭窄、孤立肾动脉狭窄及弥漫性肾内小血管病变或全身血容量不足的患者,应予以停药。

非甾体抗炎药(NSAIDs)应慎用于动脉粥样硬化性心血管疾病(CVDs)患者,对于 CKD

和有效血容量不足的患者则应避免使用,因为它们抑制环氧合酶,阻断前列腺素诱导的入球小动脉扩张,潜在地降低 GFR 和肾血流量。在重症患者中,因有效循环容量减少而造成肾脏低灌注的现象是比较常见的,而抑制前列腺素引起的血管扩张可能进一步减少肾血流量并加重缺血性损伤。

(3)氨基糖苷类:由氨基糖苷类抗生素的肾毒性引起的急性肾损伤通常发生在治疗开始5~10 天之后。这种类型的 AKI 是典型的非少尿型 AKI 且与尿液浓缩功能减弱和尿镁的丢失有关。因为氨基糖苷类具有肾毒性、耳毒性和前庭毒性,AKI KDIGO 指南建议 AKI 患者或高危患者应该尽量避免应用氨基糖苷类抗生素。每天多次给药时,升高的氨基糖苷类抗生素峰值水平似乎与肾毒性相关联。由于肾小管上皮细胞对该药物的摄取是一种可饱和过程,每天给药一次可通过减少药物摄取而减轻其对肾小管上皮细胞的毒性。在普通人群中,与每天多次给药相比,延长给药间隔在维持目标剂量的同时也降低了肾毒性风险。因此,对于肾功能正常且无 AKI 风险的患者,如果一定需要使用氨基糖苷类抗生素,应尽量每天给药1 次。

(4)肿瘤溶解综合征(TLS):是尿酸和磷酸钙在肾小管沉积引起的。预防 AKI 的第一步是正确识别那些高危患者。在有高级别血液系统恶性肿瘤的患者中,TLS 的危险因素包括乳酸脱氢酶水平高于 1500 IU、肿瘤负荷大、广泛的骨髓侵犯、CKD 及对化疗药物的高敏感。对于中、低度 TLS 风险的患者,黄嘌呤氧化酶抑制剂,如别嘌醇,可以作为降尿酸药物于化疗前 2 天开始使用。化疗开始前 2 天应开始用等渗盐水积极补液,以保证有足够尿量以消除尿酸和磷酸盐。如果摄入足够液体尿量仍减少,应加用袢利尿剂,持续少尿的患者还应进行RRT。不推荐碱化尿液以促进尿酸排泄,因为它可能诱发磷酸钙沉积而加重 TLS。除补液外,重组尿酸氧化酶可以降低尿酸水平和患尿酸沉积性肾病的风险。对于高危患者或已患TLS 的患者,当有严重的高尿酸血症时应使用重组尿酸氧化酶。

三、二级预防

发生肾损伤后,应采取二级预防措施以避免进一步伤害,同时修复及保护肾功能,防止AKI 的并发症。及时干预对于二级预防的效果至关重要。一些措施只有在某些特定临床情况下才会有最佳效果。

1.创伤性和非创伤性横纹肌溶解症　在预防继发于挤压综合征的肌红蛋白引起的肾病时,应在解除四肢压迫前静脉输注等渗盐水以防止肌红蛋白在小管腔内沉淀。在每天第二个或第三个 1000 mL 的液体中应给予 2.7% 的碳酸氢钠(50 mmol/L),第一天一般给予碳酸氢钠 200~300 mmol/L,以保持尿 pH>6.5 防止肌红蛋白和尿酸在管腔中沉淀。尿量应保持在 300 mL/h 左右,这可能会需要每天补液达 12 L。通常而言,液体入量要比尿量大得多,而潴留在受损肌肉内的液体可能会超过 4 L。这一治疗应持续到肌红蛋白尿的临床或生化证据消失,通常为补液治疗第 3 天。同时甘露醇因其利尿、抗氧化及舒血管作用而有益于治疗。甘露醇可以预防肾小管肌红蛋白管型沉积、补充细胞外液、降低间室内压、减轻肌肉水肿和疼痛。但是甘露醇可能会加剧充血性心力衰竭并有肾毒性,需密切监测,并且在患者存在少尿、高血容量、高血压和心脏衰竭时禁用。如果尿流持续>20 mL/h,则每 1000 mL 注射液中以 5 g/h 的速率加入甘露醇,其总剂量不超过 1~2 g/(kg·d)。肌肉损伤诱导牵张敏感性离子通道,允许钙离子进入再灌注后的细胞。由钙内流所致的低钙血症通常无症状,但可能会导致心律失常。因此,必须小心以避免由 $NaHCO_3$(碳酸氢钠)所诱导的低钙血症(由代谢性碱中毒所致),后者可以触发手足抽搐、惊厥,并有心脏毒性且能使现有肌肉损伤进一步加重。AKI 复苏阶段常见高钙血症,尤其是之前接受了含钙液灌注的患者,主要原因是这些患者之前聚集于/肌肉内的钙离子释放入血。因此,低血钙只在有症状时进行处理。最近已对早期输液的重要性及挤压受害者治疗最重要的方面进行了总结。

在非创伤性横纹肌溶解症中,AKI 的预防涉及大量扩容以维持肾灌注压、稀释肌红蛋白和其他毒素。尿量应保持在 $200\sim300$ mL/h 直到肌红蛋白尿消失。碱化尿液可能有助于防止小管内肌红蛋白管型形成;然而,没有临床证据显示甘露醇和碳酸氢盐比单独使用生理盐水更有效。此外,使用碳酸氢盐治疗还有导致磷酸钙沉积和低钙血症等潜在风险。

在治疗横纹肌溶解症时,何时停止积极的液体复苏非常重要。虽然扩容是减少在肾小管腔内血红蛋白沉淀的主要方案,但始终应考虑体液潴留及室间隔扩张的风险。多次(如每隔 $6\sim12$ 小时)评估与尿酸和肌酸激酶相关的肾功能参数有助于临床医师决定扩容的程度。

2.高血糖 一些关于严格控制血糖浓度对减少 AKI 的发病率和病死率的影响的研究结果迥异。一个危重患者的大型多中心随机试验–重症监护评价中的正常血糖——用葡萄糖算法调节所得到的生存率(NICE–SUGAR)研究发现,严格的血糖控制[目标血糖 $81\sim108$ mg/dL($4.5\sim6.0$ mmol/L)]相比于常规血糖控制[目标血糖<180 mg/dL(<10 mmol/L)],提高了 90 天内死亡的绝对风险。严格的血糖控制也增加了发生严重低血糖的风险,但其 AKI 发病率和对 RRT 的需求并无变化。其他研究没有发现病死率增加与严格的血糖控制相关。综上所述,对于病情严重的内科患者和手术患者而言,严格的血糖控制,相比于较为宽松的血糖范围 $140\sim180$ mg/dL($7.8\sim10$ mmol/L)和 $180\sim200$ mg/dL($10\sim11$ mmol/L),其严重低血糖的发生率升高,而病死率上升或没有明显改变。因此,对于危重患者,按照 KDIGO AKI 指南,建议适当控制血糖,维持在 $110\sim149$ mg/dL($6.1\sim8.3$ mmol/L)范围,而非严格控制血糖。

3.药物治疗 由于 AKI 病因多样,现已针对不同的途径进行了许多研究,以预防或改变 AKI 的进程。这些途径包括抑制炎症介质,通过抑制缩血管作用和加强舒血管作用以加强肾脏灌注、减少白细胞浸润、抑制凝血反应及注射生长因子加快肾脏复苏。这些预防措施大多数在动物模型中非常成功,但只有少数在患者中显示出了益处。

(1)N-乙酰半胱氨酸(NAC):是一个类似于谷胱甘肽的能够穿过细胞膜的三肽。NAC 可以减少使用造影剂后的血管收缩和氧自由基的产生。缺血后和肾毒性 AKI 肾脏自由基生成增多是导致其细胞损伤的部分原因,一些临床研究试图使用 NAC 来预防 AKI,尤其是在 CI-AKI 和心脏手术中。

第一项研究中,在使用造影剂前一天及当天每天两次、每次 600 mg NAC 口服可以预防使用造影剂后的 AKI。然而,许多更进一步的研究得出了不一样的结果。与静脉使用 NAC 相比,口服 NAC 价廉且不良反应更少。最近的一项对于冠状动脉造影和外周血管造影患者的大型研究并未显示出口服 NAC 有益处。另外,在随后的关于口服 NAC 的 Meta 分析中,按方法学特征进行的试验分层(分配隐藏、双盲及意向性治疗分析)显示在低质量研究中使用 NAC 治疗后 CI-AKI 的相对危险度有所下降,但在那些三个方法学标准都满足的研究中并未观察到 NAC 有任何疗效。如果要使用 NAC,则推荐对有 CI-AKI 高危因素的患者在使用造影剂前一天和当天每天 2 次,每次 1200 mg。口服 NAC 不能取代静脉输液治疗,因为后者疗效明显更好。

（2）袢利尿剂和促尿钠排泄药：利尿剂常常用于 AKI 患者的液体管理。虽然非少尿型 AKI 相比于少尿型 AKI 有更好的预后，但利尿剂已被证实在预防 AKI 或改善预后方面并无效果。此外，对于肾前性 AKI 应避免使用利尿剂。Meta 分析已经证实，使用利尿剂来预防 AKI 并没有降低住院病死率、透析需求风险、需要进行的透析次数或少尿型患者的比例。一个包括 94 例接受高风险心脏手术并预防性使用奈西立肽的随机对照试验中，尽管使用奈西立肽时 AKI 发生率较低，但其对 RRT 需求或住院时间没有影响。

（3）血管活性药物："肾剂量"的多巴胺[0.5~3 μg/(kg·min)]作为肾血管扩张剂可以增加尿量，但不影响 AKI 预后或病死率。多培沙明，一种人工合成的多巴胺类似物，是多巴胺 1 型受体和较低效力的多巴胺 2 型受体激动剂。在接受肝移植手术的患者中进行的小型研究并未发现多培沙明在预防 AKI 方面有益处。

去甲肾上腺素对预防 AKI 的效果还没有随机对照试验进行评估。非诺多泮是一种单纯的多巴胺 1 型受体激动剂，其在血流动力学上对肾功能的影响类似于低剂量的多巴胺，没有全身的 α 或 β 肾上腺素受体刺激作用。在一项 Meta 分析中，非诺多泮被证明可以降低手术后或危重患者患 AKI 的风险（比值比 0.43）。肾内注射非诺多泮使其在大剂量使用的同时避免了对全身的不利影响，如低血压。在一个有 268 例肾内注射非诺多泮至少 1 小时的患者的研究显示，这些患者 CI-AKI 的发生率小于 1%，而该人群的历史发病率为 27%。实验数据表明，非诺多泮可能有额外的抗感染效果。目前，因为缺乏高质量的试验，还不建议使用非诺多泮预防 AKI。

（4）他汀类药物：CI-AKI 的发病机制尚未完全清楚，多种机制可能参与这一过程。他汀类药物诱导血管紧张素受体的下调，减少内皮素的合成，减轻炎症，通过抑制核因子(NF)κB (NF-κB)改善血管内皮功能，降低内皮黏附分子的表达，增加一氧化氮(NO)的生物利用度，减轻活性氧生成，并拮抗补体介导的损伤。这些机制可能参与其对 CI-AKI 的保护作用。一些观察性刊物认为他汀类药物有肾脏保护作用。但是唯一一项包括 304 例 eGFR 低于 60 mL/min 的随机对照试验，显示阿托伐他汀与安慰剂相比没有任何益处。已经接受他汀类药物或因其他适应证而使用的患者应维持他汀类用药，但是仅仅只为预防 CI-AKI 而开始使用他汀类药物治疗是没有根据的。

他汀类药物也可降低择期手术后 AKI 的风险。加拿大一项大型回顾性队列研究调查了 213 347 例接受手术的患者，其中 32% 术前使用了他汀类药物。在这些患者中 AKI 的发生率为 1.9%。在进行多变量校正后，他汀类药物的使用与 AKI 风险下降、对 RRT 的紧急需求减少和 30 天病死率大幅下降相关。术后 90 天及术后 120 天组间对透析的需求无差异。由于这是一项回顾性研究，可能有残余混杂因素无法被校正。在做出使用他汀类药物以预防围术期 AKI 的建议前，必须确认这些结果。

（5）钙通道阻滞剂(CCBS)：已被证实可以逆转由不同刺激源介导的入球小动脉收缩，且也有独立的利钠作用。这些药物在预防 AKI 方面已有了详尽的评估，尤其是在移植相关性肾病中。一些研究发现预防性使用钙离子拮抗剂可以预防迟发性移植后移植物衰竭。但是评估伊拉地平对肾功能、迟发性移植物功能衰竭的发病率和程度及肾移植术后急性排斥反应的影响的大规模多中心随机对照试验没有发现任何益处。一项评估围移植期使用 CCBs 的好处与危害的系统性回顾研究并没有发现移植后常规使用 CCBs 可以降低急性肾小管坏死(ATN)的发病率。有研究反映了长期预后有所改善而围术期功能并无明显改善。肾移植手术期间使用 CCB 可能有利于放宽移植供体的标准[如供体年龄>60 岁,捐献前血清肌酐水平>1.5 mg/dL(132 μmol/L),死因为脑血管疾病等]或有利于那些缺血时间较长的患者。

(6)腺苷受体拮抗剂:茶碱是一种非选择性腺苷受体拮抗剂,可以预防腺苷介导的入球小动脉收缩。远端肾小管管腔内氯化物浓度升高引起腺苷释放是管球反馈的一部分。评估茶碱对预防造影剂肾病作用的小型临床试验显示了不一致的结果。一项包括 7 个随机对照试验的 Meta 分析得出的结论是预防性使用茶碱或氨茶碱似乎可以预防 CI-AKI。然而,这一项 Meta 分析同时也收入了没有进行液体管理的研究。最近的一项在 NAC 中加入茶碱的随机对照试验显示 CI-AKI 的发病率降低。目前,尚不清楚单独使用茶碱是否能预防 CI-AKI,而 KDIGO AKI 指南也不建议使用茶碱来预防 CI-AKI。

选择性腺苷阻断剂,如 Rolofylline,已被用于预防和治疗心肾综合征的临床试验。在一项有 63 例接受呋塞米治疗后出现 GFR 下降的失代偿性心力衰竭患者的双盲安慰剂对照试验中,腺苷 A1 拮抗剂合用呋塞米增强了利尿作用并阻止了肾小球滤过率下降。

(7)新型药物:多能间充质干细胞(MSC)在大鼠中被证实可以预防缺血再灌注诱导的AKI。一项 I 期临床试验评估了对体外循环下进行心脏手术的患者由主动脉注入同种异体干细胞的可行性和安全性。输注 MSC 与不良事件不相关,且住院时间和再住院率相较于所匹配的历史对照病例分别下降了 40%。术后肾功能仍维持在基线水平,治疗组也没有患者需要进行血液透析(HD),而对照组 AKI 的发病率高达 20%。此外,治疗组中有基础 CKD 的患者其肾功能在长达 16 个月的时间内都很稳定,而相匹配的对照组患者则表现出了肾功能的恶化。这一治疗方法的长期安全性尚不明确。

从动物试验和初步的人类研究中发现,治疗性使用促红细胞生成素(EPO)似乎很有希望。EPO 可以通过抑制细胞凋亡,促进血管再生,抗感染及促进组织再生预防 AKI 并改善肾脏恢复。在小鼠中,于内毒素给药前 30 分钟注射 EPO 在损伤 16 小时后可以显著地改善肾功能损伤。EPO 在大鼠肾脏缺血再灌注损伤中似乎也有保护作用。一个术前给予择期冠状动脉搭桥手术患者 EPO 的临床试验显示 AKI 的发病率由 29%降至 8%($P=0.035$),且术后肾功能也得到了改善。在另一个试验中,在患者心脏手术后给予不同剂量的重组促红细胞生成素与安慰剂相比,在 48 小时内尿中 NGAL 并无明显差异,AKI 发病率也无明显差别。一项在重症监护下的最新研究也未发现 EPO 有治疗性肾脏保护效果。虽然这项研究的治疗时机也并不理想——生物标志物已检测出肾损伤 6 个多小时后,高剂量 EPO 并没有改变 AKI 患者的临床预后。

在一个 I 期临床试验中评估了小分子干扰 RNA 与安慰剂预防 AKI 的效果。在 AKI 动物模型中,相较于安慰剂治疗组,用针对 p53 的小分子干扰 RNA 处理过的动物在缺血性损伤 24 小时后血清尿素氮(BUN)和肌酐水平显著降低。由于 p53 还有抑癌作用,故使用 p53 抑制剂的主要缺点之一是其潜在的致癌作用,且这一研究已因难以招募受试者而停止。

四、急性肾损伤的治疗

一旦预防 AKI 的措施都未能成功,则关键问题是 AKI 是否仅需要非透析治疗,还是必须进行 RRT。

1.综合管理　恰当的治疗需要对临床情况进行及时的诊断。现已投入相当大的努力以寻求一种敏感性和特异性更高的生物标志物帮助诊断 AKI。由于血肌酐是肾损伤相对晚期的指标,许多 AKI 在血清肌酐水平无明显升高时已发生。减轻肾脏损伤及防治 AKI 相关并发症的治疗需要在血清肌酐有微小变化时就开始进行。AKI 的初始评估包括仔细评估肾功能不全的原因和患者的容量状态。主要目标是维持足够的血流动力学状态以保证肾脏灌注,避免进一步的肾损伤。任何有潜在肾毒性的药物均应避免,包括血管内造影剂,含钆造影剂因有导致肾源性系统纤维化(NSF)的风险而应避免使用。如果 AKI 患者需要使用含钆造影剂,则患者必须被告知有患 NSF 的风险,而大环类螯合物(即钆布醇、钆特醇或钆特酸葡胺)优于线性螯合物。同时应尽可能低剂量给药,且避免重复用药。应尽可能避免一些抗微生物制剂如氨基糖苷类、两性霉素、阿昔洛韦及喷他脒,或者调整剂量以防止进一步损伤。任何与 AKI 相关的其他药物(影响血流动力学的、肾毒性的和有免疫介导性的)也应尽量避免使用。

2.水电解质管理　尽管用晶体液进行早期有力的复苏及积极控制感染可减少 AKI 的发生率,液体复苏在 AKI 中的作用尚不明确。容量状态是最难评估的参数之一,而液体复苏应该针对一个预定的前负荷、搏出量或心排血量,而不是一组 MAP。然而,许多临床研究都强调右心房压力和肺动脉阻塞压在预测扩容有效性方面价值不高。其他提示前负荷的床旁指标,如右心室舒张末期容积(通过热稀释法评价)和左心室舒张末期面积(通过超声心动图评定),在区分对容量有反应和无反应的患者方面也是无效的。

对于接受机械通气的危重患者,左心室搏出量的呼吸性变化可以预测输液反应。在低血容量患者,正压通气可能诱发静脉回流减少,从而导致心排血量减少。基于心室舒张末期容积和每搏输出量之间的正相关关系,扩容的预期血流动力学反应是右心室舒张末期容积、左心室舒张末期容积、每搏输出量和心排血量的增加。因为心室收缩的减少使舒张末期容积和每搏输出量之间的关系的曲线斜率降低,因舒张末期容积增加而致的每搏输出量增加取决于心室功能情况。

危重患者进行扩容常可导致体重相对增加 10%~15% 或更高,有时短期内体内总液体量甚至可以翻倍。有研究表明,液体潴留与儿童和成人 AKI 病死率之间有相关性。一项前瞻性多中心观察性研究(改善急性肾脏疾病护理工程)发现诊断 AKI 时有体液超负荷的患者——定义为体重相较于基线值升高 10% 以上——经过多变量调整后其病死率升高 3 倍。死亡风险与液体潴留的幅度和持续时间成正比。液体超负荷对肾复苏的影响是不一致的。FACTT 试验中 AKI 患者的二次分析也证实,在早期 AKI 患者中 AKI 确诊后的正液体平衡与病死率强烈相关。研究显示,呋塞米有保护作用,这一保护作用在液体平衡被控制后消失。其他研究也显示,液体超负荷对肾功能有有害影响。

综上所述,观察性研究结果表明,保守的液体疗法对于严重 AKI 患者的病死率和肾脏恢复可能有益;然而,在给出任何明确的建议之前必须进行随机对照试验以证实这些发现。

此外,体内总液体量的增加将改变肌酐分布容积,导致低估血清肌酐值。由此造成的对肾功能不全严重程度的低估可能会延迟 AKI 的识别和治疗。在有液体超负荷的 AKI 患者中,肾功能的评价应考虑到体液平衡的作用以防止对 AKI 严重程度估计不足并正确地调整药物剂量,避免使用肾毒性药物。

3.促进急性肾损伤恢复的药物

（1）袢利尿剂：虽然袢利尿剂常用于已患 AKI 的患者，一项 Meta 分析显示其使用与病死率降低或更好的肾脏恢复并无相关性。另外两个 Meta 分析表明，袢利尿剂并不影响病死率、透析需求或所需透析次数。袢利尿剂与耳毒性风险增加相关，因此，应避免联合使用利尿剂与氨基糖苷类药物。评估利尿剂在 AKI 中的作用需要精心设计试验，目前在该领域已有 RCTs 正在进行中。在此期间，建议避免使用利尿剂治疗 AKI，除非是用于管理液体超负荷。

（2）促尿钠排泄剂：心房利钠肽（atrial natriuretic peptide，ANP）已在四个随机对照试验中作为 AKI 的治疗药物研究，结果显示 ANP 可以降低对透析的需求但对病死率无影响。在迄今已发表的最大规模的研究中，ANP 仅在少尿型患者这一亚组改善了整体透析生存率。不幸的是，在随后进行的包括 222 例少尿型患者的试验中并未显示 ANP 可以降低病死率或非透析生存率。这两项试验都给予高剂量的 ANP 达 24 小时，这可能影响了试验结果。最近的研究纳入了 61 例接受心脏手术并接受 ANP 治疗平均达（5.3±0.8）天的患者。在这一小型研究中 ANP 的使用减少了透析率并改善了非透析生存率。目前 KDIGO AKI 指南不建议使用 ANP 治疗 AKI。需要更大型的研究来证实 ANP 的作用。奈西立肽是一种可用于心力衰竭治疗的 B 型钠尿肽。奈西立肽引起血管扩张和心排血量的间接增加但无正性肌力作用及对心率的中性影响。另外，它抑制有害的神经激素活化，并在一些个体中可能导致排钠利尿。然而，在最近的一次关于急性心力衰竭患者的大型 RCT 中，此药并没有降低病死率和再住院率，且对呼吸困难效果也不显著。奈西立肽对肾功能并无不利影响，但增加了低血压的发生率。奈西立肽在高危的心血管手术术后早期降低了 AKI 发病率，但并不能改善长期生存率。KDIGO AKI 指南并不支持使用奈西立肽治疗 AKI。

（3）血管活性药物：现已不再推荐多巴胺用于治疗已经存在的 AKI。升压药往往被认为不利于器官灌注。在感染性休克中，一个包含 14 例患者的小型前瞻性研究发现，当 MAP 高于 70 mmHg 时去甲肾上腺素改善了血清肌酐值和肌酐清除率。然而，在一个包括 28 例患者的小型 RCT 中，使用去甲肾上腺素将 MAP 从 65 mmHg 增加至 85 mmHg 并没有改善肾功能。

在一项 Meta 分析中，非诺多泮减少了术后或危重患者的透析需求（7% vs. 10%）和院内病死率（15% vs. 19%）。但这一 Meta 分析存在一些局限性，如没有开始透析的标准条件、人种、AKI 定义及剂量和治疗持续时间的异质性，以及并没有独立测量 eGFR。此外，非诺多泮具有降压特性，可能会在 RCTs 之外的临床环境中更具危险性。没有单一的前瞻性研究表明，非诺多泮可以减少透析需求。这些结果需要有足够充分的试验来进一步证实，与 KDIGO AKI 指南一样，不建议使用非诺多泮治疗 AKI。

肝肾综合征患者的特异性治疗包括奥曲肽与特利加压素的联合使用。在美国没有特利加压素，大多数中心使用米多君、奥曲肽和白蛋白的联合注射。在这种情况下去甲肾上腺素也具有良好效果，与特利加压素相当。

（4）其他药物：其他正在研究的治疗 AKI 的药物，一个有希望的疗法是 MSCs。MSC 是具有抗感染和免疫调节功能的多能细胞，在心肌缺血、败血症和 AKI 的动物模型中被证明有益。在 AKI 模型中，输注 MSC 改善了顺铂诱导的 AKI、缺血再灌注损伤 AKI 及甘油诱导的 AKI 的肾功能恢复。在 AKI 高危人群，MSCs 被逐步增加剂量进行 I 期临床试验检验其安全性、可行性及初步疗效。一个实验在系膜增生性肾炎模型中评估了肾内 MSCs 移植的长期影响。虽然 MSC 治疗组患者有较低的蛋白尿且在第 60 天有更好的肾功能,但是治疗组大鼠有 20% 的肾小球含有单个或集群的大脂肪细胞及明显的球周纤维化。因此,应权衡 MSC 在短期内维持肾功能的益处及其可能的球内 MSC 部分不良分化为脂肪细胞及随后的肾小球硬化的长期效应。

2 个动物模型显示,促红细胞生成素可能也有利于 AKI 的治疗。在一项包括 71 例行择期 CABG 手术患者的随机试验中,EPO 显示其有利于 AKI 后的恢复。但是在一项包括 187 例 AKI 患者的回顾性研究中,EPO 的使用与肾脏恢复并无关联。

在严重败血症和感染性休克中,一项包括 36 名患者的研究已经表明,输注碱性磷酸酶可能通过减少 NO 代谢物的产生和减轻肾小管酶尿以改善肾功能。

另一个可能的药物是一种压力诱导型酶-内源抗氧化酶血红素加氧酶-1(HO-1)。HO-1 具有重要的抗凋亡和消炎功能,且在包括 AKI 在内的几种损伤形式中 HO-1 诱导已被证明是具有保护性的。

4.急性肾损伤的并发症治疗

(1)体液过多:当 AKI 患者体液过多时,应尽量减少液体摄入量并在透析开始前尝试使用药物治疗。在有大量液体摄入但尿量不足的正体液平衡及有症状的容量超负荷的患者中,可使用袢利尿剂和其他可以优化整体及肾灌注的措施。静脉推注利尿剂可能疗效更强,尤其是在 CHF 和肾病综合征患者中。如果患者对静脉推注利尿剂有反应,则可尝试耳毒性更小的连续静脉内滴注。

除了利尿剂,选择性影响水钠排泄的新药物也已被开发,且可用于特定的临床条件。利水剂作用于肾集合管的抗利尿激素-2 受体,促进水的排泄。抗利尿激素受体拮抗剂仍需进一步研究,以确定其在有容量超负荷和低钠血症的 AKI 的治疗中的作用。利钠肽抑制肾单位中钠的重吸收,导致钠排泄。目前没有证据支持利钠肽可以用作 AKI 的辅助治疗。

吗啡和硝酸盐类可用于减轻紧急情况下的呼吸道症状。吗啡减轻了患者的焦虑并减少呼吸做功;它以 3 分钟内静脉输入 2~4 mg 为起始剂量,必要时可间隔 5~15 分钟重复使用。硝酸盐类是肺水肿最常用的血管扩张剂。硝酸甘油通过扩张外周静脉减少左心室充盈;其初始剂量为 5 µg/min 静脉滴注,通常与利尿治疗联合使用。当药物治疗不能快速解除液体超负荷状态时,根据临床情况可能需要酌情进行正压通气、气管内插管和透析。

(2)钾代谢紊乱:高钾血症是 AKI 的常见并发症。其主要风险是影响心脏传导,并可能导致心动过缓或心脏停搏。如果存在心电图改变,则需立即静脉注射钙剂。与此同时,应识别并停止使用口服或静脉补钾制剂,包括影响钾代谢的药物,如 β 肾上腺素拮抗剂、保钾利尿剂、ACE 抑制剂、ARB 类及其他抑制肾钾排泄的药物。

接下来则是通过胃肠外葡萄糖补充和胰岛素输注促进钾移入细胞内。这一处理在 20~30 分钟起效,疗效维持 2~6 小时。持续输注胰岛素和含葡萄糖的液体可延长其疗效。碳酸氢钠也可促进钾离子移入细胞内,15 分钟内起效,疗效持续 1~2 小时。碳酸氢钠的降钾作用在代谢性酸中毒患者中最为突出,如无须考虑液体超负荷风险可进行这一治疗(5 分钟内静脉输注 50 mmol)。β 肾上腺素气雾剂也可降钾但伴随较大的不良反应,因此不常用于高钾血症。

盐水、袢利尿剂、阳离子交换树脂如聚磺苯乙烯或钙树脂也可排钾。树脂可以口服或经直肠给药保留灌肠。在高钾危象的患者,首选直肠给药,因为结肠是该药物的主要作用部位。当聚磺苯乙烯与山梨糖醇同时使用时,肠坏死风险可能会增加。故术后或粪便嵌塞的患者应避免使用聚磺苯乙烯,直到肠道功能恢复正常。如果高钾血症对于保守治疗反应欠佳,可行急诊 HD。若不能进行间歇性 HD,大量低钾或无钾的置换液或透析液的连续性肾脏替代疗法(CRRT)也可用于高钾血症治疗。由于启动 RRT 可能需要一些时间,透析未开始时仍应进行药物治疗。不论保守还是透析治疗,均应密切监测血钾水平以防高钾血症反弹。

(3)钠代谢紊乱:低钠血症在与心力衰竭、肝衰竭或利尿剂相关的 AKI 中较为多见。在这些情况下,必须限制水的入量低于出量。体液过多和水肿需要限制钠摄入。在真性容量消耗的肾前性 AKI 患者中,则需予等渗盐水校正这两种紊乱。

重症监护的高钠血症患者较易发生 AKI。在大多数患者中,病因治疗非常重要且需估计水的消耗量。应口服补水或静脉内予葡萄糖溶液,最大速率每天可达 8~10 mmol/L 尽快纠正血钠浓度。可能还需要进行透析或 CRRT 来纠正 AKI 的钠代谢紊乱。

(4)钙、磷及镁代谢异常:高磷血症及低钙血症在 AKI 中常见。高磷血症通常由肾脏排磷减少引起,横纹肌溶解或 TLS 连续释放也是常见原因。血磷升高,血钙降低,导致低钙血症。血钙常轻度至中度减低,降至 7~8 mg/dL(1.75~2.0 mmol/L)。低钙血症其他病因有骨骼对甲状旁腺激素(PTH)抵抗作用、肾功能失调导致的骨化三醇产生减少。低钙血症也常发生于横纹肌溶解症或胰腺炎所致的 AKI 中。用碳酸氢盐纠正酸中毒会加剧低钙血症。高钙×高磷在理论上可以引发组织内钙沉积,后者可能会导致心律失常。没有随机研究评估治疗这些紊乱获得的益处。由于口服含磷药物和 TLS 引起的高磷血症会引起 AKI,因此,应避免严重高磷血症以防止进一步的损害。这种情况下可以使用含钙磷结合剂和其他磷结合剂。如果有低钙血症或血流动力学不稳定的症状出现,应输注葡萄糖酸钙。

AKI 时罕见高钙血症,后者通常出现在横纹肌溶解症的恢复阶段——当钙从肌肉中的含钙复合物中释放出来时。此外,当肾功能恢复重新分泌骨化三醇时,PTH 的反应性将增强。在这种情况下高钙血症很少发生或可简单地通过药物控制。轻度高镁血症在 AKI 中很常见,通常对临床没有特殊影响。

(5)酸碱平衡紊乱:在 AKI 中,代谢性酸中毒是最常见的酸碱平衡异常,它是由碳酸氢盐产生减少及氨离子排泄减少导致的。蓄积的磷酸盐和未排泄的不可测的阴离子,如硫酸盐、尿酸、马尿酸盐、乳酸乙酯、呋喃丙酸酯及草酸等也会导致代谢性酸中毒。这一酸化过程可因低蛋白血症减弱,也可因乳酸酸中毒而加剧。尽管存在未测定阴离子的蓄积,50%的患者阴离子间隙仍保持在正常范围内。除代谢性酸中毒,也可合并三重酸碱平衡紊乱。纠正酸碱平衡紊乱的措施要根据病因进行调整。

关于急性代谢性酸中毒的最佳治疗方法仍存在争议。当代谢性酸中毒仅仅是 AKI 的并发症时,血清碳酸氢盐浓度低于 15~18 mmol/L 时可予碳酸氢钠治疗,但其给药后可能出现容量超负荷。由潜在的休克所造成的乳酸酸中毒因使用碳酸氢盐可能出现二氧化碳生成增加,细胞内酸中毒恶化及容量超负荷,其使用仍存在争议。代谢状态的迅速改善也会加重低钙血症,后者可能会降低心排血量。因此,在乳酸酸中毒的患者中,对于严重的代谢性酸中毒(动脉血 pH 低于 7.10~7.15),大多数医师会限制性使用碳酸氢钠,以维持 pH 高于 7.15~7.20 直到整个疾病过程被纠正。AKI 患者碱治疗的替代方案还没有被广泛研究。三(羟甲基)氨基甲烷(THAM)被排泄在尿中,与碳酸氢钠相比,其临床疗效还不明确。不建议将其用于 AKI 患者,尤其是伴高钾血症的患者,因为相比于碳酸氢盐,THAM 不仅不会降低血钾,甚至可以导致高钾血症。限制蛋白摄入也可控制酸中毒,因为蛋白质分解与酸中毒恶化相关。但是目前不建议对 AKI 患者限制蛋白质摄入。

(6)营养:AKI 患者由于较差的营养摄入和蛋白质的高分解代谢使其发生营养不良的风险增加。应确保充足的营养支持,以防止蛋白质能量浪费,促进伤口愈合和组织修复,维持免疫系统功能,降低病死率。

在有高代谢需求的 AKI 患者中进行营养评估非常困难。主观整体评估评价营养状况,不需要额外的实验室检查,对预后有高度预测性。

KDIGO AKI 指南建议 AKI 患者若没有分解代谢疾病应接受蛋白质 $0.8 \sim 1.0$ g/(kg·d) 及 $22 \sim 30$ kcal/(kg·d)的总能量摄入。此外,RRT 患者应给予 $1.0 \sim 1.5$ g/(kg·d)的蛋白质,CRRT 和高代谢状态的患者蛋白质补充可多达 1.7 g/(kg·d)。蛋白质分解代谢可由尿素氮来确定。

12 小时或 24 小时内测量蛋白质摄入及尿中尿素氮排泄来监测氮平衡可用于评估营养补充治疗的疗效。正氮或负氮平衡可用于确定患者的蛋白质摄入是否足够。其计算方法如下。

氮平衡 = (蛋白质摄入量/6.25) - (UUN + 4)

蛋白质摄入量和尿尿素氮(UUN)都用克表示。若胃肠道功能尚可则应首选肠内营养;胃肠道功能失常或肠内途径不足以满足营养摄入目标时应考虑肠外营养。危重患者常出现 AKI 及其他影响因素如药物、高血糖及电解质紊乱等而使胃肠道蠕动减弱。

第六节　急性肾损伤的透析治疗和重症监护

重症肾脏病学是管理重症监护(ICU)患者体液异常、电解质紊乱、pH 稳态,以及预防和治疗肾功能损害并对患者进行器官支持治疗的一门新兴学科。本章对目前有关急性肾脏替代治疗(acute renal replacement therapy,ARRT)的最佳实践指南及常见相关并发症的预防措施进行了阐述。

根据急性肾损伤网络(AKIN)诊断标准,约 40% ICU 患者会发生急性肾损伤(AKI),而 AKI 为患者死亡的独立危险因素。大约 5% 的 ICU 患者需进行 ARRT,尽管此部分患者疾病严重,病死率得到一定程度改善。即使采用最佳治疗护理措施,重症 AKI 患者病死率仍然较高,其主要死因为感染、出血或休克不能得到有效控制。ICU 患者并发 AKI 这种情况临床上可考虑为系统性"急性尿毒症综合征",与传统意义的尿毒症综合征的维持性透析治疗相似,需进行 ARRT。

一、急性肾脏替代治疗方案的组织因素

重症监护室(ICU)可分为开放式(有资质主治医师进行患者管理)、封闭式(患者转诊至重症监护进行管理)或共同管理(正如前面定义为开放性 ICU,患者接受 ICU 医生强制性管理)。美国的大部分 ICU 中心采取开放式管理,而澳大利亚和新西兰、欧洲大部分 ICU 进行封闭式管理。确诊 AKI 且考虑 ARRT 时,ICU 的优势是可及时和集中进行管理。研究证实封闭式 ICU 管理能改善所有患者预后。此外,肾脏专科管理的优势是较好的进行 ARRT 和

早期诊断 AKI。研究显示,ICU 患者并发 AKI 后早期转诊肾科管理可改善患者预后。由于相关研究的定义和分析方法存在差异,因而结论也不完全相同。虽然肾病专业人员和 ICU 专业人员管理对此类患者预后影响存在差异,有关 ARRT 临床使用仍然存在争议。在许多重症监护中有关肾病相关知识培训和 ARRT 使用均不足,应将此两方面内容进行核心培训。

全球范围内部分地区由 ICU 护理人员给患者施行各种模式 ARRT,也有部分由肾病专科人员给患者施行治疗。由于用于连续性肾脏替代治疗(CRRT)和间歇性血液透析(IHD)的机器越来越普及,ICU 中有关上述治疗模式的相关专业知识快速增长,对 ICU 医护人员提供在职教育和支持有助于 ARRT 广泛开展。

二、急性肾脏替代疗法概述

ARRT 主要治疗模式包括急性间歇性 HD、CRRT 和急性腹膜透析(PD)。由于不同治疗模式的费用、技术和医疗保险补偿政策不同,各种治疗模式应用存在地区性差异,但急性间歇性 PD 和 CRRT 在临床上最为常用。最近,延长透析时间及缓慢清除液体这种改良的间歇性 HD 又开始应用于临床,此种治疗模式有助于改善患者血流动力学并增加溶质清除,这些治疗模式通称持续低效透析(SLED)。根据急性透析质量倡议(ADQI)工作组建议,这些改良间歇性 HD 模式最好称为延长式间歇性肾脏替代治疗(PIRRT)。在发达国家,急性 PD 主要用于儿科患者。

目前有关 ARRT 治疗目标尚无明确定义。一般最低目标是酸中毒或高钾血症、难治性高循环容量和尿毒症心包炎或昏迷得到纠正,血清电解质和碳酸氢盐浓度维持在正常范围内。尽管开始和终止 ARRT 治疗的具体实验室指标尚不明确,但应对透析剂量进行监测并进行调整以达到最低目标剂量。值得注意的是,ARRT 治疗过程本身不应加剧血流动力学不稳定、增加终末器官损伤或延迟肾功能恢复。

准确评估患者细胞外容量状态并非易事。对细胞外容量状态评估本身就存在一定难度,一些体征,如颈静脉怒张并不能完全确定患者细胞外容量状态,机械通气时更是如此。中心静脉压、肺毛细血管楔压、超声心电图测定的左心室舒张容积基线值可能不能准确反映循环容量状态,脓毒血症患者尤其如此。此外,观察快速补液对血压、每搏心排血量、大静脉塌陷程度的影响也可判断患者细胞外容量状态。即使对患者液体状态进行了充分评估,也难以确定治疗目标。腹腔间隔室综合征、肺顺应性和氧化受损及伤口愈合不良患者存在细胞外液容量过多但血管内容量不足,采用 ARRT 治疗也可获益。特别是急性肺损伤患者短期机械通气时需要较低容量负荷(根据中心静脉压调整),采用 ARRT 也可获益。

不同模式 ARRT 可增加细胞因子清除。中分子(300~12 000 D)和大分子(>12 000 D)细胞因子是免疫应答调节的重要组分,但在急性疾病并 AKI 时细胞因子产生增多,清除减少,体内细胞因子水平升高,从而导致心脏抑制、血管舒张和免疫抑制,因而清除这些细胞因子有助于病情控制。使用高通量和超高通量透析器(膜截留分子量 60~150 kD)、生物吸附、配对血浆滤过-吸附滤器和大量对流溶质清除均可以不同程度地清除细胞因子。值得注意的是,ARRT 清除炎症因子同时也清除了抗炎因子,有可能加剧体内炎症。尽管如此,研究表明高容量血液滤过(≥45 mL/kg)可改善 ICU 脓毒血症患者预后,采用"脉冲"式或连续性方式更高剂量[60~100 mL/(kg·h)]血液滤过可有效改善患者血流动力学稳定性,提示高容量血液滤过是一种非常有前途的技术。

ARRT 开始时机目前尚存在争议。有主张早期开始 AR-RT,此时主要目的是预防而非治疗急性尿毒症,患者可能因此获益,因而推荐一旦患者出现肾脏损伤或肾衰竭即应开始进行 ARRT 治疗。事实上,这一观点得到一些观察性研究支持:早期开始 ARRT 治疗预后更佳,但目前尚无高质量循证医学证据支持上述结论,一些单中心临床试验结果尚不足以得出上述结论。一项多国参与的大型队列研究显示血肌酐中位数(四分间距)为 309 $\mu mol/L$(202~442 $\mu mol/L$)和尿量中位数(四分间距)为 576 mL/d(192~1272 mL/d)时可开始 AR-RT 治疗。

三、间歇性急性肾脏替代治疗

急性间歇性 HD 一般根据透析膜和溶质清除机制进行分类。高通量透析器增加中分子和大分子溶质对流清除,但有限临床数据显示 ICU 患者使用高通量透析器并没有表现出明显优势。透析膜的膜特性是生物相容性,低补体激活和低白细胞活化提示其生物相容性好。补体活化后,肺、肾脏实质及其他器官内白细胞淤积,释放白细胞活化产物,导致组织损伤。尽管有关研究结论不一致,但生物相容性与 ICU 中 AKI 患者病死率和肾功能恢复密切相关,推荐尽可能使用生物相容性较好的透析器。

在 ICU 常使用连续性血液透析滤过(HDF)。使用在线超纯无菌置换液的急性间歇性 HDF 也是常用的一种 ARRT 治疗模式。至于高通量透析,有限的临床数据显示并无明显优势。

间歇性 ARRT 既可使用批量生产的商品化或医院内部自行配制的透析液,透析液也可使用透析机在线配制。后者是使用浓缩透析液与中心水处理或便携式水处理装置产生的纯化反渗水配制而成。尽管在线 HDF 使用越来越普遍,但大部分 ICU 无中心水处理装置,因而有细菌污染物,特别是内毒素反超风险,可能加剧细胞因子介导性损伤。在 ICU 中 ARRT 水质要求与 ESRD 透析时水质要求相同。HDF 在线配制置换液在透析液通路中的滤器内消毒灭菌,在微生物数、内毒素浓度、诱导细胞因子活性方面与商用置换液无异。有推荐急性间歇性 HD 时应使用无菌透析液,尽管目前尚无充分的证据支持此观点。

四、间歇性血透时预防血流动力学不稳定的对策

透析中低血压(IDH)加重终末器官功能损伤,不利于其功能恢复。ARRT 治疗时间超过 3 周者肾活检可发现新出现的缺血性病灶。急性间歇性 HD 超滤率(UFR)相对较高,常导致透析低血压,而 IDH 可加重肾脏损伤,导致残肾功能受损。增加间歇性 HD 频率及延长治疗时间可最大限度减少超滤,可最大限度降低透析低血压风险。一些具有特定技术的透析机有助于减少透析低血压发生。精确且可预测的液体清除有助于维持 ICU 重症患者血流动力学稳定,对于液体清除量超过容量复苏所需液体量者,采用上述措施更有利于预防透析低血压发生。因此,ICU 患者进行 ARRT 时可优先选择具有流量或超滤电脑控制的透析机。

AKI 危重患者 ARRT 时多使用碳酸氢钠缓冲透析液。由于醋酸盐对心肌具有抑制作用,还可导致外周血管舒张,与醋酸盐缓冲透析液相比,使用碳酸氢钠缓冲透析液较少发生透析低血压。

间歇性 HD 时钠曲线超滤有助于维持患者血流动力学稳定。间歇性 HD 中有效血浆渗透压快速下降促进水向细胞内转移,导致有效循环容量降低。一般透析液钠浓度在 130~150 $mmol/L$,间歇性 HD 及 PIRRT 默认钠浓度为 145 $mmol/L$,这可避免因钠失衡导致液体转

移所引起的透析低血压。尽管高钠透析液(145~150 mmol/L)作为一种可选择的简单方法可预防透析低血压,但需对血钠浓度进行监测,而采用钠曲线超滤时水转运到血管腔,有助于预防透析低血压。一项随机研究表明钠曲线(开始钠浓度为 160 mmol/L,然后减少到 140 mmol/L)联合超滤曲线(在治疗的前三分之一超滤量占总超滤量的 50%)可改善患者血流动力学。虽然血钠异常患者应慎重采用此透析模式,应缓慢纠正血钠异常以避免发生神经系统并发症,但此类患者采用上述治疗模式仍然可降低透析低血压发生率。

在线血液温度及循环容量监测涉及生物反馈系统,即该系统可自动调节间歇性 HD 的操作参数。循环容量监测系统在循环容量下降时通过血容量监测可自动调节超滤率及透析液钠浓度。血液温度监测系统通过控制往返透析液热传递来保持血液温度在目标范围内,避免出现血管扩张和血管阻力降低。虽然 ESRD 患者使用此技术有效,但并不能预防 ICU 患者透析低血压发生,可能与此类患者低血压原因和代偿机制不同有关。

并发心肌病变的 ESRD 在进行间歇性 HD 常使用高钙透析液(1.75 mmol/L)以改善血流动力学,但因高钙血症风险使用受限,因此未在 ICU 患者中进行研究。许多早期观察性研究显示 ESRD 患者间歇性 HDF 时较少发生 IDH,但一些前瞻性对照研究,如对流转运研究(CONTRAST)并不能得出此结论。

低效模式 ARRT 因缓慢体液及溶质清除有利于血流动力学稳定。荟萃研究表明,与间歇性 HD 比较,CRRT 治疗时血压稳定,升压药用量减少。一些前瞻性临床研究和许多观察性研究表明,CRRT 和 PIRRT 对患者血流动力学的影响相似。因此,PIRRT 和 CRRT 低效模式可预防透析低血压发生,血流动力学不稳定者首选上述透析模式。

PIRRT 所需设备和耗材与标准间歇性 HD 相同,只是延长透析时间以确保较低溶质清除率和超滤率。PIRRT 治疗时间一般为 6~18 小时,透析液流量(Qd)通常在 200~300 mL/min,PIRRT 的尿素清除率低于间歇性 HD 但高于 CRRT,因而间歇停止透析不会导致透析剂量不足。由于治疗时间较长,需补充磷酸盐 0.1~0.2 mmol/kg 或在透析液中加入 30~45 mL 含磷酸二氢钠和磷酸二钠肠道制剂(如磷酸钠盐口服溶液)。此外,在 PIRRT 期间应补充膳食蛋白质 0.2 g/(kg·d)。PIRRT 提供较高透析剂量同时避免尿素失衡,能有效纠正电解质紊乱,且患者超滤耐受性好。虽然 PIRRT 溶质清除时既有弥散又有对流,但主要还是以弥散清除为主。

五、急性间歇性肾脏替代治疗剂量

小分子溶质清除与危重 AKI 患者预后的关系已经明确,一项关键性研究尽管未对治疗频率与预后之间的关系进行观察,但发现每次间歇性 HD 时单室尿素清除指数 Kt/V(spKt/V)>1 可改善中度病情者生存率,但治疗频率对此无影响。最近,一项已经完成的设计严谨的前瞻性随机对照研究显示,间歇性 HD 或 PIRRT 治疗时,每次 spKt/V 达 1.2~1.4,每周 5~6 次与每周三次相比并无生存率优势。另一项已经结束的小型随机临床研究(汉诺威透析预后研究)也证实上述结论。

推荐 ICU 中 AKI 患者间歇性 HD 及 PIRRT 剂量最少为每周 3 次,每次治疗 spKt/V 至少达 1.3。据报道在美国常规的透析治疗每次 spKt/V 少于 1,因此应常规测量剂量,因而应采用适当措施以达到目标剂量(表 10-5)。即使不能达到目标剂量,也应尽可能维持较高透析剂量并增加治疗次数。汉诺威透析预后提示显示患者每天 PIRRT 治疗保持血浆尿素在

（11.3±4）mmol/L（EKRc=20 mL/min，假设产生尿素 20 mg/min）的预后与血浆尿素保持在（19±6）mmol/L（EKRc=13 mL/min）无区别。间歇性 HD 的目标剂量为每周至少 3 次，每次 spKt/V 达 1.3 或更高（EKRc≥13 mL/min）。

表 10-5　增加间歇性 HD 剂量的对策

增加透析器面积（达 2~2.2 m²）

使用高通量透析器

增加血流量：选用管腔直径较大的导管（2.0~2.2 mm），提高动脉压和静脉压（分别为 300 mmHg 及 300~350 mmHg），调整导管尖端在 SVC（上腔静脉）及 IVC（下腔静脉）的位置，优先使用右侧 IJ（颈内静脉）及 SC（锁骨下静脉）

减少通路血液再循环：调整上腔静脉和下腔静脉内导管尖端使之处于合适位置，酌情使用颈内和锁骨下静脉，少用股静脉导管

增加透析液流量（达到 800~1000 mL/min）

增加后稀释法 HDF

理想的抗凝效果：预防透析器内凝血

管道内血液再循环最低

增加治疗频率（达到每天 1 次）

增加治疗时间[达到 6~8 小时，可考虑 PIRRT（SLED）或 CRRT]

六、连续肾脏替代治疗

连续性肾脏替代治疗（CRRT）指每天连续 24 小时进行低超滤（UFR）和低溶质清除的各种透析方式，能长期取代受损的肾脏功能，也称缓慢持续性肾脏替代治疗。CRRT 每天 24 小时治疗过程中，缓慢清除过量液体、尿毒症毒素及电解质。与间歇性 HD 比较，CRRT 时 UFR 较低，有利于维持 ICU 重症 AKI 患者血流动力学稳定，特别是对于液体潴留明显需要大量超滤患者，采用 CRRT 更具优势。严重高分解代谢患者采用 CRRT 可更好地持续性清除溶质。由于管路凝血、其他操作或因为循环通路费用昂贵未及时更换管路，有效治疗时间缩短，均可导致治疗剂量减少，意味着 CRRT 每天治疗时间仅 17~22 小时。因此，严格按照操作流程进行操作至关重要，包括导管尖端位置适当和有效抗凝，以确保 CRRT 治疗剂量达标。

1.连续肾脏替代治疗技术　基于血管通路类型和溶质清除方法，急性透析质量倡议（ADQI）工作组提出 CRRT 分类标准并统一命名。CRRT 模式包括连续性静脉-静脉血液滤过（CVVH）、缓慢持续超滤（SCUF）、连续性静脉-静脉血液透析（CVVHD）、连续性静脉-静脉血液透析滤过（CVVHDF）等。

静脉-静脉（VV）指通过中心静脉导管所建立的循环通路，通过机械泵引流血液，血流量（Qb）稳定可靠，在 250 mL/min 左右。血泵辅助的 VV 循环通路更加复杂，费用昂贵，且存在管路意外脱落风险，此时如果血泵继续运转可致出血或空气栓塞，透析机监视和警报装置可将风险降至最低。动脉-静脉（AV）指体外循环通路的一端与动脉相连，血液在动脉压作用下通过动脉导管进入体外循环，然后通过静脉导管返回体内。虽然 AV 通路简单，但需要穿刺动脉，此可能导致动脉远心端栓塞、出血和血管损伤。平均动脉压在 80 mmHg 以上患者 AV 通路的血流量可达 90~150 mL/min，但是血流不稳定，易诱发凝血。

2.溶质清除机制

(1)血液透析:连续 HD 溶质清除机制主要为小分子溶质弥散转运。CRRT 时血流量和透析液流量相对较低(分别约为 150 mL/min 和 2L/min),此时透出液尿素氮与血尿素氮之比为 1.0(DUN/BUN),表示完全饱和,因而尿素清除率等于透析液流量,除非血流量低于 50 mL/min,否则血流量不会对尿素清除率产生影响。

(2)血液滤过(HF):小分子及中分子溶质对流转运是连续性 HF 溶质清除的主要机制。溶质清除率受置换液补充位置影响,置换液可从滤器前动脉端补充(前稀释法)或从滤器后补充(后稀释法)。临床上置换液补充的标准方法是后稀释法,由于 UFR 较高,可导致滤器内血液浓缩,循环通路内血流阻力增加,血流量降低,最终滤器内凝血风险增加。提高血流量至 200~250 mL/min,采用前稀释法补充置换液可稀释血液和凝血因子,可以提高滤器通畅率及减少抗凝剂用量。

前稀释法优点是血液在滤器前被稀释,故血流阻力小,不易凝血,不易在滤过膜表面形成蛋白质覆盖层,可减少抗凝剂用量,但溶质清除率低于后稀释法,要达到与后稀释法相同的溶质清除率需增加置换液量,因而费用较高。

前稀释时较低 UFR 时小分子溶质清除率降低 15%,较高 UFR 时小分子清除率可增加到40%。连续 HF 时任何给定溶质清除率可采用以下公式计算。

$$K(后稀释) = UFR \times S$$
$$K(前稀释) = UFR \times S \times [Qbw/(Qbw+Qr)]$$

式中,K 为清除率(mL/min),S 为溶质筛系数,Qbw 为血流速度,等于 Qb+(1-血细胞比容),Qr 为置换率。

(3)血液透析滤过(HDF):连续 HDF 综合上述两种治疗模式。因为使用大面积高通量滤器,小分子溶质清除率为每种透析模式的总和。

3.特殊透析模式 透析方式选择取决于设备可用性、临床医师专业知识、血管通路及是以体液清除为主还是溶质清除为主。由于每种透析模式的溶质清除率和超滤率均不完全相同,因而确定患者透析模式时此为临床医生首先考虑的重要因素。由于血管并发症发生率较高,大多数临床医师会避免使用 AV 循环通路。

如治疗目标仅为单纯液体清除,可考虑缓慢连续超滤(SCUF)。鉴于其溶质清除率最小(相当于 UFR 在 4~5 mL/min),因而主要用于治疗心肾综合征。

大部分 ICU 患者在清除液体同时还需清除溶质,由于 VV 循环通路血流量较高且稳定可靠,因而溶质清除率较高,故大多数临床医师优先选择血泵辅助的 VV 循环通路而非 AV通路。尽管增加小分子溶质清除的好处显而易见,但增加较大分子溶质清除是否同样有益尚不清楚。CRRT 治疗乳酸酸中毒并不可取。乳酸酸中毒唯一有效的治疗方法是去除乳酸形成的病因(改善组织氧合、清除坏死的肠道组织等),体外血液净化乳酸清除效率比肝脏代谢清除效率低 10~100 倍。

4.连续肾脏替代治疗剂量 CRRT 治疗剂量可用发病前或进入 ICU 前体重确定的超滤率[mL/(kg·h)]来表达,目前脓毒血症时 CRRT 治疗剂量尚无共识。2012 年国际严重脓毒症与感染性休克治疗指南推荐 CRRT 使用标准剂量血液滤过(SVHF),即废液率为 20~25 mL/(kg·h)。在临床实践中,CRRT 中断将会减少剂量,在最小停机时间内一般剂量应在 25~30 mL/(kg·h)。高容量血液滤过(HVHF)是在 SVHF 基础上发展起来的一项血液净化技术,其主要设想是通过增加置换液量进一步提高中大分子溶质清除。HVHF 被定义为每天 24 小时以 50~70 mL/(kg·h)废液率进行持续 HF,或间断 4~8 小时以 100~120 mL/(kg·h)废液率进行超高剂量 HF,并继之以传统 CRRT 剂量 25~30 mL/(kg·h)的 HF。高质量研究显示 HVHF 在脓毒血症和感染性休克患者治疗中有效性证据不足及有潜在不良反应,HVHF 临床应用应该慎重。

5.连续肾脏替代治疗技术方面

(1)设备:市场上有专用静脉-静脉 CRRT 机,该机器有血泵、动脉压和静脉压监测、空气监测系统、除泡系统,有电脑控制的计算体积或重力系统,可使流入滤器透析液及置换液与流出滤器透析液和滤液保持平衡。

(2)滤器:CRRT 特定设备一般指滤器。然而,传统上的一些比较便宜的血液透析器也可作为滤器使用。为了达到足够超滤率,可使用较大面积(大约为 2 m²)低通量透析器或中等大小面积(大约为 0.5 m²)高通量透析器。由于 CRRT 具有一些独特的模块系统,部分 CRRT 机只能使用专用滤器。由于 CRRT 治疗过程中滤器内纤维束凝血块形成,小分子溶质筛系数发生改变,DUN/BUN 值逐渐降低,最终导致透析剂量不足。推荐在 CRRT 时监测 DUN/BUN,采用相关措施预防滤器性能改变。因此,应采取措施预防体外循环通路发生凝血、血液损失,纠正因透出液饱和度下降而致 CRRT 剂量不足的任何相关因素。

如前所述,超高通量滤器临床使用非常有前途,有关超高通量滤器对临床预后影响的相关研究正在进行中。但使用超高通量滤器可导致白蛋白丢失,可能缩短滤器寿命。

(3)置换液与透析液:CRRT 需要无菌置换液或透析液,其组分由酸碱控制及电解质处理的临床需求所决定。有商用置换液与透析液,也可由医院药房配制。缓冲液可选择碳酸氢盐或乳酸盐,后者在肝脏内以 1:1 的比例代谢为碳酸氢盐。尽管大部分患者能耐受乳酸盐缓冲液,但在酸碱控制、血流动力学稳定、尿素生成、脑功能障碍及心力衰竭患者生存率方面,碳酸氢盐缓冲液优于乳酸盐缓冲液。总之,CRRT 时宜选择碳酸氢盐缓冲液,乳酸酸中毒和(或)肝衰竭患者优先选择碳酸氢盐缓冲液。如使用乳酸盐缓冲液时出现乳酸盐不耐受(CRRT 时血乳酸增加>5 mmol/L),应换用碳酸氢盐缓冲液。碳酸氢盐浓度通常为 25~35 mmol/L;高剂量或长时 CRRT 及局部枸橼酸盐抗凝时要求碳酸氢盐浓度在此范围内的低值,以免发生代谢性碱中毒。

商用透析液和置换液葡萄糖浓度为 0.1%,CRRT 时也可使用葡萄糖浓度为 1.5%~4.5%的 PD 液。虽然高血糖对患者预后有不利影响,但 PD 液可提供多达 3600kca L/d 热卡。目前推荐 CRRT 时葡萄糖摄入量小于 5 g/(kg·d),透析液和置换液葡萄糖浓度在 100~180 mg/dL(5.5~10 mmol/L),可保持血糖平衡。在 CRRT 时通常需要静脉补磷,由于含磷酸盐透析液或置换液有钙和镁沉积的潜在风险,通常需另外途径补充磷酸盐。过去对此作用可能有点夸大,目前认为透析液和置换液内加入磷酸盐相对安全。含 1.2 mmol/L 磷的商用置换液即将实现应用于临床。

(4)血管通路:所有 ARRT 模式成功的先决条件是血管通路可靠,其基本要求是血流阻力小和通路内血液再循环率低。有动静脉和移植血管内瘘者可使用内瘘,但临床上常使用中心静脉置管建立的循环通路,可使用无卡夫和隧道(临时)双腔聚氨酯或硅胶导管,置管部位包括颈内静脉、股静脉或锁骨下静脉,但锁骨下静脉置管易发生静脉狭窄、血栓等并发症,故临床较少使用。

对于 CRRT 和 PIRRT,血流量在 250 mL/min 以下即可。急性间歇性 HD 应增加血流量以增加溶质清除。在 CRRT 时增加血流量,如静脉压和动脉压分别不超过 350 mmHg 和 -350 mmHg,相对安全,否则可发生溶血。左侧颈内和锁骨下置管血流量不稳定,比其他部位置管的血流量低达 100 mL/min 左右。股静脉、右侧颈内静脉或锁骨下静脉置管能提供理想血流量(Qb)。

血流量 250~350 mL/min 时所有通路的血流再循环率约 10%,血流量超过 500 mL/min 时血流再循环率可相应增加到 35%。颈内静脉导管长度最短,股静脉导管最长,颈内静脉导管至少要比股静脉导管短 20 cm。急性间歇性 HD 时多达半数患者需要导管反接,即静脉端引血(相对于透析器)及动脉端回血,此时血液再循环率成倍增加,血流量 250~350 mL/min 时血液再循环率可达 20%,因而影响患者

治疗剂量。与其他部位中心导管比较,即使其他治疗参数相同,使用股静脉导管时的透析剂量相对较低。最新导管设计进展发现,导管尖端使用对称性斜口螺旋通道能降低再循环率。在动物和人类初步研究显示,无论通路正接和反接,这种设计再循环极低或在可接受的范围内。综上所述,间歇性 HD 和 PIRRT 治疗时建议首选右侧颈内静脉斜口螺旋导管,左侧股静脉为第二选择,左侧颈内静脉导管作为第三选择。

ICU 常见导管相关血流感染,死亡风险达 10%~50%。有关不同置管部位感染风险是否存在差异一直存在争论,尽管在预防感染方面导管置入方式比置入位置更重要,但权衡利弊,还是优先选择颈内静脉置管。

严格遵守相关临床指南并持续进行质量改进,可有效降低导管相关性血流感染发生率。强有力的证据表明标准化导管置入技术和持续质量改进,可使导管相关血流感染率降至零。医疗质量研究所(IHI)和疾病控制和预防中心(CDC)医疗感染控制实践咨询委员会(HICPAC)的立场声明中包含有关介入置管的相关指南。这些指南中的核心内容也适用于透析导管(表 10-6)。

表 10-6　减少导管相关血流感染的最佳实践方案

导管插入	导管维护
手卫生和无菌技术(如果这些措施不能保证置管部位感染得到控制,应尽早更换导管)	每天检查导管,及时拔除不必要的导管
最大限度无菌预防措施(帽子、口罩、无菌手套、无菌服及使用无菌孔巾)	适当地覆盖无菌纱布或无菌、透明或半透明敷料
适当的皮肤准备(2%氯己定,70%乙醇)	根据敷料类型和出口情况适当的时候更换敷料
避免股静脉置管,尤其是肥胖患者	每天轻触或观察导管出口情况
避免导管位置接近开放伤口	通路建立前适当皮肤准备
	日常使用 2%氯己定清洗导管周围皮肤
	使用无缝合固定装置稳定导管

对于留置导管时间长(超过 5 天)及高感染风险患者(广泛烧伤、中性粒细胞减少、发生 AKI),采用严格预防感染措施的同时,CDC 推荐使用抗生素或抗生素涂层中心静脉导管。这些导管潜在的缺点为可能发生速发型过敏反应。不推荐局部使用抗生素药膏,因为可能

并发真菌感染和抗生素耐药。慢性间歇性 HD 患者采用抗生素封管可预防导管相关性感染。不过,危重 AKI 患者使用该措施是否有效尚待进一步研究。

七、急性肾脏替代治疗抗凝

大多数 ICU 患者在短时间间歇性 HD 时无须抗凝,在 PIRRT 或 CRRT 时只有少数患者不需抗凝,大多数需要抗凝以避免体外循环凝血,且不会导致出血。CRRT 时常使用全身普通肝素(UFH)抗凝法抗凝,一般在滤器前动脉端注射 UFH,保持静脉通路部分凝血活酶时间(APTT)为正常值的 1.5~2.0 倍,血 ATPP 在 50 秒以下。临床上一般根据患者具体情况使用 2000~2500 单位 UFH 作为负荷剂量(出血风险增加患者可不使用负荷剂量),然后以 5~10U/(kg·h)速度持续输入,治疗开始 6 个小时复查 APTT,CRRT 治疗结束前半个小时停用 UFH。普通肝素优点包括低成本、相对安全、易于监测,其风险包括出血、高钾血症、肝酶升高及 HIT(发生率 3%~5%)。

低分子量肝素(LMWH)抗凝血活酶(Ⅹa)及抗凝血酶(Ⅱa)活性较高,代谢稳定,蛋白结合率低,同时出血风险较低且肝素诱导血小板减少(HIT)发生率低,具有理论上的优势。LMWH 的缺点是半衰期延长(肾脏清除减少,AKIN3 期患者半衰期加倍,且 ARRT 不能清除),因抗凝血活酶(Ⅹa)活性较强,LMWH 不能被鱼精蛋白完全中和,且需要连续监测抗Ⅹa 因子(推荐 0.25~0.35 U/mL)。荟萃分析和美国胸科医师学会(ACCP)指南推论,肌酐清除率 30 mL/min 以下患者使用 LMWH 可能出现大出血,并推荐此类患者使用 UFH 或 LM-WH 剂量减少 50%。不同 LMWH 的剂量不可互换。在间歇性 HD 只需使用单剂达肝素 20~30 U/kg,而 PIRRT 需使用首次剂量达肝素 20~30 U/kg 后以 10U/(kg·h)的速度持续泵入。总体而言,虽然低出血风险者使用 LMWH 无禁忌,但无证据证实危重 AKI 患者使用 LMWH 的安全性和有效性优于 UFH。

其他抗凝方法包括直接凝血酶抑制剂(如阿加曲班)、抗凝血酶Ⅹa 抑制剂(如磺达肝素)及丝氨酸蛋白酶抑制剂(萘莫司他甲磺酸盐),仅限于 HIT 患者使用。由于阿加曲班与肝素抗体无交叉反应,主要通过肝脏清除(半衰期约 35 分钟,间歇性 HD 和 PIRRT 清除少),采用 APTT 即可监测,因而 HIT 患者抗凝首选阿加曲班。间歇性 HD 时推荐给予 0.1 mg/kg 负荷剂量即可,PIRRT 时以 0.1~0.2 mg/(kg·h)速度持续输注,可根据 APPT 调整剂量。全身肝素法抗凝时出血性并发症发生率高达 25%~30%,取代全身抗凝方法有局部枸橼酸盐抗凝(RCA)、局部肝素化法抗凝及环前列腺素(前列环素)抗凝。RCA 出血风险低、滤器使用寿命延长,是首选的局部抗凝技术。局部枸橼酸盐与在体外回路中螯合 Ca^{2+},使血液中 Ca^{2+} 浓度降低而产生抗凝作用,然后向体内输注 Ca^{2+} 从而抵消枸橼酸的抗凝作用。间歇性 HD 和 PIRRT 时通常在透析器动脉端泵入 4%枸橼酸三钠,使用无钙或低钙透析液、再在静脉端泵入氯化钙。

CRRT 可用 4%枸橼酸三钠或枸橼酸葡萄糖 A 局部抗凝,后者更好,因为较少引起高渗,可降低过量输注和液体混合失误所致并发症风险。连续 HD 时滤器前泵入枸橼酸,使其血浓度达到 3%~7%,然后在滤器后泵入氯化钙。由于枸橼酸在肝脏内以 1∶3 的比例代谢为碳酸氢盐,因而需要使用低钠和无碱透析液。连续性 HF 时可在滤器前补充无钙枸橼酸盐缓冲置换液。应对枸橼酸剂量进行严密监测,保证游离钙在治疗范围内。许多中心使用简化、剂量固定的枸橼酸葡萄糖 A 抗凝配方,可减少滤器后钙离子监测频率或调整枸橼酸输注量。RCA 主要并发症为枸橼酸中毒所致低钙血症和代谢性碱中毒,肝功能异常患者采用 RCA 时更易发生上述并发症。

局部肝素抗凝主要是在静脉端泵入鱼精蛋白以中和滤器前泵入的普通肝素,可能的不良反应为鱼精蛋白中和作用消退后比肝素抗凝作用更快时发生反弹性出血。此外,鱼精蛋白可导致低血压、心动过缓或过敏反应。

前列环素可抑制血小板聚集和黏附,具有抗凝作用,因而 CRRT 时也可选择此作为抗凝剂。前列环素半衰期较短,抗凝血作用维持时间仅 2 分钟左右,相对 UFH 而言更为安全。但前列环素具有血管舒张作用,偶尔会导致患者出现低血压。此外,多器官功能衰竭患者使用前列环素可能导致通气血流比值失调,部分患者还可能出现乳酸酸中毒,肝肾衰竭并存患者使用前列腺素存在高颅内压风险。

八、急性肾脏替代治疗模式选择及临床结果

基于现有证据,所有患者使用同一种 ARRT 模式全部获益不太可能。目前对急性肾损伤、脓毒症、急性心脏失代偿等特定情况下有关治疗模式选择与临床结果之间关系的相关研究正在进行中,预期这些研究结果可得出明确结论。在此之前治疗模式选择取决于临床情况下最合适的溶质和液体清除率。血液流动学不稳定患者,如心源性休克、感染性休克等,虽然间歇性 HD 有助于提高超滤耐受性,但这些患者常需要低效治疗模式。对于多器官功能衰竭并 AKI 患者选择 CVVHDF 还是间歇性 HD 目前尚无一致意见。鉴于低血压及缺血性损伤风险,宜选择 PIRRT 和 CRRT。透析失衡综合征风险较高患者也适宜选择 PIRRT 和 CRRT。存在脑水肿和颅高压或筋膜室综合征患者采用 PIRRT 和 CRRT 可减少溶质失衡,避免患者病情加重。成本也是透析模式选择时的重要因素,因为需要复杂的体外循环装置及大量置换液,因而 CRRT 所需费用比间歇性 HD 高得多,故其临床使用受到限制。预期临床结果相同情况下,应选择操作方便简单和费用相对较低的治疗模式。此外,医务人员技术和经验与透析模式选择相似,也可能对患者临床结果产生影响。

九、机械辅助循环支持与急性肾脏替代治疗

近期机械辅助循环支持设备使用明显增加,主要包括体外膜肺氧合(ECMO)和心室辅助装置(VADs)。ECMO 主要用于难治性急性心脏疾患和(或)呼吸支持。既往仅限用于儿科患者,归因于其技术进步,近来成年患者使用 ECMO 越来越多。ECMO 可以是静脉-动脉型即静脉系统引流血液,血液体外氧合后返回动脉循环(提供心肺支持)或静脉-静脉型即体外氧合后的血液返回到静脉循环(仅提供呼吸支持)。

VADs 是一种血泵,辅助难治性心力衰竭或心源性休克患者的左心室或右心室工作。VADs 可作为患者康复的桥梁,也可用于心脏移植患者过渡期治疗,还可作为不适合心脏移植患者的长期治疗工具。循环和(或)呼吸衰竭患者常并发 AKI,如由低灌注所致,采用机械辅助循环支持有可能使肾功能得到改善。但围术期低血压、炎症、血栓、溶血和药物等也可导致 AKI,因而机械辅助循环支持时部分患者也可发生 AKI,其他 ICU 患者类似,有必要同时进行 ARRT。如这些患者容量负荷过重,预后欠佳,因而需要对患者容量状态进行管理,而良好的容量管理有助于脱离机械辅助循环支持,而且有助于给患者提供良好的营养支持。

因此,机械辅助循环支持的重症患者采用长时或连续性 ARRT 透析模式或可获益。在连续流动机械循环支持设备的患者中,容量状态监测是特别具有挑战性的。有最小脉冲患者,所有需要专业的低脉动模式的血压表袖套或用流量计和多普勒监测血流量。因为连续流泵依赖于前负荷,血流量减少导致左心室塌陷,以及随后机械循环支持流量下降,泵超速、低血压和室性心律失常。此情况下可以通过输液纠正,当然需要考虑前负荷减少的其他原因如出血或败血症等。

十、机械辅助循环支持时 ARRT 技术

机械辅助循环支持时 ARRT 通路有多种选择。第一种是标准 HD 导管,两条通路互不影响,其感染风险和其他患者相似,为患者重要死因之一。第二种是与机械辅助循环通路直接相连,只适用于 ECMO 或右心室辅助装置(RVAD)时。由于高血栓栓塞风险,左心室辅助装置(LVADs)者不适宜选择此通路。在机械循环支持通路中接入两个三通管,通过此建立进行 ARRT 的并联通路,三通管连接位置取决于 ARRT 模式。

第一种方法中,滤器连接在机械辅助循环支持的并联通路中,动脉(处于泵后,压力为正)与静脉(处于泵前,压力为负)之间的压力梯度差驱动血液流经滤器,通过输液泵控制超滤液、透析液和(或)置换液的量。该方法简单、费用低,无须 CRRT。第二个方法是使用三通管将血透机或 CRRT 机与机械辅助循环支持通路连接。

十一、急性肾脏替代治疗时药物剂量

CRRT 时每天滤液量约 20L,相当于肾小球滤过率为 14 mL/min,可据此计算药物剂量。对于血药浓度容易监测且治疗指数较低的药物,CRRT 治疗期间应尽早开始监测,且需复查直至血药浓度稳定。CRRT 时每天药物清除量与一次间歇性 HD 时的药物清除量相当。

第十一章 脓毒症急性肾损伤血液净化治疗的现状和进展

急性肾损伤(AKI)是危重患者高发病率和高病死率的常见原因之一。尽管血液净化治疗已广泛应用于临床,但伴有 AKI 的危重患者病死率仍高达 40%~60%。重症 AKI 的致死原因通常认为是全身性炎症反应综合征、二重感染或脓毒症所引发的循环衰竭、重要脏器的缺血性损伤,最终导致多器官衰竭。

大量研究表明,脓毒症及脓毒症休克是危重症患者 AKI 的最常见病因,发达国家脓毒症发病率仍以每年 8%~13%的速度急剧增加,其住院病死率高达 30%~60%。脓毒症是机体应对感染产生的一系列免疫应答反应,包括常常相伴存在的系统性炎症反应综合征和代偿性抗炎反应综合征。正是在这一促炎和抗炎过程中异常释放的促炎和抗炎介质导致机体发生免疫紊乱,引起原发病灶以外远隔组织器官的损害,严重者发生多器官功能障碍综合征(multiple organ dysfunction syndrome,MODS),导致患者死亡。脓毒症是 AKI 的发病高危因素,大约分别有 19%的脓毒症患者,23%的重症脓毒症患者,51%的脓毒症休克患者会发展为 AKI。脓毒症并发 AKI 的病死率高达 74.5%,明显高于非 AKI 脓毒症人群的 45.2%。AKI是脓毒症患者死亡的独立危险因素,早期诊治脓毒症 AKI 是降低脓毒症病死率的关键。近年学术界提议血液净化技术用于脓毒症 AKI 的治疗,以期改善脓毒症的临床预后、降低脓毒症的病死率,但临床疗效有限,需要开展不同于传统疗法的全新的治疗方法,以改变 AKI 患者预后不佳的现状。

第一节 脓毒症急性肾损伤血液净化治疗的可能机制

过去认为,脓毒症 AKI 的发病机制为脓毒症时全身血流动力学不稳定,肾脏低灌注导致肾小管急性缺血性坏死。因而,脓毒症 AKI 的治疗靶点一直集中于通过增加心排血量,提高肾血流量和灌注压来降低 AKI 的发病率。可惜,上述治疗方法并未取得显著疗效,脓毒症AKI 的病死率仍居高不下。尽管血流动力学因素可能降低肾小球滤过率(GFR),但却不是引起脓毒症 AKI 的主要原因。目前发现肾血流量增加而 GFR 降低的 2 种机制包括出球小动脉扩张 10 和肾内分流它们可能同时发生。这样的分流可以将增加的肾血流量主要分流到皮质而远离髓质,减少髓质氧化作用。现有的实验数据表明肾小管损伤一般较轻,肾小管坏死并不常见。不过即使是轻微的肾小管损伤也可以通过激活管球反馈,从而降低 GFRI。

荟萃分析表明,非血流动力学的细胞损伤因素是脓毒症 AKI 发病的关键,其中最重要的是免疫损伤与炎症介质介导的细胞凋亡机制。脓毒症时肾小管周围存在高浓度的细胞因子和炎症介质,提前触发了肾小管细胞的生理性凋亡过程,大量肾小管细胞发生凋亡,从而导致脓毒症 AKI。细胞因子和炎症介质与脓毒症的发生、进展、预后息息相关,主要原因有:①细胞因子有损伤组织细胞的作用,即细胞因子的细胞毒作用;②过量释放的炎症介质会引起免疫失衡,出现全身免疫抑制的状态。血液净化治疗能非特异性清除细胞因子和炎症介质,抑制全身促炎和抗炎因子的暴发性表达,恢复免疫稳态。

近年关于脓毒症血液净化的治疗理论主要有以下 4 种假说。

1.朗科等提出的"细胞因子峰浓度假说" 该假说认为在脓毒症早期采用血液净化治疗能消除血液循环中细胞因子峰浓度水平,抑制后续组织器官级联炎症反应,使远隔组织器官免受各种细胞因子的损害,预防 AKI 和 MODS 的发生。

2.霍诺雷等提出的"阈值免疫调节假说" 基于血浆与组织间隙细胞因子浓度平衡的原理,该假说认为血液循环中细胞因子浓度的降低会引起组织间隙细胞因子浓度的降低。

3.迪卡洛等提出的"炎症因子流通假说" 该假说认为由于使用了高容量置换液,血液净化能促进淋巴回流,使组织间隙的细胞因子进入血液,更利于细胞因子的清除。

4.纳马斯等提出的"细胞因子动力假说" 该假说认为血液净化能降低血液循环中炎症因子浓度水平,重建血浆与感染组织之间炎症因子浓度梯度,有利于白细胞游走、迁移、清除感染组织的细菌。

第二节 脓毒症急性肾损伤的常用血液净化疗法

目前还没有一套明确标准来具体指导 AKI 如何进行血液净化治疗。通常临床医生需要综合考虑多种因素,如血钾水平、容量状态、酸碱状态、肌酐和尿素水平、尿量、患者整体状态及存在的并发症。

目前用于脓毒症的血液净化疗法主要有高容量血液滤过(high-volume hemofiltration,HVHF)、多黏菌素 B 血液吸附、配对血浆滤过吸附(coupledplasma filtration adsorption,CP-FA)、高截流量血液滤过(high-cutoff hemofiltration,HCO-HF)等。

一、高容量血液滤过

HVHF 的基本原理是通过提高置换液流速,增加血液与置换液的交换,从而加大细胞因子和炎症因子的清除率。HVHF 精确定义为每天 24 小时 50~70 mL/(kg·h)连续性血液滤过或每天 4~8 小时 100~120 mL/(kg·h)间歇性血液滤过,后续再进行标准血液滤过。HVHF 可以清除脓毒症动物血浆心肌抑制因子,增加心排血量,改善血流动力学参数。另有临床研究证实 HVHF 不但可以降低脓毒症并发 MODS 患者去甲肾上腺素的需求量,还可以降低脓毒症 AKI 患者血管升压素需求量。尽管如此,至今尚不能证实 HVHF 在提高脓毒症 AKI 患者生存率、改善临床预后方面优于标准血液滤过。荟萃分析表明,HVHF 在降低脓毒症 AKI 患者 28 天病死率、促进肾功能恢复、减少重症监护病房(ICU)住院天数上与标准血液滤过并无显著差别。同时,HVHF 的临床应用也受到诸多限制,如低分子量蛋白质、营养物质、微量元素、抗生素等药物的大量丢失;大量置换液所致的高额费用;患者护理困难等。

二、多黏菌素 B 血液吸附

多黏菌素 B 是由多黏芽孢杆菌产生的一种多肽物质,能结合革兰阴性菌细胞膜表面的内毒素,在体外循环中用于清除血液中过量的内毒素。目前,多黏菌素 B 血液吸附在欧美等国还处于评估阶段,但其已作为一项血液净化技术在日本进入临床使用。一项前瞻性多中心随机对照试验证实,多黏菌素 B 治疗 72 小时后血流动力学指标、动脉血氧饱和度和序贯器官衰竭评估明显改善。然而,文森特等却提出多黏菌素 B 在改善血流动力学和氧气运输功能方面确有益处,但多黏菌素 B 血液吸附并不能有效清除内毒素和白细胞介素-6(IL-6)

等细胞因子水平。

三、配对血浆滤过吸附

CPFA 的基本原理是先采用血浆分离器将血浆与血细胞分离,然后将血浆与吸附剂接触,炎症因子和内毒素被吸附后再将血浆与血细胞混合,接着将全血通过第 2 个血液滤器以清除过量的液体及小分子毒素。CPFA 的主要优点是血细胞不与吸附剂直接接触,从而避免凝血功能紊乱、血小板聚集、溶血等并发症,同时采用低滤过率能延长炎症因子与吸附剂的作用时间,达到最大清除率。CPFA 不但能有效吸附炎症因子,还能提高脓毒症患者的免疫应答反应、减少洋地黄类等正性肌力类药物的需求量。荟萃分析在肯定 CPFA 治疗脓毒症有效性的同时,也指出了 CPFA 在临床应用过程中所面临的挑战主要为血浆分离器内血栓形成。

四、高截流量血液滤过

HCO-HF 通过增加滤过膜孔径而加大炎症因子的清除率。当滤过膜孔径从 $0.01\mu m$ 增至 $0.02\mu m$ 时,血液净化清除细胞因子的范围将大大增加。莫尔杰拉等报道称 HCO-HF 在提高细胞因子清除率的同时还能降低脓毒症患者血管升压素需求量。一项随机对照试验证明,HCO-HF 能清除免疫调节因子,恢复单核细胞的增生能力。然而,HCO-HF 会引起白蛋白大量丢失,高达 $15 g/4 h$。由于在诸如滤过膜截留界限、滤过膜组成成分、滤过形式等问题上存在较大分歧,目前关于 HCO-HF 的临床运用较难达成共识。

第三节　脓毒症急性肾损伤的新型血液净化疗法

尽管血液净化方式越来越多元化,其本质都是围绕如何利用血液净化技术以最大限度替代肾脏的滤过功能,维持内环境稳态。休姆斯等认为由于当前血液净化治疗并不能显著降低脓毒症病死率,因而以最大限度替代肾小球滤过功能为目的的血液净化治疗不是脓毒症 AKI 患者的最佳治疗方案。究其原因在于当前血液净化治疗主要集中于清除体内过量液体和中小可溶性分子物质,并不能替代肾脏的所有生物功能。众所周知,肾脏并不仅仅是一个滤过器官,除了发挥滤过功能清除各种代谢废物外,肾脏在人体内还发挥着重要的内分泌、代谢、转运及免疫调节作用。如促红细胞生成素的分泌,维生素 D、谷胱甘肽和自由基降解酶的合成,各种低分子蛋白(如肽类激素、细胞因子和生长因子)的降解,氨基酸与葡萄糖的转运等。理论上将治疗目标从只替代肾小球滤过功能转而指向替代肾小管细胞的主要生物功能将会取得更大获益。

细胞基础上的新型血液净化疗法将治疗靶点集中于参与脓毒症的各种炎症细胞及血管内皮细胞而不是清除各种细胞因子和炎症介质,包括细胞治疗和细胞处理。

细胞治疗逐渐发展为一种用于治疗大量临床疾病的新方法。该疗法提供动态的、交互作用的、个体化的治疗,可能逐渐发展为一项更有效的医疗策略。细胞疗法的作用机制目前尚不完全明了,但主要有 2 点:①受损细胞的功能替代。②受损细胞内分泌或旁分泌的功能替代。布罗德斯基等首先提出了细胞治疗的有效性,即在缺血性 AKI 动物模型体内植入内皮细胞能有效保护缺血性肾脏。细胞治疗能够成功的原理在于其符合广大受众认知的一点:大多疾病的病理过程并非由于单一物质的缺乏,而是由于一系列细胞产物的复杂交互作用的改变。细胞治疗又包括体内细胞治疗和体外细胞治疗。体内细胞治疗是将细胞直接输入体内替代受损细胞的功能,如体内干细胞疗法。干细胞或者祖细胞技术在危重症中的研究,逐步提示其具有一定的治疗作用。但是该方法最重要的问题是细胞来源及免疫排异问题。出于安全的考虑,体外细胞疗法可能会是一种更好的选择,因为其不仅替代了受损细胞的功能或调整了病理生理过程,而且提供了免疫绝缘屏障。体外细胞治疗是指利用体外多种形式培养的细胞与体外循环装置相结合进行受损细胞的功能替代,如体外肾小管辅助装置(renal tubule assist device,RAD)、内皮细胞生物反应器(endothelial bioreactor,EBR)等。

细胞处理是指在体外构建一种生物模拟膜装置,能选择性吸附白细胞,调节白细胞功能,抑制炎症因子的过量释放,如选择性粒细胞吸附装置(selectivecytopheretic inhibitory device,SCD)。

一、人工肾小管上皮细胞系统

现有的间歇性或持续性的肾脏替代治疗并不能完整地替代肾脏功能。除了清除体内毒素及多余的液体外,肾脏拥有许多其他的功能。其同时也是一个内分泌脏器,如分泌调控血流动力学的激素(如肾素、血管紧张素Ⅱ、前列腺素、一氧化氮、内皮素等),促进生成红细胞(促红细胞生成素),参与骨代谢(骨化三醇)等。由肾缺血性和(或)肾毒性所导致的 AKI 主要表现为急性肾小管坏死,特别是近曲小管上皮细胞。休姆斯等认为急性肾小管坏死期间替代这些细胞的功能,同时与血液滤过联合,近乎可以完全替代肾脏功能,从而改变疾病的进程。该课题组设计了一种中空纤维生物反应器,在该反应器中定植一定数量的猪或人类的近端肾小管上皮细胞。治疗时将生物反应器与血液滤过串联,称之为 RAD。该装置既替代了肾小球滤过功能,又具备一定的肾小管代谢、合成功能。肾小管上皮细胞定植在高通量滤器的外腔纤维膜表面,既保证了水分子及溶质可通过纤维膜,又提供了免疫绝缘屏障。

在双侧肾切除尿毒症犬模型中,定植有猪或者人类肾小管上皮细胞的 RAD,实现了替代肾脏的滤过、代谢及内分泌功能。此外,在犬及猪的脓毒症 AKI 实验中,RAD 疗法改善了血流动力学稳定性、调控细胞因子分泌,更重要的是明显提高了存活率。

更值得关注的是,在一项入选 10 例合并 AKI 的需要连续性肾脏替代治疗(continuous renal replacement therapy,CRRT)的危重症患者Ⅰ/Ⅱ期临床研究中,RAD 的活性及功能性可保持稳定。同时研究数据也证实 RAD 具有代谢和内分泌活性,主要表现为该装置内可检测到 $25-OH-D_3$ 向 $1,25-(OH)_2D_3$ 的转化。为了测试 RAD 的短期(72 小时内)治疗是否可以提升 AKI 患者的存活率,一项多中心、随机、非双盲的Ⅱ期临床研究入选了 58 例 AKI 且需要 CRRT 治疗的患者,以单纯 CRRT 治疗为对照。结果显示,RAD 治疗显著降低病死率(28 天病死率为 33%),而单纯接受 CRRT 治疗组的 28 天病死率高达 61%。

尽管 RAD 疗法具备一定的治疗作用,但其实现临床转化还有一些问题尚待解决,如治疗设施的储存、分配及治疗的标准化。为了解决这个障碍,休姆斯等进一步设计了生物人工肾上皮细胞系统(bioartificial renal epithelial cell system,BRECS)。BRECS 是一个集培养容器、低温贮藏工具及细胞疗法为一体的系统。应对紧急临床应用,该项独特的设计考虑到长期储存及即刻需求。BRECS 设计可维持一定的人肾小管上皮细胞的数量,细胞定植于生物反应器的碳盘中灌注培养。培养细胞达到最佳密度节点时,BRECS 可以冷藏贮藏后运输,储存于一个医疗点以备临床急需。具备免疫隔绝的生物反应器可灵活与血液透析或腹膜透析回路连接,减少此前细胞疗法的临床限制。大型动物研究表明,运用 BRECS 联合标准的血液滤过对 AKI 具有一定的治疗作用。

二、粒细胞的体外细胞疗法

脓毒症是危重患者 AKI 的首要原因之一。中性粒细胞和单核细胞的免疫活性异常及功能失调与脓毒症的高病死率相关。有学者将粒细胞集落刺激因子(G-CSF)或粒细胞-巨噬细胞集落刺激因子(GM-CSF)用于脓毒症的治疗,以期改善细胞吞噬功能。研究结果显示虽然可降低感染,但并不能降低脓毒症患者的病死率。也有研究显示,尽管高剂量的粒细胞输注会使粒细胞减少症、中性粒细胞功能障碍、癌症关联感染等病死率降低,但是仍然会有局部的肺部并发症。

米茨纳等研发了一种生物反应器,由血浆分离器及包含粒细胞的体外回路组成。在完全的体外模式下使用粒细胞治疗。该系统具备粒细胞的特异性功能,如可吞噬细胞碎屑、抗原物质或病原体,同时也可避免输注粒细胞可能导致的局部脏器损害。首先在体外用全反式维 A 酸将人类早幼粒细胞株 HL60 刺激成熟,使其具有成熟粒细胞的主要特征和功能;随后将定植该细胞的生物反应器用于脓毒症猪的体外细胞治疗。结果显示这种使用体外细胞疗法组的存活时间为 186 小时,而对照组仅为 70 小时。此外,2 组外周血菌量、血气、乳酸、IL 水平都存在显著不同。

紧接着一项观察性、非对照、28 天随访的 Ⅰ/Ⅱ 期临床研究入选了 3 家教学医院 ICU 患者。10 例脓毒症休克患者在 72 小时内接受了 2 次上述粒细胞体外细胞治疗。该项治疗中所应用的粒细胞均为健康志愿者所提供。治疗期间,内毒素浓度显著降低。此外,平均动脉压可维持稳定水平,去甲肾上腺素用量也大幅降低。

三、血管内皮细胞生物反应器

脓毒症是一个复杂的免疫应答过程,涉及各种细胞的激活及炎症介质的释放,其中的关键是血管内皮细胞的功能改变。血管内皮细胞是一种柔韧性极强的细胞层。在正常生理状态下,血管内皮细胞具有调节血管收缩、运输营养物质、维持血液流动性、调节局部促炎和抗炎介质的平衡、产生新生血管等多项生理作用。在特殊情况下,血管内皮细胞可能同时发生结构上和功能上的变化。一旦内皮细胞被激活,可以转化为促凝血、抗纤溶、促黏附的状态,而且伴随着凝血功能、血管通透性、炎症状态、白细胞黏附、微循环血流量等方面的变化。大量的数据表明,血管内皮细胞是脓毒症宿主反应的核心,也是一个重要的潜在的治疗靶点。据布罗德斯基和哈勒尔报道,在肾脏缺血再灌注损伤动物模型中,内皮细胞的输注可以为缺血的肾带来巨大的功能性保护。

体外肝脏辅助装置及 RAD 是细胞治疗有效的依据。在此基础上,研发了一款新型体外细胞治疗装置,称为血管 EBR 系统,用于治疗脓毒症猪模型。EBR 是由聚四氟乙烯组成的中空纤维管,内含 10^9 个血管内皮细胞,具有细胞吸附特性。在该系统中内皮细胞被种植在滤器中空纤维外腔,动脉血液不需透析或血过滤即可被引向生物反应器的细胞定植腔部。通过检测细胞培养液内乳酸、葡萄糖、一氧化氮、血管性血友病因子(vWF)、C-反应蛋白(CRP)及内皮素-1(ET-1)的浓度可判断内皮细胞的存活及增生状态。后续又开展了相关动物实验,进一步评价 EBR 对血流动力学指标、生化指标及改善脓毒症预后的影响。结果提示,EBR 治疗能有效维持血流动力学稳定性,提高平均动脉压,维持血生化指标和血浆

ET-1 浓度的稳定性,减轻肺水肿和炎症细胞浸润,延长动物的生存时间。

然而,大型动物模型限制了其深入研究的开展。因此,设计了一个针对小型动物的微型 EBR 系统。该微型 EBR 系统包含了一个微型滤器、一个内皮生物反应器(EBR,容积 1 mL,2×10^6 个定植于微载体表面的血管内皮细胞)、管路及微型蠕动泵。体外循环血液经由微型滤器,以 0.25 mL/min 的速度产生超滤液,然后超滤液经过 EBR,与体外内皮细胞接触后回输体内。该微型系统的总容量为 3 mL。将该系统应用于健康大鼠,以评价其安全性。研究发现,在血流动力学参数、血气、血常规及溶血等方面均没有明显的不良反应。虽然肝素的应用使活化部分凝血活酶时间(APTT)延长,但并没有观察到大量出血现象(数据尚未发表)。用微型 EBR 系统为脓毒症大鼠进行治疗,假性治疗组的 7 天存活率仅为 25.0%,而 EBR 治疗组的存活率增加到 57.1%。研究发现,EBR 系统也保护了肝、肾功能,减轻了肾和肺组织的损伤。同时也降低了肺的血管通透性,减少了炎症细胞在肺组织的浸润,特别是中性粒细胞。此外,EBR 系统可以改善肺血管内皮细胞的过度活化状态,减少其对中性粒细胞的趋化作用,减少两者间的黏附。

因此推断,及时运用 EBR 治疗脓毒症或许能提高心肺功能,调节免疫应答反应和凝血功能,改善临床预后。

四、选择性粒细胞吸附装置

SCD 是一种人工合成的生物模拟膜,联合体外循环装置,在全身炎症反应状态下当血液以低流速、低剪切力通过 SCD 时,SCD 能结合活化的白细胞,清除体内过量的白细胞,减少炎症因子的释放。休姆斯等首先研发出 SCD 并经初步探索证实其临床疗效。一项试验性研究旨在表明 SCD 联合连续性静脉-静脉血液滤过(continuous venous-venous hemofiltration,CVVH)治疗 ICU 脓毒症 AKI 患者的有效性和安全性,结果发现 SCD 治疗组患者住院期间的病死率为 22.22%,远低于对照组的 77.78%,且在整个治疗过程中无严重不良反应。随着对 SCD 联合 CVVH 治疗脓毒症 AKI 的深入研究,进一步发现采用局部枸橼酸抗凝(SCD-C)治疗的获益要大于局部肝素抗凝(SCD-H)治疗的获益。SCD-C 治疗组动物平均生存时间为 8.4~9.2 小时,高于 SCD-H 组 6.1~6.7 小时。SCD 联合局部枸橼酸抗凝治疗不但能改善脓毒症动物心功能、提高心排血量,还能通过局部枸橼酸拮抗游离钙离子,降低血浆钙离子浓度,调节白细胞功能,抑制炎症因子释放。后续又进行了局部枸橼酸抗凝的临床随机对照研究以观察枸橼酸在重症 AKI 患者体内的代谢情况,结果发现枸橼酸在重症患者体内不但能正常代谢,还能在有效抗凝的基础上改善透析器的生物相容性,尤为重要的是能抑制钙离子介导的补体激活路径和白细胞活化。

在熟练掌握构建小型动物血液净化平台及具有制备大型脓毒症动物模型经验的基础上,研制了体外粒-单核细胞吸附装置,进一步进行选择性粒细胞吸附治疗脓毒症动物模型的疗效观察及机制探索。研究发现体外粒-单核细胞吸附干预对脓毒症大鼠具有一定的治疗作用,延长大鼠生存时间,改善脏器功能,通过吸附炎症细胞,从而减少炎症因子分泌、减少炎症细胞在局部组织的浸润,可以为临床上脓毒症的治疗提供一种全新、安全、有效的治疗手段。

脓毒症是 ICU 常见疑难症也是重症患者的主要死因。脓毒症血液净化治疗虽已进行了部分实验和临床研究,但还有很多问题没有解决,如血液净化的治疗时机、治疗模式、治疗剂量、治疗频率等。为使血液净化治疗脓毒症 AKI 达到最佳治疗效果,仍需付出大量努力。未来需要构建新型血液净化实验平台,以及加强血液净化治疗脓毒症 AKI 作用机制的研究。目前有诸多关于脓毒症 AKI 血液净化的研究,但大部分未证实其临床疗效。如何针对个体,采用适合个人的血液净化方式或将各种形式的血液净化技术相结合及探索新型血液净化疗法(如生物反应器、粒细胞吸附等)未来的研究方向之一。

第十二章　血液透析

第一节　血液透析原理

　　血液净化的目的在于替代衰竭肾脏的部分功能,如清除代谢废物,调节水、电解质和酸碱平衡等。血液净化技术的基本原理有弥散、超滤(对流)和吸附等。

　　所谓透析就是在血液与透析液间放置一透析膜,利用弥散、对流等原理清除体内溶质与水分,并向体内补充溶质的方法。清除比是指尿素(或其他溶质)通过透析器后下降的百分比。如血液的流速为 200 mL/min,透析器入口端的尿素浓度为 100 mg/dL,而透析器出口端的尿素浓度为 25 mg/dL,则清除比为 75%[100%×(100−25)/100]。清除率定义为:单位时间内溶质的清除体积。如血液的流速为 200 mL/min,透析器入口端的尿素浓度为 100 mg/dL,而透析器出口端的尿素浓度为 25 mg/dL,则尿素清除率为 150 mL/min[200×(100−25)/100]。清除比不受透析器入口端尿素浓度的影响,但受透析器中血液流速的影响,如:当血液流速为 200 mL/min 时,透析器入口端的尿素浓度为 100 mg/dL 透析器出口端尿素浓度为 25 mg/dL;当血液的流速为 400 mL/min 时,透析器入口端的尿素浓度仍为 100 mg/dL,但透析器出口端尿素浓度则可能为 40 mg/dL。这是因为随着血液流速的升高,血液与透析膜接触的时间缩短,透析器溶质清除效率下降导致的。但随着血液流速从 200 mL/min 提高到 400 mL/min,尿素的清除率则由 150 mL/min 提高到 240 mL/min。正因如此,对于特定型号的透析器成倍数地提高血液流速,并不能成倍数地提高尿素清除率,最终使尿素清除率趋于一个比较稳定的数值。在特定的血液流速和透析液流速情况下,对于特定型号的透析器,存在理论上的最大清除率,用 K_0A 表示,单位为 mL/min。K_0 指的是透析膜对某种溶质的通透性,受膜的厚度、孔径等因素影响;A 指的是透析膜总的有效表面积。

一、弥散

　　1.概述　溶质依靠浓度梯度差从浓度高的部位向浓度低的部位运动,这种运动方式称叫弥散。弥散是清除溶质的主要机制,由 Fick 定律决定:$J = -DA\, dc/dx = -DA\Delta C/\Delta X$。

　　J=溶质的弥散量。

　　ΔX=溶质运动的距离。

　　ΔC=溶质浓度梯度差。

　　A=溶质弥散面积。

　　D=溶质弥散系数(cm^2/min)。

　　弥散的量一般只与溶质浓度梯度差及弥散面积有关,因为 ΔX 在各种透析器是恒定的 D 在特定的温度下是常数。

　　2.影响弥散的因素　溶质的浓度梯度,溶质相对的分子质量,分子的形状和所带电荷,脂溶性,透析膜的阻力,血液与透析液流速等均能影响弥散的效率。

　　(1)溶质的浓度:梯度弥散是分子的随机运动,特定溶质如溶质[X]通过半透膜从溶液

A 到溶液 B 及反向运动的相对运动速率取决于溶质[X]与两侧膜壁的碰撞频率。碰撞频率与膜两侧溶质[X]的相对浓度有关。例如,若溶液 A 中的溶质[X1]浓度为 100 mmol/L,溶液 B 中的溶质[X2]浓度为 1 mmol/L 那么 A 溶液中的溶质[X1]分子与该侧半透膜壁碰撞的概率远远高于溶质分子[X2]与溶液 B 侧的半透膜壁碰撞的概率。这样,当两种溶液中的特定溶质浓度梯度最大时,该溶质从溶液 A 到溶液 B 的净转运速率也达到最高值。

(2)溶质的相对分子质量:溶质的分子量越大,其通过半透膜的转运速率越低。运转速率与分子量负相关。例如,分子量为 200 道尔顿的分子与分子量为 100 道尔顿的分子相比,前者的运转速率较慢。高速率运动的分子与膜壁碰撞频率高,其通过半透膜的转运速率就高。大分子物质运动速率低,与膜壁的碰撞频率低,通过半透膜孔的速率也慢,故清除率低。溶质的分子量与其大小密切相关。若溶质分子大小近似于或超过膜孔的大小,半透膜会部分或完全阻挡溶质的通过。

(3)膜的阻力:包括膜本身的阻力与膜两侧液体滞留层所造成的阻力。

1)膜本身的阻力:膜的面积、厚度、结构、孔径的大小和膜所带的电荷等决定膜的阻力。膜的面积影响小分子物质的清除率,但对大分子物质影响不大。而膜的结构对各种分子量的溶质均有明显的影响,如纤维素膜的孔道弯曲,彼此间有交通支、阻力大,分子量相同的小分子物质弥散量也较合成膜低;合成膜壁薄,孔道直,无交通支,阻力小。凡能通过膜孔的溶质,无论大小,其弥散量基本相同。膜的亲水性与疏水性和电荷可将蛋白质吸附于膜上,从而影响溶质的转运。

2)膜两侧滞留液体层的阻力:半透膜两侧液体的滞留液体层降低了膜表面的有效浓度梯度,故能阻碍溶质分子扩散。透析液和血液流速、透析机类型均能影响膜液体层厚度。

3)血液与透析液流速:增加血液与透析液流速可最大限度地保持溶质的梯度差,降低滞留液体层的厚度,减少膜的阻力。

一般情况下,透析液流速为血液流速的两倍,最有利于溶质的清除。增加透析液的流速将消耗更多的透析液,提高透析费用。增加血液流速可提高小分子溶质的清除率。

(4)透析器效率的影响:高效率透析器具有大面积、大孔径的薄膜,并可使血液和透析液获得最大接触,这样的透析器对代谢废物清除率更高。

二、超滤

超滤(对流)是溶质通过半透膜转运的第二种机制。水分子小,能够自由通过所有半透膜。当水分子在静水压或渗透压的驱动下通过半透膜时就发生超滤,溶质随水分子等浓度通过膜孔而得到清除,称为溶剂拖拽。超滤过程中大分子溶质,尤其是大于膜孔的分子无法通过半透膜,半透膜对这些大分子溶质起到了筛滤作用。血液滤过既利用此原理,超滤时;反映溶质被滤过膜滤过的参数称为筛选系,等于超滤液中某溶质的浓度除以血液中的浓度。利用对流清除溶质的效果主要由超滤率和膜对此溶质的筛选系数两个因素决定。

1.超滤的动力　透析膜血液侧为正压,透析液侧由于负压泵抽吸而为负压,两者差值为跨膜压(TMP)。跨膜压为超滤的动力,由静水压和渗透压组成。

(1)静水压超滤:透析器血液侧与透析液侧之间的静水压差(ΔP)决定超滤的速度。透析机中的半透膜对水的通透性高,但变动范围很大,它取决于膜厚度和孔径大小,并可用超滤系数(Kuf)来表示。

（2）渗透超滤：当两种溶液被半透膜隔开，溶液中溶质的颗粒数不等时，水分子向溶质颗粒数多的一侧流动，在水分子流动的同时也带着溶质通过半透膜。水分子移动后将使膜两侧的溶质浓度相等，渗透超滤也停止。因此这种超滤是暂时性的。

2.影响超滤的因素

（1）膜的特性：每批生产的膜性质不尽相同。

（2）消毒：可使膜孔皱缩。

（3）血液成分：血浆蛋白浓度、血细胞比容及血液黏滞度影响超滤率。

（4）液体动力学：膜表面的切变力或浓度梯度影响滤过量。

（5）温度：血液透析或血液滤过时，温度与超滤率呈直线关系。

三、吸附

通过正负电荷的相互作用使膜表面的亲水性基团选择性吸附某些蛋白质、毒物或药物，如 β_2-微球蛋白、补体、内毒素等。膜吸附蛋白质后可使溶质的清除率降低。

正常肾脏对与蛋白结合的有机酸和有机碱有解毒作用。与蛋白结合的分子仅有少量经肾小球滤过，在小管周围毛细血管网，这些物质却能与白蛋白分离并被近端小管细胞摄取然后被分泌入小管腔，随尿液排泄。在近端肾小管，滤过的蛋白质及与其结合的物质都发生了分解代谢。

血液透析对与蛋白结合物质的清除一方面取决于血浆中该化合物游离部分所占的比例，另一方面取决于蛋白结合部分解析的快慢程度。运用炭吸附进行血液灌注可有效地降低蛋白结合化合物的血液浓度，但不能常规用于尿毒症的长期治疗。

第二节 深静脉置管建立血管通路及并发症处理

深静脉导管是血液透析的血管通路之一，尤其在急性血液透析患者或慢性血液透析患者的急诊透析中十分常用。深静脉导管因为容易产生感染、血栓和深静脉狭窄等并发症，通常不作为长期血液透析的理想通路。文献报道和 DOPPs 研究等表明使用深静脉导管的患者 C-反应蛋白升高，病死率升高，患者贫血发生率或使用促红素比例增加；但许多患者由于内瘘长期使用，内瘘闭塞，寿命缩短，内瘘反复失败，为建立血管通路又不得不插管。在这些研究中可能由于插管患者的条件本身较差、年龄较大、心血管病死率高。

1963 年开始应用锁骨下静脉插管，因其缺点较多，使用越来越少；颈内静脉插管在 1965年开始应用于临床，由于此方法简便易行，插管后血流量充分，可以解决患者急诊透析通路至今仍是公认的深静脉插管首选方法。20 世纪 80 年代后期，皮下隧道带涤纶套的留置导管（半永久导管）被用于血透通路，明显减少感染率。近几年来，这种带涤纶套的导管在大多数透析单位正发挥越来越重要的作用。许多单位以这种方式作为患者短期或长期透析血管通路，占 10%。但大量使用后，也发现它们存在许多缺点，诸如血流量不足、反复感染、中心静脉狭窄和血栓等。因此，合理、正确使用深静脉导管十分重要。

一、导管类别

由于目前市面上导管种类很多，质地和硬度差别较大，需要根据患者的病情、使用的时间、留置部位进行合理选择；各个单位所用的导管不一样，不同的医生根据自己的习惯选择常用的临时留置导管有 11.5~12 cm 的颈内静脉导管和 19~20 cm 的股静脉留置导管;颈内静脉一般采用弯头导管,股静脉通常采用直头导管;长期留置必须采用带涤纶套导管,而导管的顶端开口已经有许多设计,导管的材质也有差别。不管哪种导管,都可以采用单腔或者双腔导管。

1.有涤纶套和无涤纶套导管 有涤纶套导管留置时需要制作隧道,国际上通称为 TCC(tunnel cuffed catheter),通常用于长期透析;无隧道无涤纶套导管都用于临时透析,称为 NCC(non-cuffed catheter)。

2.导管腔和顶端不同设计 双腔导管的管腔有双 D 型、圆形或者共轴心型;导管顶端开口有端-端开口、端-侧开口、端侧-端侧共开口、激光切槽等;顶端可以采用阶梯型开口、分叉型开口、S 型螺旋对称开口;顶端还有采用弧形或半圆形设计等。

3.抗菌导管表面涂层 一般导管无抗菌特性,有些导管表面或者导管尖端部位有抗菌物质涂层,包括银离子涂层、磺胺药物涂层等。

4.导管制作采用不同材料 导管材料常用硅胶制作,也有采用聚氨酯,或者硅胶与聚氨酯混合,少数增加聚四氟乙烯材料。

二、临时性留置深静脉导管

理想的血管通路,应该是使用安全、建立快速、可靠并且手术容易实施。尽管临时性血管通路可继发导管内凝血和感染,在临床上也出现一些问题,但对于许多患者仍是最常用的通路之一。临时性留置导管通路常常是多数患者的第一条血管通路。

1.适应证

(1)急性肾损伤:急性肾损伤患者通常需要留置临时性血管通路。如果患者仅需要几次血透的话,那么可采用股静脉留置导管,否则最好采用颈内静脉留置导管。如果患者透析需要 3~4 周或更长的话,建议采用皮下隧道带涤纶套的静脉导管。因为这种类型的留置导管并发症发生率明显减少。这类患者尽量避免使用锁骨下静脉留置导管,以便减少静脉血栓的发生率。

(2)初次透析的慢性尿毒症患者无瘘管,长期透析患者瘘管失功、维持性血透患者内瘘等待成熟过程,或者透析过程中不能从其动静脉吻合内瘘获得充足的血流量时,需要建立临时血管通路,这是临床上最常见原因之一。

(3)原留置导管感染:如需拔出感染的原留置血透导管,就要在非感染部位建立临时深静脉置管。

(4)中毒抢救:在一些服用过大剂量药物或毒物的中毒者,需要血液透析或血液灌流清除毒物或药物时,这类患者通常需要留置临时静脉插管。由于只需要短时间的留置导管,因此可考虑采用股静脉插管,股静脉插管穿刺并发症发生率低,也不需要作胸部 X 线检查就可以立即开始血透治疗。

(5)血浆置换:吉兰-巴雷综合征、重症肌无力、Good-pasture 综合征、血栓性血小板减少性紫癜和系统性红斑狼疮等患者需要清除自身抗体,接受血浆置换治疗时,通常需要建立临时血管通路。需要注意的是,由于这种治疗需要静脉回路,故通常采用双腔留置导管。

(6)腹透患者由于腹部外科情况,如腹膜透析漏液、感染或疝气而必须停止腹透时,也可能需要临时性血液透析而留置临时导管。

2.穿刺方法

（1）颈内静脉穿刺

1）部位选择：从理论上讲颈内静脉各段均可穿刺，但其上段与颈总动脉、颈内动脉距离较近，且有部分重叠，尤其颈动脉窦位于该段，故不宜穿刺。下段位置较深，穿刺有一定难度，但表面标志清楚，其位置在胸锁乳突肌二头与锁骨上缘形成的锁骨上小凹内。中段位置较表浅，操作视野暴露充分，穿刺时可避开一些重要的毗邻器官，操作较安全，实际操作大多选此段穿刺。

2）体位：患者多取仰卧位，肩部垫枕使之仰头，头偏向左侧（因多选右侧穿刺），操作者站于患者头端。

3）进针技术：在选定的进针处，针头对准胸锁关节后下方，针与皮肤角度为 30°~45°，在局麻下缓慢进针，防止穿透静脉后壁。要求边进针边抽吸，有落空感并回血示已进入颈内静脉内，再向下进针安全幅度较大。进针插管深度应考虑到个体的身长及体型。另一种定位方法是：针朝向同侧乳头方向，针与皮肤成 35°~40°，向后向下、外侧方向，边进针边抽吸，进入颈内静脉时常有突破感，如进针较深可边退针边抽吸一旦有回血即确定位置。

4）留置导管：穿刺采用 21G 穿刺针头，卸下针管，送入 0.018" 导丝，退出穿刺针，送入 3F 扩张管，扩张皮下组织和筋膜等，退出扩张管，再通过引导钢丝送入导管（以下不同穿刺部位留置导管方法相同），中心静脉导管置管的操作流程见图 12-1。

5）进针注意点：①颈内静脉是上腔静脉系的主要属支之一，离心较近，当右心房舒张时管腔压力较低，故穿刺插管时要防止空气进入形成气栓。②穿刺针进入方向不可过于偏外，因静脉角处有淋巴导管（右侧）或胸导管（左侧）进入，以免损伤。③穿刺针不可向后过深，以免损伤静脉后外侧的胸膜顶造成气胸。④选右侧颈内静脉比左侧安全幅度大，且易于成功，因右侧颈内静脉与右头臂静脉、上腔静脉几乎呈垂直位，插管插入颈内静脉后继续向下垂直推进就可避免失误。⑤根据临床工作体会，有 5%~10% 的患者存在解剖变异，有些人颈内静脉较细或位置较靠外，穿刺时应注意，探查几次没有成功后应改变位置，推荐在超声波引导下或超声波定位穿刺。

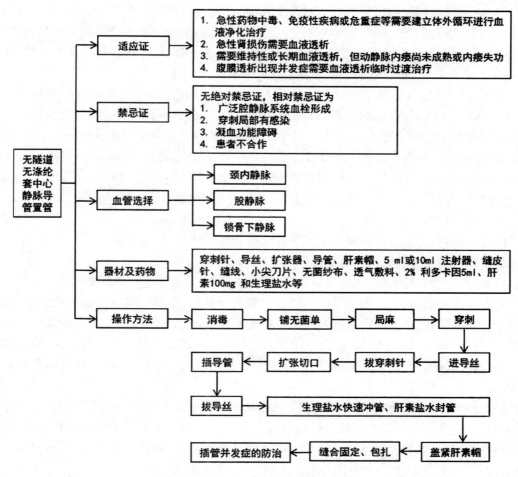

图 12-1　中心静脉导管置管的操作流程

（2）锁骨下静脉上入路穿刺

1）部位选择：穿刺点选在胸锁乳突肌锁骨头的外侧缘与锁骨上缘相交角的尖部向外 0.5~1.0 cm 处。从解剖角度讲,以右侧锁骨下静脉穿刺为宜。

2）体位：一般情况较好的患者取仰卧位,肩部垫枕,头后仰15°并偏向对侧。穿刺侧肩部略上提外展,锁骨突出并使锁骨与第1肋骨之间的间隙扩大,静脉充盈,以利于穿刺。大出血、休克病人应采用头低脚高位,心功能不全者可采用半卧位。

3）进针注意点：①针尖应指向胸锁关节方向,进针的深度通常为 2.5~4.0 cm 应随患者胖瘦而定。操作者要边进针边抽吸,见回血后再稍插入少许即可。②穿刺方向始终朝向胸锁关节,不可指向后下方,以免损伤胸膜及肺。③锁骨下静脉离心较近,当右心房舒张时,其压力较低,操作与输液时要严防空气进入静脉发生气栓。

（3）锁骨下静脉下入路操作方法

1）部位选择：在锁骨下方,锁骨中点内侧 1~2 cm 处为穿刺点（相当于锁骨内、中 1/3 交点的稍外侧）,也有在锁骨上入路穿刺点向下作垂线与锁骨下缘相交,其交点处作为穿刺点,多选择右侧。

2）体位：采取仰卧肩垫枕，头后垂位，头偏向对侧，也可将床尾抬高，以利于穿刺时血液向针内回流，避免空气进入静脉发生气栓。穿刺侧的上肢外展45°，后伸30°，以向后牵拉锁骨。据解剖所见锁骨上入路易损伤胸膜，而锁骨下入路一般不易损伤胸膜，操作方便，易穿刺，故锁骨下入路较上入路安全，临床上大多采用锁骨下入路。

3）进针注意点：①锁骨下静脉与锁骨下面所形成的角度平均38°，提示穿刺时针刺角度为35°～40°，针头与胸壁皮肤的交角以贴近皮肤不超过15°为宜，依此角度，则针尖正对锁骨下静脉与颈内静脉交界处（相当于胸锁关节的体表投影），可以获取较大范围的穿刺目标，提高穿刺的成功率，避免并发症。导管欲达上腔静脉，在左侧需插入15 cm右侧则插入12 cm。②针尖不可过度向上向后，以免伤及胸膜。③锁骨下静脉与颈内静脉相汇合处恰为针尖所对，继续进针的安全幅度不如锁骨上入路大，故不可大幅度进针。④防止空气进入。

（4）股静脉穿刺

1）部位选择：穿刺点选在髂前上棘与耻骨结节连线的中、内1/3段交界点下方2～3 cm处，股动脉搏动处的内侧0.5～1.0 cm。

2）体位：患者取仰卧位，膝关节微屈，臀部稍垫高，髋关节伸直并稍外展外旋。

3）进针注意点：在腹股沟韧带中点稍下方摸到搏动的股动脉，其内侧即为股静脉，以左手固定好股静脉后，穿刺针垂直刺入或与皮肤角度成30°～40°刺入。要注意刺入的方向和深度，穿刺针朝向心脏方向，稍向后，以免穿入股动脉或穿透股静脉。要边穿刺边回抽活塞，如无回血，可慢慢回退针头，稍改变进针方向及深度。穿刺点不可过低，以免穿透大隐静脉根部。

（5）颈外静脉：是颈部最大的浅静脉，收集颅外大部分静脉血和部分面部深层的静脉血。颈外静脉的体表投影相当于同侧下颌角与锁骨中点的连线。由于颈外静脉仅被皮肤、浅筋膜及颈阔肌覆盖，位置表浅，管径较大，压迫该静脉近心端时，静脉怒张明显，容易穿刺。由于导管不易固定，常不能保证有效透析血流量，在临床上采用较少。

3.穿刺部位选择次序

（1）慢性血透患者：2006年NKF/K-DOQI指南及中国血管通路专家共识均建议首先选择右侧颈内静脉；因为右侧颈内静脉较粗且与头臂静脉、上腔静脉几乎成一直线，插管较易成功，导管贴壁机会少、透析血流量有保障，故首选右颈内静脉为宜。有心力衰竭、急诊重危透析患者可优先选择股静脉穿刺，准备肾移植者选择左侧股静脉穿刺插管；左侧颈内静脉插管是否作为次选部位存在新的争议，因为左侧颈内静脉、锁骨下静脉和无名静脉汇合走行的弯曲问题，大多数患者左侧留置临时导管容易贴壁，绝大多数患者左侧上肢需要制作永久内瘘，为避免今后内瘘肿胀手，左侧锁骨下静脉尽可能不插管。

（2）急性肾损伤患者：根据2012年AKI的KDIGO指南和文献报道，急性肾损伤留置导管选择次序如下。

1）右颈内静脉：重危卧床患者和体重指数大于28的患者。

2）股静脉：重危卧床患者体重指数小于24；气管切开或近期考虑气管切开；很可能或者计划长时间透析者；急诊透析穿刺者经验少或者无超声波定位。

3）左颈内静脉：右侧颈内静脉和股静脉有禁忌证。

4）锁骨下静脉：颈内静脉有禁忌证或者无法穿刺，优先考虑右侧锁骨下静脉。

三、长期留置深静脉导管

1.主要适应证

(1)永久性自体动静脉内瘘尚处于成熟期且急需血透的患者。

(2)肾移植前过渡期的患者。

(3)对于一小部分生命期有限的尿毒症患者。

(4)建立瘘管困难并不能进行腹膜透析或者肾移植的患者。

(5)严重的动脉血管病的患者。

(6)低血压且不能维持瘘管血流量的患者。

(7)慢性难治性心力衰竭(如肥厚型心肌病)等心脏射血分数小于30%的患者。

2.材料和类型　外源性材料进入血液可导致血小板黏附与聚集于其表面,从而激活凝血机制形成纤维蛋白鞘和凝血块。其中导管的材料和其硬度是两个重要因素。导管僵硬和表面不规则性可促使血栓形成。僵硬不可弯曲的导管可致血管内皮损伤。目前认为最佳的导管材料是聚氨酯,尤其是聚硅氧烷生物材料较好。

聚硅氧烷具有热固性,常温下是柔软的。聚氨酯具有热塑性,在体温下变软。目前最常用是带涤纶毡套的双腔导管。也有使用两根单腔导管进行双泵透析的。导管通常是不透X线的或者是导管外表带有不透X线线条。

导管"动脉端"在导管近端的一个开口,或动脉端还带有侧孔,而"静脉端"则是导管顶端(远端)的开口。出口部位(静脉端)应在入口部位(动脉端)下端数厘米,这可以减少血液的再循环并防止导管头在负压情况下吸附在血管壁上。

长期留置导管是用更软的硅胶材料、特夫龙或硅胶塑料制成的。长期导管的顶端分几种不同类型:如顶端阶梯型双腔导管(如 Permcath™、Softcell™),顶端分叉型(如 Arrow、Bard导管)和双根单腔导管(如 Tesio™)带有涤纶套,需要专用的扩张器才能把导管放入血管腔内,可用于更长时间的透析。涤纶套可确保导管长期留置皮下,不需要长期缝合,有经验的肾科医生可以在病房内专门设计的房间施行此手术。当然也可求助麻醉科、放射科或血管外科医生协助完成手术。

3.留置方法　长期留置导管的选择留置部位与临时导管相同。插管可以在手术室、放射介入室或透析操作室中进行,无菌操作最主要。可用静脉切开插管法或经皮穿刺插管法。采用静脉切开法时,静脉必须是可游离的,静脉切开后可以直接插入导管,也可通过导丝引导送入导管。经皮穿刺法则是利用 Seldinger 技术,通过引导钢丝(0.035″)将导管插入,必须使用两种不同的扩张器,3F 小扩张器与临时性留置导管穿刺相同,5F 的大扩张器带有撕脱型外套,先通过导丝送入 5F 带撕脱鞘的扩张器,取出内芯和导丝,将导管通过撕脱型外鞘送入血管,在送入导管的同时,撕开外套管并拉出。此法的优点是可允许重复使用该部位。超声进行颈内静脉定位大大增加了首次插管的成功率,两种方法中,皮下隧道是使用细探条或者隧道器打通的,带有轻微弧形的隧道可以减少扭折的发生,隧道应尽量短些以避免导管的端子(即动静脉两端接头部位)进入出口部位,但也需有足够长度使涤纶毡套距皮肤切开处2~3 cm 必要时用透视或胸部 X 线检查以帮助纠正位置。

目前,有一种新的置管方法,由于长期导管比较软,而且顶端是钝的,在长期导管内置一根细的支撑管,先用扩皮器扩张皮下组织和血管入口,再将有内支撑的长期导管沿引导钢丝缓慢地送入中央静脉,而没有采用撕脱套。近几年多采用一种带"阀门"的撕脱鞘,在送导管时可以防止或减少血液的丢失,同时可以防止空气进入血液,皮下隧道带涤纶套中心静脉导管置管的操作流程见图 12-2。

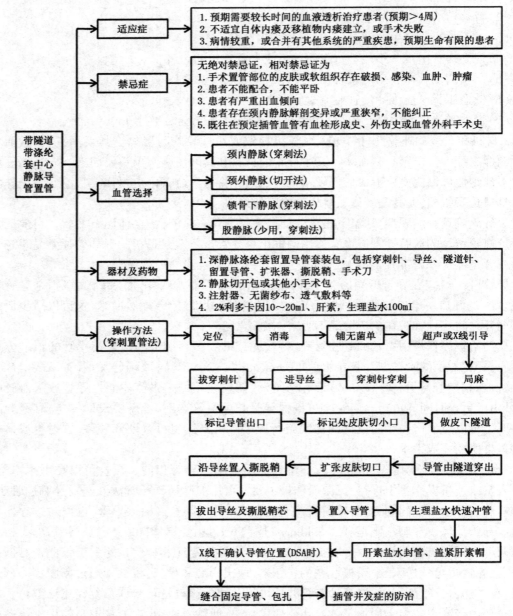

图 12-2　皮下隧道带涤纶套中心静脉导管置管的操作流程

四、穿刺留置深静脉导管的并发症

临时性深静脉穿刺插管的并发症可分成两类,即深静脉穿刺的一般并发症和静脉插管的特殊并发症。

1.一般并发症

(1)血肿形成:在穿刺过程中,如果意外伤及动脉系统,很可能产生局部血肿,对穿刺过程伤及的动脉充分压迫是十分重要的,压迫动脉的时间长短完全取决于患者是否有凝血功能障碍,如果患者的凝血功能正常,直接压迫10分钟一般就可以了,如果血肿形成,患者可能会出现明显疼痛,特别是在插管过程中。如果偶尔把导管留置在动脉内,必须做出明确的决定是否立即拔除导管,有无必要请外科医生来处理或需进手术室手术而不是在透析室内。不管何时穿刺伤及动脉,都应避免使用抗凝剂,即使是在透析过程也是如此。当临时性留置导管被拔除时,也需要对拔出导管的静脉穿刺部位作足够的压迫,以免血肿形成。

(2)穿刺失败:如果几次试穿刺,都不能找到穿刺静脉或不能留置静脉,可有几种选择:①如果没有采用超声显像引导的话,此时可以考虑采用超声引导定位,如前所述,超声定位可帮助你确认所穿静脉是否开放,或静脉走行是否有解剖异常。②在做颈内静脉或锁骨下静脉穿刺时,在没有胸部X线检查确认排除气胸或血胸时,最好不要做对侧颈内静脉或锁骨下静脉穿刺。如果不做检查,万一存在气胸或血胸,可能会造成潜在致命的双侧气胸危险。

(3)留置导管血栓形成。

(4)静脉留置导管相关性感染:如没有其他可用血管通路,在确认不是皮下隧道或出口部位感染情况下,可以行原位更换导管,反之,应当在拔除感染的临时导管后,在其他中心静脉重新放置导管行血透。

2.特殊并发症

(1)股静脉插管时可出现的并发症

1)腹膜后血肿:这是与操作有关的最有危险性的严重并发症,如果穿刺插管在腹股沟韧带上方,很可能发生此并发症。此并发症的最初临床怀疑点是无法解释的心动过缓或低血压。这些症候应当引起操作者警觉这种并发症的可能性,必须进行超声波检查以便明确。与腹膜后血肿有关的其他危险因素包括:凝血功能障碍或血小板减少症。在放置深静脉导管时,凡有这些问题的患者都应给予关注。如果认为已发生腹膜后血肿,如果有可能,应慎重考虑延缓透析至少24小时,如果患者必须透析的话,应当避免肝素或其他抗凝剂,以便防止进一步出血,在透析过程应严密观察患者情况。

2)再循环:当留置股静脉导管时,应当采用最长的导管,尽量减少无效循环,股静脉插管最好不要使用短于19cm长度的导管,透析过的静脉回路血没有很好地返回体内,就会使这部分血再抽回到透析器进行重新透析,显然,这就使得患者得不到很好的充分透析治疗。

(2)锁骨下静脉和(或)颈内静脉插管的特殊并发症

1)气胸:是中心静脉插管最重要的并发症之一,锁骨下静脉插管后气胸的发生率报道为1%~12.4%。也有人报道,在一组312个患者的460次留置导管穿刺过程中,未见发生气胸。如果发生气胸,通常需要放置闭式引流瓶,所以,在中央静脉穿刺插管之后都应当做胸部X线检查。但是,国内各单位条件参差不齐,又涉及患者再消毒与费用问题,因此,笔者建议颈部血管穿刺不成功的话,最好改为股静脉穿刺插管更为安全稳妥。

2)血胸:当锁骨下动脉偶尔被损伤时,可发生血胸,如果患者有凝血功能障碍,可能发生大量出血,尿毒症患者血小板功能异常(可通过出血时间延长判定)也可能加重这种并发症。一旦发生这种严重并发症,最好的处理办法是在患侧放置一根大口径的胸腔闭式引流管。必须注意引流导管的位置要低于胸腔,口径要够粗,以确保血胸的充分引流。同时,要做好心胸外科手术的准备,如果出血不止或出血量大,必须开胸止血。如果患者存在凝血功能障碍,必须马上予以纠正,可以输注新鲜冻干血浆或新鲜血液,必要时可根据患者需要输入凝血因子。当然,由于尿毒症患者少尿或无尿,要防止补液过多,因为此时很容易造成心力衰竭、肺水肿。如果患者血小板功能异常,应用精氨酸加压素(DDAVP)可以抵抗出血倾向,同时,维持患者血细胞比容(Hct)在30%以上,可以改善血小板流进伤口部位血管壁时的血液凝固性。

3)气管胸膜损伤:当操作者在做锁骨下静脉穿刺时,如果位置太靠内,则可能发生这种并发症,如果患者主诉他(她)的胳臂在穿刺过程中出现刺痛感,必须停止穿刺,并拔除穿刺针,颈内静脉穿刺极少出现这种并发症。

4)胸导管损伤:左侧颈内或左侧锁骨下静脉穿刺可能出现。

5)锁骨下静脉狭窄和(或)血栓形成:这是一个重要的、保留静脉留置导管较长时期的并发症,这类并发症可导致血流量不足无法维持长期血透治疗。有学者观察到,锁骨下静脉留置导管的这类并发症发生率明显高于其他血管,锁骨下静脉血栓形成可以导致同侧上肢静脉回流障碍一般情况下不会发生,但若是同侧上肢制作动静脉内瘘或人造血管搭桥,则会有重要的临床意义,如果发生回流障碍,则可引起同侧上肢水肿,上肢水肿又会影响瘘管的打针穿刺,同时也可导致血透时静脉压增高和再循环增加。血透患者一侧肢体一旦出现锁骨下静脉血栓形成,对于肾科医生无疑提出了一个挑战。对此,可以采用漂浮导管和血管成形术。临床实际工作中,如果了解患者存在一些影响锁骨下静脉血栓形成或狭窄的重要因素,应当尽量避免透析患者(或者可能要做血透的患者)采用这种插管,除非别无其他办法可选择。

6)喉部血肿和喉返神经损伤:是颈内静脉穿刺少见的并发症。在一组460例颈内静脉穿刺插管的观察中,仅见一例患者出现这种并发症。但是,这种并发症很危险,可能危及患者的生命,可以出现声音嘶哑或音调变高。这种并发症开始并不突出,由于患者在透析中加用肝素抗凝,往往在血透开始后才缓慢出现。如果患者出现喉部血肿,必须立即请五官科和普外科会诊,清除血肿,必要时气管插管或气管切开,以保持呼吸道通畅或改善呼吸,如果已用过肝素,可以用鱼精蛋白中和。个别患者,由于麻醉剂注射量较大或解剖变异,出现麻醉剂对喉返神经影响,可以出现短暂的声音嘶哑或发音困难,应密切注意观察,此种情况多发生于穿刺过程位置太靠内侧。

7)留置导管位置不良:放置中央静脉导管后做胸部 X 线检查的理由之一就是检查留置导管的位置。有时导管尖部并非朝向心脏右心房方向,而是朝向颈部方向,如果出现这种情况,最好拔除导管重新再插,如果第二次还是这样的话,那就应该采用超声引导穿刺,并检查一下静脉内有无血栓形成,如果留置导管放到对侧锁骨下静脉里面去,可以采用介入放射方法进行调整。

8)空气栓塞:应避免穿刺针头的接头开放于空气中,应该用手指按住接头或插入导丝。放入导管后也要防止导管开放于空气中,此时应嘱患者不要深呼吸,或把导管夹子夹上,最好在导管内保留肝素盐水,或者立即接上透析管路进行透析,因为放置导管后固定缝合需要一些时间,特别是操作不熟练的医生,尤应注意这一点。如果患者突发低血压、发绀、咳嗽等急性缺氧症状,必须怀疑空气栓塞。如果发生空气栓塞,患者必须立即左侧卧位,头低脚高体位(Durant 体位)这样才能防止空气从心脏右心房排出,避免重要脏器空气栓塞,高纯度氧或100%氧气治疗可加速空气中氮气吸收入血液和周围组织。

9)其他:个别学者报道深静脉穿刺可以发生心包积气和心脏压塞等。

五、使用留置深静脉导管的并发症

透析深静脉导管使用过程,检查导管固定是否牢靠,局部有无渗血,尤其对穿刺经过欠顺利者,在使用抗凝剂后,尤其是刚行插管手术后不久的患者更易发生出血,故应随时观察局部渗血情况,同时,应检查管路是否通畅,血流量是否满意。

正确使用留置导管:规定每次血透开始前,护士应拆除包扎敷料,卸下肝素帽,将其浸泡于消毒液中备用或者一次性使用肝素帽,再用安尔碘消毒导管口及周围皮肤,用无菌注射器抽出导管内肝素生理盐水及血凝块,连接血路管开始治疗。患者在血透结束时,应常规消毒导管,并用无菌注射器快速注入生理盐水 10~20 mL,以冲净管内血液,根据导管腔容量再注入 1.2~3 mL 含 1000~1250 U/mL 的肝素钠生理盐水以防管腔内血栓形成,高凝者必须加大肝素量,甚至使用肝素原液,以确保管路通畅,最后用已消毒的肝素帽封闭管口,并将导管用无菌敷料包扎。

(一)使用中心静脉隧道式涤纶套的常见并发症

中心静脉隧道式涤纶套导管(长期导管)通常使用数月或者数年,上海长征医院最长已经使用 16 年,在漫长使用过程,最常见的并发症是血流不畅(导管贴壁、血栓和纤维蛋白鞘形成)和感染(各种类型后述),后期可能形成中心静脉狭窄和(或)中心静脉血栓,个别患者可能导致上腔静脉阻塞综合征,少数患者出现空气栓塞、导管破裂、淋巴管瘘、导管隧道血肿等。

(二)并发症的处理

1.感染 为常见的并发症。

(1)导管感染分类:导管感染可分为导管细菌定植、导管出口部感染、隧道感染、导管相关性菌血症/败血症、导管相关性心内膜炎及导管相关性迁移性感染(诸如骨髓炎、关节炎、脑膜炎和皮下脓肿等)。导管出口局部感染时,导管口周围皮肤或隧道表面皮肤呈红、肿、热,并有脓性分泌物溢出,应予局部定时消毒,更换敷料,或口服抗生素一般炎症即可消退。隧道感染时,皮下隧道肿胀,出口处可见脓性分泌物,临床上必须使用有效抗生素 2 周以上,严重者需要拔管。而临床上常见的是患者血透开始 15 分钟至 1 小时,出现畏寒、重者全身颤抖,随之发热,应首先考虑留置导管内感染,即导管感染细菌繁殖致菌血症或败血症的可能。少数患者可以出现延迟发热,即血透结束后低热,这与感染的细菌数量和毒力有关。临时导管一般予以拔管,并将留置导管前端剪下做细菌培养,合理应用抗生素。如果是使用长期留置导管,必须同时做血常规、血培养,同时先用广谱抗生素治疗,待细菌培养结果回报后再调整敏感抗生素的使用,使用抗生素疗程至少 2 周,患者体温正常后,血透无不适反应可以改用抗生素导管内封管,抗菌治疗一周无效(K-DOQI2006update 指南要求导管感染治疗 3 天无效)或不稳定性导管感染,应当拔管,必要时拔管后继续使用抗生素一周。

1)出口感染:导管距离出口 2 cm 以内的感染。一般无发热等全身症状,可以采用出口局部消毒,使用抗生素软膏,或口服抗生素治疗。

2)隧道感染:导管皮下隧道内距离出口 2 cm 以上的感染。通常是涤纶套以上的向心性感染。导管出口部位的日常维护很重要。涤纶套以上近心端感染的导管,积极抗感染后72小时仍不能控制者,必须拔管。隧道感染一般不在原位更换导管,除非排除静脉入口部位感染,此时可以使用相同的静脉入口点,重新做隧道,更换新的隧道式导管。同时使用有效抗生素治疗1~2周。

3)导管相关血流感染(CRBSI):包括导管相关性菌血症/败血症、导管相关性心内膜炎、导管相关性迁移性感染(诸如骨髓炎、关节炎、脑膜炎和皮下脓肿等)。导管感染或高度怀疑导管感染时:①立即采血培养,通常导管动、静脉腔内和外周血各采血标本进行培养。②血常规检查,严重革兰细菌感染可以导致白细胞严重减少,甚至粒细胞缺乏症。③立即静脉使用抗生素治疗,初始经验性使用抗生素,后根据培养结果调整抗生素。外周静脉使用抗生素必须同时采用抗生素封管。

(2)导管细菌培养方法

1)皮肤出口处消毒后,切断取出的导管尖端5cm将切下的导管在含有6%羊血的琼脂平板上滚动接种。

2)腔内冲洗接种法(>100 CFU/mL)。

3)改良导管顶端擦洗接种法(>100 CFU/mL)。

4)导管冲洗,细胞甩片,革兰染色或其他特殊染色法,可能查见细胞内微生物。

上述方法都有相同的敏感性,但第一种方法特异性最差。

(3)导管感染的防治:根据文献、美国CDC、国家保健安全网登记及国内急救医学专家共识,对中心静脉导管感染的防治需要采用规范的策略和措施。

1)通过透析登记网络和疾控中心监测登记中心静脉导管使用和导管相关血流播散性感染(CRBSI)感染发生率;各个医院感染办都会每月监控感染情况,每个透析中心都应该有网络连接汇报。

2)观察手卫生;每月检查手卫生,与临床医生分享手卫生报告。

3)导管(血管通路)的护理观察:每季度观察血管通路护理情况;在拆卸导管和更换敷料的过程中,导管通路的操作人员坚持无菌操作技术,并与临床医生分享结果。

4)透析室医护人员教育与能力检查:包括培训工作人员的感染控制内容、通路护理和无菌操作技术;完成技术能力评估;根据雇用人员情况,每6~12个月评估导管操作和通路护理情况。

5)患者教育和参与:给所有患者提供预防感染标准的教育,包括血管通路护理、手卫生、导管使用的风险、认识导管感染的症状及离开透析中心后导管的处理等。

6)减少导管使用:通路明确和强调建立长期血管通路的障碍和拔除导管,(包括患者教育和通路协调人员)共同努力减少长期使用导管。

7)氯己定消毒皮肤:在导管插入部位皮肤和导管接头更换敷料时,使用含有酒精的氯己定(>0.5%)溶液作为一线的皮肤消毒剂(注意:Palindrom导管不耐酒精,容易破损,防止酒精消毒剂擦拭聚氨酯材料的导管体外段)。

8)导管接头部位消毒:在导管肝素帽卸下时和接通血路管时,用合适的消毒剂擦拭导管接头,每次导管接卸过程都要注意消毒。

9)抗生素软膏使用:在怀疑或者确定导管出口感染时,更换敷料时,可以采用抗生素软膏。

10)抗生素封管的应用:除了细菌定植和出口感染不需要静脉滴注抗生素,其他导管感染在静脉有效使用抗生素情况下,必须采用抗生素封管。封管抗生素的选择和配制十分重要,临床上需要认真采用。表 12-1 是常用的抗生素与抗凝剂配制方案,供临床借鉴,相同种类的药物可以采用类似的药物浓度,庆大霉素和万古霉素最好采用枸橼酸作为抗凝剂配制封管。

表 12-1 封管抗生素溶液配制方法

细菌类别	抗生素浓度(mg/mL)	肝素浓度(U/mL)	最长保留时间 (持续稳定性)
G^+细菌	头孢唑林 5	1000	24 小时
	万古霉素 5	1000	72 小时
G^-细菌	头孢他啶 10	1000	72 小时
	庆大霉素 1	1000	72 小时
G^+和 G^-细菌复合感染	头孢唑林 10+庆大霉素 5	1000	48 小时
	万古霉素 10+庆大霉素 5	1000	48 小时

11)预防性使用抗生素:一般原则,带涤纶套隧道导管常规手术置管后不需要全身使用抗生素预防感染,也不需要采用抗生素封管预防感染。有研究表明出口部位预防可以采用莫匹罗星,使用后可以减少金葡菌定植,从而减少导管感染,延长导管使用。但也有报道增加抗药性。欧洲最佳实践指南建议莫匹若星软膏仅在导管出口愈合后短期使用,而且必须注意防止抗生素软膏与导管的材质发生不良损害。鼻腔抗生素预防:研究表明鼻腔畅游金葡菌定植,鼻腔内涂抹抗生素软膏可以减少导管感染,但也增加抗菌耐药性,只能用于特定人群。

2.导管功能不良——纤维蛋白鞘/血栓形成 国外指南认为导管流量小于 300 mL/min 或者当血泵流速 300 mL/min 时,动脉压小于-250 mmHg,或者静脉压大于 250 mmHg 时认为导管功能不良。鉴于国内患者体重普遍低于国外患者,中国血管通路专家组认为导管血流量小于 200 mL/min 或血泵流速 200 mL/min 时,动脉压小于-250 mmHg,或者静脉压大于 250 mmHg 时,导管再循环大于 10% 时,或者特别低体重的患者或儿童患者,流量低于体重 4 倍,无法达到充分性透析,确定为导管失功能。

纤维蛋白鞘和血栓是导管失功能拔管的主要原因之一,良好的置管技术和理想位置可以大大减少其发生率。采用标准的封管技术,根据导管容量正确使用封管肝素浓度和容量也可防止纤维蛋白鞘和血栓的形成。

(1)合理使用封管液

1)肝素封管:每次透析后,导管腔通常需要采用肝素封管,每种导管的长度和直径不同,导管腔的容量也有差别。大多数研究报道采用封管的肝素是 1000~5000 U/mL;但是任何导管封管后,肝素都会从导管顶端漏出,特别是导管顶端有侧孔,在导管侧孔水平封管肝素最容易漏出。大多数研究报道,高浓度肝素封管(5000 U/mL)比低浓度肝素(1000 U/mL)封管的出血发生率高。所以,中国血管通路专家共识推荐常规透析的导管封管肝素采用 10 mg/mL(1250 U/mL);但高浓度肝素封管的患者可能使用尿激酶或 t-PA 溶栓的次数少。

2）低分子量肝素封管：普通肝素有不良反应患者可以采用低分子量肝素封管；常规推荐1000~1250 U/mL。

3）枸橼酸封管：枸橼酸可以结合钙离子，具有抗凝血功能，可以用于封管。荟萃分析采用枸橼酸封管液或者联合抗生素封管比肝素或肝素+抗生素封管减少导管的感染率。一些研究报道低浓度枸橼酸封管和肝素封管无差别，但高浓度（30%或更高）可以降低导管感染率。活动性出血、严重出血倾向、肝素过敏或有肝素诱导的血栓性血小板减少症患者可以采用4%~46%的枸橼酸钠或10%生理盐水封管。

（2）尿激酶溶栓：导管发生流量不畅或上机时导管抽吸困难，需要采用尿激酶溶栓。建议采用至少5000 U/mL的尿激酶。尿激酶溶栓时在导管内保持25~30分钟。也可以保留10分钟后每隔3~5分钟推注尿激酶溶液0.3 mL。还可以采用t-PA溶栓，根据药品或器械产品的说明书处理。尿激酶使用方案见表12-2。反复发生血栓和流量不畅通常需要尿激酶持续滴注。建议方案为尿激酶25 000~50 000 U/48 mL生理盐水浓度以2~4 mL/h流量经每只透析导管缓慢注入，持续时间至少6小时。

表12-2　使用尿激酶溶栓方案

NKF-DOQI尿激酶使用方案：

　1.尝试抽吸堵塞的导管腔，去除肝素

　2.用3mL注射器或其他小型注射器平稳地把尿激酶（1mL或足够充盈导管腔的量）注入堵塞的导管腔（尿激酶5000 U/mL）

　3.如有必要，用生理盐水充填导管腔的剩余部分（比如导管腔1.3 mL，用尿激酶1.0 mL，盐水0.3 mL）

　4.每隔10分钟，追加0.3mL盐水，共2次，把有活性的尿激酶推向导管远端

　5.抽吸导管

　6.如有必要，重复上述步骤

尿激酶生产厂商的使用方案：

　1.同上

　2.同上

　3.用尿激酶充满整个导管腔（5000 U/mL）

　4.30分钟后抽吸导管腔，如果需要重复进行

文献报道尿激酶的使用方法很多，此处仅介绍两种

（3）更换失功能导管：如果多次溶栓无效或导管异位，可以更换新导管。可供选择的处理手术方法有：①通过导丝更换导管，换新导管时，导管顶端应当比原导管深入约1 cm。②更换部位穿刺，放置新导管。③球囊破坏纤维蛋白鞘重新放置新导管。

3.导管隧道血肿　罕见。个别患者因为导管顶端部位接触的中心静脉狭窄，导管外有纤维蛋白鞘形成，血液可以通过皮下隧道流出至涤纶套以上部位，出现皮下血肿。一般需要拔管重新置管。

4.导管脱落或剪断　深静脉留置导管因保留时间较长，缝线易断裂，或者人体皮肤对异物（缝线）的排斥作用，使缝线脱离皮肤，致使导管逐渐移出一旦外力拉扯可导致导管滑脱，

导管脱出可引起出血,特别是股静脉留置导管;一般情况应予拔除导管并局部压迫止血。如果导管脱出部分很短,而患者又无其他血管通路,可在严格消毒情况下,重新固定留置导管。对于股静脉留置导管的患者,规劝患者尽量少活动。有留置导管的患者,脱衣服时要特别注意,以免把导管拉出。

5.空气栓塞　曾有报道颈部导管拔出时可能出现致命的空气栓塞,需要引起重视也可能发生在导管使用过程,如透析回血后没有及时夹闭导管导致空气入血。空气栓塞需要紧急救治。拔管时预防措施如下。

(1)计划拔出导管的当天采用无肝素透析,如果已经使用肝素可以采用鱼精蛋白中和。

(2)在导管拔除过程,采用头低位,拔管过程禁止咳嗽和深吸气。

(3)可以采用阻气敷料,敷料上涂抹少量无菌医用软膏。

(4)患者离开透析室前观察 30 分钟。

(5)阻气敷料留置伤口部位 24 小时。

6.淋巴管瘘　锁骨下部位通过隧道或者穿刺留置导管时,可能损伤附近淋巴管导致澄清或微乳白色液体流出,需要重新更换置管部位。

7.肩部疼痛　长期留置导管手术后,个别患者出现手术侧肩部疼痛,可能与附近皮下神经分布受损有关。

六、卫生宣教

1.养成良好的个人卫生习惯,保持局部干燥、清洁。如局部一旦出现红、肿、热、痛等现象,应立即就诊,以防感染扩散。

2.除股静脉留置导管不宜过多起床活动外,其余活动均不受限制,但也不宜剧烈运动以防留置导管滑脱一旦滑脱,应压迫止血,并立即到医院就诊。

3.血透患者的深静脉留置导管一般情况不宜另作他用,如抽血、输液等,如果一定要用(如患者需大量补液或无其他输液通路等),使用后必须按血透后导管的处理要求封管,以防堵塞。

4.带导管患者的洗浴问题。任何导管的出口部位禁止浸水,禁止盆浴,禁止带管游泳。如果导管已经留置 3 个月以上,出口部位愈合良好,可以淋浴。在淋浴时必须采用伤口贴膜,或者导管接头采用塑料袋包扎,防止水分渗入导管接头。淋浴后必须更换伤口敷料,最好加用抗生素软膏涂抹伤口。最近一项研究显示,部分卫生习惯好的患者,即使不用敷料淋浴,也不增加感染机会。

第三节　动静脉内瘘及人造血管通路

众所周知,血液透析的血管通路是患者的生命线,血管通路包括中心静脉导管、自体动静脉内瘘(arteriovenous fistula, AVF)和移植动静脉内瘘(arteriovenous graft, AVG)。血液透析之所以能广泛用于慢性肾衰竭的治疗,也与血管通路技术进步有关。一个良好的血管通路是保证患者充分透析的基础,也是提高透析患者生存率的有力保障。流行病学调查显示血管通路血栓、狭窄或感染等原因占血液透析患者住院病因的第二位。

1960 年 Scribner 首先建立了动静脉外瘘管,初步解决了血管通路问题,使血液透析能用于急慢性肾衰竭的治疗。由于外瘘管易于形成血栓,几周或几个月后就失去功能;另一缺点是易于感染,最终必须拔除外瘘管。Cimino 和 Brescia 于 1962 年建立了一种自身动静脉内瘘。此种内瘘将桡动脉和邻近的头静脉吻合,经一段时间成熟后,用于建立体外血液循环基本满足了血管通路的要求。近 50 年来,动静脉内瘘以通畅时间长、并发症少等优点而广泛应用。聚四氟乙烯(PTFE)移植血管于 1973 年研发成功。PTFE 最初用于动脉重建的连接物,后将 PTFE 血管连接于上肢动脉和静脉之间,建立一种透析所需的长期血管通路。这种血管通路对于缺乏通畅静脉,难以建立自体动静脉内瘘患者,是一种很好的替代。PTFE 第二个优点是建立瘘管后 2~4 周就可以使用。但是,PTFE 移植物与静脉吻合部位容易发生血栓或狭窄,平均使用期限只有 2~3 年,这是限制移植血管使用的最主要因素。此外,异种动物的血管移植和同种异体血管移植也用来建立血管通路,这些血管需要经过冻干辐射处理,消除抗原性,在部分人群中使用也取得良好效果。

根据近 10 年上海透析移植登记统计数据,在我国自体动静脉内瘘占血管通路 80%~85%以上,2006 年美国 K-DOQI 指南中明确提出必须提高自体内瘘使用率。而根据 DOPPs Ⅳ研究报告,自体内瘘使用率在欧洲占 70%~80%,而美国从最初的不到 28%(DOPPI 研究)上升到 65%。这与美国大力倡导内瘘第一计划有密切关系。尽管如此,首次透析患者的自体动静脉内瘘比例仍然不高,根据 2014 年美国肾脏病透析登记数据库(USRDS)的资料,首次透析的血管通路仍然以中心静脉导管为主,非肾脏科医生随访的患者首次进入透析近 80%采用导管,肾脏科医生随访的患者进入透析采用中心静脉导管也达到 40%以上。然而,动静脉内瘘也有不足:一是糖尿病、老年人和肥胖患者很难找到理想的静脉建立成功的内瘘,而这些患者在透析人群中将越来越多;二是自体动静脉内瘘需要较长时间的"成熟"期才能使用。

一、建立血管通路前的患者评价

对于任何慢性肾脏病患者,保护其上肢血管十分重要,特别是前臂头静脉和肘正中静脉的保护。应该尽可能避免头静脉系统和肘正中静脉留置输液针,避免 PICC 留置管,心脏介入手术穿刺避免采用桡动脉,最好使用股动脉;如有可能也尽量避免在慢性肾衰竭患者在上腔静脉系统留置起搏器,充分评价采用经皮心外膜起搏器可能性。

1.建立动静脉内瘘的时机　根据 2006 年 NKF/K-DOQI 指南及 2014 年首版的中国血管通路专家共识,合适时机建立动静脉内瘘十分重要,特别需要教育随访的慢性肾衰竭患者。使得患者在进入血透时有一个功能良好的成熟内瘘。

(1)GFR 小于 30 mL/(min·1.73 m²)(CKD4 期,MDRD 公式)患者应接受各种肾脏替代治疗方式(包括肾移植)的宣教,以便及时确定合理的治疗安排,必要时建立永久性透析通路。

(2)如果患者选择血液透析作为肾脏替代治疗方式,当预计半年内需进入血液透析治疗,或者 GFR 小于 15 mL/(min·1.73 m²)、血清肌酐>6 mg/dL(528 μmol/L)[糖尿病患者 GFR 小于 25 mL/(min·1.73 m²)、血清肌酐>4 mg/dL(352 μmol/L)]建议将患者转诊至血管通路医师接受相关评估,首选建立自体动静脉内瘘。若患者需建立移植物内瘘,则推迟到需要接受透析治疗前 3~6 周。

(3)尿毒症症状明显,支持治疗难以控制者应尽早实施动静脉内瘘手术,残余肾功能可不作为必需的界定指标。

2.建立血管通路前的患者评价 建立血管通路前,应了解相关病史,体格检查动静脉通畅及心功能(表 12-3)。

表 12-3 建立血管通路前的患者评价

内容	相关性
既往中心静脉插管史	既往有中心静脉留置导管史的患者与中心静脉狭窄有关
优势手	为了减少对生活的不利影响,造瘘选择非优势手
有否使用起搏器	起搏器使用与中心静脉狭窄有一定关系
严重充血性心力衰竭	瘘管可以改变血流动力学和心排血量
外周动脉或静脉穿刺插管史	既往外周动脉或静脉穿刺插管可能损害造瘘血管的血管床(回流)
糖尿病	糖尿病常损坏内瘘所需的血管床结构
抗凝治疗或任何凝血系统疾病	异常的凝血功能可能造成瘘管凝血或血流不畅
影响患者生存期的相关致病因素,如恶性肿瘤或冠心病	在某些患者,血管通路建立和维护相关的并发症发病率不能正确评价瘘管的使用情况
血管通路史	既往失败的血管通路会限制用于建立通路的部位;以往失败的原因如果仍然存在的话,可能影响重新建立的瘘管
心瓣膜疾病或植入假体	应考虑与特殊通路相关的感染率
上臂、颈部或胸部外伤/手术史	与外科手术或创伤有关的血管损伤可能限制可用的血管通路部位
接受活体供肾的肾移植	临时性血管通路即可
动脉系统的体检	
外周血管搏动征	完好的动脉系统对制作瘘管非常重要,动脉通畅情况会影响瘘管部
如有必要,采用手提式多普勒超声检查	位的选择
Allen 试验的结果	手部如有异常的动脉血流类型(Allen 试验阳性),禁止制作桡动脉-头静脉内瘘
双侧上肢血压	可根据患者具体情况决定是否采取上臂动静脉瘘管
静脉系统的体检	
有无水肿的评价	水肿提示静脉回流问题,可能限制采用相关部位或肢体瘘管的制作
手臂粗细比较	手臂粗细不同可能提示一侧肢体静脉功能不良或静脉梗阻,可能影响造瘘部位的选择
上止血带检查静脉走行	此法触诊和静脉走行定位有利于选择理想的造瘘静脉

（续表）

内容	相关性
检查既往中心静脉或外周静脉穿刺插管的证据	中心静脉插管可能引起狭窄,影响相关肢体侧的静脉回流,损伤需要造瘘的肢体血管床
检查手臂、颈部、胸部外科手术/创伤的证据	与外科手术或创伤有关的血管损伤可能限制血管通路部位的使用
心血管功能评价	
检查心力衰竭的证据	血管通路可以加重心力衰竭

二、永久性血管通路选择前的诊断性评估

制作动静脉内瘘必须选择直径和长度合适的动脉和静脉进行吻合,内瘘如果没有足够的血流量和穿刺长度,即使血管吻合成功也不能成功地用于透析治疗。选择动静脉标准见表 12-4。

表 12-4　制作上肢动静脉内瘘的动静脉选择标准

静脉检查	动脉检查
制作自体内瘘的静脉腔直径≥2.5mm	两上肢的动脉压差不得超过 20 mmHg
用于移植血管内瘘的静脉直径≥3mm	动脉腔直径大于 2.0mm
静脉通路没有节段性狭窄或梗阻	有掌动脉弓
上肢深静脉系统通畅	
没有同侧中心静脉狭窄或梗阻	

下列患者在制作血管通路前应该进行静脉造影。
1.计划造瘘部位的肢体有水肿。
2.为了明确造瘘部位的静脉走行。
3.肢体大小不一,而又必须在该侧肢体造瘘。
4.在计划造瘘的肢体侧,目前或既往有过锁骨下静脉插管。
5.在计划造瘘侧的回流静脉内,目前或既往有起搏器。
6.在计划造瘘的回流静脉,该侧既往有胳臂、颈部或胸部创伤或外科手术。
7.在计划造瘘的肢体,既往有多次内瘘手术。

三、建立永久性血管通路的选择次序

慢性透析患者建立动静脉瘘管部位的选择次序:腕部桡动脉-头静脉内瘘→肘部肱动脉-头静脉内瘘。

腕部桡动脉-头静脉和肘部肱动脉-头静脉建立的动静脉内瘘是较理想的通路,主要优点有:①一旦建立瘘管,具有很好的通畅率。②与其他类型的通路比较,管路狭窄、感染和窃血现象等并发症发生率低。③血流量随时间推移越来越能满足治疗的需要。④狭窄和血栓形成的手术或者介入治疗比较方便,而且成功率高。但是,以上瘘管也有一些缺点:①静脉不能充分扩张,血流量不能达到理想水平。②成熟期比较长,在制作瘘管后 1~3 个月,才能使用因此,瘘管必须在需要透析前几个月制作,或在瘘管成熟期内,采用临时性血管通路。

③在一些患者静脉穿刺要比移植血管难度大。④扩张的静脉在前臂很易看见,感觉不美观。⑤发生窃血综合征,主要在上臂内瘘。

　　如果无法建立上述两种内瘘,可采用下列方式建立内瘘:①贵要静脉移位建立内瘘。②使用聚四氟乙烯人造血管建立动静脉内瘘或下肢大隐静脉移植内瘘。③肱动脉浅表化,与贵要静脉吻合建立内瘘。

四、常见内瘘及吻合术式

　　1.自体血管内瘘

　　(1)腕部:桡动脉-头静脉、桡动脉-贵要静脉、尺动脉-贵要静脉和尺动脉-头静脉之间建立内瘘;此外,还可以采用鼻烟窝内瘘。

　　(2)肘部:肱动脉-贵要静脉、肱动脉-头静脉、肱动脉-肘正中静脉建立内瘘。

　　(3)其他部位:如踝部、大腿部内瘘、腋静脉内瘘等,很少采用。

　　自体动静脉内瘘吻合方式有端-侧吻合、侧-侧吻合及端-端吻合三种,目前以端-侧吻合最常用。

　　2.移植血管内瘘

　　(1)移植血管材料

　　1)人尸动脉:具有管壁厚、弹性好、支架作用强、组织相容性佳、来源容易、价格低廉等优点,其处理方法有化学法(酒精乙醚法)和物理法(冷冻辐射法)两种,经物理法处理的血管还有保存时间长、携带方便等特点,但选择人尸动脉作移植材料其长度和管径受一定限制,特别是作祥式血管移植时,常需两条人尸动脉,长期通畅率及穿刺使用时间均不如人造血管,血管瘤发生率较高。

　　2)人造血管(E-PTFE):具有生物相容性好、长期通畅率高、血流量大、口径和长度可任选、能反复穿刺及使用时间长等优点,缺点是价格昂贵、手术难度高及术后易发生血清性水肿。

　　3)同种异体和自体大隐静脉或脐静脉:具有共同的缺点,血管壁薄易塌陷、穿刺部位内膜增生硬化,狭窄发生率高、长期通畅率低。自体大隐静脉移植手术复杂,破坏了大隐静脉的连续性,临床上多用来作短距离移植血管搭桥。

　　4)异种血管:如牛颈动脉。

　　(2)移植血管术式

　　1)直桥式(J形)吻合:配对动静脉相距远或远端静脉纤细,可采用该术式,移植血管两端与动静脉通常作端-侧吻合或端-端吻合,应根据所选血管的血供情况而定,移植的血管可供透析穿刺使用,移植血管材料可选用人尸动脉、静脉、人造血管。

　　2)祥式(U形)吻合:在前臂、上臂或大腿处移植血管通过U形皮下隧道,将其两端分别与所选的动静脉端-侧或端-端吻合,透析穿刺选在移植血管祥上进行,主要选用人造血管和人尸动脉作移植血管材料。

　　3)间插式吻合:是指原移植血管上的某一部分因血栓形成、狭窄、堵塞、感染及动脉瘤形成作节段性切除后,选用相应长度的移植血管在两个断端间插入搭桥,可选用自体大隐静脉、同种异体大隐静脉、人尸动静脉及人造血管。

　　4)跨越式吻合:利用适当长度的移植血管跨越原动静脉病变部位在其两端正常血管部

分之间搭桥。

五、内瘘的穿刺使用

1.AVF 成熟的定义及判断标准

（1）AVF 成熟的定义：指内瘘透析时易于穿刺，穿刺时渗血风险最小，在整个过程中均能提供充足的血流，能满足每周 3 次以上的血液透析治疗。血流量不足定义为：透析时泵控血流量小于 200 mL/min。

（2）AVF 成熟判断（表 12-5）：①物理检查：吻合口震颤良好，无异常增强、减弱或消失；瘘体段静脉走行平直、表浅、易穿刺，粗细均匀，有足够可供穿刺的区域，瘘体血管壁弹性良好，可触及震颤，无搏动增强或减弱、消失。②测定自然血流量超过 500 mL/min 内直径大于等于 5 mm，深度小于 5~6 mm 即国内专家共识的"5 原则"。

表 12-5　动静脉内瘘成熟的重要参数的临床表现

参数	正常	狭窄
搏动	轻柔	强度增强
	容易压迫	有力
	弥漫	局限
震颤	柔和	增强
	连续	仅收缩期有
	机器样	涡流样
	弥漫	局限
杂音	连续	不连续
	收缩期和舒张期均有	仅收缩期有
	低调	高调

2.AVF 穿刺时机及方法

（1）建议手术 8~12 周以后，至少 1 个月内瘘成熟后开始穿刺。适当延长内瘘的首次穿刺时间，可减少内瘘功能不良的发生率。

（2）"周中穿刺"原则：首次穿刺血肿发生率高，为便于发生并发症的观察和处理，在一周当中做首次穿刺最安全。

（3）"湿针"技术：采用充满生理盐水的穿刺针穿刺，不用干针穿刺，穿刺后通过注射盐水检查穿刺部位有无渗出肿胀，无渗出再接血路管，避免回血渗出皮下，形成血肿损害。

（4）穿刺针选择：内瘘使用最初阶段，建议使用小号（17G）穿刺针，较低的血流量（180~200 mL/min）。

（5）穿刺顺序与方法：近心端到远心端进行阶梯式或纽扣式穿刺，不推荐定点穿刺，避免吻合口附近穿刺。穿刺针与皮肤成 20°~30°，动脉针推荐向心穿刺。

（6）穿刺时注意严格无菌原则。

（7）首次穿刺透析后护士拔针后压迫 20~30 分钟。

六、血管内瘘的并发症

1.出血　出血并发症易发生在术后 24 小时内,常发生在麻醉穿刺点及手术切口处,这些皆由手术操作所致,而全身出血常与尿毒症血小板功能紊乱及肝功能受损有关,术前应加以纠正如改善贫血及充分透析,合成的抗利尿激素(DDAVP)可在术前及术后应用。DDAVP 可刺激内皮细胞释放贮存的第Ⅷ(Willebrand)因子进入循环,使出血时间恢复正常,并增加血小板的黏附力及聚集,常在术前 1 小时静脉应用 0.3 μg/kg 未见严重不良反应,8 小时后出血时间恢复至治疗前的水平。迟发性出血见于动脉瘤形成及感染,急诊处理对出血点进行压迫并适时手术。

2.血栓　血栓形成是内瘘失败的常见原因,常发生在血管狭窄处,应告知患者对血管进行自我监测,透析时观察静脉压上升情况及尿素的再循环,用多普勒超声可准确测定血栓部位,可使用经皮血管成形术或血管内扩张术进行治疗。血栓形成的其他因素为过度脱水及低血压等。

血栓部位及血管类型与预后相关,当桡动脉-头静脉吻合或肱动脉-头静脉吻合瘘口形成血栓时,在血栓部位可行手术治疗,应尽可能在血栓尚未机化前行取栓术。

采用侵入性血管内溶栓逐渐增多,即在 X 线下将导管插入血栓部位灌注溶栓剂,如链激酶或重组组织纤维蛋白溶酶原激活物(t-PA);还可用带气囊的导管取栓,手术成功率近 90%。

3.感染　终末期肾衰竭患者易发生感染,特别是术后感染,贫血可使单核吞噬细胞、中性粒细胞及 T、B 淋巴细胞介导的免疫反应下降,肾衰竭患者发生咽部,皮肤链球菌感染的概率为 70%,而正常人仅为 15%,另外血管手术应严格无菌,术后应用抗生素,尤其在糖尿病等易感患者更需如此。

术后伤口感染应引起足够重视以免引起继发性出血,患者须住院治疗直到完全康复,治疗应在病原微生物监测的基础上进行,化脓性伤口应行清创,尽量引流脓液用生理盐水冲洗,如果血管发生感染应将血管结扎,如为特殊菌感染应每天换药,视情况结扎瘘口。

移植血管的早期感染应静脉应用大剂量抗生素,治疗无效者应将血管切除,术后血管周围因有纤维包绕使手术难度增大,移植血管切除术后动、静脉残端应仔细修复,避免前臂水肿、感染及出血。

移植血管穿刺部位也易发生感染,在抗感染措施下可绕过感染部位建立血管旁路,暴露感染部位,据报道该法可使 50%～60% 的患者得以恢复,在伴有局部脓肿形成或有全身感染时或革兰阴性菌感染时,治愈率降低。

4.窃血综合征　瘘口的动脉远端往往有低灌注,其发生率为 1.6%～20%,全身性动脉硬化及糖尿病患者更易发生,术后患者常感手部发冷或无力,较重者感手部疼痛及麻木、检查时发现手背水肿或发绀。

术中对动静脉进行仔细的吻合可减少窃血综合征的发生率,瘘口的血流量与动脉端血流量和瘘口大小有关一般使吻合口口径控制在 5 mm 但应仔细操作以免血流量低于 200 mL/min 精确的方法应在术中及术后用多普勒测定。

当术前存在动脉损伤时也易发生窃血综合征,血管造影常显示有血管狭窄。

轻度窃血在术后 1 个月左右可自行改善,较重者应重新手术以减少瘘口血流量,桡动脉-头静脉吻合口发生窃血的概率较低,因为有尺动脉形成掌弓改善手部血供。

5.血管狭窄 易发生在瘘口,尤其在静脉端数厘米内或反复穿刺部位,与手术操作不当或局部纤维增生有关,狭窄时可用 PTFE 血管绕过狭窄部位进行吻合,或用血管扩张术进行治疗并可反复扩张,但该方法再狭窄的发生率较高,最终需外科手术。

血管狭窄可以采用腔内血管成形术(PTCA)处理,PTCA 可使 30%~40%的患者瘘管保持通畅 90 天,尽管可重复使用 PTCA 手术治疗狭窄,有些弹性狭窄还可以放支架,但由于再狭窄发生率高,价格比较贵,故国内大多直接采用手术修复。

6.血管瘤 在瘘口及穿刺部位易形成假性血管瘤,PTFE 血管发生血管瘤概率为 10%,自体血管为 2%,在血管瘤部位易发生感染。可用手术切除血管瘤,PTFE 血管作旁路搭桥手术。

7.肿胀手综合征 由于回流静脉被阻断或者动脉血流压力的影响,造成肢体远端静脉回流障碍,如果血管吻合后静脉流出道梗阻,动脉血流通过侧支循环流经手部静脉或尺侧静脉(贵要静脉)或深静脉,严重影响手部静脉的回流,出现肿胀手。早期可以通过握拳增加回流,减轻水肿,长期肿胀必须重新制作内瘘。

8.心力衰竭 一个成熟内瘘血流量可达 400~2000 mL/min 上臂内瘘和大腿部位内瘘由于血流量大较易引起心力衰竭,前臂内瘘发生心力衰竭比较少见一旦发生,可采用内瘘包扎压迫,必要时采取外科手术缩小瘘口。

七、血管通路的评价

血管通路相关并发症是慢性透析患者入院治疗的主要原因。美国肾脏病数据系统报告指出,血管通路功能衰竭(通常由于血栓形成)是血液透析患者住院最常见的原因,大幅增加了总体费用。在一些治疗中心,由于通路并发症的住院天数占了终末期肾病(ESRD)患者总住院天数的大部分。通过预期监测发现永久性血管通路的最主要问题是狭窄和血流量不足,两者都是通路血栓形成的重要因素。同时,瘘管狭窄和动脉端血流量不足常是再循环增加的重要原因,结果引起患者透析不充分。

1.血管通路狭窄的临床评估 经常性凝血(定义为每月发作一次以上)、穿刺后止血困难(发生在拔针后 20 分钟以上常常是由于通路内压力过高所致)及手臂持续肿胀,都提示通路狭窄的存在。然而,这些现象和透析不充分参数(URR 和 Kt/V 减少)一样,常是通路功能衰竭晚期表现。

中心静脉狭窄是使用导管较严重的并发症,据报道锁骨下静脉导管置入的患者 20%~50%可发生静脉狭窄。颈内静脉置管后狭窄发生率相对低一些。导管相关性感染可使狭窄率增加 3 倍。通路建成后狭窄形成时,同侧肢体水肿的发展是缓慢的,但却是进行性的。连续地测量手臂的周径可发现中心静脉狭窄,手臂周径渐进性增加是进行超声或血管造影术检查的指征。

拔除透析针后出血时间延长(大于 20 分钟)提示通路内压力增高。

对于有足够流量的通路,在血泵运转时对两个穿刺针之间的血管加压,泵前负压和静脉壶正压稍微或没有任何变化。如果透析时轻轻按压两个穿刺针之间的血管,结果导致静脉壶压力明显升高,说明在静脉段输出口出现狭窄,并出现明显再循环。阻断后出现泵前动脉负压升高时,常是动脉针前动脉段出现狭窄,往往同时有动脉流入量不足。此试验在移植血管的阳性率比自体动静脉内瘘低。

2.血管通路血栓形成危险性的监测方法　血流量是预警瘘管开放或血栓形成的最好指标,这一参数的测量需要投入大量的时间和精力。目前使用的所有方法都是通过直接或间接地评估通路流量来评估瘘管通畅情况常用方法列于表12-6。迄今为止,大多数用于筛选通路狭窄的有效临床技术仍是测定再循环、低血流量时透析器后静脉壶压力(PDC)和无流量条件下瘘管内压力(PLA)。目前联机血流量测定技术的应用在递增,有可能成为一种标准方法。

表 12-6　通路功能的评估

物理检查	通路流量
通路再循环	稀释法
以尿素为基础	多普勒流量超声
稀释技术	磁共振血管摄影术(MRA)
Kt/V 不可解释的降低	通路解剖
压力	多普勒超声(灰阶)
动态的静脉和泵前压力	通路内超声
静态的动脉和静脉压力	血管造影

在采用瘘管狭窄评估方法时,以下建议必须考虑:第一,检测方法能发现狭窄的存在,并具有相当的正确性及可重复性。由于移植血管内发生狭窄较常见,对发现狭窄的灵敏度和特异性低于75%的试验是不可取的。第二,检测方法应在血栓形成之前就能发现损伤的存在。即通路管腔缩小50%~70%就能被检测到。

(1)再循环:测定方法前已述及。通路再循环只有在通路流量降至小于或等于血泵所设置的流量才会发生,结果是透后血液返回到动脉穿刺针头,稀释进入透析器的血液溶质浓度,导致透析不充分。清除率虽然不受影响,但被清除的溶质量下降。

使用外周静脉血作为样本计算再循环,可能高估再循环量,这是由于心肺再循环及瘘管再循环使外周静脉 BUN 明显高于动脉血之故。另外在用尿素稀释法测量再循环量时,在无瘘管患者测定值由于心肺再循环及尿素本身对测定值的影响,可高达 10% 或更高。心力衰竭患者再循环值高达 25%~40%。

采集血样方法,将血泵流量减至 120 mL/min 10 秒时采外周血样本,用这个方法计时准确是决定性因素。

在通路流量低于通常的处方流量(即血泵流量在 300~500 mL/min 范围)、瘘管的开放难以维持的情况下,再循环对于检测移植血管功能衰竭不如对自体内瘘有价值。移植血管通路血流量低于 600~700 mL/min 时就已处于血栓形成的危险中,但当流量超过透析器处方血流量(350~500 mL/min)其危险性通常不能用测量再循环方法来发现。移植血管已有再循环时应全面检查移植血管,因为流量在 300~500 mL/min 时血栓形成的危险性非常高。

(2)动态压力的测量:静脉壶压力(PDC)持续升高是静脉狭窄的一个征象。血流量 200 mL/min 状态下测量出的静脉压,比通路内实际压力高四倍,这主要是穿刺针头阻力的结果。在同样血流量状态下,血细胞比容在 20%~36% 的变化,使动态压产生 5~15 mmHg 的变化。动态压的测量对静脉针孔部位阻塞非常敏感,即使在低血泵流量的情况下针孔阻塞也可产生较高的 PDC 值。

动态压力需要连续性测量,应在通路第一次使用时确定基线值。应在每次透析开始后 2~5 分钟测量动态压,静脉穿刺针必须在静脉内,针头通畅而不被管壁阻挡。压力阈值必须是三次连续透析治疗中的平均数。PDC 的逐步升高提示有静脉吻合口狭窄。

(3)通路内静压:通路内压力(PIA)反映通路异常灵敏度和特异性优于静脉壶的压力。PIA 的测量去除了流量和穿刺针头被部分阻塞的影响。由于系统血压影响通路内压力,使用通路内压力与系统血压的比值,而不是单独应用通路内压,会使通路内压力测量的应用更加精确。PIA/MAP(平均动脉压)的测量优于静脉压,更有利于证实聚四氟乙烯(PTFE)移植血管内压力的升高和静脉输出口狭窄。

检测通路内压力比(EQPIA/MAP)是在血泵关闭时测量的静脉壶压力和瘘管与静脉传感器间的高度差(△H)来决定的,下面举例说明 EQPIA/MAP 的计算方法。

1)测量 MAP:如果患者血压为 190 mmHg/100 mmHg,MAP = 1/3 脉压 + 舒张压 = 30 + 100 = 130 mmHg。

2)测量静态瘘管内压:①关闭血泵,夹住连接静脉壶上游的血路管,测得静脉壶压力为 60 mmHg(图 12-3)。②应用公式计算压力补偿值:压力补偿值 = 3.4 + 0.35 × H(高度 cm)(此公式为经验公式),高度指手臂到静脉壶中央的垂直距离,如果高度为 35cm 那么,补偿值 = 3.4 + 35 × 0.35 ≈ 15 mmHg。③加上补偿值,计算实际的瘘管内压 = 60 + 15 = 75 mmHg。④计算瘘管内压与平均动脉压比值(EQPIA/MAP)本例 = 75/130 = 0.58。本例根据计算结果大于 0.5,说明瘘管存在狭窄的风险。

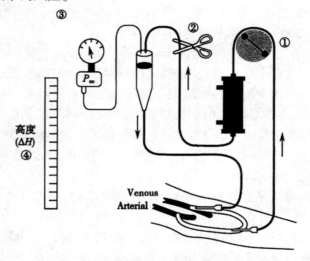

图 12-3　测量通路内压力的简易方法

(4)流量的测定:由于移植血管流量小于 600~800 mL/min 与血栓形成相关,所以流量的测定是监测通路的首选方法。通路流量和再循环测量和压力测量一样,应成为常规。

(5)通路流量直接测量法:透析中直接测定通路流量的方法大多采用稀释法原理,血流量 Q(mL/min)用以下公式测量。

$$Q = M/S$$

这里 M(mg)是指示剂注射量,S(min·mg/mL)是指示剂的时间-浓度曲线下面积。

超声稀释法测量血流速率精确而又简便,目前大多数采用 HD02 型测定仪。根据上海长征医院血透室测定结果,普通维持性血液透析患者中,瘘管狭窄发生率达 20%～25%,需要提前干预保证瘘管的有效血流量。

3.血管通路流量和解剖的评估方法

(1)多普勒超声:是一项无创性检查技术,可以使流经动静脉瘘管和移植血管的血液在屏幕上显像。应用 Phillips700 多普勒超声仪测定通路流量与超声稀释法测定结果相关性好。此外,多普勒超声还有评估狭窄程度和动脉瘤的作用。

(2)磁共振血管摄影术:用这项技术测量通路流量非常准确,但因价格昂贵而无法常规应用。

(3)血管内超声:该技术处于研究阶段,主要应用于血管成形术后对形态学和通畅程度的评估。

(4)数字减影血管造影术(DSA):是评估通路腔及通路静脉系统解剖的金标准。瘘管造影术发现静脉狭窄应立即经皮腔内血管成形术加以纠正。

第四节　透析抗凝

透析抗凝是血液透析技术的重要组成部分。适当的抗凝不仅能减少透析器凝血和患者失血,还能保证透析的充分性。血液透析的抗凝流程见图 12-4。

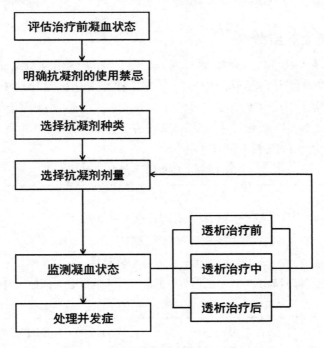

图 12-4　血液净化抗凝治疗的流程

一、体外循环与凝血

在透析过程中,患者血液与穿刺针、静脉内插管、导管及透析膜等体外循环装置的内表面相接触,这些表面均有不同程度的致凝血性,可引起透析凝血。尤其在动静脉壶内血液接触空气,更易发生凝血。体外循环的凝血开始于白细胞和血小板的活化,导致其膜泡形成细胞表面富含脂类的微粒脱落,引发凝血酶形成,从而激活凝血级联反应,进一步促进凝血酶形成和纤维蛋白沉积。严重的凝血会阻塞透析管路,妨碍体外循环继续进行。促进凝血的因素列于表12-7。

表12-7 体外循环促进凝血的因素

低血流量
高血细胞比容
高超滤率
透析通路再循环
透析中输注血液或血液制品
透析中输注脂肪制剂
使用动静脉壶(空气暴露、气泡形成、血液振荡)

理想的抗凝目标是在使用最小量抗凝剂情况下,能保证血液透析正常进行,并且不影响透析膜的生物相容性,不影响全身凝血系统,避免出血并发症的发生。理想的抗凝剂应具备以下特点:①抗血栓形成作用较强。②出血危险性较小。③抗凝作用最好只局限于透析器中。④药物监测简便易行。⑤长期使用无全身不良反应。⑥使用过量应有相应的拮抗药物。

二、透析中凝血的监测

1.目视检查 体外循环凝血征象列于表12-8。透析中用生理盐水冲洗管路有助于观察循环凝血情况,但在冲洗时已形成的血凝块有可能被冲入透析器导致中空纤维凝血。尤其在连续性肾脏替代治疗中,由于治疗时间长,如反复冲洗管路,血块不断进入透析器可导致严重凝血,降低滤过率。因此观察中要特别注意透析器动脉端口血凝块阻塞情况,并以此作为调整肝素用量和盐水冲洗频率的参考指标。

表12-8 体外循环凝血征象

血液发黑
透析器中有阴影或黑色条纹
动静脉壶中出现泡沫,继之血凝块形成
血液迅速冲入传感监测器
透析器后静脉管路中的血液不能继续进入静脉壶而倒灌入管路
透析器动脉端口出现血凝块

2.体外循环压力 根据血栓形成的位置不同,体外循环凝血时动静脉压力改变不同。使用带有泵后动脉压力监测器的管路可根据泵后压和静脉压差来判定凝血部位。此差值增加见于动脉壶凝血或透析器本身凝血(泵后压升高,静脉压降低)。若凝血发生于静脉壶或其远端,则泵后压和静脉压先后均增高。若凝血广泛,则压力增加更显著。静脉穿刺针凝血或位置不良也可使压力增加。

3.透析后透析器外观　通常可有少量纤维发生凝血,透析器端口常有小血凝块或白色沉积物(尤其在高脂血症患者)聚集。必须记录透析器凝血情况作为下次透析抗凝剂用量调整的参考,可通过估计凝血纤维所占比例来进行凝血程度分类一般少于 10% 的纤维凝血为 1 级凝血;少于 50% 为 2 级凝血;多于 50% 为 3 级凝血。

4.透析器残余容量测定　透析器复用的透析中心,应在每次治疗后采用自动或人工的方法测定凝血引起的血室容量降低情况。可通过比较透析前和透析后纤维束容量来测定。在 5~10 次复用中每次透析后血室容积降低少于 1% 的透析器方适于下次复用。

5.凝血时间测定　作凝血检测的血样应从动脉管路上肝素注入处前采取,以反映患者而非体外循环的凝血状态。不可从应用抗凝剂封管的深静脉导管抽血检测凝血时间。

(1)活化部分凝血活酶时间(activated partial thromboplastin time,APTT):用于评价内源性凝血途径(前激肽释放酶,高分子量激肽原,因子Ⅻ、Ⅺ、Ⅸ、Ⅷ)和最终共同途径(因子Ⅱ、Ⅴ、Ⅹ,纤维蛋白原)的活性,仅适用于监测肝素,但肝素抵抗状态时由于因子Ⅷ水平升高会导致检测误差。狼疮患者体内的抗凝物质也会使基础值升高。APTT 检测结果个体差异很大,因此许多透析中心建立自己的正常值范围作为对照,采用 APTT 与对照组的比值(APTTr)调整抗凝目标。

(2)全血部分凝血活酶时间(whole-blood thromboplastin time,WBPTT):与 APTT 类似,但可进行床边检测。WBPTT 试验方法如下:向 0.4mL 血样中加入 0.2mL 肌动蛋白 FS 试剂以加速凝血过程。将此混合物置入 37℃ 保温器中 30 秒,然后每 5 秒钟倾斜一次试管直至血液凝集。WBPTT 的延长程度与血液中肝素浓度(在透析适用的范围内)呈线性相关。不可用于低分子量肝素治疗的监测。

(3)活化凝血时间(activated clotting time,ACT):试验操作与 WBPTT 试验相似,但使用硅藻土来加速凝血过程。在血肝素水平较低时 ACT 可重复性低于 APTT。ACT 仅适用于肝素监测。应用可自动倾斜试管和监测血凝块形成的设备,则可提高 WBPTT 和 ACT 的标准化和可重复性。

(4)Lee-White 凝血时间(Lee-White clotting time,LWCT):此试验通常在室温下进行,将 0.4mL 血液加入玻璃试管内,每 30 秒反转一次试管直至血液凝集。其缺点是需时较长、标准化和可重复性相对较差,现已很少使用。

(5)活化的因子Ⅹa:Ⅹa 因子可以通过显色或功能性凝血检测法进行测定。检测抗Ⅹa 活性有各种不同的实验室方法,并且采用这些方法测定的抗Ⅹa 因子活性可能不一定与其生物效应有必然的相关。Ⅹa 因子活性可用于监测普通肝素,但通常用于监测低分子量肝素及类肝素用量,抗凝目标峰值为 0.4~0.6 IU/mL 透析结束时<0.2 IU/mL。

(6)因子Ⅹa 活化 ACT(factor Ⅹa-activated ACT):是监测低分子量肝素使用较为敏感的试验,但尚未广泛开展。

三、抗凝技术

不使用抗凝剂的情况下,在 3~4 小时的透析过程中透析器凝血率很高(5%~10%),导致透析器和管路的损失,并使患者丧失 100~180 mL 的血液(体外循环中透析器和管路容量之和)。对于多数存在中到高度出血风险的患者这是可以接受的,因为此类患者若发生出血可能会导致严重后果,故而比较适合采用无抗凝剂透析。但对于绝大多数无显著出血风险的患者,必须采用某种形式的抗凝治疗。尤其是复用透析器时,合理的抗凝是获得理想复用次数的关键。

世界上不同国家、地区甚至不同透析中心之间,血液透析采用的抗凝方式有相当大的差异。虽然有应用前景的新型抗凝剂不断出现,但肝素仍然是最常用的抗凝剂。在美国,最常用的是普通肝素;而在欧洲,低分子量肝素(LMWH)是欧洲最佳实践指南(2002)推荐的抗凝选择;还有一部分血液透析中心采用枸橼酸钠抗凝;在特殊情况下,凝血酶直接抑制剂如阿加曲班、类肝素(达肝素钠、磺达肝癸钠)、前列腺素、马来酸萘莫司他可以作为替代抗凝剂。

(一)普通肝素抗凝

肝素是一种分子量不定的阴离子硫酸黏多糖,可从牛肺或猪肠中提取。肝素在血液中能改变循环抗凝血酶(AT)的构象,导致多种凝血因子,尤其是因子Ⅱa迅速失活。肝素可刺激血小板聚集和活化,但肝素也可干预血小板表面凝血因子的结合及活化,从而对抗前一作用。

肝素的不良反应有瘙痒、过敏、脱发、骨质疏松、高脂血症、血小板减少及出血等。肝素敏感性在患者之间及同一患者在不同时间的差异很大。对使用肝素引起严重不良反应的患者,可改用其他抗凝方法或使用无肝素抗凝法。

1.目标凝血时间　对于无出血倾向的患者可常规使用全身肝素化法,两种常规肝素法对凝血时间的影响见图12-5。目标是维持 WBPTT 或 ACT 在绝大部分透析时间延长至基础值的180%(表12-9)。但在透析结束时必须缩短凝血时间(WBPTT 或 ACT 延长为基础值的140%),以减少拔针后穿刺点的出血。

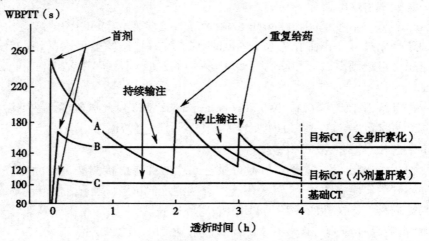

图 12-5　不同肝素抗凝方法对凝血时间(以 WBPTT 为例)的作用

CT.凝血时间,以 WBPTT 为例;A.全身肝素化,重复弹丸式给药法;B.全身肝素化,持续输注法;C.小剂量肝素,持续输注法

表 12-9　透析中目标凝血时间

试验	试剂	基础值	常规肝素 应达目标		小剂量肝素 应达目标	
			透析中	透析结束时	透析中	透析结束时
APTTr		1.0	2.0~2.5	1.5~2.0	1.5~2.0	1.5~2.0
WBPTT	肌动蛋白 FS	60~85 秒	+80% (120~140)	+40% (85~105)	+40% (85~105)	+40% (85~105)
ACT[a]	硅藻土	120~150 秒	+80% (200~250)	+40% (170~190)	+40% (170~190)	+40% (170~190)
LWCT[b]	无	4~8 分钟	20~30 分钟	9~16 分钟	9~16 分钟	9~16 分钟

注:APTTr.活化部分凝血活酶时间比值;WBPTT.全血部分凝血活酶时间;ACT.活化凝血时间;LWCT.Lee-White 凝血时间;a.测 ACT 有多种方法,部分方法基础值更低,如 90~120 秒;b.LWCT 的基础值根据试验操作方法不同变化很大。

如用 Lee-White 凝血时间,透析中 LWCT 延长至基础值的 180%,透析结束时延长为基础值的 140%。对于已有 WBPTT 或 ACT 基础值延长超过正常范围的患者,透析中不可将凝血时间进一步延长至基础值的 180%,否则可能引起出血一般不能超过该透析中心患者平均基础值的 180%。透析凝血时间列于表 12-9。

2.全身肝素化技术　全身肝素化有两种基本技术。第一种是给肝素首剂量后,继以持续肝素输注。第二种是给肝素首剂量后,必要时间歇重复给药。以下给出这两种方式的标准方案。

(1)肝素持续输注法

1)给予一般首剂量 37.5~62.5 U/kg(0.3~0.5 mg/kg),追加剂量 625~1250 U/h(5~10 mg/h),间歇性静脉注射或持续性透析器/滤器前静脉输注(常用);血液透析结束前 30~60 分钟停止追加。最好通过静脉针注射给药,并随后用生理盐水将肝素冲入体内,而不要通过动脉端给药,这样可较快达到全身肝素化。

2)在开始透析前等待 3~5 分钟以使全身肝素化,然后持续向动脉管路内输注肝素[如 625~1250 U/h(5~10 mg/h)]。

3)透析结束前 1 小时停止肝素输注。

(2)肝素间歇给药法

1)给予首剂肝素量(如 3750 U),30 mg。

2)必要时追加 1250~1875 U(10~15 mg)肝素。

不同的透析中心肝素使用的方法和剂量有很大不同,如有些复用透析器的单位倾向于使用较大剂量的肝素,有些单位只给首剂不给维持量,目前尚缺乏探讨肝素抗凝最佳方案的研究。

持续输注法首剂肝素量少于间歇给药法,这是由于持续输注法凝血时间变化波动小,首剂肝素量只需将 WBPTT 或 ACT 延长至基础值的 180%(图 12-5 曲线 B),而间歇给药法凝血时间变化波动大,首剂肝素量必须将 WBPTT 或 ACT 延长至超过基础值的 180%(图 12-5

曲线 A）。

（3）肝素剂量的调整

1）体重与肝素剂量的关系：有药代动力学研究表明肝素分布容积随体重增长而增加但多数透析中心对于体重在 50～90kg 的患者不常规按照体重调整剂量。

2）口服抗凝剂与肝素剂量的关系：越来越多的老年患者口服香豆素类抗凝药治疗，这类患者如 INR<2.5 时透析仍需抗凝，但人工心脏瓣膜置换术后 INR 值>3 的患者透析时通常不需要应用肝素。与此类似，服用阿司匹林和其他抗血小板药物的患者也需要标准的肝素剂量抗凝，但在血小板减少症（$<500×10^9$/L）患者中，应减少肝素剂量或不用肝素。较新的口服抗 Xa 因子抑制剂（阿哌沙班、利伐沙班）和直接凝血酶抑制剂（达比加群）也已进入临床使用。此类新型药物主要经肾脏排泄，因此有可能在透析患者体内蓄积，从而增加出血风险，如何调整肝素用量目前临床上还缺乏经验，宜小心使用。

（4）停止肝素输注时机：透析患者肝素半衰期平均为 50 分钟（0.5～2 小时）。对平均半衰期 1 小时的患者，透析中输注肝素使 WBPTT 或 ACT 延长至基础值的 180%，若在透析结束前 1 小时左右停止应用肝素，则透析结束时 WBPTT 或 ACT 为基础值的 140%。对于使用深静脉导管血管通路的患者，由于不存在透析结束时血管穿刺点压迫止血的问题，肝素可一直使用至透析结束。

3.全身肝素化发生的凝血　全身肝素化中体外循环凝血发生率较低，通常不须改变肝素用量。凝血发生时需分析其可能原因。多数原因是可以消除的。操作过程中引起凝血的原因如表 12-10 所示。若反复出现凝血，则要进行个体化原因分析并调整肝素剂量。

表 12-10　操作过程中引起凝血的因素

透析器预冲
透析器中留有气泡（由于预冲不充分或预冲技术不合格）
肝素输注管路未预冲或预冲不充分
肝素应用
持续输注时肝素泵设置不正确
首剂量不足
肝素泵启动延迟
肝素管路上的夹子未打开
给予首剂量后全身肝素化时间不足
透析管路
透析管路扭结
血管通路
由于穿刺针或导管位置不佳或凝血引起的血流量不足
由于穿刺针或止血带位置不佳引起的管路过度再循环
由于血流量不足或机器报警而频繁中断血流

4.全身肝素化的出血并发症　全身肝素化后，在伴出血性胃肠道病变（胃炎、消化性溃疡或血管发育不良）、近期手术、心包炎或糖尿病视网膜病变的高危患者中出血并发症的发

生率为25%~50%。再次出血可波及中枢神经系统、腹膜后及纵隔。尿毒症相关的血小板功能缺陷可加重出血倾向，血管内皮细胞功能异常也可加重出血。

如发生穿刺部位的出血，除了重新确定肝素剂量，还必须评价是否因血管通路狭窄造成血管通路内压力增加而导致穿刺点出血，另外还要排除有无穿刺技术方面的问题。

5.肝素相关并发症 除了出血，常见的并发症有血脂升高、血小板减少、低醛固酮血症和加重高钾血症，尤其易发生于有一定残肾功能的患者。部分患者还可能出现脱发。

(1)肝素诱导的血小板减少(heparin-induced thrombocytopenia,HIT)：有两种类型。1型HIT，血小板数量减少的发生为时间和剂量依赖方式，减少肝素量可缓解。2型HIT，是抗肝素-血小板因子4复合物IgG或IgM抗体形成所致，多由来自牛的肝素引起，来自猪的肝素较少引起，低分子量肝素极少发生。2型HIT的诊断依靠使用绑定的血小板因子4肝素复合物的酶联免疫吸附测定(ELISA)阳性及血小板聚集试验的异常发现。与非透析患者HIT发生率相比，透析患者发生率并无明显增加。由于LMWH和普通肝素间存在肝素-血小板因子4抗体交叉反应，故发生HIT后不宜换用低分子量肝素抗凝。

(2)血脂异常：肝素激活脂蛋白脂酶，使血液三酰甘油浓度增加。HDL胆固醇水平降低也与肝素使用有关。

(3)瘙痒：肝素皮下注射时可导致局部瘙痒，据推测肝素可能是透析中瘙痒和其他变态反应的原因。而低分子量肝素可用来治疗扁平苔藓相关的瘙痒，其机制是抑制T淋巴细胞肝素酶活性。但没有证据表明停用肝素可有效地改善尿毒症性瘙痒。

(4)高血钾：肝素相关的高钾血症，是由肝素引起的醛固酮合成抑制引起的。在少尿的透析患者，据推测醛固酮可能通过胃肠道机制继续促进排钾。

(5)骨质疏松肝素：长期使用可导致骨质疏松。

(6)过敏样反应。

(二)有出血风险血透患者的抗凝

1.小剂量肝素抗凝法 对于有轻度出血风险的患者推荐应用小剂量肝素抗凝。若监测指标为WBPTT或ACT，则目标凝血时间(表12-9和图12-5曲线C)为基础值的140%。Lee-White法目标凝血时间列于表12-9。另外，部分患者基础WBPTT或ACT已超过正常范围，目标WBPTT或ACT值不可超过该透析中心患者平均基础值的140%；如基础值已超过透析中心平均基础值的140%，则应改用无肝素或局部枸橼酸抗凝。

小剂量肝素化技术最佳方式是给首剂肝素量后，继之持续静脉输注，因持续输注可避免凝血时间大起大落，从而避免重复间歇用药。经典小剂量肝素化技术如下。

(1)测定基础凝血时间(WBPTT或ACT)。

(2)给予首剂肝素750 U。

(3)3分钟后复查WBPTT或ACT。

(4)如WBPTT或ACT尚未延长至基础值140%，重复给予肝素一次。

(5)开始透析，肝素输注速度为600 U/h。

(6)每30分钟检测一次凝血时间。

(7)调整肝素输注速度以维持WBPTT或ACT在基础值140%，但不要超过该透析中心患者平均基础值的140%。

（8）持续肝素输注直至透析结束。

2.局部肝素化　是使透析器及动静脉管路肝素化,在血液回入患者体内之前,用硫酸鱼精蛋白中和肝素,以减少出血危险的方法。鱼精蛋白为小分子富含精氨酸的蛋白,呈强碱性,可与富含酸性基团的肝素结合形成稳定的盐,使肝素失去抗凝活性。此方法虽然简单且易于监测,但存在肝素反跳、鱼精蛋白的不良反应及需不断调整剂量等缺点,故使用并不广泛。

（1）局部肝素化技术

1）透析开始不给首剂肝素。

2）动脉端用肝素泵持续注入肝素,每小时肝素量（U）= 0.15×Qg×60（Qg 为每分钟血流量）,维持透析器内 LWCT 在 30 分钟左右,ACT250 秒,而体内抗凝指标维持不变。

3）静脉端用注射泵持续注入鱼精蛋白,鱼精蛋白用量根据中和试验结果而定。一般情况下,肝素与鱼精蛋白的比例在急性肾衰竭时为 1：1,在慢性肾衰竭时为 1：（1.2~1.5）。
透析中需反复测定管路动脉端和静脉端的凝血时间以调节剂量。

（2）反跳现象:肝素-鱼精蛋白复合物不稳定,在血浆蛋白酶的作用下,鱼精蛋白的分解速度较肝素快,使得游离出的肝素抗凝作用再现,引起出血,此称为反跳现象。多发生于透析 3~4 小时后,甚至长达 18 小时后出现。故当透析结束时,若患者凝血时间较正常人延长,应追加小剂量鱼精蛋白。透析结束 8 小时内应每小时复查凝血时间,若延长,需补充适量鱼精蛋白。

（3）鱼精蛋白的不良反应:过量的鱼精蛋白也有抗凝作用,可引起出血。另外,有时可出现过敏反应,引起心动过缓、呼吸困难、血压下降、颜面潮红及皮疹等表现。

3.无肝素透析　是有活动性出血、中-重度出血风险或有肝素使用禁忌证（如肝素过敏）患者的抗凝选择。其适应证列于表 12-11。由于其简单安全,许多透析单位对多数 ICU 患者常规应用无抗凝剂透析。操作中为防止体外循环凝血一定要仔细预冲以减少气泡产生,应选择较短的体外循环管路,避免易引起血液淤滞和湍流的设计如管腔内径和三向阀等,降低透析液温度可减少血小板活化。

表 12-11　无肝素透析适应证

心包炎
近期外科手术,有出血并发症或风险。特别是血管和心脏手术、眼部手术（视网膜和白内障）、肾移植、脑部手术、甲状旁腺手术
凝血系统疾病
血小板减少
颅内出血
活动性出血
需透析的危重症

无肝素透析方案有多种方法,要点如下。

（1）肝素预冲:此步骤为可选项,存在 HIT 则不用肝素预冲。用含肝素 3000 U/L 的生理盐水冲洗体外循环管路,这样肝素可覆盖于管路和透析膜表面以减轻血栓形成反应。为防止患者全身肝素化,透析开始时要将含肝素的预冲液放掉或在透析前再用不含肝素的生理盐水冲洗管路。

（2）高血流量：尽量开大血流量，在患者能耐受的情况下设置250~350 mL/min。对于发生失衡综合征风险大的患者，如身材小、透析前血尿素氮浓度很高而不能应用高血流量透析时，可考虑缩短透析时间、应用膜面积小的透析器和（或）减低透析液流速。

（3）定时生理盐水冲洗：每15~30分钟关闭管路动脉端口用100~250 mL生理盐水迅速冲洗透析器一次。冲洗频率可按需要增减。用于冲洗而进入患者体内的生理盐水总量要计算到超滤量中加以清除。定时冲洗的目的是检测中空纤维透析器是否凝血，以便及时终止透析或更换透析器。对于定时冲洗是否能减少透析器凝血的发生目前有争议，多数学者认为定时冲洗可减少透析器凝血，但有研究提示定时冲洗可能会把微小气泡冲入空心纤维反而会促进透析器凝血。

（4）透析器膜材料：肝素分子带有大量负电荷，可吸附于透析器膜表面，据报道肝素包被的膜材料可用于无肝素或小剂量肝素透析。

（5）透析器膜面积：理论上大面积透析器可能凝血风险更大，尤其是血流缓慢的外层纤维。小面积透析器可提供较快的外层纤维内血流速，较适合无肝素透析。

（6）超滤量和置换量：过高的超滤量导致血液浓缩，增加血小板与膜的反应，易引起凝血。

（7）输注血制品或脂肪制剂：据报道经动脉管路输注此类制剂会增加凝血风险。

4.局部高浓度枸橼酸抗凝　由于钙离子是重要的凝血因子之一，故可在体外循环中降低血离子钙浓度达到抗凝目的，以替代无抗凝剂透析。可通过经动脉管路输注枸橼酸钠（可与钙结合）并使用无钙透析液来降低体外循环中离子钙，为避免低离子钙浓度的血液回输入患者体内，要从静脉管路输注氯化钙以补充丢失的离子钙。输注的枸橼酸约1/3可经透析清除，剩余2/3可很快被机体代谢清除。

数据表明与标准肝素抗凝方法比较，局部枸橼酸抗凝可减少出血发生率，预防血小板活化/脱颗粒因而对血小板影响较小。局部枸橼酸抗凝优于无抗凝剂透析之处：①不需要很高的血流量。②几乎无凝血发生。其主要缺点为需要两路液体输注（枸橼酸和氯化钙）及监测血钙浓度。由于枸橼酸代谢可产生碳酸氢盐，此抗凝方法可导致血浆碳酸氢盐含量增加。因此，对易于发生碱血症的患者局部枸橼酸抗凝的使用应十分小心。若长期应用枸橼酸抗凝，则为避免代谢性碱中毒，透析液碳酸氢盐浓度必须降低（可低至25 mmol/L）。长期应用枸橼酸可导致铝负荷增加。研究表明在密切监测的情况下，并发症的发生率较低。增加透析液流量、使用枸橼酸葡萄糖形式可减少碱中毒的发生，对流可增加枸橼酸的清除。

此方法目前已得到多种改进，包括枸橼酸浓度、钙剂补充方式等的改变。报道所使用的枸橼酸浓度为4%~46.7%不等，低浓度枸橼酸使用相对比较安全，但增加了液体输注量从而会增加患者的超滤量。使用含钙透析液，对于多数无基础低钙血症的患者完成4~5小时的透析可以不用或减少钙剂的输注。该方法是高危出血风险透析患者较为理想的透析方式。

5.低浓度枸橼酸碳酸氢盐透析液　此种透析液中用枸橼酸代替乙酸作为酸化剂，浓度为0.8 mmol/L可以通过结合钙离子在透析膜表面起到抑制凝血和血小板激活的作用，从而延长透析器使用寿命。这种透析液可减少肝素用量，也可作为无肝素透析的辅助手段。由于枸橼酸浓度很低，故不需监测患者血液离子钙水平，而且枸橼酸不同于枸橼酸钠，体内代

谢后仅产生 CO_2 和水,不会增加透析液碱负荷。

6.低分子量肝素(LMWH) 相对分子质量4000~6000,是普通肝素(相对分子质量2000~25 000)经化学降解、酶解或筛选后获得的。低分子量肝素抑制因子Xa、$XIIa$和血管舒缓素,但对凝血酶、因子IX和因子XI几乎无抑制作用,故部分凝血活酶时间和凝血酶原时间在用药后1小时内仅延长35%,随后也仅有轻度增加,从而降低出血的风险。

其半衰期较长,因此在透析开始一次用药即可,对于一次4小时的透析治疗,透析前一次给予2500~6000 IU或60~80 IU/kg可提供有效的抗凝作用;对于延时透析分次给药可能效果更好。与普通肝素相比,低分子量肝素有较高的生物利用度,可减少与内皮细胞、血浆蛋白和血小板的非特异性结合。因此,低分子量肝素比普通肝素起效更快速,更少引起血小板和白细胞的活化及透析器表面纤维蛋白的沉积。但由于低分子量肝素的分子较小一次给药有可能被透析清除,特别是血液透析滤过治疗。LMWH不能被鱼精蛋白充分中和。

由于那屈肝素是法国Choay研究所开发的,低分子量肝素的剂量通常用抗因子Xa Choay研究所单位(a Xa lCU)。目前市场上有多种低分子量肝素,其分子量、半衰期、抗Xa和IIa因子活性比不同。常见的低分子量肝素和常用的初始剂量列于表12-12。低剂量适用于有轻度出血风险的患者。常规的凝血实验不能精确监测LMWH的使用,而应监测血浆的抗因子Xa活性,但抗因子Xa活性检测方法复杂昂贵,目前难以在临床开展。近期有一项初步研究报道称用床边抗Xa因子活性检测的方法来评估亭扎肝素抗凝水平,检测效果较佳。低分子量肝素的优势是使用方便、效果确实,可降低长期使用普通肝素诱导的骨质疏松症的风险。欧洲最佳实践指南推荐较之普通肝素,优先使用LMWH。

表12-12 常用的低分子量肝素

名称	分子量/Da	抗Xa和IIa因子活性比	平均首剂量
达肝素	6000	2.7	5000 IU
那曲肝素	4200	3.6	70 IU/kg
瑞维肝素	4000	3.5	85 IU/kg
亭扎肝素	4500	1.9	1500~3500 IU
依诺肝素	4200	3.8	0.5~0.8 mg/kg

(1)过敏反应:报道称"首次使用综合征"不仅与普通肝素也和低分子量肝素有关。发生此种反应后,患者似乎对所有类型的肝素均会发生反应。因为肝素带较多负电荷,肝素化的血液通过透析器时可以产生缓激肽和过敏毒素(C3a和C5a)导致低血压。

(2)出血并发症:有报道称慢性肾脏病患者同时使用低分子量肝素和氯吡格雷及阿司匹林治疗会发生出血并发症。

7.前列腺素 天然和合成的血管扩张性前列腺素[前列腺素I_2(PGI_2),前列腺素E_2(PGE_2);依前列醇,伊洛前列素]可升高腺苷酸环化酶活性使血小板内环磷酸腺苷(cAMP)浓度增加,从而抑制血小板黏附、聚集,防止血栓形成。可被内皮平滑肌细胞迅速代谢,半衰期为3~5分钟。已成功应用于短期和长期透析患者,可用于高危出血患者局部抗凝。前列腺素局部抗凝方法为以4~8 ng/(kg·min)速度向体外循环输注。在使用剂量范围内这类药物效果稍逊于全身肝素化。前列环素是一种强效的血管扩张剂,不良反应主要包括低血压、潮红、恶心、呕吐、头痛和头晕等。为减少低血压的风险,透析开始前可按0.5 ng/

（kg·min）的速度全身用药,再稳步增加至 5 ng/（kg·min）在透析开始时转为透析管路内注射,大约40%的剂量可被透析液清除。由于半衰期很短,停药后低血压通常可迅速改善。

8.重组水蛭素 水蛭素是一种不可逆的多肽凝血酶抑制剂,由水蛭的唾液腺分泌。水蛭素阻断凝血酶引起的纤维蛋白凝结和血小板聚集,是目前发现的最强的凝血酶特异性抑制剂。重组水蛭素除在 63-酪氨酸上缺少一磺基,其结构和氨基酸排列顺序均与天然水蛭素完全相同,故运用重组 DNA 技术,可合成大量水蛭素供临床使用。与肝素不同的是,水蛭素不需要内源性辅助因子如抗凝血酶Ⅲ,也不会引起血小板激活或聚集,因而不导致血小板减少或栓塞。重组水蛭素可以在透析开始时给予一次剂量,也可持续给药。间断性血液透析的负荷剂量范围为 0.2~0.5 mg/kg（5~30 mg）。可通过测定透析前的 APTTr 来调整首剂量,目标值为 APTTr<1.5 以防止药物蓄积。但由于 APTTr 与血浆水蛭素浓度无关,因此血浆水蛭素检测已得到开展,抗凝目标值为 0.5~0.8 μg/mL。水蛭素在肾脏清除,血液透析滤过和大多数高通量透析器可清除水蛭素。其在透析患者体内半衰期延长。据报道约 1/3 的患者产生水蛭素抗体,可增强抗凝作用。出血是主要并发症,没有单纯的对抗剂,所以可能需要备用新鲜冰冻血浆或凝血因子Ⅱa 浓缩物。水蛭素偶尔会引起过敏反应。

9.比伐卢定 是一种可逆的直接凝血酶抑制剂,半衰期比水蛭素更短。标准输注速率是 1~2.5 mg/h[0.009~0.023 mg/（kg·min）]调整剂量以达到目标 APTTr 1.5~2。

（三）其他抗凝方法

1.类肝素（达那肝素和磺达肝癸钠） 达那肝素含有 84%硫酸乙酰肝素、12%硫酸皮肤素和 4%硫酸软骨素,主要作用于因子Ⅹa 故使用时应监测抗因子Ⅹa 活性。在肾衰竭患者半衰期可能延长,透析前应检测抗Ⅹa 因子活性。对于体重 55 kg 以上的患者,推荐首先给予 750 IU 负荷剂量;体重 55 kg 以下的患者,负荷剂量为 500 IU。再予维持量保持抗因子Ⅹa 活性为 0.4~0.6 IU/mL。10%的患者会发生与 HIT 肝素-血小板因子 4 抗体的交叉反应。近年来发现了一系列戊多糖如磺达肝癸钠,与 HIT 抗体无交叉反应。常用首剂量是 2.5~5.0 mg。磺达肝癸钠也有较长的半衰期。应监测抗Ⅹa 因子,防止类肝素蓄积,透析前抗因子Ⅹa 活性应≤0.2 IU/mL。达那肝素和磺达肝癸钠应用于血液透析滤过时清除率会增加,因此可能需要较高剂量。

2.其他凝血酶抑制剂 阿加曲班是来源于精氨酸的合成肽,是直接的凝血酶抑制剂,主要在肝脏代谢,已被批准用于 HIT。标准用法为首剂 250 μg/kg 维持量 2 μg/（kg·min）,或 6~15 mg/h,使 APTTr 达到 2~2.5,透析结束前 20~30 分钟停用。阿加曲班由于可与蛋白结合,因此不会被高通量血液透析或血液透析滤过大量清除,但对于肝病患者剂量要更低。美拉加群也是凝血酶抑制剂,可加入至透析液中起到抗凝作用,但尚处于实验阶段。

3.马来酸萘莫司他 甲磺酸萘莫司他是一个半衰期短、可用于局部抗凝的蛋白酶抑制剂。大部分的临床经验来自日本,首剂量 20 mg,之后以 40 mg/h 的速度输注,并不断调整以维持目标 APTTr 1.5~2 或 ACT 140~180 秒。

（四）连续性肾脏替代治疗的抗凝技术

上述方法均适用于连续性肾脏替代治疗（CRRT）要注意的是此类患者由于通常有多器官功能障碍而更易发生出血。应根据病情特点选择合适的抗凝方法,并须做到抗凝个体化必须考虑的因素有:①血管通路、体外循环管路的选择及是否使用血泵。②透析膜的特性。

③超滤量的设定及前或后稀释的选择。④患者临床情况及是否存在凝血异常。由于CRRT抗凝持续时间比间歇血液透析长,抗凝剂的选择和监测对防止其并发症非常重要。

一般小剂量肝素法较适合CRRT治疗。由于血流量低,不适合使用无抗凝剂法。前列腺素和局部肝素法使用的鱼精蛋白在此类患者体内不良反应可能增加,故也不宜应用。

1.肝素标准方法　一般首剂量1875~2500 U(15~20 mg),追加剂量625~1250 U/h(5~10 mg/h)。静脉注射或持续性透析器/滤器前静脉输注(常用);采用后稀释的患者,一般首剂量2500~3750 U(20~30 mg),追加剂量1000~1875 U/h(8~15 mg/h),静脉注射或持续性静脉输注(常用);治疗结束前30~60分钟停止追加。抗凝目标是体内APTT延长至基础值的1.5~2倍。对于DIC、血小板减少的患者要大幅减量。有出血风险者不适用。

2.局部枸橼酸抗凝　枸橼酸溶液有望成为较好的CRRT抗凝方式。研究表明与肝素相比局部枸橼酸钠抗凝可延长滤器寿命,减少出血发生。适用于活动性出血或HIT患者。肝功能不全、低氧血症及外周循环不良患者应慎用枸橼酸钠抗凝。枸橼酸钠输注速度保持动脉端ACT>200秒,静脉端5%氯化钙速度为0.5 mL/min。治疗过程中定时监测体内和体外循环ACT及血钙浓度以调整输注速率。

目前CRRT中枸橼酸钠抗凝的使用方法有两种。一种是将枸橼酸钠与置换液分开输入,根据实际情况调整置换液成分。这种方法的缺点在于难以确定合适的置换液钠及碱基浓度,较易出现电解质紊乱如高钠血症、碱中毒等。第二种方法是将枸橼酸钠加入置换液中,使其成为置换液中的一种成分。这样可保证置换液中总的钠及碱基浓度在生理水平,从而长期使用不会出现电解质紊乱。此种方法的缺点是停止输入置换液后就没有抗凝,因此更换置换液袋时要及时迅速,另外由于枸橼酸钠浓度固定,故无法在很大范围内调节置换液速度。临床上可根据实际情况选用。

3.LMWH抗凝　推荐在CRRT使用低分子量肝素(LMWH)时,抗Xa目标值为0.25~0.35 U/mL。无论是普通肝素还是LMWH都不能通过透析膜。但有研究显示,使用高通量膜比低通量膜需要更多的伊诺肝素。

鱼精蛋白不能完全中和LMWH的抗凝作用。但在需要时可以使用。如果是在8小时内给予的LMWH,可以按每100抗Xa单位给予1mg鱼精蛋白的剂量给药。必要时,可按照每100抗Xa单位应用0.5 mg鱼精蛋白给予第二个剂量。如果LMWH的应用超过了8小时,可以考虑给予小剂量的鱼精蛋白。

LMWH优势在于与普通肝素相比可以减少出血事件的发生,较普通肝素延长了通路的存活时间。但是费用(包括凝血方面的检测)可能会增加。

4.前列腺素　可作为CRRT的辅助抗凝方法。通常与肝素或LMWH联合应用,比单用效果更优越。

第五节　急性血液透析

急、慢性肾衰竭符合紧急透析指征的患者,需要进行急性血液透析。急性血液透析技术包括间断血液透析(IHD)、连续性肾脏替代治疗(CRRT)及持续低效透析(SLED)等,本文主要介绍IHD的技术要点及处方要求。

一、血液透析处方

不同患者病情各异,对于急性血液透析的依赖程度也有不同。透析处方应因人而异。

(一)处方示范

为阐述方便,以 70 kg 成年人为例,说明急性血液透析(非首次诱导透析)处方。

1.透析时间　4 小时。

2.血液流速　300 mL/min。

3.透析器

(1)透析膜:自行选择。

(2)透析器超滤系数(Kuf):自行选择。

(3)透析器效率:KoA 800~1200。

4.透析液配方(可调整)　碱基,碳酸氢盐 25 mmol/L;钠 145 mmol/L;钾 3.5 mmol/L;钙 1.5 mmol/L(3.0 mEq/L);镁 0.375 mmol/L(0.75 mEq/L);葡萄糖 1.11 mmol/L(100 mg/dL);磷酸盐无。

5.透析液流量　500 mL/min。

6.透析液温度　35~36℃。

7.超滤　总超滤 2.2L,使用容量超滤控制装置,超滤率 0.55 L/h。

8.抗凝。

(二)透析持续时间和血流量

透析持续时间和血流量是透析处方中最重要的部分。

1.缩短首次透析及第二次透析时间　首次透析,尤其是透析前血尿素氮水平较高>44 mmol/L(125 mg/dL)应缩短透析持续时间和降低血流量。尿素清除率靶目标应<40%。这就意味成年患者首次透析,通常血流量设为 200 mL/min(体型瘦小者为 150 mL/min)透析时间 2 小时。首次透析时间过长、血流量过高常会导致失衡综合征。这是一种发生在透析中或透析后,与溶质大量快速清除相关的,表现为迟钝,甚至癫痫、昏迷的一组神经系统综合征。透析前血中尿素氮水平越高,发生失衡综合征的风险越大。首次透析后,应对患者进行重新评价,并在第二天继续透析治疗。如果透前血中尿素氮<36 mmol/L(100 mg/dL)第二次透析时间可增至 3 小时。此后透析时间可按需延长。但单次透析时间一般不超过 6 小时,除非透析目的是治疗药物过量。

2.序贯透析的频率和剂量　与透析充分性在急诊状况下,很难给患者大剂量透析。绝大部分重症监护病房(intensive care unit,ICU)患者都存在体液负荷过度,并且尿素分布容积常大于体重50%~60%。静脉留置导管达到的血流量很少超过 350 mL/min 且存在再循环,尤其股静脉留置导管,其管周血流慢,再循环率高。ICU 患者经常发生低血压而被迫中断透析。而且,此类患者常接受缩血管药物治疗,肌肉和皮肤的血流量降低,导致尿素氮和其他代谢产物滞留在组织中。大量静脉输液稀释血中尿素水平,进一步降低透析的效率。

3~4 小时急性血液透析的单室尿素清除指数(spKt/V)只有 0.9,平衡后 Kt/V(eKt/V)为 0.7,透析液侧尿素清除可能更低。慢性维持性血液透析患者,每周 3 次透析,eKt/V 只有 0.7 与病死率增高密切相关。对急性肾损伤患者,可行每天透析(每周 6~7 次),每次 3~4 小时。Schiffl 等报道每周 6 次透析的急性肾损伤患者病死率低于隔天透析患者。如必须隔天透析,那么透析时间应为 4~6 小时,单室 spKt/V 至少达到 1.2~1.3,这与慢性患者的推荐标准一致。VA/NIH 对比研究每周 3 次透析和 6 次透析的急性肾损伤患者病死率,两者并无差异。相较于 Schiffl 研究,每周 3 次组的透析强度更高(Kt/V≥1.3)。因此,KDIGO 发布的急性肾损伤指南推荐每周 3 次透析的急性肾损伤患者应保证每次透析 Kt/V≥1.3。

高分解代谢患者,应增加透析剂量。除非患者还有残余肾功能,低透前尿素氮水平不能作为减低透析剂量的标准。许多急性肾损伤患者由于蛋白摄入减少和(或)肝脏合成尿素功能受损,尿素产生减少,因此血中低尿素水平并不能反映其他尿毒症毒素也处于较低水平。

(三)透析器的选择

1.膜材料　2006 年循证医学结果表明,在急性透析或慢性透析,使用何种膜材料透析器更为有利尚无定论。因此,急性透析究竟选择何种膜材料透析器,至今未有定论。由于尚无研究急性透析的随机对照研究将膜通量作为单一因素纳入研究分析,故尚无指南推荐支持在急性透析中使用高通量膜。

2.超滤系数(Kuf)　绝大多数透析机具备容量控制超滤功能,采用特殊的泵和回路,精确控制超滤率。大多数具有容量控制超滤功能的透析机是为使用水通透性高的透析器(Kuf>6.0)而设计的,如果使用水通透性相对较低的透析器,超滤量设置过高,常会导致超滤不准。

如果透析机不具有容量控制超滤功能,应使用水通透性(Kuf)低的透析器,跨膜压(TMP)应设置在较高水平,以达到设定的超滤量。这样,为维持跨膜压而产生的必然误差不会对超滤率造成太多影响。如果必须严密监测液体清除率,但透析机又不具备容量控制超滤功能,可将患者安置于具有电子秤功能的病床或椅子上持续监测患者的体重来获得清除量的精确控制。

3.透析器的尿素清除率　最初的几次透析最好避免使用高效或高通量透析器。首次透析推荐使用体外尿素清除率(KoA)为 500~600 mL/min 透析器,可减少过度透析和失衡综合征发生的风险。即使使用低通量透析器,为了防止过度透析,仍需要强调缩短透析时间。如果行无肝素低血流量透析,使用低 KoA 透析器,血液快速流经透析器中空纤维,发生凝血的概率大大降低。在最初 1~2 次透析后,尽可能选择 KoA 大的透析器。

(四)透析液的选择

先举一种透析液配方:HCO_3^- 25 mmol/L,Na^+ 145 mmol/L,K^+ 3.5 mmol/L,Ca^{2+} 1.5 mmol/L(3.0 mEq/L),Mg^{2+} 0.375 mmol/L(0.75 mEq/L)葡萄糖 5.5 mmol/L(100 mg/dL)无磷酸盐。透析液配方应根据患者病情而调整,如针对酸中毒、高磷酸血症、高钾血症等,配制不同的透析液。慢性血液透析的各种"标准"透析液配方是不适用于急诊透析的。

1.透析液　碳酸氢根浓度先前举例透析液配方中 HCO_3^- 浓度为 25 mmol/L。ICU 患者常存在相对性碱中毒,因此,必须认真评价患者的酸碱平衡,不能一概使用 HCO_3^- 35~38 mmol/L 的"标准"透析液。如果透前血 HCO_3^-≥28 mmol/L 或患者存在呼吸性碱中毒,应使用低 HCO_3^- 浓度的透析液(20~28 mmol/L)。

(1)代谢性碱中毒的危险:即使轻度代谢性碱中毒,如血中 HCO_3^- 为 30 mmol/L,轻度过度通气就可将血 pH 增至一个危险水平。在许多情况下,碱中毒(血 pH>7.50)比酸中毒危害更大,包括软组织钙化和心律失常,有时可引起猝死。同样也可引起恶心、嗜睡和头痛等不良反应。透析患者碱中毒主要原因是蛋白质摄入减少、因各种原因频繁透析(如每天透析)、呕吐、鼻饲饮食等。另一个常见原因是全胃肠外营养(TPN)摄入乳酸盐或醋酸盐过多,或因枸橼酸抗凝所致。

(2)透前呼吸性碱中毒:急性透析患者多存在透前呼吸性碱中毒,其原因与肾功能正常的患者相同,包括肺部疾病(如肺炎、肺水肿、肺栓塞等),肝衰竭和中枢神经系统疾病。正常情况下,呼吸性碱中毒代偿是双重的,急性相代偿期,体液缓冲对中 OH^- 释放,致碳酸氢根减少。肾功能正常患者还有迟发的(2~3 天)代偿反应,尿中碳酸氢根排泄增多,血中碳酸氢根减少。而透析患者是不能进行这种代偿的。治疗目的是纠正 pH 而不仅仅纠正碳酸氢根水平。呼吸性碱中毒患者,血 pH 正常时血 HCO_3^- 可低至 17~20 mmol/L 这时应调低透析液 HCO_3^- 使透后血浆 HCO_3^- 浓度略低于正常。

(3)合适的透析液碳酸氢根浓度:一些透析机稀释透析液的倍数是固定的,只有改变浓缩透析液 HCO_3^- 浓度,才能调低透析液 HCO_3^- 浓度。这些透析机的碳酸氢根浓度无法调至 32 mmol/L 以下。在透析液稀释倍数可调的透析机上,透析液 HCO_3^- 浓度最低可调至 20 mmol/L。

(4)透前严重酸中毒患者

1)过度纠正代谢性酸中毒的危险:过度纠正严重代谢性酸中毒(血 HCO_3^-<10 mmol/L)会产生脑脊液异常酸化及组织乳酸产生增加等不良反应。首次治疗目的是部分纠正血 HCO_3^- 水平,透后 HCO_3^- 靶目标值为 15~20 mmol/L;对于严重酸中毒患者,应使用 HCO_3^- 20~25 mmol/L 的透析液。

2)呼吸性酸中毒:呼吸性酸中毒代偿首先是急性缓冲反应,增加血 HCO_3^- 2~4 mmol/L,然后是 3~4 天的迟发的肾脏产生 HCO_3^- 增加。透析患者肾脏代偿受损,呼吸性酸中毒对血 pH 的影响比肾功能正常者大。这时应尽量调高透析液 HCO_3^- 浓度,以确保血 pH 在正常范围。

2.透析液钠浓度　常规透析液 Na^+ 浓度为 145 mmol/L 适用于透前血钠水平正常或轻度降低的患者。如透前存在显著高钠血症或低钠血症,就必须调整透析液 Na^+ 浓度。

(1)低钠血症:在急性透析 ICU 患者中非常常见,主要原因是由于给药或胃肠外营养输注了大量低钠液体。在糖尿病患者低钠血症常伴有严重的高血糖症。血糖每增加 100 mg/dL(5.5 mmol/L)水从细胞内向细胞外移动,血钠相应降低 1.6 mmol/L。由于肾衰竭渗透性利尿不能发挥作用,无法排除过剩的液体负荷,低钠血症持续存在。使用胰岛素纠正高血糖可以改变细胞内外水的移动方向,进而纠正低钠血症。

1)透前血钠>130 mmol/L:应保持患者血钠浓度高于 140 mmol/L 透析液中钠浓度应保持在 140~145 mmol/L。Davenport 等报道透析液钠浓度高于血钠浓度(差值<10 mmol/L)可减少患者脑水肿和低血压的发生的风险。

2)透前血钠<130 mmol/L:如果透前存在持续较久的中度或严重低钠血症,尤其是在长时血液透析中发生低钠血症时,过快纠正钠浓度存在风险,可导致致命的神经系统综合征,如失衡综合征等。纠正严重低钠血症的安全幅度目前仍有争议一般在持续时间较久的严重

低钠血症患者,透析液 Na^+ 浓度＝(现有血钠水平+15~20 mmol/L)。目前认为安全范围可能为 24 小时内纠正 6~8 mmol/L。因此,处理严重低钠血症患者需慎重,尽可能将透析液钠浓度调低(多数透析机下限为 130 mmol/L,B.Braun Dialog Plus 最低可调至 123 mmol/L)控制透析速度(50~100 mL/min)且与单纯超滤交替使用以控制容量。透析时每 30~60 分钟需检测血钠浓度,防止钠浓度纠正过快。Wendland 等在个案中报道以 50 mL/min 透析 3 小时使患者血钠浓度增加 6 mmol/L。若条件允许,另一种方式则是延迟几天后再行透析,利用高渗盐水来纠正低钠血症,利用单纯超滤移去多余的水。若有条件行连续性血液透析或血液滤过,可使用低钠透析液或置换液来更好地控制血钠纠正速度。

(2)高钠血症:较低钠血症少见,常发生于脱水、渗透性利尿、自由水摄入不足等。采用低钠透析液纠正高钠血症也存在一定风险。如果透析液钠低于血钠 3~5 mmol/L 以上,可发生 3 种透析相关并发症。

1)水从相对低渗的血液向相对高渗的组织间隙移动,造成有效循环容量下降,发生低血压。

2)发生肌肉痉挛。

3)水从相对低渗的血液向细胞内移动,造成中枢系统水肿,引起失衡综合征。

发生失衡综合征的危险是最重要的。透前血 BUN 较高(比如>36 mmol/L)也应避免使用低钠透析液。安全方法是首次透析使用与透前血钠相差不超过 2 mmol/L 的透析液,后续透析逐步纠正高钠血症。

3.透析液钾浓度　急性血液透析常用透析液钾浓度为 2.0~4.5 mmol/L。多数急性透析患者血钾正常甚至低于正常,尤其是急性非少尿型肾衰竭患者及饮食摄入较差的少尿型肾衰竭患者。低钾血症也是全胃肠外营养的并发症之一。透析中纠正严重酸中毒,会引起钾向细胞内转运,血钾水平降低,可导致低血钾,甚至心律失常。透前血钾低于 4.0 mmol/L 透析液钾浓度应设为 4.0 mmol/L 或更高。透前血钾高于 5.5 mmol/L 应使用钾浓度为 2.0 mmol/L 的透析液,但在有心律失常风险或接受洋地黄治疗的患者,应使用钾浓度为 2.5 mmol/L 或3.0 mmol/L 的透析液。血钾高于 7.0 mmol/L 使用钾浓度低于 2.0 mmol/L 的透析液,但必须每小时监测血钾浓度一次,血钾下降过快,会发生突发性心律失常。

(1)血钾反弹:透析后 1~2 小时,血钾常会发生显著性反弹升高。所以,透后短时出现低血钾,不应积极补钾。

(2)急性高钾血症:非常严重的高血钾会发生心电图改变,如 P 波低平、T 波高尖、QRS 增宽,伴有疲乏、无力。应立即静脉注射 10% 葡萄糖酸钙 10 mL 和(或)静脉注射 50% 葡萄糖及胰岛素,紧急血液透析。透析患者静脉滴注碳酸氢钠效果不佳。另一种处理方法是静脉注射或吸入沙丁胺醇。

(3)亚急性高钾血症:首先应注意患者是否摄入高钾食物。大多数患者在减少含钾食物摄入后,血钾均会下降。如果效果不佳,可给予聚磺苯乙烯,与山梨醇同服,以防便秘,或用山梨醇灌肠。然而有部分报道表明山梨醇和聚磺苯乙烯与小肠坏死有关。

(4)钾的清除和透析液含糖量:使用无糖透析液比含糖量 200 mg/dL(11 mmol/L)的透析液能多清除 30% 的血钾。因为无糖透析液可减少钾向细胞内移动。使用含糖量 100 mg/dL(5.5 mmol/L)是最好的选择。

4.透析液钙浓度　急性透析的透析液钙浓度为 1.5~1.75 mmol/L(3.0~3.5 mEq/L)。证据显示透析液钙低于 1.5 mmol/L(3 mEq/L)易引发低血压。透析前存在低钙血症,应使用高钙透析液,否则随着酸中毒的纠正,血中离子钙水平下降,甚至诱发癫痫发作。有报道使用低钙透析液,会引起 QT 间期延长,甚至诱发心律失常。使用慢性维持性血液透析使用的含钙 1.25 mmol/L(2.5 mEq/L)标准透析液治疗急性透析并不少见,然而暂时没有证据表明此项措施对患者有害。

急性高钙血症的透析处理血透可以有效降低高钙血症患者的血钙水平。绝大多数市售透析液钙浓度为 1.25~1.75 mmol/L(2.5~3.5 mEq/L)急性透析应在此基础上增加 1.25 mmol/L(2.5 mEq/L)以免血中离子钙水平下降过快,诱发手足抽搐或癫痫发作。此外应反复监测血钙及多次访视患者,预防此类并发症发生。

5.透析液镁浓度 常规透析液镁浓度为 0.25~0.75 mmol/L(0.5~1.5 mEq/L)。镁具有扩血管作用,有人报道含镁 0.375 mmol/L(0.75 mEq/L)的透析液比含镁 0.75 mmol/L(1.5 mEq/L)更有利于控制血压。另有人则报道低镁浓度的透析液(0.25 mmol/L)与透析相关性血压有关,且与低钙透析液合用时更为明显。故此,急性透析使用何种镁浓度的透析液最利于控制血压尚无定论。

(1)低镁血症:多见于营养不良和全胃肠外营养的透析患者,与合成代谢时镁向细胞内移动有关。低镁血症可诱发心律失常,影响甲状旁腺激素的释放和功能。故应注意口服或静脉途径补充镁,必要时增加透析液的镁浓度。同时应密切监测全胃肠外营养透析患者的血镁水平,除非患者已有高镁血症,均应常规在全胃肠外营养液中补充镁。

(2)高镁血症:多与使用含镁缓泻剂、灌肠剂、抑酸剂有关。临床表现包括低血压、无力和缓慢性心律失常。治疗包括停止使用含镁药物,血液透析可有效降低血镁。

6.透析液葡萄糖浓度 急性透析的透析液葡萄糖浓度为 100~200 mg/dL(5.5~11 mmol/L)。脓毒症、糖尿病和接受 β-受体阻滞剂治疗的患者透析过程中容易发生低血糖。增加透析液葡萄糖浓度可防止低血糖及其他透析相关不良反应的发生。

7.透析液磷酸盐水平 肾衰竭患者存在高血磷,因此常规透析液是不含磷的。使用大面积透析器、透析时间过久会增加磷酸盐的丢失。

(1)低磷血症:营养不良及静脉输入营养液患者透析前可出现低磷血症。低磷血症也可发生在强化透析的患者。由于透析液无磷,血液透析可加剧此类患者的低磷血症。严重低磷血症可导致呼吸肌乏力、血红蛋白氧亲和力改变,在血液透析过程中引发呼吸骤停。对高危患者,可把磷加在透析液中,也可以通过静脉补磷,但须防止矫枉过正,发生低钙血症。

(2)碳酸氢盐:透析液中添加磷为防止低磷血症,透析液最终磷浓度应为 1.3 mmol/L(4 mg/dL)。由于 $Ca-Mg-PO_4$ 不能溶解,所以在醋酸盐透析液中不能添加磷,而在无钙无镁的碳酸氢盐透析液原液中可添加磷。

1)磷的添加量与透析液稀释倍数有关:大多数透析机碳酸氢盐稀释倍数为 1:20,在 9.5L 透析液原液中应添加 60 mL Fleet-Phospho-soda 水剂,这样可生成 190 L 透析液,透析液磷的最终浓度为 1.3 mmol/L。

2)另一种选择是使用磷酸盐注射液。

(五)透析液流速

急性血液透析的透析液流速一般设为 500 mL/min。

(六)透析液温度

一般为 35~37℃,若患者有低血压倾向,温度范围应调至更低。

(七)超滤量

每次透析的超滤量一般为 0~5 kg。

1.超滤量设置

(1)患者存在严重水肿或肺水肿,首次透析超滤量不超过 4 L。剩余液体负荷应在第二天透析时清除。

(2)患者无下肢水肿、全身水肿及肺淤血,每次透析超滤量一般不超过 2~3 L。在轻度水肿或无颈静脉怒张的患者可不进行超滤。

(3)计算超滤量时,需考虑透析结束时回血生理盐水量 0.2 L。

(4)首次透析时间一般限定为 2 小时,但如果必须去除大量液体负荷(如 4 L 液体),这时在 2 小时内超滤大量液体既不可能又相当危险。遇到这种情况,可先行 1~2 小时单纯超滤,超滤 2~3 kg。接着再行 2 小时透析,超滤剩余的液体。如患者存在严重电解质紊乱,如高钾血症,必须在单纯超滤前先行血液透析。

(5)透析中应以恒速进行超滤。当设定透析液钠浓度低于血钠,如治疗高钠血症时,随着血钠降低,血容量收缩,故初始超滤率不宜大,以免发生低血压。整个透析过程中,应随时预防急性肾损伤患者发生低血压。

2.透析频率对超滤的作用　急性肾损伤患者每天液体摄入量一般在 2L 以上,全胃肠外营养者常达 3L。每天透析可减少每次透析的超滤量,因此可降低透析过程中发生低血压的风险,以免对已经受损的肾脏造成进一步的缺血损伤。

二、血液透析流程

(一)透析器的冲洗和循环

彻底冲洗透析器和血液管路并进行循环是十分重要的,可清除变应原,减少透析器过敏反应的发生率和减轻过敏程度。

(二)血管通路

1.经皮深静脉导管　首先抽出导管腔内的血凝块或残留肝素,用含生理盐水的注射器检查导管是否通畅。越来越多的透析中心在急性透析选用无肝素透析。如应用肝素,用生理盐水稀释肝素后从静脉端导管注入,3 分钟后开始血液循环。

2.动静脉内瘘　内瘘针应在吻合口后的静脉段穿刺入血管,穿刺注意事项如下。

(1)静脉段扩张不佳的患者,可用止血带帮助定位,透析时去除止血带,以免发生再循环。

(2)应使用 16G 或 15G 的内瘘穿刺针。

(3)穿刺部位用吡咯烷酮碘消毒须满 10 分钟。

(4)动脉针,距动静脉内瘘吻合口 3 cm 以上处,斜面向上,45°进针,朝向吻合口穿刺。

(5)静脉针,斜面向上,45°进针,朝向心脏方向。穿刺点应在动脉针的近心端,至少相隔 3~5 cm,以减少再循环。

3.移植血管 应了解移植血管的解剖位置,并在病历上予以图示。穿刺要点与动静脉内瘘相同,禁止使用止血带。穿刺后,如使用肝素,肝素负荷量用生理盐水稀释后从静脉针注入,3分钟后开始血液循环。

(三)开始透析

血流量最初设为 50 mL/min 渐增为 100 mL/min 直到血液充满整个血路。透析器和管路中的预充液可以输给患者,也可废弃。在后一种情况下,应在排出预充液时保持管路静脉出口开放,直至血液流过透析器进入静脉壶;对于状态不稳定的患者,预充液通常用来维持血容量。

血容量稳定后,血流量应及时增加到所需水平(急性透析通常为 350 mL/min)。动脉压在动脉针和血泵之间测定,静脉压在透析器和静脉空气陷阱之间测定,设置压力报警极限在稍高于和低于工作压力水平,以便管路脱离时血泵能停止运行并报警。如发生管路脱离,血路内压力迅速降为零,触发设置好的压力报警开关。静脉压的低限应设置在工作压力的 10~20 mmHg,若差距太大,在管道脱离时无法报警。不幸的是,静脉针移位后,即便先前已经设置好静脉压报警阈值,血泵也未必会停止,因为大部分回路血液还残留在管路内,静脉压改变不会太大。因此,管路需安全连接固定,且始终保持看护者可见,此时方可启动透析。在具备容量超滤控制功能的血透机,只要简单设置所需的液体清除量即可。

(四)信号音、蜂鸣器和报警

透析机监测装置包括血路有动脉端压力、静脉端压力及空气探测器;透析液路有电导、温度及漏血监测器。

1.血路

(1)动脉压(泵前)监测器:通常动脉压(血泵前)为 -200~-80 mmHg 不能超过 -250 mmHg。如果血管通路无法为血泵提供足够的血流,泵前血路负压增大,产生报警,关闭血泵。血泵关闭后,负压缓解,报警消除,血泵恢复运转直到再次产生负压报警,如此反复循环。

1)负压过大的原因:①深静脉导管。尖端位置不当、活瓣栓子形成或纤维阻塞。②动静脉内瘘。A.动脉针位置不当(穿刺针不在血管内或紧贴血管壁);B.患者血压降低(累及通路血流);C.通路血管痉挛(仅见于动静脉内瘘);D.移植血管动脉吻合口狭窄;E.动脉针或血液通路凝血;F.动脉管道打结;G.抬高手臂后通路塌陷(如怀疑,可让患者坐起,使血管通路低于心脏水平);H.穿刺针口径太小,血流量太大。当需要血流量>350 mL/min,一般使用 15G 的穿刺针。

2)处理:①深静脉导管。检查导管是否扭结。有时,改变手臂或头颈位置、轻微移动导管,可以恢复导管通畅。如无效,应逐步采取下列措施:注射尿激酶或组织血浆酶原激活剂;放射学检查导管位置;纤维鞘套剥离。②动静脉内瘘。A.降低血流量,动脉负压减低,使报警消除;B.测量患者血压有无异常降低,如降低,给予补液、减少超滤率;C.如血压无异常降低则松开动脉针胶布,稍做上下移动或转动;D.提高血流量到原先水平,如动脉压仍低,重复前一步骤;E.若无改善,在低血流量下继续透析,延长透析时间,或另打一根动脉针透析(原针保留,肝素盐水冲洗,透析结束时拔除);F.如换针后动脉负压过高仍持续存在,说明血管输入通路可能有狭窄。可短暂加压阻断动脉针和静脉针之间的血流,如泵前负压明显加大,说明动脉血流部分来自下游,而上游通道的血流量不足。

(2)静脉压监测:通常压力为+50~+250 mmHg,可随穿刺针的大小、血流量和血细胞比容而变化。

1)静脉压增高的原因:①移植血管的静脉压可高达 200 mmHg,因为移植血管的高动脉压常可传到静脉血管。②静脉穿刺针口径相对较小(16G)高血流量。③静脉血路上的滤网凝血,这是肝素化不充分和透析器开始凝血的最早表现。④血管通路静脉端狭窄(或痉挛)。⑤静脉针位置不当或静脉血路扭结。⑥静脉针或血管通路静脉端凝血。

2)静脉压增高的处理:①如果静脉滤器凝血,打开输液管路,临时阻断近端的血管通路,用生理盐水冲洗透析器。如透析器无凝血(盐水冲洗时透析器纤维干净),立即更换凝血的静脉管道,调整肝素剂量后重新开始透析。②静脉针或血管通路静脉端是否阻塞可以通过下列方法来判定:关闭血泵,迅速夹闭静脉血路,与静脉针断开,用生理盐水注入静脉针,观察阻力大小。③用两手指轻轻加压阻断动脉针和静脉针之间的血流,如果是因为下游狭窄引起静脉流出道梗阻,静脉压会进一步增高。

3)静脉压增高对超滤的影响:在无容量超滤控制的透析机上,血室压力增高会使超滤增大,使用高通透性透析器尤为严重。为限制超滤量,透析液室的压力需提高到接近血室压力。应仔细监测患者体重和血压,必要时静脉补液。

(3)空气探测:空气最容易进入血管通路的部位在动脉针和血泵之间,因为这部分为负压。空气常在动脉针周围、管道连接处、泵段血管破裂及输液管进入体内。透析结束时用空气回血操作不当也会引起空气进入体内。许多空气栓塞是在因假报警而关闭空气探测器后发生的,应注意避免。空气栓塞可致命。

(4)血管路扭结和溶血:血泵和透析器之间的管路扭结会造成严重溶血,这是血透机/管路故障造成患者损伤的相对常见原因。因为动脉压监测器通常设在泵前,通常无法测出血泵和透析器之间管路内的高压,即使泵后有压力监测器,如果扭结发生在探测器之前,此处的高压也无法被测出。

2.透析液路监测

(1)电导度:电导度增高的最常见原因是净化水进入透析机的管道扭结或低水压造成供水不足;电导度降低的最常见原因是透析液原液用空;比例泵故障也是导致电导度异常的常见原因。电导度异常时,透析液旁路阀打开,异常透析液不经过透析器,直接排出。

(2)温度:温度异常的常见原因为加热器故障。同样,旁路阀在温度异常时也对患者起到保护作用。

(3)漏血:气泡、黄疸患者的胆红素或污物进入透析液均会引起假漏血报警。肉眼可能无法分辨透析液颜色改变,需用测定血红蛋白尿的试纸检测流出透析液来判断漏血报警的真伪。

如果确定漏血,透析液室压力应设置在-50 mmHg 以下,以免细菌或细菌产物从透析液侧进入体外循环的血液侧。虽然空心纤维透析器轻微漏血有时会自行封闭,可继续透析,但一般情况下应回血,停止透析,更换透析器。

(五)患者的监护和并发症

急性透析患者应尽密切监测血压,对血流动力学不稳定患者至少每15分钟测量一次。

(六)透析结束

体外循环的血液可用盐水或空气回血。如用盐水一般予 100~300 mL 冲洗,设置超滤量应考虑这部分液体量。透析结束时如有低血压,输入液体有助于使血压快速回升。如用空气回血,先关血泵,夹闭动脉管道,拔除动脉针使之开放于空气中,开血泵,开放动脉管路血流量减至 20~50 mL/min 空气到达静脉空气陷阱或静脉管道时,静脉夹自动关闭,关血泵,停止回血。空气回血增加空气栓塞的危险,应格外小心。

第六节 维持性血液透析

维持性血液透析是慢性肾衰竭最主要的替代治疗方法,根据美国 USRDS 统计数据显示 2013 年底,美国维持性血液透析人数已经超过 60 万人,而中国的肾脏病透析登记数据(CNRDS)显示,2015 年底血液透析人数已经超过 42 万人。随着卫生保健政策的改善,我国透析设备的不断更新和透析经验的日益积累,今后 10 年仍然是血液透析患者不断积累增加的年代。肾脏科医生和透析护士面临艰巨的治疗任务。目前已度过了凭借经验进行治疗的阶段,当前的主要任务是结合我国国情,探索最恰当的透析时机和透析剂量,以达到充分透析,最大限度地延长患者的存活时间,提高生活质量。目前评价透析效果的指标仍然是尿素下降率(urea reduction ratio,URR)和单池尿素清除率(single pool Kt/V,spKt/V)或平衡尿素清除率(equilibrated Kt/V,eKt/V)。欧洲最佳临床实践指南和美国肾脏病基金会制定的评估透析充分性指南得到较广泛应用。本章就维持性血液透析患者的一些日常工作问题结合编者经验进行讨论。

一、透析前准备

1.开始透析的指征 大部分学者认为在没有并发症的终末期肾衰竭,Ccr>10 mL/min 时开始透析,不利于残余肾功能的保留,增加患者身体和精神痛苦,还造成经济上的浪费。Piazolo1985 年提出血清肌酐达 1060~1414 mmol/L(12~16 mg/dL)、Ccr<3 mL/min 开始透析,由于患者长期接受低蛋白饮食,并发症明显增多,也不利于患者的生活质量和长期存活。有学者发表在新英格兰杂志研究表明 Ccr<7 mL/min 和 Ccr>15 mL/min 两组比较,患者心血管并发症和长期存活没有显著性差别。

二十多年前,我国尿毒症患者开始透析的时间太晚,患者病情严重,诱导透析前常因高血钾或心力衰竭死亡;诱导期常因透析失衡或心力衰竭而丧命。即使度过诱导期,患者一般状况差,并发症多。显然,尿毒症晚期伴有严重并发症作为透析指征为时太晚。根据上海长征医院多年的临床实践,透析指征应根据原发病、临床表现、实验室检查结果,以及经济条件综合决定。一般情况下,血清肌酐>707 μmol/L 肾小球滤过率(GFR)<10 mL/min 即可开始透析。糖尿病人、老年患者、儿童患者、妊娠妇女及伴有肝衰竭患者需要早期透析,药物不能控制的高血钾、酸中毒及心力衰竭需要急诊透析。

2.确定慢性肾衰竭的原发病 慢性肾小球肾炎和慢性间质性肾炎是终末期肾衰竭最常见的原因。但当发展到萎缩肾阶段时,病因诊断往往很困难,下列临床实验结果可供参考(表 12-13)。

表 12-13　肾小球肾炎和间质性肾炎的鉴别

临床特征	肾小球肾炎	间质性肾炎
尿蛋白	>3 g	<1.5 g
尿沉渣	细胞和红细胞管型较多	较少
钠处理	后期正常	失钠
贫血	早期呈中度	严重程度与肾衰竭不成比例
高血压	常见	少见
酸中毒	正常血氯性	高氯性酸中毒
尿酸	轻度升高	显著增高

明确原发病对开始透析的时机、透析适应证和透析方法的选择至关重要。例如继发性肾小球肾炎(如糖尿病肾病等)透析开始时期比原发性肾小球疾病要早,早期透析可防止心血管并发症的恶化,预后较好;间质性肾病、多囊肾等在肾小球滤过率已明显降低时,还保持相当的尿量,往往可以延迟开始透析的时间。

3.去除加剧慢性肾衰竭进展的可逆因素　慢性肾衰竭一般是不可逆的,血肌酐逐渐升高,出现明显的尿毒症症状,最终不得不依靠透析维持生命。但是,对双肾大小形态、分肾功能、肾小球滤过率和肾小管功能全面检查客观地评定残余肾功能和代偿情况,通过治疗消除可逆因素,部分肾功能是可以恢复的。由于某些原因,如肾前性脱水、失盐、低血压、感染、电解质和酸碱平衡紊乱、心力衰竭、尿路梗阻及大量进食蛋白质等,可能短时间内使肾功能恶化,这些可逆因素纠正后或临时数次透析后,肾功能可恢复到以前的水平。这些情况,通常称为在慢性肾衰竭基础上发生的急性肾衰竭或急性加重。

4.制作动静脉内瘘的合适时机　2006 年更新的 NKF/K-DOQI 指南建议,如果患者 Ccr<25 mL/min 血肌酐高于 4 mg/dL(354 μmol/L)或者预计患者 1 年内就要透析的,应该给患者制作动静脉内瘘。结合我国实际情况,不主张太早透析,对于无并发症的青壮年,血肌酐达到 700 μmol/L,或者估计 3～6 个月后需要透析的患者,给予制作内瘘;但是对于老年人或者女性患者,特别是血管条件差的患者,可以适当提前制作内瘘,以保证充分的内瘘成熟时间,因为老年人和部分女性尿毒症患者,特别是体形消瘦的患者,血肌酐值不会很高,需要综合评价其他指标。

5.患者的心理准备　在决定尿毒症患者透析时间和透析方式时,往往都经过多位肾病专家的诊治。不同医院、不同医生对患者的宣教或者治疗模式的选择常有差异,患者的经济条件、社会地位、家庭关系和工作环境也显著影响患者的心理状态。由于透析的长期性、费用高,对医院的依赖性强,必须结合每个患者的具体情况进行透析前的心理咨询教育。

(1)告知患者血液透析的适应证、血液透析的功能及其局限性:要让患者知道维持性血液透析不能根治尿毒症,有些患者以为透析几次就可以治好尿毒症,期望值过高;要告知透析过程的并发症,尤其是透析早期的一些并发症。

(2)告知患者血液透析前必须建立血管通路:不同患者的血管条件差异很大,特别是肥胖女性患者的内瘘制作和穿刺透析,难度较大,需要预先说明;要强调内瘘的重要性,告知患者内瘘的保护方法。

(3)血液透析作为一种体外循环的治疗方式,透析连接管路和透析器的任何环节,患者在治疗过程中,都可能由于意外因素造成血液丢失,工作人员除积极预防以外,应向患者说明。

(4)透析过程的感染问题:由于目前还无法做到一人一机一些患者的病毒标志物不能及时准确地检出,比如抢救危重患者,不能及时了解有无肝炎病毒感染,或者一些单位不能详细检查一些病毒的血清标志物,都存在感染的危险。

二、尿素清除指标评估

1.尿素清除与血清尿素水平　在检查透析充分性的时候,血尿素和尿素清除率都需要进行检测,监测尿素清除率十分重要,如果清除率不足,不论血清尿素水平如何,透析就是不充分;另一方面,低血清尿素水平并不一定反映透析充分性,因为血尿素水平不仅取决于清除速率,也取决于产生速率,产生水平与蛋白质摄入量密切相关,大多数蛋白质的分解代谢是以尿素氮衡量的,因此,由于蛋白质摄入不足,即使透析清除率不足,也可以表现血清低尿素氮。

2.尿毒清除的测定　主要指标有尿素减少率 URR、单池 Kt/V（spKt/V）、平衡 Kt/V（eKt/V）。

3.透析剂量　根据美国一项研究(NCDS)的二次分析,每周三次透析,每次透析的 spKt/V 低于 0.8,则治疗失败的比例明显增加,根据 HEMO 研究,spKt/V1.7 患者与 spKt/V1.3 比较,前者预后更好。

(1)性别问题:HEMO 研究表明,女性患者高剂量透析比普通剂量透析生存率高。

(2)低体重:患者低体重患者在同样透析剂量情况下,可以获得更高的 spKt/V。理由如下:小体重患者体积小(小 V)按照体表面积计算,则获得相对高的 spKt/V;KDOQI 指南目标剂量是 spKt/V 而不是平衡 eKt/V 透析后的尿素反跳会更加明显;在较短的透析时间(如 2.5 小时),可以对低体重患者给予较大的透析剂量(女性也如此),但短时间透析对于中分子物质清除不足,对于过量液体清除也不足,因此过多液体需要相对高的超滤率,高超滤率与不良预后相关。

(3)营养不良患者:如果患者体重明显低于患病前,或者短期内体重减轻明显,需要评估患者的合适"健康体重",不是患者当下减少的体重一般认为,增加透析剂量可能恢复患者的原始体重或者患病前状态。

(4)残余肾功能的尿素清除(Kru):具有潜在残余肾功能的患者是否可以给予低剂量的透析仍然是个不明确的问题,在一个大规模研究,当患者尿量每天大于 100 mL 所给予的透析剂量对患者生存率无显著影响。根据残肾功能调整透析剂量完全是基于专家个人的意见。

有许多基于计算模型调整的方法可以采用,也可以采用 KDOQI 的透析充分性指南。

三、诱导期透析

诱导期透析指患者开始血液透析的初始阶段的透析,即患者从未经血液透析的明显尿毒症状态过渡到平稳的透析阶段。透析前,患者血液中、组织液中和细胞内都有很高浓度的毒素,而在透析中这些不同部位的尿毒症毒素清除速率是不同的,尿素从细胞内弥散到细胞外受到细胞膜屏障的影响,可导致细胞内外和血管内外的不平衡。因此,诱导期透析需要循序渐进一般而言,诱导期透析可以每周三次,也可以隔天或每天透析,主要取决于患者的病情严重程度,血尿素浓度越高,透析间隔应该越短。

1.诱导期透析一般要求　透析时间短,开始每次透析时间 2～3 小时;血流量小,以 150 mL/min 左右为宜;首次透析患者不超滤,即使超滤脱水不超过 0.5 kg;通常对毒素比较高的患者采用连续 3 天的诱导透析。如果患者有严重心力衰竭,可以先行单纯超滤,再进行透析。

2.干体重的确定　理论上,确立干体重有许多方法。①X 线评估:可以摄胸部 X 线片了解心胸比率(正常小于 0.5)和肺淤血情况。②超声波评估:超声波检查下腔静脉直径,计算下腔静脉直径和体表面积比,如果比值大于 11.5 mm/m² 提示水负荷过多;如比值小于 8 mm/m² 则提示容量不足。③电导测定评估法:利用人体电导计算总体液量和细胞外液量,对比透析前后指标,评估细胞外液量是否达到干体重。④同位素测定和心钠素值评估。⑤临床评估法:根据患者临床表现,皮肤水肿或干燥,有无直立性低血压等;透析过程患者有无低血压反应,是否出现肌肉抽搐,如小腿抽搐、腹痛等。这些方法虽然各有利弊,但在实际工作中,大多采用临床评估方法。

3.失衡综合征的防治　主要见于透析早期、尿毒症毒素高或者间断透析时间长的患者,只要遵循诱导透析原则,定期透析,该并发症可以大大减少。

四、维持性透析

1.每周 1 次　适合于有一定残余肾功能患者,或者腹膜透析不够充分的患者。有些患者每天尿量正常,肾脏可以排出一定量的代谢废物,贫血较轻,患者自觉良好;或者患者年龄较大,基础代谢率较低;腹膜透析患者小分子物质清除不够理想,或者腹膜透析功能已经下降,不能清除代谢废物,每周 KT/V 达不到 2.0,可以增加一次血液透析。在日本,CAPD 患者加做血液透析的患者较多,可以明显改善患者的透析充分性。

2.每周 2 次或 3 次　这是目前国内外最常用的透析频率。每周透析 2 次者一般延长每次透析时间至 5～6 小时;每周透析 3 次者,每次透析 4 小时,使得每周透析时间达到 10～12 小时。一般地讲患者年龄较大、还有一些残余肾功能,每天有 500 mL 以上的尿量,可以考虑每周 2 次透析;如果患者是青壮年,少尿或无尿应每周 3 次透析。以免透析间期体重增加过多,增加心力衰竭的发生率。

3.每天透析

(1)每天夜间透析:一般在患者夜间休息时进行缓慢的透析,每周透析 6 天(周日停止),每晚可以透析 6～8 小时,适合日间工作患者。这种间隔时间短的长时间透析,URR 较低,患者尿素产生量对尿素清除率的计算有很大影响,不能用 URR 估 Kt/V 值。

(2)每天短时透析:每天透析 1.5～2 小时,此时需要重新评估 Kt/V 值。

1)治疗的目标:Kt/V 值原先充分透析的标准是基于每周三次透析,每次透析 Kt/V 值达 1.2 以上即可。按照单室模型,根据列线图计算,每周六天透析 Kt/V 值在 0.53 以上就可以达到充分透析,但这种患者的平均时间尿素浓度(TACUrea)高于每周 3 次透析者,要使 TACUrea 和每周透析 3 次一样,Kt/V 值应达到 0.65。

2)尿素反跳:由于透析时间短,可以预测有反跳,但目前没有正式文献发表,有人估计反跳值在 0.15 Kt/V 单位。

4.高效透析　过去受到推荐,但由于透析液流速达不到要求,患者的心血管承受能力等问题,目前较少使用。采用高效透析,需要注意如下问题。

（1）穿刺针和血路管:一般穿刺针为 16G 血流可达到 350 mL/min 如果要更高的血流量,需要采用 15G 或 14G 的超薄壁穿刺针,管路应当短一些,多数医生喜欢采用短穿刺针,特别是瘘管不良或瘘管没有完全成熟的患者。

（2）泵前动脉负压增高:流速快,尤其采用直径小的穿刺针,血路管内负压高,造成实际血流量不足。当泵前动脉负压超过 -200 mmHg 时,管路可能发生塌陷,泵的血流速实际上低于显示值。通常负压在 -200 mmHg 时,血流下降约 5%,负压在 -300 mmHg 时,血流下降约 12%,某些管路可能更高。

（3）静脉压高静脉压增高:通常不影响血泵功能,但如果不是使用容量超滤的机器高压力会造成强迫超滤,有可能造成患者过度脱水、低血压。

（4）瘘管再循环增加:正常情况下,外周瘘管血流可达到 600 mL/min 以上,但如果瘘管狭窄,血流达不到 300 mL/min,就会造成明显的再循环,降低透析效果。

一般而言,透析器 KoA 小于 700,透析液流量 500 mL/min 不能采用高流量透析;KoA 大于 700,血流量大于 400 mL/min 透析液流量 800 mL/min 才适合高效透析。透析液流量从 500 mL/min 增加至 800 mL/min 可增加清除率约 10%。

（5）高通量透析:近几年许多单位采用高通量血滤器做透析,增加中分子毒素的清除率,减少淀粉样变和肾性骨病的发生率,还可以减轻皮肤瘙痒、关节肌肉酸痛等症状,有些单位甚至有三分之二的患者采用高通量透析。但每次透析后也增加蛋白质、氨基酸等营养物质的丢失。这些患者可能需要更多的蛋白质营养摄入。

关于高通量透析器是否可改善患者预后,HEMO 研究显示,虽然高通量膜可能增加 8% 的生存率,但没有达到统计学上的显著差别意义,生存率方面的显著益处表现在亚组分析中那些透析时间长于 3.7 年的患者(HEMO 研究患者的平均透析时间),此外,高通量透析患者的心血管病死率似乎降低。这些资料总的说来与欧洲 MPO 研究一致,根据这些研究结果 2015 年更新的 KDOQI 透析充分性工作组和欧洲 EBPG 推荐采用高通量透析,需要采用更好的水处理。

（6）体重过重患者的透析:国内体重超过 90 kg 的患者极少,体重过重患者应该采用大面积透析器($1.6\sim1.8$ m^2)进行透析。

五、维持性透析患者的实验室评价

1.患者监测

（1）透析前

1）体重:患者的透析前体重必须与上次透析后的体重比较,并与最佳透析体重比较以便获得最理想的透析间期体重。透析间期体重过分增加,尤其是伴有喉头水肿和呼吸困难,必须立即进行心功能检查和目标体重的再评估(可能原来体重太高),患者的体重在透析间期必须每天增加不超过 1.0 kg。患者需要限制钠的摄入。过分口渴也可能是透析液钠离子浓度过高,患者主诉透析后有虚弱感或持续性肌肉痉挛提示透析后目标体重太低,采用低温透析液透析后恢复时间可能缩短。

2）血压:最合适的血压值仍有争议。与透析前血压相比,平均透析中血压或者透析后血压可能更具有预测容量负荷的价值。有些患者尽管透析中液体被清除,但仍可以出现血压升高,原因不明,常常导致生存率减低。容量无关性高血压患者有时可以从进一步液体清除中获益,血压也可以减低,但通常有几个月的后滞期。

高血压患者通常被建议在透析的当天减少降压药物的使用,以减少透析低血压的发生率。这一观点并不一定正确,尤其是对于下午透析的患者。治疗的基本焦点还是限制钠盐的摄入,强化每周透析时间,如果可能的话增加透析频次。使用整体的生物电阻抗仪器指导体液清除已证明可以降低血压。控制透前高血压,可以减少透析中因过分超滤而致低血压和瘘管失功的发生率。

3)温度:患者体温必须测量,透析患者的感染表现可能不典型。另一方面,透析中体温升高 0.5 度可能是正常表现,不一定是感染或致热原反应。

4)血管通路部位:不论有无发热,透析前应认真检查血管通路部位有无感染表现。

(2)透析中:透析过程中通常需要每 30~60 分钟监测血压、脉搏,患者主述有头晕或虚弱感觉都可能提示低血压发生,应当立即测量血压。低血压症状可能非常隐匿,甚至血压下降至非常低的程度仍然无症状。

2.实验室检查(透析前数值)

(1)血尿素氮:需要每月测定以便评价 URR。有些透析中心的机器可以通过电导率监测体内透析器的清除率,或者通过透析液紫外吸收法监测患者的 Kt/V,这些患者是否需要每月测定透析后 BUN 仍存争议,但透析前的尿素氮仍需要测定,其可以用于计算 nPNA。

(2)血清白蛋白:透前血清白蛋白应当每三个月测定一次,血清白蛋白是营养状态的重要指标,血清白蛋白降低是血液透析患者发生疾病和死亡的重要预测因素。当患者白蛋白水平低于 30 g/L 时,死亡事件增加,应当查找低白蛋白血症的原因,并予以纠正。

(3)血清肌酐:每月监测透前血肌酐水平,透析患者的透前血肌酐平均值大约为 884 μmol/L(10 mg/dL),变动范围是 440~1330 μmol/L(5~15 mg/dL)。透析患者肌酐水平高却与低病死率相关,可能与血清肌酐水平代表患者的肌肉组织和营养状态有关。

血清肌酐和尿素氮应该同时检查,如果两者变化平行,就要考虑透析处方变化和残余肾功能改变,如果血肌酐水平恒定,尿素氮水平变化明显,后者的变化可能是食物蛋白质摄入变化或者患者体内蛋白质代谢率变化的结果。

(4)血清总胆固醇:血清总胆固醇水平是营养状态一个指标,透前浓度是 200~250 mg/dL(5.2~6.5 μmol/L),与患者低病死率相关;胆固醇浓度下降,特别是低于 150 mg/dL(<3.9 μmol/L),则与透析患者病死率增加相关,反映了患者的营养状态差。

(5)血钾:患者透析前血钾低于 5.0~5.5,病死率降低;如果高于 6.5 或者低于 4.0,则病死率明显增加。

(6)血磷:应每月监测。透前数值低于 5.5 mg/dL(1.8 μmol/L),与患者低病死率有关;高于 9.0 mg/dL(2.9 μmol/L)或者低于 3.0 mg/dL(1.0 μmol/L),则病死率明显增加。一周 3 次透析的患者,周一和周二检测血磷水平可能稍高,与间隔了 3 天血透有关。

(7)血钙:应每月监测。当改变活性维生素剂量时,监测应更为频繁。血钙水平在 9~12 mg/dL(2.25~3.0 μmol/L),病死率降低;高于 12 mg/dL(3.0 μmol/L)或者低于 7 mg/dL(1.75 μmol/L),病死率明显增加。血钙水平应该维持在正常范围,不推荐正常高限,以免增加血管钙化。

(8)血清甲状旁腺素:每 3~6 个月检测 1 次。最好能够检测全段甲状旁腺素(iPTH)。

透析时间比较长的患者,或者已经出现明显继发性甲状旁腺功能亢进和肾性骨病的患者,增加检查次数,特别是在活性维生素 D_3 冲击治疗、手术治疗或局部注射治疗,需要观察治疗效果时,每 1~2 周检查 1 次。

(9)血清碱性磷酸酶:每三个月测定一次。继发性甲旁亢和肝脏疾病时升高,与病死率增加有关。

(10)碳酸氢根:每个月测定,数值 20~22.5 mmol/L 与患者病死率低相关,过高或者过低都会增加病死率。当透析前低于 15 时,患者病死率显著增加。

(11)血镁:不需常规监测。在接受质子泵抑制剂治疗的血透患者低血镁常见,常与心房纤颤有关,许多患者预后不佳。测定血镁的性价比目前缺乏研究。

(12)血红蛋白:至少每个月测定 1 次。许多患者每 2 周测定 1 次,采用光敏感应器机器测定已经十分普遍,慢性肾脏病相关贫血在有关章节详细讨论。每月检查 1 次,作为贫血治疗的观察指标,以便调整促红素和铁剂使用剂量。同时了解白细胞和血小板数量。对于血小板减少的患者可调整肝素使用类型。

自发性高血红蛋白患者(未用促红素)可见于多囊肾、获得性肾囊肿疾病、肾积水或者肾癌患者。血清铁蛋白水平、铁浓度和总铁结合力需要每 3 个月检查 1 次。

(13)病毒血清学指标:一般要求,透析前患者常规检查肝炎病毒血清学标志,以便对肝炎病毒感染或携带者进行分区或分室透析,维持性血透患者需要每 3~6 个月检查一次肝炎病毒血清学指标,包括乙型肝炎病毒抗原及抗体、丙型肝炎病毒抗体,必要时增加检查乙型肝炎病毒 DNA 和丙型肝炎病毒 RNA,既可以了解患者有无肝炎病毒感染,也可以了解透析单位的消毒隔离质量。目前许多透析质控中心已经要求增加检查 HIV 血清学指标。

(14)血清转氨酶:通常每月检查,增高或者正常高限提示隐匿性肝病可能,尤其是肝炎病毒感染者或血吸虫感染者。通常需要筛查乙肝和丙肝抗原标志物。

(15)其他:根据不同患者临床病情变化,可以定期观察心脏超声、骨密度、甲状腺功能和心电图等。胸部 X 线片每 6 个月检查 1 次,出现肺部情况及时复查,可以作为干体重的评价参考指标。

六、维持性透析患者的生活指导

由于尿毒症患者的累计发病率逐年增加,给政府、社会和家庭都增加了许多经济负担。因此,治疗晚期尿毒症患者,维持生命只是一个目的,让患者回归社会和单位,给社会做贡献,同时也可以减轻家庭的经济负担,减轻患者的心理和精神压力,都是治疗目的。

在维持性血透治疗过程中,需要根据患者的年龄、心血管功能、工作负荷等情况,评价患者有无贫血、营养状况、心功能/高血压、精神状态/睡眠能力、食欲和消化功能等,有无其他伴发疾病,指导患者合理用药,定期到专科医生门诊随访。在维持性血透过程中,定期使用促红素、活性维生素 D_3、钙片、合理应用肝素等,减少高血脂及骨病的发生。有高血压患者需要控制水盐的摄入,控制干体重,调整好降压药的配伍,尽可能减少呼吸系统感染等,从而减少患者的住院率,降低总费用。

第十三章　腹膜透析

第一节　腹膜透析原理

近年来,国内腹膜透析的患者人数迅速增加。在发达国家,腹膜透析的人数约占透析总人数的 1/3,目前全球腹膜透析患者估计已达 200 000 人。随着持续非卧床腹膜透析治疗(continuous ambulatory peritoneal dialysis,CAPD)的推广,以及更简便的自动腹膜透析(automated peritoneal dialysis,APD)的使用,腹膜透析因其简单、方便、能有效保护残余肾功能和相对价廉等优点,获得越来越广泛的临床应用。为了在临床工作中更好地应用腹膜透析,尽量避免其并发症,深刻了解腹膜透析的原理非常必要。

一、腹膜透析的定义

腹膜透析是指腹腔中的腹透液与腹膜毛细血管内的血液,通过腹膜这层天然的半透膜进行水和溶质的转运与交换的过程。腹透液中通常含有钠、氯、乳酸盐或碳酸氢盐,以及提供渗透压所需的高浓度葡萄糖等;而 ESRD 患者血液中含有大量的肌酐、尿素、钾及其他代谢废物。利用腹膜的半透膜特性进行物质交换,可达到清除体内代谢产物、毒性物质及纠正水、电解质紊乱的目的。

腹膜透析治疗中,有三个过程同时进行:弥散、超滤和吸收。透析治疗最终所能达到的液体清除总量与灌注的腹透液体积、交换频率及腹透液晶体渗透压和胶体渗透压相关。

二、腹膜透析的生理学

腹膜透析原理有弥散、超滤和液体吸收。

1.弥散　尿毒症毒素和钾离子顺着浓度梯度从腹膜毛细血管弥散到腹透液中,而透析液中的葡萄糖、乳酸盐或碳酸氢盐则向相反的方向弥散。弥散主要受下列因素影响。

(1)浓度梯度:对于尿毒症毒素等溶质,腹透液刚开始留置时血液与透析液之间的浓度梯度最大;随着留置时间的延长,透析液中毒素浓度逐渐上升,浓度梯度随之减小。通过频繁交换腹透液,如 APD,或增加腹透液留置的量,可以在较长的时间内维持较高的浓度梯度。

(2)有效腹膜表面积:可通过加大腹透液留置的量来动员更多的腹膜参与透析,但当单次留置量达到 2.5~3.0 L 时这个作用就有限了。

(3)腹膜内在的阻抗性:这项指标定义并不非常明确,可能反映了具有转运功能毛细血管单位表面积的孔隙的数目,以及从间皮到毛细血管之间的间质的厚度。

(4)溶质的相对分子质量:分子量较小的物质,如尿素(MW60)比分子量较大的物质如肌酐(MW133)、尿酸(MW168)更易于转运。

(5)质量转运面积系数:常常将 2~4 的联合效应用质量转运面积系数(MTAC)来衡量。假定在理想情况下腹透液流量无限大,溶质浓度梯度始终保持最大,则患者体内某种溶质的 MTAC 等同于单位时间内该溶质的弥散清除量。一般情况下,尿素和肌酐的 MTAC 值分别为 17 mL/min 和 10 mL/min。此项指标主要用于研究,临床工作中较少使用。

（6）腹膜血流：与血透不同，腹透的弥散更依赖透析液流量而非血流量，因为与 MTAC 值相比，50~100 mL/min 的血流量对绝大多数溶质弥散已经足够。血管活性物质影响腹膜转运并非因为增加了腹膜的血流量，而是因为腹膜上毛细血管数目的增加，提高了有效腹膜表面积。这与腹膜炎时，腹膜血管化增加，引起腹膜弥散作用增强的原理相同。

2.超滤　由于腹透液中具有较高浓度葡萄糖，腹透液渗透压高于血液渗透压，血液中的水可在渗透压的作用下转移到腹腔，这一过程称为超滤。影响超滤的因素如下。

（1）渗透性物质的浓度梯度：目前腹透液中的渗透性物质多为葡萄糖，在腹透液刚开始留置时腹透液与血液间葡萄糖浓度梯度最高，随着超滤液稀释、葡萄糖的吸收等，浓度梯度逐渐下降。在显著高血糖时，浓度梯度也会降低。可以通过使用更高渗的右旋糖苷腹透液，以及加大腹透交换的频率，如 APD，可提高渗透物质的浓度梯度。

（2）有效腹膜表面积：同前所述。

（3）腹膜的水压传导性：不同的患者间水压传导性存在差异，可能与腹膜毛细血管上小孔和微孔的密度相关，以及毛细血管和间皮之间的距离分布。

（4）渗透性物质的折射系数：反映了渗透性物质从透析液进入到血液的效率，折射数值从 0 到 1。数值越小，渗透梯度丧失越快，维持超滤越短。葡萄糖的折射系数很小，约为0.03，因此其并不是最理想的渗透性物质。右旋糖酐-70 制剂艾考糊精的折射系数接近 1.0，可提高长留置期超滤。

（5）流体静水压梯度：正常情况下，毛细血管内压（约 20 mmHg）比腹膜内压（约 7 mmHg）要高，利于超滤。这种效应在容量负荷情况下更为明显，而在脱水时相应减弱。当腹内留置的透析液过多，或患者处于坐或站的体位时，可因腹内压增高减少超滤。

（6）血液渗透压：可以把液体留在血液内，因此具有对抗超滤的作用。对于低白蛋白血症的患者，血液渗透压降低，其超滤高于正常情况。

（7）筛滤：溶质分子可随着水的超滤发生对流转运，但部分溶质分子却并不发生对流这一现象称为筛滤。筛滤减弱了超滤对溶质清除的作用。筛滤系数因溶质分子量、电荷等不同而有所差别；不同患者之间，筛滤系数也有差异。筛滤效应是由微孔造成的，有一半水分子的超滤是通过微孔，但微孔仅能转运水分子，溶质分子不能通过。而另外一半超滤由小孔介导，研究发现，在这一部分超滤液的溶质浓度与血浆中相等。

（8）其他渗透性物质：艾考糊精是一种大分子的胶体物质，且具有较高的折射系数，在较长的留置间期中能维持恒定的超滤率。艾考糊精腹膜透析液在国内已经完成了临床验证，有望在国内上市。

3.液体吸收　通过淋巴系统以相对恒定的速率进行，筛滤很少或根本没有筛滤，因此，它的效应就是对抗溶质和水的清除。近年逐渐认识到仅有一小部分液体直接通过膈下淋巴吸收，大部分先由壁腹膜吸收入腹壁组织中，然后再由淋巴或毛细血管吸收。一般腹膜液体吸收速率为 1.0~2.0 mL/min。液体吸收的影响因素如下。

（1）腹腔内静水压：液体吸收的量随着腹腔内静水压升高而增多。当超滤增加或腹透留置液多时，腹腔内容量增多，引起腹腔静水压增高。体位对腹腔静水压也有影响，患者坐位时腹腔静水压较站立时高，平卧时腹腔静水压最低。

（2）淋巴系统的有效性：淋巴系统从腹腔内吸收液体的有效性个体差异很大，但目前机制尚不明确。

三、腹膜转运的临床评价

1.腹膜平衡试验(PET)　临床工作中 MTAC 和腹膜水压传导性等指标应用起来过于复杂,因此常用尿素(Urea)、肌酐(Cr)、钠(Na)在透析液和血浆的浓度比值(D/P)也称为平衡率来评价腹膜的转运功能。平衡率是弥散和超滤的综合作用,在溶质相当的情况下,平衡率主要与 MTAC 值相关。溶质分子量,以及腹膜通透性、有效表面积等都很大地影响了各种溶质的平衡率。尽管体格大小被认为可提示腹膜表面积,但体格大小与平衡率并不相关,说明有效腹膜表面积与实际腹膜表面积之间相关性较差。

标准的腹膜平衡试验(PET)通过留置 2L 2.5% 的葡萄糖腹透液,分别在 0 小时、2 小时、4 小时留取透析液样本,在 2 小时抽取血液样本来计算平衡率。PET 也用于衡量净超滤(4小时的液体引流量与累计透析液入量的比值),同时可计算腹透液中葡萄糖浓度在 4 小时与 0 小时的比值(D/D_0G)。根据 4 小时 D/P Cr 值将 PET 分为四类:高转运、高平均转运、低平均转运和低转运。

(1)高转运:可能因为腹膜通透性或有效腹膜表面积较大,其肌酐与尿素的平衡最快也最完全。但因为透析液中的葡萄糖很快通过高通透性的腹膜吸收入血,超滤的渗透压梯度维持较短。因此,高转运患者 D/P Cr、D/P Ur 和 D/P Na 值较高而净超滤和 D/D_0G 较低。经腹透丢失的蛋白也较多,易出现低白蛋白血症。

(2)低转运:与高转运相反,由于腹膜通透性较差或有效腹膜表面积小,尿素与肌酐平衡较慢,也较不完全。D/P Cr、D/P Ur 和 D/P Na 较低,而净超滤和 D/D_0G 较高。白蛋白丢失较少。

(3)高平均转运和低平均转运:转运率、超滤量和蛋白丢失量都处于中等。

高转运患者透析效果相对较好,但超滤欠佳,而低转运患者超滤较好,而透析效果不良但这些表现往往因为患者的残余肾功能尚可而被掩盖。理论上说,高转运患者适合于交换频率高、留置时间短的透析方案(如,APD 方案),以加大超滤。低转运患者则倾向于留置时间长、容量大的透析方案,以加大弥散量。实际临床工作中,透析方案的制订除了参考腹膜的转运功能,还需结合患者的生活方式及实际情况。

2.净水清除量　前面已提及,腹透的净水清除取决于腹膜超滤和腹膜吸收之间的平衡。因为淋巴回流和腹膜转运特性难以改变,临床上可通过以下途径增加净水清除量。

(1)加大渗透压梯度:①应用高张透析液(如用 4.25% 的葡萄糖透析液)。②缩短留置时间(如用 APD 方案)。③加大腹透留置液的容量。

(2)用高折射系数的渗透物质:如右旋糖酐-70。

(3)增加尿量:可用利尿剂。

如图 13-1 所示,用 2 L 1.5% 葡萄糖腹透液在第 1 个小时内净水清除率最快,90 分钟后腹腔内液体量最大。此后,超滤量小于吸收量,经过 6~10 小时后腹腔内液体量低于 2 L 患者呈液体正平衡。若使用 4.25% 的葡萄糖透析液,开始的净水清除率更大,维持时间也更长,在留置约 3 小时后腹腔内液体量最大,即使经过若干小时后液体总量也不会低于 2 L。

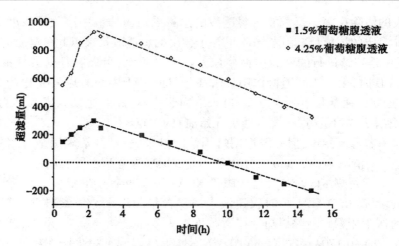

图 13-1　使用不同浓度葡萄糖腹膜透析液超滤量与留置时间的关系

增大腹透液量对于净水清除的影响较为复杂。一方面,腹腔内留置液体增多,由于葡萄糖含量的增加使渗透梯度保持的时间延长,以及有效腹膜表面积增大可以使液体清除增加。另一方面,腹内压增高,降低了超滤的静水压梯度,促进液体吸收入组织和淋巴中。这些因素的综合效应难以判断。

3.腹膜清除作用　溶质清除率是指单位时间内清除某种溶质的血浆的容积,腹膜溶质清除率由腹膜对该溶质的弥散、超滤和吸收作用共同决定。腹膜溶质清除率等于单位时间内清除的溶质的量除以此时血浆中的溶质浓度。

在腹透液刚开始留置时,弥散和超滤作用最强,溶质清除率最大,随着留置时间延长,尿素和葡萄糖浓度梯度减小,溶质清除率减小。临床上,通常使用每天或每周的清除率来衡量腹膜透析的充分性。

任何可影响弥散、超滤和吸收的因素都可以影响腹膜透析的清除率。通常,可以用以下方法增加腹透清除率:①延长腹透时间。②加大浓度梯度,如增加交换频率、加大留置液容量等。③增大有效腹膜表面积,如加大留置液容量。④增加液体的清除。

增加留置液量来提高腹透清除率的机制较为复杂。留置的腹透液量大可以使渗透压梯度保持更长的时间,从而促进尿素和肌酐从血中向腹透液中弥散,但这也会引起 D/P 值降低。同时可增加有效腹膜表面积,加大液体的清除,同时也增加了 MTAC 值。但在成人,若留置的腹透液容积超过 2.5L,有效腹膜表面积难以继续增大,上述效应就会逐渐减弱。通过上述两种效应,尽管 D/P 值轻度降低,腹透的溶质弥散清除作用仍增加。但同时,大容量腹透液留置可减少超滤。D/P 值降低和超滤减少限制了增加留置液量对清除率的提高。例如,将腹透留置液量由 2.0 L 增加到 2.5 L 可增加 25% 的弥散,但减少了 3% 的 D/P 比值和 5% 的超滤,总计净增加约 20% 的清除率。

还应注意,腹透处方的改变对尿素和肌酐清除影响的程度是不一样的,肌酐的清除对交换时间的依赖性更明显。因此,将 CAPD 改成白天不留腹的 APD 后,肌酐清除的减少比尿素清除的减少要显著得多;而将白天不留腹的 APD 改成白天长留腹 APD 后,肌酐清除增加的幅度比尿素清除又要大得多。低转运状态的患者肌酐的清除更依赖于时间的延长,因而这种效应尤为显著。

腹膜每天的清除率等于每天放出腹透液的总量乘以腹透液中溶质的浓度,再除以当时血浆中同一种溶质的浓度,或者说,清除量等于放出的腹透液量乘以此种溶质的 D/P 值。

CAPD 透析是连续进行的一天中血浆尿素的波动不大,可以在任何方便的时候采取血浆标本。在 APD 时,由于夜间透析作用显著高于日间一天中血浆尿素变化较大,因此推荐在非透析期的中点(通常是下午 3 点左右)采取血浆样本,此时血浆尿素浓度刚好处于最低点(上午透析结束后)和最高点(晚上透析开始前)的中点。

腹透清除率需每天测量,但一般都用每周清除量来表示,并常规用全身水量标化,表示为 Kt/V(K 为尿素清除率 mL/min,t 为治疗时间 min,V 为全身水量 mL)。

$$每周 Kt/V = 7 \times (每天腹膜 Kt/V + 每天残余肾脏 Kt/V)$$

其中,每天腹膜 Kt/V = 24 小时腹透液中尿素含量除以血清尿素浓度。每天残余肾脏 Kt/V = 24 小时尿中尿素含量除以血清尿素浓度。V 多通过 Watson 估算:V(男性) = 2.447 − 0.09516×年龄(岁) + 0.1704×身高(cm) + 0.3362×体重(kg);V(女性) = −2.097 − 0.1069×身高(cm) + 0.02466×体重(kg)。

肌酐的清除率通常用 1.73 m^2 体表面积标准化。

4.钠的清除　腹透时,水和钠的清除应该分别考虑。前面已经提及,腹透超滤时由于筛滤作用,水的清除比钠的清除更多。使用 132 mmol/L 腹膜透析液留置 4 小时后,透析液中钠离子水平降至约 128 mmol/L。留置的最初阶段,透析液中的钠浓度下降更多,因为被超滤的水分(仅含 65 mmol/L 的钠)迅速稀释。钠离子自血中向腹透液中弥散可抵消部分稀释效应。这样,到了留置的后期,超滤减少,弥散的钠离子逐渐使透析液中的钠离子浓度回升到 128 mmol/L 左右。一般情况下,2 L 1.5%的葡萄糖腹透液留置 4 小时总钠清除量最小,2 L 4.25%的葡萄糖腹透液留置 4 小时,总钠清除量可超过 70 mmol。降低透析液中钠离子浓度使钠弥散增加从而提高钠清除,但需要更高的葡萄糖浓度以获得相同的渗透压。低钠腹透液可以制备,但临床资料尚不充分,因而缺乏商业价值。

5.蛋白质的丢失　腹透每天平均丢失 5~10 g 蛋白质,其中一半为白蛋白。高转运患者丢失更多。腹透过程中蛋白质的丢失可能是腹透患者白蛋白水平低于血透患者的主要原因。透析过程中腹膜对大分子蛋白质(如白蛋白)的清除(或丢失)是相对恒定的,而低分子蛋白质(如溶解酶素)的清除则类似肌酐,在留置初期具有很高的清除率,随着留置时间延长,清除率逐渐降低。

前面已提到,蛋白质通过内皮细胞间相对数目较少的裂孔溢出。腹膜对水、蛋白和其他溶质的重吸收可减少腹膜蛋白质的丢失量。

腹膜炎期间,由于腹膜血管化程度增加、有效腹膜表面积加大,蛋白质的丢失显著增加。此效应部分由前列腺素介导。间断性透析疗法蛋白质的丢失比连续性透析疗法相对减少,可能因为在透析间期的"干腹期"蛋白质的丢失减少。

目前一部分学者认为腹膜透析过程中的蛋白丢失并不完全是一件坏事,相反,随着蛋白和白蛋白的丢失,机体可有效排出难以通过其他方法清除的蛋白结合毒素。但这种"获益"的程度仍需进一步研究阐明。在血液透析中,采用高通透性、可通过蛋白的透析器以清除蛋白结合毒素,并未观察到直接的临床获益。

四、残余肾功能

有证据显示,腹透患者的残余肾功能较血透患者维持时间更长,保留也更多。残余肾功能有助于水、钠的排泄和小、中分子溶质的清除。由于肾小管对肌酐的分泌作用,残余肾功能对肌酐的清除不成比例地升高;相反地,由于肾小管对尿素的重吸收作用,残余肾功能对尿素的清除相对较低。已证实,使用尿素和肌酐清除率的平均值,可有效地估算肾衰竭时真实的肾小球滤过率,同时可用来评估腹膜透析患者肾脏在总的肌酐清除率中起到的作用。残余肾功能较多的患者肾脏内分泌、代谢功能保留较多,对小、大分子物质清除较彻底,内环境稳定,容量平衡更佳,因而残余肾功能的情况能帮助预测腹透患者的预后。

第二节 腹透管置入及拔除

腹膜透析导管的置入和拔除在国内大多数单位都由肾内科医生来完成一些腹腔镜和 X 线下的腹透导管操作则需要在微创外科和影像科医生的协助下共同实施。对于肾内科医生而言,了解和掌握各种腹透管置入、拔除技术及相关并发症的处理都是非常必要的。

一、腹透管置管程序

(一)临时导管

临时导管有两种一种为无 cuff 硬管一种为带 cuff 软管。临时硬管的设计使之可用来盲插入预充满液体的腹腔。插入通常在一个尖锐的套管针或者柔软的导丝引导下进行,因腹透相关性感染风险较大,临时腹透硬管的保留时间常不超过 3 天。带 cuff 软管与长期导管不同,为单 cuff 管,操作较长期导管简单,保留时间比无 cuff 硬管长,但仍不建议长期使用。在肠梗阻、有多次腹部手术史或多次临时导管插入致腹腔粘连的患者并发症发生率增高。对那些昏迷、不配合、在插入导管或预充针时不能绷紧腹壁的患者,也很难置入临时导管。对这些患者及预期腹膜透析使用较长时间(>10 天)的患者,应当考虑进行长期腹透管置入。

1.程序 选择腹正中或腹旁切口入路。腹正中切口在脐下 3 cm;侧切口在腹直肌侧缘,脐和髂前上棘连线中点,左侧切口避开了盲肠,被认为更为适合。切口位点选择时,要避开以前插管部位或瘢痕处至少 2~3 cm。在插入前需要排空膀胱,因为当膀胱充盈时,套管针插入过程中有穿透膀胱的风险。应该详细检查腹部,排除肝、脾、膀胱等器官的增大,排除其他明显病理情况(例如腹部肿瘤)。在插入导管前手提超声检查腹腔也很有价值。

(1)消毒、麻醉:仔细穿戴口罩、帽子、手术衣及无菌手套。预定插入位点附近皮肤清洗、消毒、铺巾。用 10 mL 左右局麻药充分麻醉预定插入部位及切口附近腹壁全层,要有足够深度。

(2)切开:在预定插入部位切开皮肤 1~2 cm(一些人倾向于更小的切口,例如 3 mm)用止血钳钝性分离筋膜层。要求患者绷紧腹壁,将细针头或塑料管插入腹腔(如 16~18 G 的 Angiocath 或 14G 的 Verhees 针),针或管至少长 6~8 cm 以便进入腹腔。如果使用 Angio-cath,此时应移除针头,留下塑料管在位。在重力作用下,灌入 1~2 L 1.5%葡萄糖腹膜透析液进入腹腔,足以使腹腔轻度绷紧。在充盈腹腔时,仔细观察患者有无呼吸困难体征。

(3)套管针或导丝来引导导管插入

1)套管针方式(Stylocath 或 Trocath 导管适用):移走用于腹腔充液的塑料管或针。一手手指放于导管上,以限制最初插入深度(如果患者处于通气中的肺充气状态,而患者又绷紧腹壁,此时从导管顶端计算通常有 6~8 cm)。将套管针-导管穿过腹壁,与患者尾骨垂成

20°进入。当导管在位后立刻移除套管针。腹腔液体可以通过导管流出。重新部分插入套管针,比全部插入短 1 cm。将套管针和导管对准左侧腹股沟韧带使套管针和腹壁在一个平面且尽可能靠近。使导管沿着套管针方向前进,套管针不动,直到导管遇到阻力,或者导管翼或缝合点降至皮肤表面。如果导管进入腹腔少于 10 cm 则重新调整导管方向插入。

2)导丝方式(Cook 腹透管适用):通过预充腹腔的针或塑料管插入导丝,然后移除针或塑料管。沿着导丝将导管插入腹腔,方向与套管针方式中描述的相同。当导管顶端通过腹直肌和筋膜时能感觉到阻力。如果需要重新定位导管,重新插入导丝并沿着导丝重新插入导管。

2.临时导管插入的并发症

(1)置入腹膜前间隙

1)充液管或针:腹腔腹透液灌入速度缓慢,同时伴有局部膨隆和腹部疼痛。出现这些情况时不应继续在此位置插入。应尽可能排空液体,移除塑料管或针,在另外的位置重新插入。

2)导管本身:透析液进入腹腔速度缓慢,经常伴有疼痛。流出液少,回流液体很快变成血性。此时应尽可能排空液体,移除导管并在另外位置插入。

(2)血性透析液回流:除了导管置入腹膜前间隙,血性液体流出还见于腹壁或肠系膜血管损伤。这些情况下,血性引流液常会随着腹透的流出而逐渐变清。使用室温腹透液有助于减轻或停止毛细血管出血。

(3)严重并发症:腹腔内大血管损伤可导致大量出血,甚至出现休克,此时通常需要开腹手术紧急处理。不能解释的多尿或糖尿,提示可能出现膀胱穿孔。流出液带有粪渣或气体,或者高糖浓度的水样泻提示肠穿孔。发生肠穿孔时,有时可能仅仅需要移除导管,仔细观察患者,静脉使用抗生素。若发生严重的腹腔污染,需要外科手术修补。如果计划进行外科手术,应保留腹透管在位,以便手术时定位损伤位点。发生肠穿孔后,即便进行了外科修补,也应该将腹透推迟一段时间。

(二)长期导管

长期导管置入方法主要有四种:外科切开置入、腹腔镜外科手术置入、通过导丝盲插和腹腔镜引导下套管针置入,除此之外还有其他一些特殊腹透管置入术。带腹膜面盘-珠结构的导管(如 Toronto-Western 和 Missouri 型导管)必须外科开放手术置入,而直/卷曲的 Tenckhoff 管(无论有无鹅颈)和 Advantage 腹透管可以用任何以上技术置入。

1.外科切开置入法　是四种置入方法中使用最普遍的方法。

(1)Tenckhoff 直管或卷曲管的置入步骤

1)定位:术前一天在皮肤上标明腹透管入口的位置。入口的选择很重要,应使患者舒适并便于操作。标记时,让患者保持坐位,避开腰带、瘢痕和皮肤皱褶。部位可以是侧切口,也可以是旁正中切口。

2)如有便秘,及时纠正,并于术前排空膀胱避免手术插管时损伤。抗生素预防感染如术前 1 小时静脉注射 1 g 第一代头孢菌素。

3)逐层切开皮肤、皮下脂肪、腹直肌鞘,找到腹膜后提起腹膜,切开 1~2 cm。

4)如果网膜很多,可行局部网膜切除术。有学者提倡在植管时常规进行网膜切除以提高导管的生存率,但这一看法并未得到普遍认可。

5)将腹透管放入生理盐水中浸泡数分钟,并用拇指和示指挤压袖套将袖套内气泡挤出,以利于周围组织长入袖套中。用 20 mL 无菌生理盐水冲洗以去除管中的小微粒。在导管中插入内芯紧贴腹壁慢慢将导管放在脏腹膜和壁腹膜间并指向膀胱直肠陷凹(女性为子宫直肠陷凹)。导管最好位于前腹壁和网膜、肠段之间,末端位于腹股沟韧带下,这样可以最大限度地减少由于网膜或肠管缠绕引起的功能性导管堵塞。但有时会引起患者腹腔放入透析液时疼痛。

6)导管妥善放置后荷包缝合封闭腹膜,这是防止术后渗漏的关键步骤。深层 cuff 应放在腹膜外、腹直肌内(不能放在腹腔中),因为肌肉组织内血管丰富,可促使导管周围组织更好地长入袖套以固定导管。

7)观察腹透液进出通畅且无渗漏后间断缝合腹直肌前鞘。

8)在侧腹壁引出腹透管,导管出口方向向下。如果是鹅颈管,只要顺着"V"形弯曲向下引出腹透管;如果是直管,可用隧道器在皮下建立一个角度较大的弯曲以使出口方向向下,浅层 cuff 距皮肤出口约 2 cm。

(2)盘-珠式导管的插入顺序:其他步骤一样,只是皮肤切开的距离大(4 cm 以上),腹膜切开的口子更大(2 cm 左右)以利于顺利放入体积较大的盘和珠。

2.用 Tenckhoff 套针盲穿置入法 Tenckhoff 套针由三部分组成:直径 6 mm 的内芯、外套,以及内芯和外套之间的两个半圆柱体。这种套针由 Tenckhoff 最早利用,只适用于放置 Tenckhoff 直管或末端弯曲管。

(1)在皮肤上做一 2~3 cm 的切口,钝性分离至筋膜,将一塑料管插入腹腔并注入 2L 腹透液,然后拔出塑料管。

(2)嘱患者紧绷腹壁,与腹壁呈垂直方向将 Tenckhoff 套针插入腹腔。移去针芯,将 2 个半圆体留在其中组成一个圆形的空腔,空腔的方向指向腹部的左下象限。

(3)在腹透管中插入内芯以加强管子的硬度,避免损伤内脏,导丝终止在导管末端 2~3 cm 处。沿套针方向将导管插入腹腔直至深 cuff 到达半圆柱体口。

(4)仔细拔除环绕导管和 cuff 周围的半圆形结构,深 cuff 留在腹直肌鞘中。

(5)皮下隧道和出口的步骤同外科置入法。

3.用导引钢丝盲穿插入法 用于放置 Tenckhoff 直管或末端卷曲管。

(1)在腹腔中预充腹透液。

(2)从灌液的塑料管中插入导引钢丝。

(3)将裹有外鞘的扩张器插入腹腔。

(4)扩张器和外鞘进入腹腔后,拔出扩张器,将外鞘留在原处。

(5)在 Tenckhoff 管内插入一内芯,沿外鞘插入腹腔并拔除外鞘。

(6)皮下隧道和出口的步骤同外科置入法。

4.用微套针和腹腔镜置入方法 可用于放置 Tenckhoff 直管或末端弯曲管,以及某些改良的导管,如 T 形笛状管。

(1)腹腔不预充腹透液。将一裹有金属外套的直径 2.2 mm 的微套针穿入腹腔。

(2)腹壁穿刺后,拔除内芯,插入 2.2 mm 的腹腔镜,观察套管的位置。

(3)拔除腹腔镜,从套管内注入经过微孔过滤的空气 600~1000 mL。

（4）重新插入腹腔镜,腹腔镜和套管在直视下一同向下,边推进边观察,可以识别肠段、网膜及有无粘连并避开。腹腔镜和套管一直推进到 Tenckhoff 管末端停留的位置。

（5）拔除腹腔镜和套管,仅将塑料引导管留在腹腔。

（6）在 Tenckhoff 管内插一内芯,然后将导管沿外套插入腹腔,直至 cuff 固定在腹肌内。对于末端卷曲的导管,内芯保持在原位,继续将导管推进腹腔。

（7）拔出导管外套,将导管和内芯留在原位。深 cuff 埋在肌肉内。

（8）皮下隧道和出口的步骤同外科置入法

5.四种腹透管置入术的优缺点比较

（1）外科切开法:安全,不使用尖锐的套针或导针,肠穿孔或出血的危险性小;如腹膜荷包结扎牢固,可很大程度减少术后渗漏等。缺点是相对于其他方法较大的切口,需使用较多的麻醉药。

（2）Tenckhof 套针放置法:肾科医生可在床边操作。减少了搬动。所需器械便宜。缺点是早期渗漏发生率高,常因导管位置不良而引起腹透液流出受阻。

（3）导丝放置腹透管法:插管时腹壁洞较小,故早期渗漏发生率低于外科手术及 Tenckhoff 套针放置。缺点是如导针进腹方向不当,可引起导丝穿破肠袢,植管后引流不畅。另外导针如刺破血管和肠管,引起大出血和肠穿孔(大概有 1% 的风险)。

（4）腹腔镜放置法:可直接看到腹透管末端位置,导管周围的腹壁贴合较紧,渗漏机会少,肾科医生或外科医生均可掌握使用。主要缺点是器械设备价格昂贵。

6.其他一些特殊腹透管置入术　长期导管的计划置入(Moncried-Popvich 方法),此项技术在置管时把腹透管腹外段埋藏在患者皮下以减少导管感染的风险,并便于维护。置管时,在完成腹腔部分操作后,确定出口部位,和通常一样打皮下隧道,但不把腹外段导管弓出皮肤,而是密封埋入皮下。埋藏腹透管前将 1000U 肝素注入导管中,导管可保持埋藏状态 2~8 周或更长。此技术可使纤维组织在一个无菌环境中严密地长进外 cuff。

等到准备使用时,在原定出口部位的皮肤上打开一个小的切口,将导管外段取出,连接钛接头和外接短管即可开始使用。普通 Tenckhoff 管即可应用此项埋藏技术;Moncried-Popvich 设计了一种外 cuff 更长的导管(其他部分类似标准鹅颈 Tenckhoff 管)可以进一步增加 cuff 的稳定性。

7.预防性应用抗生素　应该在置入长期导管之前 1~2 小时口服或 30 分钟前非肠道使用头孢菌素,之后不必继续使用。对头孢菌素过敏的患者可以使用万古霉素或喹诺酮类抗生素。若未预防性应用抗微生物药,只要足够注意,腹透管早期感染的风险仍然较低。

二、腹透管适应过程

（一）临时导管

临时导管一般不需要适应。一些医生在过渡到标准的 2000~2500 mL 交换前,会使用少量腹透液(500~1000 mL)来进行最初的 4~8 个交换。

（二）长期导管

1.原则　许多适应方法用于新的长期导管。

（1）若情况允许,足量的腹透交换可以延迟到 2~4 周后。

（2）在适应期每周 3 次（至少每周 1 次）用肝素化盐水或 1.5%腹透液灌入腹腔并放出。第一次交换可以在置入术后第一天，以减少纤维蛋白或血凝块引起的导管闭塞。

（3）当腹透必须在腹透管置入后一周内开始时，每天须有部分时间排空腹透液，处于干腹状态。

（4）腹腔内有腹透液时，尤其是液体量大时，应限制患者活动以减少腹内压。

（5）在适应期应指导患者避免过度紧张和用力咳嗽。

步骤 2 的目的是清理导管内的血和纤维蛋白，减少网膜粘连的发生率。步骤 1、3、4、5 的目的是通过降低腹腔内压，减少腹透液渗漏的发生率；当腹腔内含有透析液时，腹内压在走动或紧张时最高。

（6）通过 Moncried-Popvich 方法埋藏的腹透管在使用时无须此适应技术。若没有网膜阻塞，埋藏的腹透管取出后大都功能良好，这可能与此法避免了腹膜透析液成分对腹膜的刺激有关。

2.实践　是否实施适应程序取决于患者是否需要开始腹膜透析治疗和腹透管置入时患者所受处的状态。

（1）需要紧急、加强透析的患者，如急性肾衰竭患者：这种情况下，适应技术是不可行的，除非有临时血透支持。此外，这种患者通常是卧床休息的，腹透期间腹压升高有限，也不存在液体渗漏和年龄等问题。一些肾内科医生将最初 4 个交换设置成 500 mL 之后的 4 个交换设成 1000 mL 若能耐受，之后可设为需要的交换量。另一些医生将卧床、不活动的患者每次交换量直接设为 2000 mL。若腹透引流液为血性，需要在每袋腹透液中加入肝素（500 U/L）。

（2）需要持续透析，并已培训拟行持续不卧床腹膜透析（CAPD）或自动腹膜透析的患者

1）最初 24 小时：在腹透管插入后，立刻用 2 L 含有 500 U/L 肝素的 1.5%葡萄糖腹膜透析液灌入腹腔随即引出，以进行冲洗；或用 100 mL 生理盐水注入导管（特别当导管是采用腹腔镜或导丝技术置入时）。在重力作用下快速从导管末端引出小量液体，通过观察导管内气-液柱随呼吸运动的变化，来确定导管位置及功能是否恰当。

2）第 2~14 天：人工或自动夜间间断腹膜透析（NIPD）通常在开始时使用如下的交换时间——每 24 小时交换 3 次，每次 2 L 体积。下午 5 点灌入液体，晚上 8 点交换一次，晚上 11 点再交换一次，次日早晨引出腹透液，白天干腹。当腹腔有透析液时禁止活动。NIPD 使用一个能完成 2 L 交换量的腹膜透析机，在夜间完成 5~8 个交换。腹腔在早上被排空，白天干腹。根据情况选用肝素。

（3）需要维持性透析，但还没培训成 CAPD 的患者

1）最初 24 小时：和（2）的 1）中描述的一样。

2）第 2~14 天：①使用自动腹膜透析机的 NIPD：对住院患者可以选择使用。②间断腹膜透析：在一个透析单元使用自动腹膜透析机在 8~12 小时快速交换，每周 3 次。③血液透析必要时可以通过临时血管通路进行。至少每周要完成一个进出交换，使用 1 L 含有 500 U/L 肝素的生理盐水。

（4）对于不需要维持透析的患者

1）最初 24 小时：同（2）的 1）。

2）从第 2 天至进入维持透析：每周至少完成一次进出交换（零停留时间），使用 1 L 含有 500 U/L 肝素的生理盐水。

三、腹透管并发症

腹透相关并发症一般可分为机械相关并发症与感染相关并发症两大类。值得注意的是：虽然导管有很多更新设计，但减少导管手术相关并发症的关键还是在于医生丰富的手术经验及严格按照手术规范的操作。

（一）机械相关并发症

1.管周渗漏　此并发症通常出现在插管后第一周内，但也可能到开始 CAPD 后才变得明显。除了从皮肤出口部位渗漏出，也表现为不对称的皮下隆起和水肿，体重增长，液体外流量减少。如果适应期很短或者没有适应期，渗漏的风险会增加。

超声检查深 cuff 及周围皮下组织有助于诊断。由于渗漏常常是晚期或早期 cuff 感染的一个并发症，因此腹透液常规检查和培养，腹透管局部发红和触痛的详细体检非常重要。超声检查还可以发现 cuff 和隧道周围的积液，这通常是感染的一个征象。

2.引流不畅　若引流液明显少于灌入液体，又没有管周渗漏证据时考虑引流不畅。引流不畅可以发生在腹膜透析的任何时候，但常见于腹透管置管后或腹膜炎发生时和发生后。引流不畅通常由不规律引流、腹透液中纤维蛋白增加或便秘引起。处理策略包含以下几点。

（1）检查腹透管有无扭曲：揭开出口部位的敷料可以更清楚地观察出口部位的腹透管是否发生扭曲。皮下隧道的腹透管扭曲有时出现在双 cuff 导管中，常因两个 cuff 离得太近或者导管在通过隧道时被旋转而导致扭曲。扭曲所导致的腹透管堵塞通常在腹透管置入后很快出现。腹透管扭曲所致的阻塞在进液和出液时都存在。阻塞程度可随着患者的体位而改变，按压皮下隧道可以增加流量。处理措施包括重新置管，皮下导管重新定位，去除浅 cuff（可使腹透管向出口部位以外延伸，纠正屈曲）。

（2）治疗便秘：肠蠕动减少导致的便秘是腹透液引流受阻的常见原因，因此在处理引流受阻时可适量给予轻泻剂。必要时，可以重复给药或者给予盐水灌肠。在肠蠕动活跃后，再尝试放液可以解决近 50% 的腹透管出液阻塞。应注意避免对肾衰竭患者使用含有镁和磷酸盐灌肠剂的轻泻剂。

（3）肝素：一旦在引流液中看到纤维蛋白栓、纤维蛋白条或者血液，必须将肝素加入到腹透液中（250~500 U/L）。预防性使用肝素比治疗性使用更有效；一旦发生引流受阻，再应用肝素冲洗导管通常不能成功缓解阻塞。

（4）溶栓药物：如果肝素无效，下一步可以试用溶栓试剂。组织纤溶酶原激活物、尿激酶和链激酶都可以用。链激酶最便宜，但可能引起过敏，这些试剂的使用方法见表 13-1。

表 13-1　链激酶、尿激酶、纤溶酶原激活物治疗腹透管引流不畅的用法

A.链激酶

1.检测是否链激酶过敏　有案例报道出现过链激酶过敏反应，因此在腹腔注射之前需要进行划痕测试和皮试。准备 100 IU/mL 的溶液，用 25G 针头划破皮肤，划痕上留一滴溶液。如果 15 分钟内没有风团和潮红出现，将 0.1 mL 同样溶液注入皮下。如果没有风团和潮红出现，就不太可能有 IgE 介导的过敏反应

（续表）

2.注射方法　链激酶是冻干粉末,将 750 000 IU 链激酶溶于 30~100 mL 0.9%生理盐水中,注射入腹透管,夹住导管,等待 2 小时,评估流出情况。如果流出仍然不畅,可重复以上步骤一次

B.尿激酶

将 75000 IU 或 5000 IU 尿激酶溶入 40 mL 0.9%生理盐水,以如前所述的链激酶使用方法注入腹透管,都曾被成功使用。对链激酶使用患者,如果最初治疗不成功,可以用大剂量尿激酶重复治疗

C.组织纤溶酶原激活物

1 mg/mL 溶液注入导管腔保留 1 小时或更久是有效的。注射含有 0.1 mg/mL 组织纤溶酶原激活物的 10 mL 生理盐水也是有效的

（5）导管重定位:如果导管阻塞不能被以上任何方法解决,可能是因为网膜包裹或其他组织进入到导管顶端。成功使用过一段时间的腹透管发生漂移或者流出很差,通常是因为被网膜紧密包裹、牵拉。实际工作中,腹透管网膜包裹（而非腹透管移位）常是导致腹透管引流受阻的原因。

Tenckhoff 导管末端位置可以用腹部 X 线片确定,在一个月内变化应该小于 4 cm。目前常见的人造导管都混有不透 X 线的条纹。如果导管没有这样的条纹,当导管注射放射造影剂（渗透压<300 mmol/kg）时,极低剂量的 X 线通常可以看出平的硅胶导管。

不管导管有无漂移,解决阻塞的下一步是将导管移到腹腔中不同的位置,或者把导管从网膜包裹中游离出来。有 3 种方法重新定位导管末端。

1）盲法或者荧光镜技术:此技术对所有类型 Tenckhoff 导管都适用,但对没有明显皮下弯曲的导管（非预制弯曲的导管）更适合。如果腹部没有膨胀,先用腹透液充满腹腔。由于导管腹腔内操作常常带来痛苦,应当术前给予患者药物镇痛。将一个无菌的、有延展性的细金属杆弯曲成一定角度后通过导管,前进到离导管末端 4cm 处,然后以皮肤出口处作为支点,轻柔地旋转腹透管直到腹透管末端移到另一个位置。灌入肝素盐水或透析液,观察液体进、出是否通畅,以测试移位后腹透管的功能。尽管此项技术可以移动腹透管,但要突破网膜对腹透管的粘连、包裹较为困难,仅有约 30%的腹透管经此项技术恢复引流功能。

2）使用腹腔镜重新定位:将滤过的空气约 600 mL 通过受阻的 Tenckhoff 导管注入腹腔,然后封闭导管。距离腹透管 5~10 cm 处,用 Y-TEC 微型套管针和塑料导丝穿刺进入腹腔。移走微型套管针,插入腹腔镜确定套管的位置。检视腹透管和包裹的网膜。将一个无菌的、可延展的弯曲金属丝（如 Foley 导丝）插入腹透管,在腹腔镜观察下将导管移往没有网膜包裹的位置。如果导管不能从包裹的网膜中移走,则将腹腔镜前进到腹透管下方,伸到包裹的网膜和腹透管腹膜进入点之间,旋转腹腔镜来分离腹透导管和包裹的网膜。重新检查确定腹透管位置并观察网膜是否已被移走。腹腔镜重定位可以成功解决 50%的腹透管引流不畅,对直 Tenckhoff 导管成功率最高。如果腹腔镜重新定位失败,可以通过沿套管针插入的导丝置入新的腹透管,并拔除旧的腹透管。

3）外科手术剥离导管:采用外科手术可剥离包裹的网膜并将导管留在原位。常规麻醉下在中线或者深 cuff 附近做 3~5 cm 切口。确认导管位置后,移除包裹的网膜,可使用专门设计的剥离工具来协助操作。同时可以行局部网膜切除术以减少重新包裹的概率,这个方法也可以有效用于腹腔镜重新定位技术中。所有这些纠正引流不畅的策略在 1 个月内的成

功率只有约 50%。

6.导管替换　如果实在无法恢复腹透管的引流,只能选择外科手术拔出阻塞的导管,并置入新的腹透管取代它。

7.腹膜炎治疗　引流不畅有时候是急性腹膜炎所致,炎症引起网膜激惹并附着到导管上。推荐下列的处理流程。

(1)腹腔注入负荷剂量的抗生素,混合入腹膜透析液中。最初的交换及存在肉眼可见的纤维蛋白时需加入 1000 单位肝素。

(2)如表 13-1 所述,加入链激酶,尿激酶或组织纤溶酶原激活物。

(3)如果 24 小时内未建立足够的引流(在两次注入溶栓药后),用腹腔镜置入临时腹透管或者第二根长期导管,迅速腹腔注射抗生素来治疗腹膜炎。所有交换都要加入 500 U/L 的肝素。如果不出现隧道感染,阻塞的长期导管可以保留。

(4)在 2~3 天后,若症状缓解、液体变清,如有临时置入的腹透管,此时应拔出。然后在荧光或腹腔镜引导下尝试重新定位长期导管(成功率很低)。如果原有导管功能恢复,继续如前治疗腹膜炎。如果重定位失败,液体颜色澄清或接近澄清,通常可以在同一手术中拔除旧导管,置入新导管,而不会导致腹膜炎持续。

(5)如果 2~3 天不能成功治疗腹膜炎,或者培养出真菌、假单胞菌或金黄色葡萄球菌,拔除腹透管,等待 2 周或更久后置入新导管。

(二)感染相关并发症

1.出口及隧道部位感染　出口部位会出现红、肿、触痛,有时会出现大量结痂或脓液分泌。隧道感染可以作为皮肤出口感染的延伸,伴有疼痛、结节样肿胀、导管皮下段发红,全身表现可能出现发热等。此外,隧道感染可以导致由相同病原体引起的"复发性"腹膜炎。超声检查可以确定 cuff 或隧道感染。围绕着 cuff 或导管隧道的明亮回声区通常提示感染。

2.导管相关性腹膜炎　出口及隧道口感染可逆行发展引起腹膜炎,也可由腹膜炎导致隧道及出口感染并以隧道或出口感染为主要临床表现的病例,但是较为少见。导管相关性腹膜炎治疗包括抗生素及腹透管拔除。腹透管再植可于腹膜炎治愈 4~6 周后进行。

(三)其他腹透管相关的并发症

1.cuff 侵蚀　浅 cuff 可以侵蚀甚至穿透皮肤,原因多由于出口部位感染或 cuff 最初的位置距离皮肤出口部位太近。如果深 cuff 从腹部肌肉组织中脱离,也可能发生浅 cuff 的迟发侵蚀,此时整根导管被往外挤压,把浅 cuff 推出皮肤外。治疗方法主要是去除浅 cuff,尤其是 cuff 周围出现炎症时应该尽快处理。外 cuff 移除的做法是,麻醉出口部位,手术刀扩大切口,从皮下组织分离 cuff 用单面安全刀片修剪 cuff 用钳子移除碎片。如果去除外 cuff 后仍有明显皮下隧道感染,必须移除腹透管。

2.透析液进出时疼痛　腹透液流出时疼痛较为常见,特别是在引流末期,在开始腹膜透析的早期或使用自动腹膜透析机的患者更多见。这种现象与透析液流出时对邻近组织产生的负压或刺激有关,有时能随着时间或便秘治疗而缓解。如果有持续疼痛,可以通过避免完全排空腹腔内液体来治疗;对自动腹膜透析的患者,可以通过潮式透析模式来治疗。顽固的腹透液流出疼痛往往需要重置腹透管,个别情况下甚至重置腹透管也不能解决问题。

入液时疼痛比出液时少见,常与透析液 pH 低或者不正常的透析液高温有关,偶尔与网膜包裹导管或邻近组织(直肠,阴道及精索)所致的压力增高有关。典型的入液疼痛随着透析液葡萄糖浓度升高而加重。如果症状和低 pH 有关,可以使用有多分隔透析袋(含或不含碳酸氢盐缓冲液)的新型正常 pH 透析液,但目前国内尚未广泛使用这类透析液。在透析液中加入无菌无致热原的碳酸氢钠是另一个选择。加入常规剂量的碳酸氢盐(4~5 mEq/L)不能完全中和透析液 pH,但也应该避免过度碱化。如果入液时疼痛和导管置入位置相关,需要重新定位腹透管。

四、腹透管的移除和替换

1.临时腹透管　前面已经提到,临时无 cuff 的腹透管应当在插入 3~4 天后移除。在腹腔排空和缝线拆除后,轻柔地拔出临时腹透导管。若要替换新的腹透管,最好能让腹膜休息 1 天左右。替换的腹透管插入部位应距原来位置最少 2~3 cm 最好更换到中间或对侧位置。

2.长期腹透管　长期腹透导管若需拔除,应当在手术室行外科手术切开移除。对一些型号的导管,必须切开至深 cuff 将其从腹部肌肉组织中分离。移除腹透管后在腹壁留下的任何缺损都必须仔细修补,以避免渗漏和疝形成。

第三节　急性腹膜透析

由于紧急血液透析的便捷、高效,原本急性腹膜透析很少用于急性肾损伤(AKI)的患者。然而,近年来急性腹膜透析的使用有增加的趋势,荟萃分析的结果提示其效果和紧急血透相当。

一、优势及适应证

1.设备及操作简单,易于实施　紧急腹透只需要由有经验的肾脏科医生或外科医生置入一根腹透管就能进行。置管可以在床旁使用套针或导丝技术穿刺置入,也可以手术放置单涤纶套或双涤纶套的 Tenckhoff 管。床旁穿刺置管的优点是切口小、快速、经济、能够马上使用。但是由于是盲穿,势必会带来技术上的风险,包括穿破腹腔脏器或血管,导管渗漏和引流功能不良也很常见。由于床旁穿刺置管往往弊大于利,因此,除非患者病情非常危重,无法耐受手术置管,或者预期肾功能能尽快恢复,只需短期透析,对于 AKI 患者也尽可能和尿毒症患者一样进行手术放置腹透管。腹透操作简单易行,护士只要经过一定培训就能操作,工作量要远远少于其他的肾脏替代治疗,如 CRRT 等。

2.血流动力学稳定　紧急腹透由于其连续缓慢的特性,对血流动力学不稳定的患者尤为有利。其较少发生低血压,从而减少低血压对肾脏的损害。

3.缓慢的纠正代谢失衡　紧急腹透能够持续缓慢地纠正电解质紊乱和酸碱失衡,逐渐清除含氮的代谢产物,从而可以避免失衡综合征的产生。

4.无须全身抗凝　由于腹膜透析无须全身抗凝,紧急腹透尤其适合有出血倾向、围术期、创伤及颅内出血等 AKI 患者。当然,这并不是紧急腹透的绝对适应证,因为随着血透技术的改善,目前某些血透方式也可避免全身抗凝。

5.儿童能够耐受　儿童 AKI 患者经常选择急性腹膜透析。由于儿童建立血管通路相对比较困难,而腹透置管就相对比较容易,同时腹透对血容量影响较小,因此,儿童进行腹透治疗安全、耐受性好,并且其操作相对简单、方便。

6.有助于加强营养支持　腹透液含有高浓度的葡萄糖,葡萄糖吸收可以补充额外的热量。这对营养不良的 AKI 患者尤为有利。

二、禁忌证

紧急腹透很少有绝对禁忌证,大部分是相对禁忌证。

1.新近进行过腹部和(或)心胸手术　新近进行的腹腔手术势必会给紧急腹透带来困难,腹部手术后往往会放置各种引流管又会增加腹透感染的危险性。而心胸手术后,有些患者会出现横膈胸腹腔贯通,这些患者如果开始腹透,腹透液就会流入胸腔,出现大量胸腔积液。当然,如果患者心胸手术后腹腔和横膈未受损害,保持完整,而患者又有充分的肺活量——旦出现急性肾功能受损,仍可以很好地进行急性腹透。

2.严重的呼吸功能不全　留置腹透液会增加腹腔内的压力,如果患者呼吸功能严重受损,腹腔内压力的增加,横膈活动受限,会进一步影响呼吸功能。

3.严重的高钾血症　虽然腹透液中不含钾,但和血液透析相比,腹膜透析清除各种毒素(包括钾)相对比较缓慢。因此,对于危及生命的高钾血症,腹透降钾的速度不及血透迅速。当然如果患者血钾增高的程度不足以危及生命,急性腹透仍不失为一个很好的治疗选择。除了将血中的钾顺着浓度梯度清除至腹透液,腹膜透析还可以通过碳酸氢盐及高糖刺激胰岛素生成,增加钾进入细胞内,从而进一步降低血钾。

4.严重的容量负荷过多　由于腹透的超滤速度取决于很多因素,包括腹透液的葡萄糖浓度、腹膜的转运特性、淋巴吸收的量等,因此腹透患者所能清除的液体量很难完全人为设定。当然,给予高浓度或葡聚糖的腹透液或增加交换次数也是能够达到快速的容量清除。但不管怎么说对于严重容量负荷过多而没有用呼吸机辅助呼吸的 AKI 患者,选择血液透析可能更为方便。

5.严重的高分解代谢患者　对于紧急腹透最大的顾虑是溶质清除能否充分。对于严重高分解代谢的患者最好选择溶质清除效率高的血液透析。但是,特殊的腹透方案如潮式腹透(tidal peritoneal dialysis,TPD)、持续流动的腹膜透析(continuous flow peritoneal dialysis,CF-PD)等也可以达到很高的溶质清除率。Chitalia VC 等研究提示 TPD 可以在较短的时间内获得更高的溶质清除率,对于轻-中度高分解代谢的 AKI 患者,TPD 及连续平衡的腹膜透析(continuous equilibrated peritoneal dialysis,CEPD)都是合适的透析选择。

6.妊娠 AKI 患者　腹透由于血流动力学稳定,妊娠的女性如果出现 AKI,选择紧急腹透理论上是比较合适的,但是至今为止鲜有相关报道。妊娠妇女如要紧急腹透,应尽可能避免穿刺放置半硬式的腹透管,而应选择直视下手术放置 Tenckhoff 腹透管。

7.真菌性的腹膜炎或腹壁蜂窝织炎。

三、腹透导管

AKI 患者以往使用临时无袖套的急性导管,虽然置入方便但容易感染,如果 3~5 天后肾功能无恢复则必须换管以避免感染。由于许多 AKI 的患者伴有多器官衰竭,其肾功能恢复所需的时间较长,因此目前建议开始就置入 Tenckhoff 导管。除非临床上预计肾衰竭病程短,或患者的病情不允许置入 Tenckhoff 管,此时选用临时导管。

四、循环机的使用

传统上,急性腹透是人工进行交换的,但交换次数多时也可采用循环机进行交换。其可以节约护士的劳动时间、减少发生并发症的危险性,包括腹膜炎的发生率。对于 AKI 的腹透患者,使用循环机还可以使腹透方案灵活多样,尤其方便使用大容量的腹透处方(high volume peritoneal dialysis,HVPD)。然而,使用循环机时临时导管有时会干扰机器的功能,触发报警装置从而引起频繁的透析中断。因此在使用循环机进行交换时最好选用 Tenckhoff 导管。

五、常用于 AKI 的 PD 透析模式

1.急性间歇性腹膜透析(acute intermittent peritoneal dialysis,AIPD) 既往 AKI 患者较多使用的急性腹透治疗的方式。使用临时的无袖套的急性导管,治疗 24~72 小时,每次留腹 30~60 分钟,治疗结束后拔除临时腹透管。目前,Tenckhoff 管的使用更为频繁,AKI 患者急性腹透的治疗时间得以延长。可以手工操作,也可以借助于自动化腹透机。这种透析方案可以清除较多水分,清除小分子毒素尚可,但对于中分子量以上的毒素往往清除不够充分。适用于有一定残肾功能的患者。

2.持续平衡腹膜透析(continuous equilibrated peritoneal dialysis,CEPD) 与治疗慢性肾衰竭的持续非卧床腹膜透析(CAPD)相似一般每次留腹 2~6 小时,可以用机器进行交换,也可以人工交换。根据需要清除的液体量和氮质潴留的情况决定透析的剂量。

3.潮式腹膜透析(tidal peritoneal dialysis,TPD) 开始在患者腹腔内灌入一定量的透析液剂量(如 3L)以后每次引流出部分液体,即在腹腔内存留 1.0~1.5 L 液体,又再灌入部分的液体的潮式方法。用这种方法,每次灌入和引出的液体量仅相当于腹腔容量的 50%~75%,可以缩短交换时间,提高总的溶质清除率,同时可以减少腹透液引流时的腹痛。

4.高容量腹膜透析(high volume peritoneal dialysis,HVPD) 一种持续的腹透方式,使用很大剂量的腹透液,每天 36~40 mL 频繁交换,每次留腹 30~50 分钟,可以达到比较大的小分子溶质清除率。周 Kt/V 可以达到 3.8±0.6。

5.持续流动腹膜透析(continuous flow peritoneal dialysis,CFPD) 20 世纪 60 年代就已开始研究这一种透析方式。这项新技术要求置入两根特殊设计的腹透管或一根特殊的双腔管,其中一条用于灌入腹透液一条用于腹透液的引出。使用两根管子有很多方案一般是用一根标准的腹透直管或弯曲管放置在盆腔,用作引流腹透液,而另外放置一根腹透管或临时管于腹腔上端,用来灌入腹透液。腹腔内两根管子开口的距离越远越有利于减少再循环,增加透析效果。双腔管最主要的缺点是再循环,有文献报道再循环可以达到 40%~50%。无菌透析液可以全部用新鲜市售的腹透液,也可以用联机产生的或通过血透技术或树脂、吸收剂等对引流出来的已用过的腹透液进行处理再生后生成。CFPD 的毒素清除能力取决于患者腹膜的溶质转运系数(MTC)、透析液的流速、和体外透析液处理再生的效率。CFPD 具有不少潜在优点,包括:①显著增加小分子溶质的清除能力。②在腹透液体外处理再生过程中能便捷地产生生物相容性好的碳酸氢盐腹透液,还可以根据患者的病情需要提供不同的溶质浓度。③降低腹膜炎的发生率。④减少蛋白质的丢失。这些优点能够消除紧急腹透在 AKI 尤其是高分解代谢患者治疗过程中溶质清除能力不够的顾虑。当然,临床上 CFPD 要得到更好的推广应用,其潜在的问题包括腹透液的高速流动及长期暴露于人造透析膜对腹膜结构和功能是否会产生不良作用,CFPD 是否能获得充分的超滤等都需要通过更多的动物模型及临床研究得以探讨明确。

六、急性腹透处方

因临床研究有限,AKI 患者使用何种腹透处方最为合适,目前尚无定论。如条件许可使用 HVPD 可以清除较多小分子毒素。但是,对于大部分 AKI 患者,使用 CEPD 达到 Kt/V0.3 (2.1/周)就已经足够。

1.透析时间 对无尿、伴分解代谢、需要持续营养支持治疗的 AKI 患者,治疗需要持续地去除液体和溶质。这种需求每天都有变化,因此需要每天进行评估并制订透析处方。

2.交换量 标准的急性处方的透析液交换量是 2 L,一般身材的成人可以耐受该透析剂量。但不同的患者在不同的情况下交换量可能有所不同。

身材矮小的患者、伴有肺部疾病的患者,以及腹股沟疝、腹壁疝的患者交换容量应该降低。近来主张刚置入腹透管后,在开始的几次交换中采用低剂量透析可降低渗漏的危险。

由于患者的透析剂量和清除率呈正比,因此对于身材高大或分解代谢旺盛的患者,如果能够耐受,应给予 2.5～3.0 L 的交换量以确保透析的有效性。

3.交换时间 是流入时间、留腹时间和流出时间的总和。为了保证急性透析的效率最大,交换时间一般是 1 小时。

(1)流入时间:腹透液通过重力流入腹腔,其流入时间与灌入透析液的容量和袋子的高度有关。速度一般为 200 mL/min,因此一袋 2000 mL 的液体通常需要 10 分钟灌入腹腔。如果管路扭曲或腹透管末端被网膜包绕使流入的阻力增加,流入时间会延长。为保证透析效率,应尽可能缩短流入时间。

(2)留腹时间:指透析液被完全灌入腹腔后在腹腔中保留的时间。

1)重症患者的起始留腹时间:通常的留腹时间是 30 分钟,这样总的交换一次的时间是 60 分钟。每袋按 2L 透析液计算一天的透析液总量为 48L。如果患者的腹膜为平均转运则腹腔引流液中的尿素氮是血浆中的 50%～60%,因此血浆尿素清除率为 24～29 L/d(0.5×48～0.6×48)或 168～202 L/w。

2)病况稳定患者的留腹时间:如果患者没有严重的分解代谢,留腹时间可延长至 1.5～5 小时。平均转运的患者一般留腹 4 小时透析液中尿素氮浓度是血中的 90%。

4.流出时间 透析液的流出也是通过重力作用,流出时间依赖于流出液的总量、流出的阻力和患者的腹腔与引流袋之间的高度差一般需要 20 分钟。

5.透析液葡萄糖浓度的选择

(1)标准的含 1.5%葡萄糖的透析液:这种浓度的透析液每 100 mL 中含 1360 mg 的葡萄糖(75 mmol/L)通过渗透压来清除水分。用该浓度的透析液 2 L 交换 1 小时可清除 50～150 mL 的水分。

(2)高浓度的葡萄糖透析液:葡萄糖浓度越高,清除的水分越多。含 4.25%葡萄糖的透析液每小时可超滤 300～400 mL 的水分。理论上 4.25%的透析液一天可清除 7.2～9.6 L 的液体并产生高钠血症。实际上,临床上并不需要清除如此大量的水分。常用的方法是持续使用 1.5%或 2.5%的透析液,或者 1.5%与 4.25%的透析液结合使用来达到所需要的超滤量。当患者达到容量平衡后,可仅使用 1.5%的腹透液进行治疗。

6.加入透析液的成分 任何物质被加入透析液时都必须严格遵循无菌原则,以避免污染透析液引起腹膜炎。

（1）钾：标准的腹透液中不含钾，以利于钾的有效清除。因此，腹透开始后患者血钾很容易降到正常水平。当增加腹透剂量增加小分子溶质清除时，钾的清除也会明显增加。当患者血钾低于 4 mM 时应加入 4~5 mM 的氯化钾预防低钾血症的发生。伴有代谢性酸中毒时血钾从细胞内转移到细胞外，酸中毒的纠正促进血钾从细胞外转移到细胞内，产生或加重低血钾。如果中、重度酸中毒正被纠正时，也应在透析液中至少补充 4 mM 的钾以预防低血钾。

（2）肝素：急性腹透可出现纤维块堵塞导管导致出液不畅。这通常是由于导管置入和导管刺激腹膜时产生轻度出血所引起。为预防和治疗这个问题，可在透析液中加入肝素（每升中加入 500~1000 单位）。由于腹膜不吸收肝素，不会增加出血的危险。

（3）胰岛素：由于腹透液中的葡萄糖被吸收入血，有糖尿病的 AKI 患者行急性腹透时需要使用胰岛素。胰岛素可以皮下、静脉使用，也可在腹腔中加入胰岛素。应该在透析液被灌入前加入胰岛素，添加方法见表 13-2。并且密切监测血糖，及时调整胰岛素剂量。为减少透析终止后低血糖的发生，最后一袋透析液中不加入胰岛素。

表 13-2　腹透液中胰岛素的添加方法

透析液葡萄糖浓度/%	加入胰岛素剂量/$(IU \cdot 2L^{-1})$
1.5	8~10
2.5	10~14
4.25	14~20

（4）抗生素：对于腹膜炎的患者可以腹腔中使用抗生素。一般全身感染的患者不主张腹腔加用抗生素进行抗感染治疗。

7.监测液体平衡　急性腹透时液体平衡的监测较为困难，详细而正确地在记录单上记录患者的进出液体量非常重要。这不仅有利于估计每次交换的透析液的引流量是否足够，而且有利于计算总的液体平衡。另外还可采用每天称体重的方法，称重时需注意在腹透液灌入或排出周期的同一时刻进行，建议最好在引流结束时称重。但不管是记出入量还是称重，都不是完全可靠的。临床医生需结合患者水负荷过多或脱水的体征来综合评估。

8.监测清除率　对于 AKI 患者确保透析能达到足够的清除率是非常重要的。透析充分性一般使用 Kt/V 来进行评估。Kt/V＝每天尿素氮的清除率/Waston 公式计算的尿素分布容积 V。而每天尿素氮的清除率＝透析液尿素氮/血尿素氮×总的透析液引流量。增加留腹容量或增加透析液交换次数可增加清除率。

七、腹透并发症

在急性透析过程中会发生许多问题。为减少可能的并发症，在给护士的医嘱中应清楚地列明需要通知医生的情况。

1.腹胀　透析液引流不完全可导致进行性的腹透液在腹腔中积聚，患者可出现不适、腹胀甚至于呼吸困难。应观察引流周期以确保透析液在允许的引流时间范围内已完全排空。训练有素的护士懂得这些知识，但为安全起见，应通知医生检查有无透析过程相关的技术问题。

2.腹膜炎　高达 12% 的病例可并发腹膜炎，常发生于 48 小时以后。虽然急性透析大多数感染以阳性菌为主，但真菌相关感染的发生率很高。这也反映了这些需要透析患者的疾病非常严重同时伴有易感因素,如较长时间使用多种抗生素。

3.低血压　快速去除大量液体会导致低容量,继而低血压、心律失常甚至死亡。在低蛋白血症的患者,即使使用1.5%的透析液也会清除大量的液体。此时,应立即静脉给予生理盐水补充血容量,同时降低透析液葡萄糖浓度,延长留腹时间以减少随后的液体清除量。为避免这种情况,不要在长期医嘱中给高渗透析液,而应根据患者的情况,临时使用高渗透析液。

4.高血糖　在糖尿病和糖耐量异常的患者使用高糖透析液会导致高血糖。因此在这些患者中应密切监测血糖水平并相应使用胰岛素。

5.高钠血症　由于钠筛现象的存在,短时间留腹的腹透方案,尤其是高浓度腹透液短时留腹频繁交换,会引起自由水清除过多导致高钠血症。治疗上应静脉补充0.45%的氯化钠。

6.低蛋白血症　由于急性腹透频繁地交换腹透液,每天从腹透液中丢失的蛋白质高达10~20 g。如果出现腹膜炎,蛋白质丢失量可达2倍。因此应尽早给予口服或胃肠外高营养支持。

第四节　持续性不卧床腹膜透析

持续性不卧床腹膜透析(CAPD)是目前国内使用最多的腹膜透析模式。自1976年报道CAPD治疗慢性肾衰竭获得满意疗效以来,维持性腹膜透析得到普遍开展。近年来,大量有关血透和腹透的对比资料显示:在残肾功能的保持、患者的生活质量及两年的生存率等方面,腹透均优于血透,腹膜透析逐渐成为一体化治疗中的一项重要措施。

一、CAPD的定义及特点

CAPD是每天持续24小时的腹膜透析,夜间长时间留腹,白天交换数次。简单易行,不需特殊的仪器设备,费用相对较低,是使用最广泛的一种透析方式。它提供持续性的治疗和稳定的生理状态,能够较好的清除中分子毒素,控制体内液体平衡,患者血压容易维持正常。

CAPD的缺点是一天内需要多次交换(每天2~5次),交换次数的增加会给患者的生活带来不便。由于腹腔内压力的增高限制了留腹的容量,从而限制了其清除率的进一步提高。

以往腹膜炎的发生率较高(12个患者月1次),自从连接装置改进后,发生率明显下降。

二、评估腹膜透析充分性的指标

透析充分性并不是指透析剂量越大越好,而是给予患者一个合适的剂量,既彻底清除了毒素和水分,延长了患者的生存期,同时又最经济节约,患者也易于接受,正确判断患者的透析是否充分非常重要。透析充分性一词来源于拉丁语——"adequatum"(等于),即尿毒症患者经过透析后其生存率与非肾脏患者相当。医生给予患者的透析处方力求能够充分清除体内的毒素,从而使尿毒症患者的预期寿命延长。

肾脏对于人体的作用是多方面的。首先肾脏是排毒器官,身体代谢后产生的毒素绝大多数都由人体排出,如果毒素蓄积,会产生食欲缺乏、恶心、呕吐、代谢性酸中毒、电解质紊乱等症状,如果中分子物质蓄积,会导致不安腿、失眠等症状;另外,肾脏是机体主要的排水器官如果水分无法清除,会导致水肿、高血压、心力衰竭等液体失平衡症状;肾脏还是内分泌器官,其异常会导致贫血、肾性骨病等。因此广义的透析是否充分,要结合以上情况综合分析。

另一方面,这些指标虽然可以反映透析是否充分,但临床表现个体差异大,而实验室指标所受的影响因素较多。因此临床上需要一个能够较为敏感及特异地反映毒素清除的量化的指标。目前多采用肾脏和腹膜对某一溶质的清除率作为充分性指标。但由于尿毒症毒素不是单一的,因此最佳的评估腹透充分性的方法目前还有争议。

1.Kt/V 和 CrCl 代表小分子毒素的尿素氮和肌酐的清除率(Kt/V,CrCl)因测定简单、方便、稳定性好并且与预后相关,目前已被广泛应用作为评估充分性的指标。

(1)Kt/V:为尿素清除指数,即尿素分布容积相关的尿素清除率,反映腹膜对小分子毒素——尿素的清除效率。腹膜 Kt 是通过收集 24 小时腹透流出液并测定其中的尿素氮含量,除以血中的尿素氮值所得。CAPD 患者一天中腹腔持续有腹透液,抽取血尿素氮的时间没有严格规定。

残肾 Kt 通过类似方法收集 24 小时尿液所得。两个 Kt 相加得到总的 Kt。V 是总体水,是基于患者的性别、年龄、身高、体重根据 Watson 或 Hume-Weyers 公式计算所得(表 13-3)。

表 13-3 计算腹膜透析清除率指标的公式

Kt/V

总 Kt/V=残肾 Kt/V+腹膜 Kt/V

$$残肾\ Kt/V^* = \frac{\frac{24\ 小时尿尿素值(mmol/L)}{血清尿素值(mmol/L)} \times 24\ 小时尿量(L) \times 7}{体重(kg) \times 0.6(男性)\ 或\ 0.55(女性)}$$

$$腹膜\ Kt/V = \frac{\frac{透析液尿素值(mmol/L)}{血清尿素值(mmol/L)} \times 24\ 小时腹透液排出量(L) \times 7}{体重(kg) \times 0.6(男性)\ 或\ 0.55(女性)}$$

CrCl(肌酐清除率)

总 Ccr=残肾 Ccr+腹膜 Ccr

$$残肾\ Ccr(L/wk) = \frac{\frac{尿肌酐值(mmol/L)}{血肌酐值(mmol/L)} \times 尿量(L) \times 7 + \frac{尿尿素值(mmol/L)}{血尿素值(mmol/L)} \times 尿量(L) \times 7}{2}$$

$$腹膜\ Ccr(L/wk) = \frac{透析液肌酐值(mmol/L)}{血肌酐值(mmol/L)} \times 24\ 小时腹透液排出液总量(L) \times 7$$

$$体表面积校正的\ Ccr = \frac{总肌酐清除率(L/wk) \times 1.73\ m^2 BSA}{患者\ BSA(m^2)}$$

体表面积(duBois 公式)

$$BSA(m^2) = 0.007184 \times W^{0.425} \times H^{0.725}$$

(2)CrCl:与体表面积相关的肌酐清除率。肌酐的分子量(113 道尔顿)较尿素的分子量(63 道尔顿)高,故腹膜对肌酐的转运速率小于尿素,测定肌酐的清除率也是反映 CAPD 充分性的指标之一。腹透患者的总肌酐清除率也包括两部分,即残肾 CrCl 和腹透 CrCl。由于肾小管分泌肌酐干扰了残肾 CrCl 的准确性,故计算残肾 CrCl 时取残肾 CrCl 和残肾 CBUN

的平均值。

2.清除率靶值 最佳的清除率靶值是指再增加透析剂量也无法明显地提高患者的预后。最低的靶值是指该剂量下患者保持较好的身体状况,没有尿毒症症状。

大量的研究表明 Kt/V、CrCl 与患者的临床表现相关,也与患者的预后相关。目前指南要求 Kt/V 的目标值不低于 1.7。以往,这一目标值要求更高,要求达到 2.0 以上。指南目标值的改变主要基于一系列的临床研究,尤其是在墨西哥进行的随机对照研究(ADEMAX),该研究发现高剂量组的患者(平均周 Kt/V 达到 2.1 以上)和低剂量组的患者(平均周 Kt/V 为 1.6)临床预后没有差异。同一时期在我国香港和上海仁济医院进行 Kt/V 与预后的研究中也得到相似结果,显示 Kt/V 不应低于 1.7。同时目前的指南对于不同腹膜转运特性及不同腹透模式(连续或非连续)的患者,Kt/V 的目标值是一样的,均不低于 1.7。

因为肌酐的分子量大于尿素,腹透弥散清除较慢,以往的透析指南关于透析充分性的目标值除了 Kt/V 还要求 CrCl≥60L/1.73 m²。但是,目前指南对于 CAPD 只要求 Kt/V 达标。2006 年公布的我国腹膜透析专家共识也采纳了这一标准。

虽然残肾的清除率和腹膜的清除率并不对等,残肾清除率伴有更好的临床生存率。但是,目前 KDOQI、加拿大和欧洲的指南均建议使用总的 Kt/V(残肾 Kt/V+腹膜 Kt/V)来评估患者透析的充分性。

3.清除率测定的频率 腹膜透析 DOQI 工作组建议在腹膜透析开始的 6 个月应测量 3 次 Kt/V 和 CrCl,以后每隔 4 个月测定一次,当腹透处方有大的变动或患者的临床状况有改变时需重复测定。每隔 2 个月测定残肾的清除率直至残肾功能完全丧失。对于稳定的达到靶值的患者可以隔 6 个月测定一次。

4.容量的平衡 液体平衡和容量控制作为充分性的重要方面已越来越受到重视,研究提示心血管疾病是导致 CAPD 患者生存率下降的独立危险因素,虽然不充分的透析使患者恢复到透析前的尿毒症环境,增加心律失常的可能性,但液体负荷过多导致高血压、动脉粥样硬化、左室肥厚明显增加心血管的发病率,导致生存率的显著下降。ADEMEX 研究中,Kt/V 的增高不伴有患者生存率的增高,但是根据 NT-Pro-BNP 分组,无论 Kt/V 的高低,NT-Pro-BNP 高的患者病死率和心血管病死率均显著高于 NT-Pro-BNP 低的患者。Ates 等研究也发现液体和钠盐清除的增加伴有腹透患者生存率的增加。因此,CAPD 患者的容量平衡比小分子毒素的清除对于患者的生存来说可能更为重要。

ISPD 指南中对水分清除量没有明确的规定,但有一点很明确:不管患者超滤量怎样,保持液体平衡是评价透析是否充分的另一关键指标。如果患者超滤量多,但液体摄入更多,液体蓄积,仍为透析不充分。

5.其他 患者的自我感觉,营养状况,有无恶心、呕吐、失眠、不安腿等尿毒症症状和代谢性酸中毒、电解质紊乱,血压能否控制等也是评价腹透是否充分的重要指标。ISPD 的指南中提出当 Kt/V 高于 1.7,但患者伴有透析不充分的临床表现时,也应增加透析剂量。

从以上指标可以看出,Kt/V 和 CrCl 反映透析是否充分的重要指标,但并不是全部指标仅仅反映小分子溶质的清除。临床医生应该根据每个患者的实际情况来判断透析的充分性。

三、腹透清除率的决定因素

1.残肾功能 研究表明,给不同的患者标准腹透处方(8 L/d)其总的每周 Kt/V 少至

1.2,多达 2.8;同样 CrCl 从 30~150L/W 不等。这种差异的主要原因是残肾功能。对于进行标准 CAPD 的患者来说,残肾功能对于维持充分的透析和良好的预后起着关键作用。研究表明,透析开始时残肾功能好的患者容易达到较高的清除率标准,保持较好的液体平衡和较好的营养状态,从而有较好的生存和较少的住院率。1 mL/min 的残肾清除率相当于 Kt/V 0.24,CrCl 10L/(w · 1.73 m^2)。腹透和血透相比,患者的残肾功能保持较好,但随着时间的延长,残肾功能不可避免地下降,此时如果不相应增加透析剂量,则会产生透析不充分。因此在透析过程中定期监测残肾功能是非常必要的,如果残肾功能明显下降,可能需要增加透析剂量以弥补丧失的残肾功能。DOQI 建议每 2 个月查一次残肾 Kt/V 直至残肾 Kt/V<0.1。

2.腹膜溶质转运特性　腹膜溶质转运特性的评价是通过腹膜平衡试验(peritoneal equilibration test,PET)测定一个常规的 2.5%腹膜透析液留腹 4 小时交换过程中肌酐在透析液和血液中的比值(D/Pc 值),分为高转运、高平均转运、低平均转运、低转运。与残肾功能对清除率的影响相比,腹膜转运特性本身对清除率的影响较小,但随着残肾功能的下降,需调整透析处方时,腹膜转运特性会影响腹透方案的选择。低转运的患者溶质转运比较慢,最好选用留腹容量大、时间长的透析方法;高转运的患者溶质转运快,适宜于选用交换频率高、保留时间短的透析方案。

除了溶质清除之外,腹膜转运特性对患者生存率和技术生存率都有明显影响。低转运患者虽然清除率不及高转运患者,但其生存率却优于高转运。

3.身材　清除率指标最后都用体表面积或总体水进行矫正。身材小的患者矫正后得到的清除率就高。计算 Kt/V 时,最好使用标准体重或理想体重,因为肥胖的患者过多的脂肪会高估尿素分布容积,从而低估 Kt/V 水平。

4.处方相关的因素

(1)非处方因素:残肾功能、身材、腹膜转运特性。

(2)处方因素:交换频率、留腹容量、透析液浓度。

四、使 CAPD 患者达到充分透析的处方策略

1.CAPD 患者增加溶质清除的方法　有三种方法可以增加 CAPD 患者的腹膜 Kt/V,即增加交换容量;增加每天交换次数;增加透析液浓度。

(1)增加交换容量:加留腹容量可以增加透析的充分性。国外一般对 65 kg 以上的患者采用 2.5 L 的透析液留腹以便达到需要的充分性。

增加留腹容量既能最大限度增加浓度梯度,又能增加腹膜有效表面积,在增加清除率方面比增加交换次数更为有效(如每天 4×2.5 L 比每天 5×2 L 的效果更佳)。增加留腹容量的主要缺点是部分患者有腹痛、腹胀和气短的症状。如果对大容量留腹无法耐受,可以考虑增加交换次数,但是首先要使用"盲法"试验确定患者对容量的耐受程度。患者的体格大小不是决定其能否耐受大容量腹透液留腹的预测因素。有观察表明在透析开始时就给予较大的容量会减少这种症状的出现。另外,增加留腹容量疝和渗漏的发生率增加。从理论上说,增加留腹容量会使超滤受到影响,但实际上,较大容量能更长时间地保持渗透压梯度,超滤并未受到影响。

(2)增加每天的交换次数:增加交换次数可以最大限度增加浓度梯度,从而增加小分子毒素的清除率。增加交换次数意味着缩短留腹时间,可以有效增加患者的超滤,同时也有效

地增加尿素氮的清除率。但肌酐的分子量大,弥散速度慢,因此肌酐清除率的增加有限。增加交换次数的另一缺点是干扰患者的生活方式,导致患者的不顺应和对腹透的厌倦感。因此,增加交换次数最好能采用夜间交换装置,患者临睡前与机器连接,机器在半夜里自动交换一次透析液,从而增加了水分的清除和溶质的清除。

(3)增加透析液浓度:既增加超滤量,又增加了对流所产生的物质转运,增加了清除率。但会增加高糖、高脂、肥胖的危险,长期使用会导致腹膜损坏。目前国外使用的葡聚糖可在长留腹时间中仍保持较好的超滤和清除率。

2.改善 CAPD 患者容量超负荷的方法　腹透患者容量超负荷是影响患者预后的重要危险因素。因此,对于 CAPD 患者需要定期评估患者的容量状态,准确记录尿量及超滤量,对于容量超负荷的患者需要积极寻找引起容量负荷增加的原因,并进行干预。

(1)严格限制水盐摄入:只要出现容量负荷增加,进一步限制水盐摄入总能起到一定的缓解作用。而且,相对于水盐清除减少而言,水盐摄入过多则是引起大部分腹透患者容量超负荷的直接原因。因此,对于很大一部分 CAPD 患者,尤其是每天尿量和超滤量并不少的患者,严格限制水盐摄入是改善容量超负荷的主要手段。

(2)对于有残肾功能的患者,使用大剂量的利尿药:袢利尿剂呋塞米虽然无法保护残肾功能,但是在尿量>100 mL 的腹透患者中,使用大剂量呋塞米可以产生显著的利钠利尿作用,有助于患者容量的控制。国外腹透患者呋塞米的使用剂量可以高达 250~500 mg/d。呋塞米的主要不良反应是耳毒性和前庭功能紊乱,监测血药浓度可以有效避免。值得注意的是袢利尿剂的利尿利钠作用,以及药物本身的排泄和残肾 GFR 正相关,也就是说当患者有较多残肾功能、尿量较多时,使用大剂量的利尿药可以进一步增加尿量,而且不易蓄积产生不良反应。

(3)寻找可逆因素进行干预:一般来说,CAPD 的超滤减少,尤其是短时间内突然减少,很多是由可逆因素所造成的。这些可逆因素包括导管机械性的并发症、各种渗漏(胸膜漏、后腹膜渗漏等)、血糖增高、患者自行改变腹透方案等。因此,对于容量负荷增加同时伴有超滤减少的 CAPD 患者,应在进一步限制水盐摄入的情况下,积极寻找引起超滤减少的可逆因素,对因处理。

(4)调整腹透处方:使用葡萄糖作为渗透溶剂的腹透液进行腹透时,腹透液中葡萄糖产生的渗透压高于患者血管内的渗透压,水从渗透压低的血管转移到渗透压高的腹腔内,产生超滤。然而,葡萄糖是一种小分子的物质,很容易从浓度高的腹腔内弥散到浓度低的血管内,使得腹膜两侧的渗透压差下降。高转运的患者这种弥散会更快、更多。因此,超滤率在透析液留腹初始时最大,随着葡萄糖从透析液弥散至血液,以及葡萄糖被超滤液稀释,超滤率迅速降低。增加腹透液的葡萄糖浓度,或者缩短留腹时间,可以增加超滤量。但是,这样都会增加患者的葡萄糖负荷,对腹膜及代谢产生不利影响。同时,高浓度短时留腹,由于钠筛现象的存在,虽然超滤量增加,但是由于腹透钠清除得不够,容易产生口渴,不利于患者容量的控制。

五、逐渐增加剂量的透析方法和最大透析剂量的方法

要使患者达到预定的清除率靶值,可以采取 2 种方法:逐渐增加剂量的透析方法和最大透析剂量的方法。

1.逐渐增加剂量的透析方法 适合于开始透析时有一定残肾功能的患者,其透析剂量是根据清除率靶值和残肾清除率之间的差值来制订。患者开始透析时仅需要小剂量的腹膜透析(4~6 L/d)。优点是开始时花费较少,患者也不感到非常麻烦。葡萄糖负荷的减少可以减轻腹膜及代谢的不利影响。但缺点是必须定期监测残肾功能和清除率以确保当残肾功能下降时及时调整透析剂量使总清除率不低于靶值。

2.最大透析剂量的方法 这种方法考虑到残肾功能是暂时的,随着时间的延续会逐渐减退,因此在开始透析时就给予一个单靠腹膜清除就足以达到清除率靶值的透析剂量。其优点是不用经常监测残肾功能,不容易出现清除率不达标。但会增加花费和患者厌烦的可能性,而且葡萄糖负荷增加会加重腹膜纤维化、肥胖、高脂血症的危险性。

第五节 自动化腹膜透析

自动化腹膜透析(APD)在过去的10~15年来增长非常迅速,在许多富裕国家大部分腹透患者均使用APD。与CAPD相比,APD的主要优点是更少的腹透液连接操作,通常不影响患者白天的正常生活。所有设备的连接和准备均在家中进行,对患者心理状态影响较小从而可以减少对治疗的厌倦感。对于白天需要工作或上学的患者来说,APD是更好的腹透治疗模式。对于许多需要别人帮助进行透析的患者(如儿童、无法自理的老年患者、需要他人护理的患者),APD也是一种较好的选择。APD的主要缺点是需要自动循环机,价格较为昂贵,治疗模式略复杂。

一、APD模式

APD通常可分为持续循环腹膜透析(CCPD)和夜间间歇性腹膜透析(NIPD)。CCPD时,晚上患者与自动循环机相连,整个夜间交换数次,早晨在腹腔中灌入透析液后与机器分开,患者白天腹腔中留有透析液,但不与机器相连,可以自由活动。NIPD是在夜间循环结束后早晨放出腹腔内所有的透析液,整个白天腹部都保持"干"的状态。CCPD和NIPD的处方比较见表13-4。

表13-4 APD处方的比较

比较点	CCPD	NIPD
使用的腹透液量(L/w)	70~120	84~120
透析时间(h/w)	168	70
机器开动时间(h/w)	63~70	63~70
交换次数/周	14	14
每周Kt/V	1.5~2.6	1.2~2.0
肌酐清除率(L/w)	40~70	25~50

APD的另一种衍生模式是潮式腹膜透析(TPD)。这种方法是开始在腹腔内灌注入腹透液,在引流时只引流出部分液体。TPD的初始目的是减少标准APD时腹透液被灌入和流出腹腔所造成的时间上的浪费从而加强小分子溶质的清除。但对清除率来说,只有用非常大量的腹透液时,TPD的这个优点才体现出来。现在TPD更多用于减少引流疼痛及机器

报警。

二、APD 还是 CAPD

选择腹透模式时既应考虑患者的选择,同时应考虑在医疗上该透析模式能达到最佳的治疗效果。患者的生活方式、就业情况、居住环境、腹透操作能力、对机器是否抵触、家庭和社会的支持程度均影响患者对腹透模式的选择。以往腹膜转运特性,以及能否达到足够的溶质和液体清除也是影响腹透模式的重要因素,但目前认为,生活方式是选择 APD 还是 CAPD 更应考虑的问题。

以往认为,APD 能比 CAPD 更好地控制患者的容量状态,但是钠筛现象在短时交换的 APD 更为明显,可能会引起 APD 对钠的清除不够充分。因此目前认为患者的容量状态不是腹透模式选择的影响因素,不管 APD 还是 CAPD 均需密切监测患者对水和钠的清除是否充分。

早年的研究提示 APD 腹膜炎发生较少,但之后 APD 和 CAPD 的设备及连接技术均有了很大改进,这两种腹透模式对腹膜炎发生的影响仍没有共识。

此外,APD 较 CAPD 昂贵,在选择腹透模式时费用也是需要考虑的问题。

三、评估腹膜透析充分性的指标

1.清除率靶目标

(1)每周 Kt/V:腹透的清除率靶目标用每周 Kt/V 表示。目前的指南认为腹透清除率靶目标为每周 Kt/V 至少 1.7。APD 与 CAPD 的每周 Kt/V 靶目标相同。

(2)每周 CrCl:反映了更大分子溶质的清除,大多数指南没有推荐的每周 CrCl 靶目标但欧洲指南建议每周 CrCl 应至少 $45L/1.73 \ m^2$。

2.清除率的测定 腹透患者的溶质清除率通过测定每周 Kt/V 及每周 CrCl 来评估。在评估时将腹透的清除率与残肾的清除率相加。

(1)每周 Kt/V 的测定:Kt/V 是通过收集 24 小时透出液和尿液并测定其中的尿素含量除以血中的平均尿素浓度所得。APD 患者一天中血尿素的含量并不恒定,因此最好是在白天不进行循环的中间时刻抽取血样一般在下午 1 点至 5 点,可以代表一天中的平均尿素水平。残肾 Kt 通过类似方法收集 24 小时尿液所得。两个 Kt 相加得到总的 Kt。V 是总体水,是基于患者的性别、年龄、身高、体重根据 Watson 或 Hume-Weyers 公式计算得到。计算得到每天 Kt/V 再乘以 7 就是每周 Kt/V。

(2)每周 CrCl 的测定:与每周 Kt/V 的测定相似。通过收集 24 小时透出液并测定其中的肌酐含量,除以血中的平均肌酐浓度得到腹透 CrCl。由于残肾的肌酐清除率过高估计了真实的肾小球滤过率,所以计算残肾 CrCl 时取残肾肌酐清除率和残肾尿素氮清除率的算术平均值。然后将腹透 CrCl 和残肾 CrCl 相加得到每天 CrCl,再用体表面积进行校正后乘以 7 得到每周 CrCl。腹透液的葡萄糖浓度很高,可能影响肌酐的测定,需进行校正。

(3)清除率测定的频率:KDOQI 指南建议在腹膜透析开始后的 1 个月内及随后每 4 个月测定清除率,当腹透处方或患者的临床状况有大的变化时也需测定。如果采用剂量逐渐递增方式腹透,每 2 个月需要测定残肾功能。对于稳定的清除率达到靶值的患者可以每 6 个月测定一次。

3.腹透清除率的决定因素(表 13-5)

表 13-5　APD 患者腹膜透析清除率的决定因素

非处方因素	处方因素
残肾功能	白天留腹次数
患者身材	白天留腹容量
腹膜转运特性	白天留腹的腹透液葡萄糖浓度
	循环时间
	循环次数
	循环留腹容量
	循环腹透液葡萄糖浓度

(1)残肾功能:在腹透初始,残肾功能可占到总的溶质清除率的 50%,残肾功能对于维持充分的透析和良好的预后起着关键作用。使用血管紧张素转换酶抑制剂或血管紧张素受体阻断剂,避免肾毒性药物包括氨基糖苷类、造影剂、非甾体抗炎药,避免容量不足可以延缓残肾功能的丢失。有研究提示 APD 可能比 CAPD 的残肾功能下降更快,但该现象仍有争议。

(2)腹膜溶质转运特性:腹膜溶质转运特性是影响清除率重要因素,尤其在 APD 短时留腹使得血液和透析液中的溶质水平较难达到平衡,因此影响更大。通过测定腹膜平衡试验(PET)可以评估腹膜转运特性,可分为高转运、高平均转运、低平均转运、低转运。通常较高转运的患者适合用交换频率大、留腹时间短的透析方案如 APD。

(3)患者体积大小:需用体表面积校正清除率,因此患者身材大小也是腹透清除率的重要决定因素。

四、达到清除率靶目标的处方策略

典型的 APD 初始容量采用每天 10~12L 身材大的患者使用更大的腹透液量。循环时间 8~10 小时,留腹容量通常 2L 身材大的患者 2.5L。如果患者有较好的残肾功能或身材较小,可以采用白天干腹的 APD 初始处方。其他患者白天有腹透液留腹,但在转运较高的患者可以缩短白天留腹时间以避免液体重吸收过多,这些患者可以提早引流出腹腔内的液体并保持干腹一段时间,也可以再进行一次交换。如果有艾考糊精腹透液,可以用它作为白天长留腹,特别是高转运的患者、有液体过多重吸收问题的患者、存在代谢问题如糖尿病及肥胖患者等。有很多方法可以增加 APD 的清除率(表 13-5),以下方法按疗效排序。

1.白天留腹　白天干腹的 APD 患者增加清除率的最好办法是增加白天腹透液留腹。这种方法能够有效地提高 Kt/V 和 CrCl。其中 CrCl 提高尤其明显,因为肌酐的平衡比尿素氮更加依赖留腹时间,因此增加一袋长留腹的腹透液后肌酐的清除更多。通常白天干腹的 APD 患者白天增加一袋腹透液留腹后每天腹膜 Kt/V 和 CrCl 可分别提高 25% 和 50% 所以性价比非常高。白天留腹 2 袋或 3 袋可进一步增加清除率。白天的额外交换可以使用机器也可人工进行。这种方法的缺点是增加了额外的操作及白天腹腔中需保留腹透液。

2.增加循环次数　因为增加循环次数能维持血液和透析液之间的最大浓度梯度,因此增加循环次数能提高清除率。但是,如果 9 小时的治疗时间循环数超过 6~9 次,很多透析时间将被用于腹透液灌注和引流,因此反而对提高清除率效果不明显。增加循环次数的用处在高转运的患者更为明显,对尿素清除率的提高要优于肌酐清除率。始终在腹腔内保留一小部分腹透液(例如 TPD)有助于在快速交换的 APD 模式下保证清除率。

3.增加循环的留腹容量 由于 APD 患者夜间交换时是卧位的,更能耐受高容量的透析。在同样的透析剂量下,增加留腹容量比增加交换次数更能有效地提高清除率(如 4×2.5 L 比 5×2 L 的效果更佳)。

4.循环时间 一般来说,APD 的循环时间越长则每个循环留腹时间也相应延长,溶质更容易达到平衡,清除率更高。

5.增加腹透液葡萄糖浓度 与 CAPD 相似,提高 APD 腹透液的葡萄糖浓度使得超滤增多也可增加清除率,但同样葡萄糖相关的并发症也会增多。

五、逐渐递增剂量与足剂量 APD

要使患者达到清除率靶目标,可选用逐渐递增剂量 APD 及足剂量 APD 两种方法。逐渐递增剂量 APD 包括低容量,白天干腹或甚至每周停透一天。足剂量腹透是指不考虑残肾清除率,初始即给予足够的能达到清除率靶目标的腹透剂量。逐渐递增剂量 APD 的优点是透析初始时花费较少、操作少、可能降低葡萄糖暴露量及腹膜炎的风险。缺点是需要定期测定残肾功能以确保当残肾功能下降时及时调整透析剂量使总的清除率不低于靶目标。

六、APD 处方中的一些误区

1.残肾功能下降 常见的问题是对残肾功能下降的监测不够,估计不足,患者残肾功能已显著下降而未引起临床医生的警觉,使患者较长时期地存在透析不充分的情况。避免这种情况的最好办法是每 2~3 个月检测残肾功能,当残肾功能下降时及时增加腹透剂量。

2.无尿患者白天干腹 APD 有的患者即使残肾功能已经丢失,采用白天干腹的 APD 处方仍能达到清除率靶目标。这种患者通常是身材较小的高或高平均转运者。残肾功能丢失后中分子溶质的清除与透析时间密切相关,此时采用白天干腹 APD 其中分子溶质的清除很低。虽然迄今仍没有中分子溶质清除的靶目标,也没有提示中分子溶质对患者预后重要性的高级别临床证据,但一般认为中分子溶质的充分清除是重要的。所以在无尿患者中采用白天干腹的 APD 处方需考虑这个问题。

3.CAPD 向 APD 转换不当 有人认为 APD 是解决 CAPD 透析不充分的灵丹妙药只要 CAPD 出现不充分,就转变为 APD。事实上,有些患者转变为 APD 后情况更糟。APD 夜间交换次数多,留腹时间短,而血液和透析液中的肌酐要达到平衡是时间依赖的,转运越低的患者达到平衡所需的时间越长。因此对于低转运的患者,从 CAPD 转为 APD 可能导致肌酐清除率的进一步下降。

4.对液体清除重视不够 腹透处方中经常忽略液体的清除。尤其在高转运或高平均转运患者中使用长留腹的透析处方时要充分考虑到液体的清除,要使患者保持在目标体重和血压正常的状态。使用艾考糊精腹透液长留腹和缩短 APD 白天留腹时间有助于达到这个目标。

第十四章　特殊血液净化技术

第一节　血浆置换

身体血液循环中存在的病原物质对某些疾病的发生、发展有重要作用,是介导组织器官损伤的主要致病因子,临床上常需清除这些病原以达到治疗某些疾病的目的。血浆置换是通过血浆分离装置,利用体外循环的方法将血浆分离并滤出,弃去患者的异常血浆,然后将血液的有形成分及所补充的置换液回输到体内,使血浆中存在的一些致病物质,包括代谢产物(如肝衰竭时)和一些自身免疫病的自身抗体及毒物,也随之被去除的治疗方法。

血浆置换最早由 Ael 于 1914 年提出。从 20 世纪 60 年代晚期离心式血浆分离器的推出、1975 年 Lockwood 等首次成功应用血浆置换治疗 3 例肺出血-肾炎综合征、1978 年膜式血浆分离器问世至今,血浆分离已用于治疗多种疾病,并取得了满意的效果。近年来,由于血浆置换装置的改进,新型血浆分离法,如双重滤过法、免疫吸附、热滤过法、冷滤过法等逐渐开展,对病原物质的清除更具特异性。

一、分类

1.血浆分离法　要根据血液中各成分比重的差异进行分离。由于这种方法缺点较多,如血流慢、易损伤血小板和白细胞引起出血和感染等,现已少用。

2.膜式血浆分离法　是目前多数血液净化中心常采用的方法,主要是通过血浆分离器将血浆分离出来。膜材料采用高分子聚合物制成空心纤维型分离器,其性质稳定,生物相容性好,渗透性高。滤器孔径 $0.2 \sim 0.6$ μm,有效膜面积 $0.5 \sim 0.6$ m^2,最大截流分子量为 3000 kDa。近几年,双重滤过法已用于临床,第一次滤过时,血浆中全部蛋白被分离出来,滤器如同一般的血浆分离器;第二次滤过时,100 kDa 以上的物质会被截流在滤器内而被清除,分离出的白蛋白及小分子蛋白又回输到体内,大大节省了白蛋白和置换液,避免了交叉感染的发生,但治疗的费用较大。

3.其他

(1)免疫吸附:是血浆通过含有配体(ligand)吸附柱,以去除致病物质。如免疫吸附 A 蛋白吸附柱可特异性吸附免疫球蛋白,含 DNA 的吸附柱可吸附抗 DNA 抗体,含 LDL 抗体的吸附柱可吸附 LDL。

(2)冷滤过法:是在双重滤过的基础上发展起来的。将分离的血浆冷却或冷冻成胶冻,在经过两次滤过器清除致病物质,如冷球蛋白。

(3)热滤过法:用于清除 LDL,在分离前先加温到 40℃后离心,有利于分离 HDL 和 LDL。

(4)血浆电泳:利用分子电荷和蛋白质电泳度的差异将血浆分离若干成分,弃去异常的部分。

(5)物理化学结合的分离技术:利用 LDL-肝素复合物在低 pH 条件下形成沉淀的原理,从血浆中清除 LDL。

以上几种方法有待于进一步临床研究与实践。

综上所述,可根据血浆置换的方法学不同,将其分为3类:①单纯的血浆置换疗法,将所分离的患者血浆弃去并补入白蛋白或新鲜冷冻血浆。②双重滤过血浆置换疗法(double filtration plasmapheresis,DFPP),是将分离出来的血浆再通过膜孔更小(130~300 A)的血浆成分分离器,将分子量大的蛋白去除,留下白蛋白等小分子蛋白,加上补充液回输体内,从而达到治疗疾病目的的一种选择性血浆分离疗法。DFPP是在膜式血浆分离技术上发展起来的新技术。1978年,Millward最先提出膜式血浆分离法。由于致病物质分子量在150~3000 kDa,分子体积跨度较大,一些学者提出了应用双重滤过法进行选择性血浆置换的设想。1979年,Agishi等首先在体外循环中设置了两个不同孔径的膜滤过器,分两段滤过血浆,其一为血浆分离器,其二为血浆滤过器,由于血浆滤过器膜孔径不同,对白蛋白的阻遏率也不相同,因而治疗时应根据致病物质分子量的不同选择不同膜孔径的血浆滤过器,使之既能保证完全清除致病物质,又可最大限度地减少白蛋白的丢失。自此之后,DFPP技术日臻完善。目前,DFPP已在我国许多大医院得到广泛应用,用于200多种临床疾病的治疗。在众多适应证中,肾脏疾病约占26%。③血浆吸附疗法,是将分离的血浆经过吸附器(其内充填选择性的吸附物质)除去血浆中致病因子的方法。在这里主要介绍膜式血浆置换分离法在内科领域的应用及进展情况。

二、膜式血浆置换技术

1.血管通路　只要保证血流量50~80 mL/min即可,可选用外周浅表静脉穿刺。应用膜式血浆置换器,血流量应达到100~150 mL/min,若血流量不足,可考虑股静脉、颈内静脉或锁骨下静脉插管。但血流量也不宜过大,血流量过大可能造成血浆置换器破膜或溶血,故在选用血浆置换器时应注意。其具体连接见图14-1。

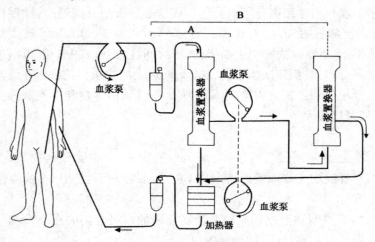

图14-1　膜式血浆置换的连接

A.1次血浆置换;B.2次血浆置换

2.抗凝技术　一般离心式血浆分离采用枸橼酸抗凝,而膜式血浆分离则采用肝素抗凝。由于肝素在体内与血浆蛋白的结合率高,大部分随分离的血浆被清除,故肝素用量较普通血液透析多。抗凝方案:①普通肝素。适用于无活动性出血或出血风险、血液高凝状态的患者,一般首剂量 62.5~125 U/kg(0.5~1.0 mg/kg),追加剂量 1250~2500 U/h(10~20 mg/h),间歇性静脉注射或持续性静脉输注(常用);预期结束前 30 分钟停止追加。实施前给予 40 mg/L 的肝素生理盐水预冲、保留灌注 20 分钟后,再给予生理盐水 500 mL 冲洗,有助于增强抗凝效果。维持活化的凝血时间(ACT)在正常值 2~2.5 倍;有出血倾向的患者必须根据监测结果调整用量。②低分子量肝素。适用于无活动性出血或具有潜在出血风险的患者,一般选择 60~80 IU/kg,推荐在治疗前 20~30 分钟静脉注射,无须追加剂量。③阿加曲班。适用于活动性出血或高危出血风险、肝素类药物过敏或既往发生 HIT 的患者,一般首剂量 250 μg/kg、追加剂量 1~2 μg/(kg·min)持续滤器前给药,应依据患者血浆 APTT 的监测,调整剂量。

3.置换液　血浆置换过程中应保证患者血容量和血浆渗透压稳定,因此,应补充等容量和等渗透浓度的置换液,即出入速度大致相同,保持血浆胶体渗透压正常,并注意维持水、电解质的平衡,必要时补充凝血因子和免疫球蛋白。

胶体补充用 4%~5% 人体白蛋白溶液,晶体多使用复方氯化钠溶液,晶体和胶体的容积比 1:2 为妥,即前 1/3 用晶体,后 2/3 用 5% 白蛋白。置换液的输注速度 30~50 mL/min。

新鲜冰冻血浆也可作为置换液,它含有所有血浆蛋白,但病毒感染率偏高,且输入过多时,可能会因其内含枸橼酸钠而易导致低血钙,并非每个患者都必须补充新鲜冰冻血浆,但血栓性血小板减少性紫癜和溶血性尿毒症综合征患者,推荐置换液全部用新鲜冰冻血浆。

由于人体白蛋白费用昂贵,也有学者建议用血浆代用品代替部分白蛋白置换液,一般而言常用低分子右旋糖酐替代部分的白蛋白,但血浆代用品最大补充量只能占置换液的 20%,且多于刚开始置换时使用。也有学者采用 5% 人体白蛋白溶液 3 份、低分子右旋糖酐 4 份、生理盐水 5 份的比例替换,其总量与置换的血浆量应相近。

4.血浆容量的估计　必须明确患者的估计血浆容量(EPV)。可以通过以下公式计算 EPV:EPV(mL)=(1-血细胞比容)×(b+c×体重),其中,体重单位为 kg;b 值男性为 1530,女性为 864;c 值男性为 41,女性为 47.2。

5.血浆置换的剂量　血浆置换的效果与置换的血浆容量相关,但并非置换量越多就越好。如果置换量等于估计的血浆总容量(V/EVP=1),治疗后蛋白质浓度下降到治疗前的 43% 左右;如果置换 1.4 倍的血浆总容量(V/EVP=1.4),治疗后蛋白质浓度就会下降至治疗前的 25% 左右。在单次治疗中再进一步增加置换量,治疗后血浆中蛋白质浓度下降幅度减小,治疗效率降低。过多增加置换量,增加了治疗时间和费用,但并未获得预期治疗效应。故单次血浆置换量为 EVP 1~1.4 倍为宜。

6.血浆置换的频率和疗程　单次血浆置换后血清中某一物质的浓度下降,但是由于该物质的重新合成及从血管外向血管内的重新分布,之后该物质的血清浓度会产生部分反跳,则需要再次血浆置换。事实上,多数大分子物质(如免疫球蛋白)有稳定的血管外分布,且从血管外到血管内的再平衡相对比较慢(每小时 1%~3%),故每隔 24~48 小时进行一次血浆置换,才能持续降低该物质的总体负荷。对于半衰期较长的物质(如 IgG),一般 5~7 次为一个疗程,对于半衰期较短的物质(如 IgM),则疗程可能需适当延长至 10~14 次。

三、治疗机制

血浆置换器清除某些物质与其特性(即筛系数)有关,筛系数与膜的特性、TMP 及血流量有关,在 TMP 为 40 mmHg、血流量为 100 mL/min 时,一些小分子物质和水的筛系数为 1.0,蛋白质、补体、纤维蛋白原、胆固醇等的筛系数都小于 1.0,均不能通过血浆置换器而被截留下来,这样一来,体内可导致致病的物质,如自身抗体、免疫复合物、同种异体抗原、冷球蛋白、轻链、内毒素等(表 14-1),将被分离出来。这是血浆置换疗法治疗疾病的主要机制。其次,血浆置换可降低血清中的炎性介质(如补体产物)、纤维蛋白原等非特异性的治疗作用。此外,血浆置换还可以调节免疫系统功能,使损伤的细胞和网状内皮细胞的吞噬功能恢复,使肿瘤细胞的封闭因子减少,并增加肿瘤细胞对化疗药物的敏感性。

表 14-1　血浆置换适应证的致病因子

疾病	致病因子	分子量/Da
系统性红斑狼疮	抗 DNA 抗体、免疫复合物(IC)	15 万
血友病(Ⅷ因子治疗无效)	抗Ⅷ因子抗体	20~200 万
类风湿关节炎	类风湿因子、IC、IgM	15 万
巨球蛋白血症	IgM	97 万
冷球蛋白血症	冷球蛋白	15 万
高黏血症	免疫球蛋白	97 万
家族性高胆固醇血症	LDL	22 万~23 万
雷诺病	巨球蛋白	30 万
血小板减小性紫癜	IC	15 万
自身免疫性溶血性贫血	抗红细胞抗体	15 万
Rh 血型不合	抗 Rh 抗体	15 万
支气管哮喘	IgE	19 万
重症肌无力	抗 Ach R 抗体	15 万
多发性骨髓瘤	IgG、IgA、IgD	15 万
肺出血-肾炎综合征	抗肾小球基膜抗体	15 万
甲亢危象	游离 T_4	7.7 万
急性或慢性肝衰竭	胆红素、氨、芳香族氨基酸等与蛋白结合的毒素	>500

四、适应证

血浆置换是血液净化的分支,应用于临床的时间尚不长,还需不断深化。临床中对某些疾病发病机制的认识也需不断加深,这样有可能预示该疗法有较为扩大的趋势。当前对其治疗疾病的适应证主要分为 3 类疾病。Ⅰ类疾病,是指某些疾病诊断一旦明确,应立即(或必须)进行血浆置换治疗,属此类疾病的有吉兰-巴雷综合征、冷球蛋白血症、血栓性血小板减少性紫癜/溶血性尿毒症综合征(TTP/HUS)、肺出血-肾炎综合征、家族性高胆固醇血症等。Ⅱ类疾病,即某些疾病常规治疗无效时,则应尽快考虑血浆置换治疗,如系统性红斑狼疮、急进性肾小球肾炎、类风湿关节炎、雷诺病、多发性骨髓瘤引起的肾衰竭、肾移植急性排斥反应、一些毒物中毒、急性肝衰竭、多发性硬化等。Ⅲ类疾病,是指临床上仅有散在的病例报道,需要进一步进行临床验证的疾病,如扩张性心肌病、血友病、慢性肝衰竭、甲亢危象等。

五、急性并发症

血浆置换急性并发症主要与抗凝药、使用的置换液及治疗本身有关,较常见的并发症有变态反应、发热、低血压等,严重的有过敏性休克,一旦发生,立即终止治疗。

1.溶血　主要是由于使用血浆分离器时跨膜压力过高所致,是 DFPP 最为常见的并发症,Yeh JH 等观察了 335 例患者,发生溶血 63 例,发生率达 20%。

2.出血倾向　主要是由于一过性纤维蛋白原和血小板减少所致,但也有学者认为 DFPP 治疗后虽然纤维蛋白原和其他凝血因子明显降低,但患者均无明显出血倾向,在临床上是安全的。

3.低血压　发生原因主要是白蛋白减少导致血浆胶体渗透压下降,以及置换液的量与丢弃的血浆成分容量不相匹配。但其发生率低于溶血。

4.变态反应　由于 DFPP 使用白蛋白置换液,故该类并发症的发生率极低,在 Yeh JH 等观察的 335 例患者中,无一例发生变态反应。

六、优点及缺陷

DFPP 作为一种安全有效的治疗方法,与单纯血浆置换相比疗效无明显差别,同时还具有以下优点。

1.减轻患者负担　DFPP 每次分离血浆 3~4 L,仅丢弃 500~600 mL 致病血浆,保留了大部分白蛋白,故使用的置换液大大少于单纯血浆置换,从而减轻了患者的经济负担。通过选择膜孔径不同的血浆滤过器可以有针对性地对致病物质进行清除。在给患者提供更好的治疗同时,可以最大限度地减少白蛋白的丢失。

2.减少交叉感染　使用白蛋白置换液,因此感染等并发症较之单纯血浆置换少,Siami 等回顾了美国近 20 年来应用 DFPP 治疗的患者,无一例发生败血症及营养不良综合征。

DFPP 也有其本身难以克服的缺陷。一次 DFPP 对病原体的清除并非特异,在致病物质被清除的同时,也有其他一些大分子量的物质被清除,而免疫吸附疗法(IP)可根据疾病的不同而选择不同的吸附器,利用不同免疫吸附剂特异性清除血浆里的致病因子,显然,与 IP 相比,DFPP 特异性明显不如前者。

血浆滤过器对白蛋白有一定的阻遏率,因此白蛋白不可避免也会有少量的损失。同时还应当看到,DFPP 有其的特殊治疗作用,适应证都与免疫球蛋白增高有关,DFPP 可迅速减少这些致病因子在血浆中的浓度,却不能阻止它的产生,所以 DFPP 并非病因治疗,不能完全替代免疫抑制药,必须配合免疫抑制药及其他治疗方能取得更好的效果。

第二节　血液灌流

血液灌流是把患者的血液引出体外经过灌流器的吸附剂,吸附清除外源性和内源性毒物,从而达到净化血液的目的,为临床抢救药物、毒物中毒开辟了新的途径。血液灌流与血液透析串联方法结合,既有吸附功能,又可调节水、电解质、酸碱平衡,明显提高了患者的治疗质量。另外,灌流也提高肝性脑病的清醒率。

一、治疗原理

将患者血液引出体外与非特异的固态吸附剂接触,以吸附的方法清除体内某些代谢产物、外源性药物或毒物,然后将净化了的血液重新输回患者体内,从而达到治疗目的。

二、设备

1.吸附剂及包裹技术 血液灌流吸附剂必须符合以下标准:①与人体血液接触无毒、无变态反应。②在血液灌流过程中不发生任何化学和物理变化。③具有良好的机械强度,不发生微粒脱落,不发生形变。④血液相容性良好。

(1)活性炭:是一种由动植物物质经高温炭化、活化制备成的颗粒或粉状吸附剂。活性炭具有大面积($1000 \ m^2/g$ 以上)、高孔隙和孔径分布宽的特点,其孔径可分为微孔区(孔径< 20 A),过渡孔区(孔径 $20 \sim 500$ A)和大孔区(孔径>500 A)。分子量越大者吸附容量越高,多孔及大的内表面是具有吸附力的基础。活性炭是一种广谱吸附剂,能吸附多种化合物,特别是难溶于水的化合物,对肌酐、尿酸和巴比妥类药物具有良好的吸附性能,特点是吸附速度快、吸附容量高。但活性炭的吸附选择性低,机械强度差,易脱落微粒,易导致血液灌流过程中形成微血管栓塞,故其临床应用受到了限制,直到 1969 年,张明瑞等制成了人工细胞后才解决这个难题,才使活性炭血液灌流在临床上广泛应用。

(2)树脂:是具有网状立体结构的高分子聚合物,根据合成的单位及交联剂的不同,制成不同的品种。合成树脂是由苯乙烯或丙烯酸酯与二乙烯苯通过悬浮聚合制成的环球形共聚体,在苯乙烯骨架上带有交换基团的称为吸附树脂。血液净化吸附剂采用吸附树脂,吸附树脂又分为极性吸附树脂和非极性吸附树脂。极性吸附树脂容易吸附极性大且溶于水的物质,而非极性吸附树脂易于吸附脂溶性物质。根据需要,通过改善合成技术条件,制备出不同物理结构的吸附树脂,使其具有不同孔径尺寸和不同表面积,孔径和不同表面积是影响吸附树脂吸附功能的两个重要因素。

树脂是多孔有机聚合物,与血液接触后常导致血液有形成分减少,特别是血小板减少更明显。根据 Rosenbaum 报道,一次血液灌流血小板减少可达 50%,但血液灌流后可恢复至原来水平。在抢救急性药物或毒物中毒时,因患者往往无重要脏器及凝血机制异常,故一般可耐受。如果用于其他疾病,如重症肝衰竭和肾衰竭,则容易导致大出血等并发症发生。因此,不少学者选用生物相容性材料使树脂微囊化或采用血浆分离法,避免血液有形成分同吸附剂接触,以达到改善树脂血液相容性或避免有形成分被破坏的目的。Dekoning 应用醋酸纤维素和具有抗凝活性的聚电解物包裹 XAD-4;Brumer 及 Falkehage 分别用琼脂糖和白蛋白包裹 XAD-4 及 Y56 非离子交换树脂;Hughes 和 Williams 用白蛋白包裹 XAD-7,这些技术可改善树脂的血液相容性。

(3)微囊技术:1969 年,张明瑞等采用微囊技术(ACAC)解决炭颗粒脱落和血液相容性差的问题。在炭颗粒的表面涂上半透膜,既保存了活性炭的吸附效能,又减少了颗粒脱落,可明显提高血液相容性。微囊膜材料应具备的特点是:①膜的厚度一般在 $5 \ \mu m$ 以下,要有足够的强度,以防止炭颗粒脱落。②膜面微孔孔径为 $5 \sim 45$ A,被清除的毒物能自由通过微囊。③包膜材料不与血液成分产生凝聚或黏附,以保证血流通畅和低灌流压力。④血液相容性好。常用的微囊包膜材料有火棉胶、白蛋白、白蛋白-火棉胶、醋酸纤维膜、交联聚乙烯醇、甲基丙烯酸羟乙酯、交联明胶等。

(4)血液灌流器:形式多样,有圆柱形、腰鼓形和梭形等造型。这些灌流器符合流体力学特点,能使罐的无效腔最小、阻力最低,容量一般为 $100 \sim 300 \ g$ 炭量体积。材料为塑料,一次性使用,国内外常用的血液灌流器见表 14-2。

表 14-2 常用血液灌流器

厂家	装置	吸附剂类型	吸附剂量	微囊材料
Gambro	Adsorba 300 c	活性炭	300 g	纤维素
	Adsorba 150 c	活性炭	150 g	纤维素
Fresenius	Hemochol	活性炭	300 g	丙烯酸水凝胶
Asahi	Hemochol	活性炭	200 g	火棉胶
Bioencapsulator	Diakart	活性炭	70 g	火棉胶
Organot-Teknika	Hemopar 260	活性炭	250 g	醋酸纤维膜
Clark	Biocomapatible System	活性炭	50 g、100 g、250 g	肝素化聚合物
Exreraeorporeal	Hemoresin	XAD-4 树脂	350 g	火棉胶
廊坊市爱尔	YTS-200	活性炭	200 g	Tm-6 改良性聚乙烯醇
珠海丽珠	HA 型	大孔吸附树脂	230 mL	火棉胶

2.血液灌流机　现在,已有专用的血液灌流机生产,它具有动静脉监护、液位监护、气泡监护、血液恒温等功能。如应用血液透析机进行血液灌流治疗,透析机应处于透析准备状态,这样可使用透析机的漏气监测报警系统进行漏气监测。如需要加温可在静脉血路中附加加温装置或浸在恒温水浴箱中。也可将血液透析与血液灌流联合应用即血液透析器与血液灌流器串联,灌流器应置于血液透析前,利用血液透析机加温系统,不需要附加加温装置。

三、操作

1.血管通路　血液灌流应用临时血管通道、深静脉置双腔导管,方法简便、迅速、抢救及时。也有采用桡动脉-贵要静脉、足背动脉-大隐静脉直接穿刺。血液透析/血液灌流联合治疗尿毒症患者,一般采用患者原有的动静脉内瘘。

2.准备　灌流器出厂时已消毒,使用前应检查包装是否损坏或过期,否则不能使用。灌流器垂直放置固定在支架上,放置位置相当于患者右心房水平。血液入口在灌流器底部,血流方向与标记一致。动脉血路上的空气陷阱(滤过、监测壶)应垂直放置,以防止空气进入灌流器,减少吸附剂表面积。将静脉血路与灌流器静脉端相连接。启动血泵使动脉血路内充满5%葡萄糖,然后关闭血泵,将动脉血路与灌流器动脉端连接,再开动血泵,使葡萄糖进入灌流器,由下而上,再进入静脉血路。用葡萄糖预冲是因为活性炭具有吸附葡萄糖的效能,这样可防止治疗中患者低血糖反应。将血泵速度提高到200~300 mL/min,用2000 mL的生理盐水冲洗灌流器,清除脱落的炭微粒,并使炭颗粒吸水膨胀,同时排出气泡。在冲洗过程中,可在静脉端用止血钳反复钳夹血路,以增加血流阻力,使冲洗液在灌流器内分布更均匀。最后再灌入肝素盐水500 mL(内含肝素10 mg),动静脉血路充满肝素盐水后,关闭血泵备用。

3.血液灌的连接　与血液透析相似,因灌流器无透析液接口,所以无须接透析液。将血液透析机的开关放在旁路上,开始操作即可。

4.血液灌流中的抗凝　多采用肝素化的方法抗凝。血液灌流时肝素的需要量与血液透析不同,由于吸附剂表面积较透析膜粗糙,而且表面积($1000 \text{ m}^2/\text{g}$)比一般透析膜面积($0.9$~

1.5 m²)大,故与血液接触也显著增加。抗凝方案:①普通肝素:适用于无活动性出血或无出血风险、血液高凝状态的患者,一般首剂量 62.5~125 U/kg(0.5~1.0 mg/kg),追加剂量 1250~2500 U/h(10~20 mg/h),间歇性静脉注射或持续性静脉输注(常用),预期结束前 30 分钟可停止追加。肝素剂量应依据患者的凝血状态个体化调整。②低分子量肝素:适用于无活动性出血或具有潜在出血风险的患者,一般选择 60~80 IU/kg,推荐在治疗前 20~30 分钟静脉注射,一般无须追加剂量。③阿加曲班:适用于活动性出血或高危出血风险、肝素类药物过敏或既往发生 HIT 的患者,一般首剂量 250 μg/kg、追加剂量 2 μg/(kg·min)持续滤器前给药,应依据患者血浆 APTT 的监测,调整剂量。因为原发病不同,个体差异较大,最好根据试管法凝血时间及 APTT 调节肝素剂量,可以避免灌流器凝血影响吸附效果。

5.血流量 一般血流量在 100~200 mL/min,临床观察结果表明,流速越快,吸附率越低,所需灌流的时间越长;反之,流速越慢,吸附率越高,所需灌流时间越短。国外一般血流速度在 150~200 mL/min。若血流速度太慢,会使凝血机会相对增加,故应适当提高肝素剂量。

6.血液灌流的时间及间隔 一般认为灌流 2 小时,吸附剂表面已接近饱和,血浆清除率显著降低。实验证明,2 小时后许多被吸附的物质开始脱落,尤其是有些吸附能力不强的树脂更是如此。因此,若有必要继续血液灌流治疗,则可在 2 小时后换用第二个灌流器,第一次总的灌流时间不得超过 6 小时。有些患者由于药物或毒物为高脂溶性而在脂肪组织中蓄积,或者洗胃不彻底,消化道仍有吸收,常常在灌流后一段时间,药物或毒物的血浓度又会回升导致再次昏迷,对这种"反跳现象"可在数小时或一天后,再次进行血液灌流治疗,一般经过 2 次或 3 次治疗,药物或毒物就可被全部清除。所以这类中毒患者中毒后,应首先彻底洗胃,然后再进行血液灌流治疗。

7.术中监护 应密切观察患者血压、心率及呼吸的变化。如果发现血压下降,应立即减慢血流速度,将患者保持头低脚高位,扩充血容量,必要时用升压药物,可继续进行血液灌流治疗,尤其是对药物中毒不要轻易停止血液灌流治疗,以免丧失抢救时机。但对心功能不全、重度休克引起的低血压,经相应处理后未见好转者应及时停止血液灌流治疗,改用其他方法。

对没有监护装置的血液灌流系统,更应密切注意观察是否有血流量不足和灌流器凝血。若动静脉空气陷阱有纤维蛋白沉积,则往往提示有凝血,低血压及肝素量不足是导致血流量不良及凝血的最常见原因。必要时,可增加肝素用量,避免灌流器凝血、吸附面积下降。

血液灌流治疗前后应检测白细胞及血小板,血液灌流治疗 1 小时后出现寒战、发热、粒细胞及血小板下降,提示吸附剂生物相容性差,血细胞破坏导致变态反应,可静脉注射地塞米松。如有胸闷、呼吸困难,应考虑是否有炭颗粒栓塞的可能。

第三节 免疫吸附

免疫吸附是指通过体外循环的方法,利用免疫吸附柱选择性地结合并清除致病性免疫球蛋白的一种血液净化方法。主要用于治疗以抗体或循环免疫复合物为主要致病因子的免疫介导性疾病,包括各类自身免疫性疾病和移植后排斥反应等。从治疗原理上讲,免疫吸附属于血液灌流方法的一种,也分为全血免疫吸附和血浆免疫吸附,但临床上通常指后者。进行免疫吸附时,先将患者血液引出体外,通过离心或膜式分离的方法(临床上通常采用后者)分离出血浆,在体外循环中与免疫吸附柱接触,吸附柱上特异性的吸附剂与血浆中的致病抗体或免疫复合物选择性地结合后,再将净化的血浆通过回路送回到患者体内,达到治疗目的。

一、原理

1.免疫吸附柱 是免疫吸附治疗中最重要的组成部分,是由琼脂糖凝胶、聚乙烯醇凝胶等包被各种具有吸附作用的配基而制成的具有不同选择性的吸附柱,免疫吸附柱常用的配基有蛋白-A(protein-A)、抗人免疫球蛋白、抗低密度脂蛋白、补体 C1q、疏水性氨基酸(如色氨酸及苯丙氨酸)、化学亲和柱(如硫酸葡聚糖)及合成多肽等。不同配基决定了吸附柱的吸附选择性及应用指征,其中具有代表意义的配基是蛋白-A 和合成多肽。

蛋白-A 是金黄色葡萄球菌细胞壁外段的一段多肽链成分,由丹麦科学家 Klaus Jensen 在 1959 年首次发现并命名为抗原 A。1963 年 Lofquist 等发现该物质其实是一种蛋白,能与多种血清球蛋白发生作用,故更名为蛋白-A。现今研究证实蛋白-A 是一种 27Da 的多肽,与免疫球蛋白 IgG-1、2、4 亚型的 Fc 段有极高的亲和性,但与 IgG-3、IgA 和 IgM 的亲和性相对较低。目前蛋白-A 主要通过对培养的金黄色葡萄球菌进行蛋白酶裂解或将含有金黄色葡萄球菌分泌物的培养上清液进行分离而得到。新近有人发现蛋白-A 中 15~20 氨基酸序列多肽可选择性地与循环免疫复合物结合,已有据此序列人工合成的蛋白-A 多肽并用于制备免疫吸附柱。该免疫吸附柱已在临床上治疗系统性红斑狼疮,可选择性地清除循环免疫复合物而对正常 IgG 无影响。

合成多肽类配基是近年发展起来的新兴免疫吸附剂,是一种人工合成的、与受体结构类似的合成多肽,包被在吸附柱上可以特异性吸附并清除致病性抗体而达到治疗目的。相对其他吸附剂而言,多肽类吸附剂具有更高的选择性。例如,抗乙酰胆碱受体抗体是重症肌无力的致病性抗体,它能与肌细胞上乙酰胆碱受体竞争性结合而致病,Takamori 等研究发现该受体的 183~200 序列多肽是与抗体结合的关键,根据此序列合成的多肽配基制备而成的免疫吸附柱可以特异性清除血浆中抗乙酰胆碱受体抗体,起到治疗重症肌无力的作用。

2.免疫吸附作用力 血浆中致病性免疫复合物在流经免疫吸附柱时,可与特异性吸附剂通过相互之间的理化或生物学特性而结合。

(1)理化结合

1)疏水键结合:如色氨酸及苯丙氨酸配基与免疫复合物、类风湿因子、抗乙酰胆碱受体抗体、抗 DNA 抗体等结合。

2)静电结合:如带负电荷的硫酸葡聚糖与抗 DNA 抗体、抗心磷脂抗体间的结合。

(2)生物学结合

1)抗原/抗体结合:如 Ig-TheraSorb® 吸附柱中的配基羊抗入多克隆免疫球蛋白抗体与多种自身抗体的结合。

2)补体结合:如 MIRO® 吸附柱中的配基 C1q 与循环免疫复合物间的结合。

3)Fc 结合:蛋白-A 与 IgG、循环免疫复合物间的结合。不同的配基与靶球蛋白之间的结合方式不同。

二、治疗方法

进行血浆免疫吸附治疗时根据采用单吸附柱还是双吸附柱,其技术方法流程及对设备的要求有所不同,而且对于同类吸附系统、不同配基构成的吸附柱其具体的治疗方法(包括血浆流量要求、洗脱与再生过程、使用后贮存条件等)也略有不同。对于单柱型免疫吸附一般的连续性血液净化机器都能完成治疗过程,但对于双柱系统则相对复杂,目前已有专门用于免疫吸附的机器问世。对于抗凝剂的选择,根据患者原发病、血浆分离方式、单/双柱的使用、单次治疗时间长短等各有不同。通常选用肝素或低分子量肝素,也有采用枸橼酸钠抗凝,可根据凝血时间调整。对于病情一般的自身免疫性疾病,每次治疗血浆量为患者血浆总量的 1~1.5 倍,连续治疗 3~5 天。若患者处于病情危急状态,如肾移植后急性体液性排异、Goodpasture 综合征、快速进展性肾小球肾炎等,都需要强化免疫吸附治疗,一般每天治疗血浆量至少为患者血浆总量的 2~3 倍,在短时期内进行 20 次以上的连续治疗。

1.单柱型血浆免疫吸附 一次治疗结束后即废弃吸附柱,代表性的吸附柱有 Coraffin® 和 Prosorba® 等。以 Coraffin® 为例,它是一种特异性吸附清除 β_1-肾上腺素能自身抗体的多肽型单吸附柱系统,用于扩张型心肌病的免疫吸附治疗。每根吸附柱含 7.5 mg 合成多肽 PDCM349 或 PD-CM075 配基,由 60 mL 交联琼脂糖凝胶包被,吸附柱外壳由聚碳酸酯制成。PDCM349 是根据 β_1-肾上腺素能受体细胞外襻 1 段 125~133 碱基人工合成,PDCM075 则是根据 β_1-肾上腺素能受体细胞外襻 2 段 206~218 碱基人工合成。

单柱型血浆免疫吸附治疗流程。同样以 Coraffin 为例,患者静脉血引出后,混入抗凝剂,通过膜式血浆分离器得到的血浆引入免疫吸附柱,被吸附掉 β_1-肾上腺素能自身抗体的血浆经过一个过滤器后与血液细胞成分混合,再回输到患者体内。使用 Coraffin® 吸附柱两个关键步骤是:①治疗前使用 0.9% NaCl 溶液灌洗吸附柱。②治疗结束时用 0.9% NaCl 溶液冲洗吸附柱中残余血浆,冲洗废液通过管路收集在废液袋中。治疗时推荐的血浆流量为 20 mL/min,每次治疗总量相当于患者的一个血浆容量,一次治疗时间约需 4 小时,一般推荐连续治疗 5 天。不同单柱型吸附柱的血浆吸附容量和治疗时间略有差异,例如 Prosorba® 血浆治疗容量为 2000 mL,治疗时间约为 2 小时。

2.双柱型血浆免疫吸附 双柱型血浆免疫吸附也称再生型血浆吸附,代表的吸附柱有 Globaffin® 和 Immunosorba® 等。以 Globaffin® 为例,它是以人工合成的多肽 PGAM146 为配基,能与 IgG、IgA、IgM 及循环免疫复合物结合,广泛用于多种抗体介导的疾病治疗,例如类风湿性关节炎、肾移植后急性排异等。每根吸附柱外壳材料及大小与 Coraffin® 相同,内含 250mg 合成多肽 PGAM146 配基,由 60 mL 交联琼脂糖凝胶包被。

双柱型血浆免疫吸附治疗流程。同样以 Globaffin® 为例,患者静脉血引出后,混入抗凝剂,通过膜式血浆分离器得到的血浆引入其中的一根免疫吸附柱,被吸附掉免疫球蛋白的血浆经过一个过滤器后与血液细胞成分混合,再回输到患者体内。与单柱系统最大的区别在于双柱系统在治疗的同时,另一根免疫吸附柱则进行洗脱再生,如此两根吸附柱交替进行吸附和再生过程,不断循环使用,致使双柱型系统的吸附容量明显增加,使用寿命显著延长。

进行吸附柱洗脱和再生主要包括四个步骤:①用 0.9% NaCl 溶液冲洗吸附柱中残余血浆。②用 pH 为 2.8 的甘氨酸-0.9%氯化钠溶液缓冲液洗脱配基上结合的免疫球蛋白。③用磷酸盐缓冲液中和。④用 0.9% NaCl 溶液冲洗吸附柱中残余的磷酸盐缓冲液,冲洗废液通过分离管路收集在废液袋中。此过程为 12 分钟。为了使吸附过程和再生过程在时间上正好匹配,通常将通过吸附柱的血浆流量控制在 20 mL/min 左右,在另一吸附柱洗脱再生时间内,吸附处理的血浆总量为 240~250 mL,正好符合系统设计的最佳单位时间内血浆吸附容量,其最大吸附容量约为 1.2 g IgG。

由于双柱系统并非使用后即丢弃,故每次使用结束后需用 0.01% 的叠氮化钠溶液冲洗吸附柱并置于磷酸盐缓冲液中 2~8℃ 保存。一般保存良好的免疫吸附柱可以反复使用 20 次以上。由于系统存在洗脱及再生过程,对使用的机器有较高的要求,需确保无再生洗脱液进入人体并将可能的血浆丢失控制在最小范围内,通常在吸附柱后的系统通路上装有血浆监测器和一个 pH 检测电极以提高系统的安全性。

3.血管通路　免疫吸附治疗对血管通路的要求取决于是全血吸附还是血浆吸附、是紧急短期治疗还是长期治疗及患者的外周血管条件等因素。一般外周静脉血流量最大可达 60 mL/min,若予上臂加压(30~40 mmHg)并嘱患者反复握拳可增加至 80 mL/min 以上。采用膜式血浆分离时血流量要求在 70 mL/min 以上,故对于紧急短期治疗推荐首选外周静脉,穿刺针选用 17G 内瘘针即可;若患者体格瘦小或前臂肌肉不丰富时,可采用股静脉单腔置管(做出血用,回血从外周静脉入)或双腔置管,其次可依次选择右颈静脉置管和锁骨下静脉置管。对于长期治疗的患者,若采用离心法分离血浆首先推荐外周静脉,否则首选自体动静脉内瘘或动静脉移植物,其次选择右颈内静脉置管、右锁骨下静脉置管,股静脉置管则不推荐。

三、不良反应

在各种治疗性血浆净化方法中,免疫吸附治疗的不良反应在临床上并不常见。可能出现的不良反应及相应处理措施如下。

1.过敏反应　免疫吸附不使用外来血浆,但生物合成吸附柱与人体血液接触时存在生物相容性问题,如果吸附柱上的配基等成分脱落进入人体,可引起过敏反应。然而,随着制造工艺的不断改进及操作系统监测性能日益提高,此类并发症非常少见。若患者出现气急、发热、瘙痒等不适症状,轻者可使用地塞米松或抗组胺药物对症处理,重者需停止治疗,采用琥珀酸氢化可的松等积极处理,并注意保持气道通畅。

2.低容量反应　由于体外循环、部分血浆或白蛋白等成分丢失,患者在治疗过程中可能出现血压下降、心率加快等低容量表现。此不良反应并不多见,常为一过性,一般不需要使用胶体液或血管活性药物。

3.感染　由于免疫球蛋白在治疗过程中被大量清除,体液免疫系统存在被暂时抑制的潜在风险,但感染的发生率极低(<1%)。目前还没有循证医学的证据表明治疗结束后给予免疫球蛋白治疗可减少感染的发生。一旦发生感染,应根据感染的严重程度、部位及细菌学结果选用合适的抗生素治疗。

4.血管通路问题　如静脉穿刺部位渗血、血肿形成、管路凝血等,对症处理即可。

参考文献

[1]陈江华,李雪梅.肾脏病学常见疾病实用手册[M].北京:中华医学电子音像出版社,2022.

[2]陈楠.肾脏病诊治精要[M].上海:上海科学技术出版社,2022.

[3]陈丽,马瑞,董玉娟,等.临床肾内科疾病诊断与治疗[M].青岛:中国海洋大学出版社,2023.

[4]陈香美.血液净化标准操作规程[M].北京:人民卫生出版社,2021.

[5]丁洁,张爱华.儿科疾病诊疗规范丛书 儿童肾脏疾病诊疗规范.第2版[M].北京:人民卫生出版社,2023.

[6]高爱芹.现代肾内科疾病治疗与血液净化[M].南昌:江西科学技术出版社,2021.

[7]刘华锋.慢性肾脏病防治实用手册[M].北京:人民卫生出版社,2020.

[8]刘永锋,郑树森.器官移植学.第2版[M].北京:人民卫生出版社,2022.

[9]马登艳,刘敏.临床实用技术系列 华西医学大系 慢性肾脏病随访管理实用手册[M].成都:四川科学技术出版社,2022.

[10]史伟.IGA肾病.第2版[M].北京:人民卫生出版社,2022.

[11]汪年松,王锋,范瑛.糖尿病肾病.第2版[M].上海:上海交通大学出版社,2023.

[12]王少清,汪力.慢性肾脏病管理 理论与实践[M].成都:四川大学出版社,2021.

[13]杨敏.肾脏疾病防治手册[M].苏州:苏州大学出版社,2023.

[14]张东山,陈俊香.急性肾损伤的基础与临床[M].长沙:湖南科学技术出版社,2022.